Pediatria

Instituto da Criança
Hospital das Clínicas

Editores da coleção

Benita G. Soares Schvartsman

Paulo Taufi Maluf Jr.

Urologia

Amilcar Martins Giron

Francisco Tibor Dénes

Miguel Srougi

EDITORES DA COLEÇÃO

Benita G. Soares Schvartsman

Doutora em Pediatria pela FMUSP. Médica Assistente da Unidade de Nefrologia do Instituto da Criança do HC-FMUSP.

Paulo Taufi Maluf Jr.

Professor Livre-Docente em Pediatria pela FMUSP. Médico Assistente da Unidade de Onco-Hematologia do Instituto da Criança do HC-FMUSP. Responsável pelo Serviço de Pediatria do Hospital Nove de Julho, São Paulo, SP.

Urologia

COORDENADORES

Amilcar Martins Giron

Professor Livre-Docente da Divisão de Urologia do HC-FMUSP. Chefe do Setor de Urologia Perinatal.

Francisco Tibor Dénes

Professor Livre-Docente de Urologia. Chefe do Grupo de Uropediatria do HC-FMUSP.

Miguel Srougi

Professor Titular de Urologia da FMUSP.

Manole

Este livro contempla as regras do Acordo Ortográfico da Língua Portuguesa de 1990, que entrou em vigor no Brasil.

Capa: Hélio de Almeida
Projeto gráfico: Departamento Editorial da Editora Manole
Editoração eletrônica: Acqua Estúdio Gráfico Ltda.
Preparação de texto: Carlos Villarruel
Ilustrações: Mary Yamazaki Yorado

Dados Internacionais de Catalogação na Publicação (CIP)
(Câmara Brasileira do Livro, SP, Brasil)

Urologia / [coordenadores] Amilcar Martins Giron, Francisco Tibor Dénes, Miguel Srougi. – Barueri, SP: Manole, 2011. – (Coleção pediatria. Instituto da Criança HC-FMUSP/editores da coleção Benita G. Soares Schvartsman, Paulo Taufi Maluf Jr.)

Vários autores.
Bibliografia.
ISBN 978-85-204-3006-4

1. Urologia pediátrica I. Giron, Amilcar Martins. II. Dénes, Francisco Tibor. III. Srougi, Miguel. IV. Schvartsman, Benita G. Soares. V. Maluf Junior, Paulo Taufi. VI. Série.

CDD-618.926 10-05881 NLM-WS 320

Índices para catálogo sistemático:
1. Urologia : Pediatria : Medicina 618.926

1ª edição – 2011

Direitos adquiridos pela:
Editora Manole Ltda.
Avenida Ceci, 672 – Tamboré
06460-120 – Barueri – SP – Brasil
Tel.: (11) 4196-6000 – Fax: (11) 4196-6021
www.manole.com.br
info@manole.com.br

Impresso no Brasil
Printed in Brazil

Autores

Amilcar Martins Giron
Professor Livre-Docente da Divisão de Urologia do HC-FMUSP. Chefe do Setor de Urologia Perinatal.

Andreia Watanabe
Médica Assistente da Unidade de Nefrologia Pediátrica do Instituto da Criança do HC-FMUSP. Mestre em Ciências pelo Departamento de Pediatria da FMUSP.

Benita Galassi Soares Schvartsman
Doutora em Pediatria pela FMUSP. Médica Assistente da Unidade de Nefrologia do Instituto da Criança do HC-FMUSP.

Carlo Camargo Passerotti
Pós-Doutorado na Harvard Medical School. Assistente Doutor da Divisão de Urologia do HC-FMUSP. Grupo de Urologia Neonatal.

Carlos Alberto Buchpiguel
Professor Associado Livre-Docente do Departamento de Radiologia da FMUSP. Diretor do Centro de Medicina Nuclear do Instituto de Radiologia do HC-FMUSP. Médico Assessor do Grupo Fleury e do Hospital Alemão Oswaldo Cruz.

Cristiano Mendes Gomes
Doutor em Urologia pela FMUSP. Urologista do Setor de Disfunções Miccionais da Divisão de Urologia do HC-FMUSP. *Fellow in Urology* – University of Pennsylvania.

Éder Maxwell Gouveia
Acadêmico de Medicina da FMUSP.

Edison Daniel Schneider-Monteiro
Urologista e Doutor pela FMUSP. *Ex-fellow* da Clínica Urológica da Johannes Gutenberg Universität– Mainz, Alemanha.

Elaine Costa
Professora Livre-Docente da FMUSP. Médica Assistente do Serviço de Endocrinologia do HC-FMUSP.

Erika Arai Furusawa
Médica Assistente da Unidade de Nefrologia do Instituto da Criança. Doutora em Ciências pela FMUSP.

Fabrício Leite de Carvalho
Pós-graduando em Urologia pela FMUSP.

Flavio Eduardo Trigo Rocha
Professor Livre-Docente de Urologia da FMUSP.

Francisco Tibor Dénes
Professor Livre-Docente de Urologia. Chefe do Grupo de Uropediatria do HC-FMUSP.

Frederico Arnaldo de Queiroz e Silva
Professor Associado da Disciplina de Urologia da FMUSP.

Gustavo Beojone Messi
Médico Urologista. Residência Médica em Cirurgia Geral e Urologia pelo HC-FMUSP.

Ioannis Michel Antonopoulos
Doutor em Urologia pela FMUSP. Chefe da Equipe Cirúrgica da Unidade de Transplante Renal do HC-FMUSP.

Jean Felipe Prodocimo Lestingi
Médico Residente da Divisão de Urologia do HC-FMUSP.

Lilian Maria Cristofani
Professora Livre-Docente pelo Departamento de Pediatria da FMUSP.

Lisa Suzuki
Médica Radiologista do Instituto da Criança do HC-FMUSP. Doutora pela FMUSP.

Luiz Antonio Nunes de Oliveira
Médico Chefe do Serviço de Diagnóstico por Imagem do Instituto da Criança da FMUSP. Especialista em Diagnóstico por Imagem pelo Colégio Brasileiro de Radiologia.

Marcos Giannetti Machado
Médico Assistente Doutor do Setor de Urologia Pediátrica da Divisão de Urologia do HC-FMUSP.

Miguel Srougi
Professor Titular de Urologia da FMUSP.

Renato Falci Júnior
Urologista Assistente Doutor da Unidade de Transplante Renal da Divisão de Clínica Urológica do HC-FMUSP.

Ricardo Jordão Duarte
Assistente Doutor da Clínica Urológica do HC-FMUSP. Chefe do Centro de Ensino e Pesquisa em Cirurgia (CEPEC) Vicky Safra. Chefe do Grupo de Laparoscopia. Membro do Grupo de Urologia Pediátrica.

Ronaldo Hueb Baroni
Assistente Doutor do Instituto de Radiologia do HC-FMUSP. Radiologista do Hospital Israelita Albert Einstein.

Simone Nascimento Fagundes
Mestre em Ciências com concentração na Área de Pediatria pela FMUSP.

William Carlos Nahas
Professor Titular de Urologia da FMUSP.

Sumário

Prefácio

Sinto-me honrado em prefaciar este precioso livro – *Urologia* –, que o Instituto da Criança do HC-FMUSP está lançando agora. Minha satisfação é tripla. Primeiro, pela convivência estreita e produtiva que tenho mantido, por décadas, com os coordenadores do livro – professores Amilcar Martins Giron, Francisco Tibor Dénes e Miguel Srougi – da Disciplina de Urologia do Departamento de Cirurgia da FMUSP. Como pediatra e nefrologista pediátrico, trocamos, ao longo desses anos, conhecimentos e experiências técnico-científicas, na busca contínua da interdisciplinaridade. Aprendi a admirá-los por sua competência, seu compromisso institucional e seus valores humanos. Segundo, porque estes professores são os continuadores de uma longa tradição de uma escola de urologia da FMUSP e do HC-FMUSP, procurando sempre projetar a urologia, nacional e internacionalmente, no campo da assistência, do ensino e da pesquisa. E, terceiro, porque este livro que prefacio é a tradução palpável de um volume enorme de conhecimentos sistematizados e críticos, auferidos pela experiência de cada um e de toda a disciplina e cotejados com os conhecimentos urológicos de grandes centros nacionais e internacionais.

Essa experiência sistematizada e crítica está presente nas 9 seções e nos 29 capítulos do livro.

Ele se destina a estudantes de graduação, residentes de urologia e pediatria e também aos urologistas e nefrologistas. Você, meu caro leitor, vai se surpreender, favoravelmente.

Prof. Dr. Yassuhiko Okay
Professor Emérito da FMUSP
Vice-Diretor Geral da Fundação Faculdade de Medicina

Introdução

A Urologia Pediátrica é uma subespecialidade da Urologia que tem apresentado um rápido progresso na década de 2000.

Na área da pesquisa clínica, avançou na procura de marcadores biológicos (proteômicos) na urina, importantes no diagnóstico e no monitoramento e preditores de eventuais respostas terapêuticas. Os marcadores têm sido pesquisados nas uropatias obstrutivas, no refluxo vesicoureteral, no transplante renal e entre outras doenças. Na pesquisa, houve um avanço substancial nas características genéticas e moleculares do tumor de Wilms e no tratamento de disfunções vesicoesfincterianas com toxina botulínica.

Além da pesquisa, progressos evidentes acontecem com técnicas cirúrgicas contemporâneas na reconstrução de hipospadia, extrofia vesical e incontinência urinária. A Endourologia, com o uso de instrumentos delicados, também permite tratamentos precoces em recém-nascidos com válvula de uretra posterior, ureterocele e refluxo vesicoureteral. Os procedimentos por vídeo, tanto os laparoscópicos como os de cirurgia robótica também têm sido de grande aplicabilidade na Urologia Pediátrica.

Este livro foi planejado para descrever as principais doenças, o conhecimento da fisiopatogia e as orientações terapêuticas atualizadas, de maneira clara e objetiva, permitindo que o pediatra, o nefrologista, o urologista pediátrico e o cirurgião infantil utilizem-no como um verdadeiro guia terapêutico.

Amilcar Martins Giron
Francisco Tibor Dénes
Miguel Srougi

Seção I

Avaliação funcional e morfológica

Função renal do recém-nascido e da criança

1

Andreia Watanabe

Após ler este capítulo, você estará apto a:

1. Descrever os determinantes da função renal.
2. Reconhecer o processo de desenvolvimento e maturação da função renal no recém-nascido e na criança.

INTRODUÇÃO

O rim é um órgão essencial para preservar a homeostase do organismo no ser humano. Por meio dos processos de filtração, reabsorção e secreção, ele é responsável pela eliminação de resíduos do metabolismo, como ureia, creatinina e ácido úrico, e de drogas exógenas, colaborando significativamente para a manutenção dos equilíbrios hidreletrolítico e ácido-básico do organismo e da regulação da pressão arterial sistêmica[1].

Além disso, o tecido renal também é capaz de realizar síntese de hormônios, como eritropoetina, renina e hidroxilação final da vitamina D[1].

O desenvolvimento do tecido renal e suas funções se dão ao longo da 6ª a 36ª semanas de gestação[2]. Após o nascimento, as funções de filtração e reabsorção aumentam rapidamente nas primeiras semanas de vida, atingindo sua função plena ao redor de 24 meses de idade[3].

FISIOLOGIA DA FUNÇÃO GLOMERULAR

O glomérulo é responsável pelo processo de filtração, pois permite a saída de escórias potencialmente tóxicas ao organismo; entretanto, preserva as proteínas e os aminoácidos necessários para a homeostase. O processo de filtração é o primeiro passo para a formação da urina[1].

Estrutura do Glomérulo

A parede do capilar glomerular é uma membrana semipermeável, caracterizada pela capacidade de filtrar água e solutos e de reter proteínas plasmáticas. Essa membrana é constituída por três camadas. A camada mais interna, o endotélio, é uma superfície fenestrada recoberta por cargas negativas. Ao redor do endotélio está a membrana basal, que é constituída por glicoproteínas de carga negativa e é a principal barreira da membrana filtrante. Finalmente, o epitélio visceral é composto pelos podócitos que, por meio de seus prolongamentos denominados pedicelos, estão aderidos à membrana basal glomerular[1] (Figura 1.1).

A porção central do tufo glomerular é composta pelas células mesangiais, cuja contratilidade pode alterar a área de superfície filtrante dos capilares glomerulares. As células mesangiais também são capazes de fagocitar as macromoléculas que atravessam a membrana basal glomerular[3].

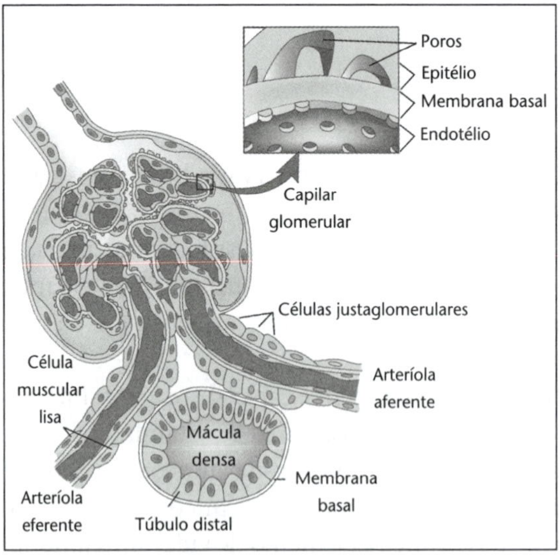

Figura 1.1 Estrutura básica do glomérulo, da parede do capilar glomerular e do aparelho justaglomerular[1].

Determinantes da Filtração Glomerular

O ritmo de filtração glomerular (RFG) é determinado pelo coeficiente de ultrafiltração, que é o produto da permeabilidade do capilar glomerular vezes a sua área de superfície total, e pela pressão efetiva de ultrafiltração[4] (Figura 1.2).

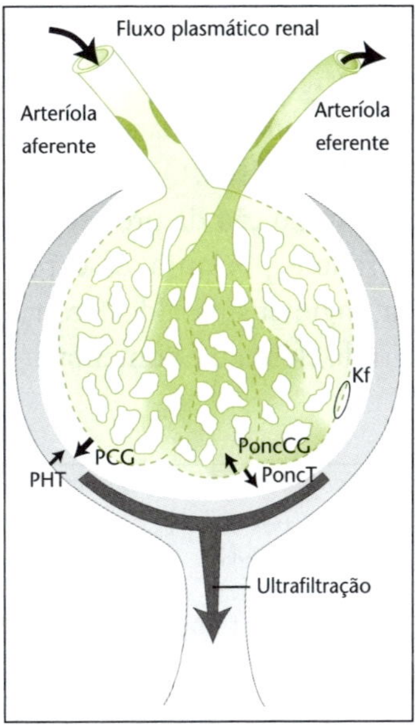

Figura 1.2 Representação do processo de filtração glomerular. O RFG é determinado pelo fluxo plasmático renal que entra no glomérulo através da arteríola aferente, pela pressão hidráulica no capilar glomerular (PCG) menos a pressão hidráulica no túbulo proximal (PHT), somada à pressão oncótica no túbulo proximal (PoncT) menos a pressão oncótica no capilar glomerular (PoncCG). O coeficiente de ultrafiltração (Kf) é determinado por propriedades que determinam a permeabilidade da membrana capilar[5].

A pressão efetiva de ultrafiltração representa a soma das forças hidrostáticas e coloidosmóticas através do capilar glomerular. A pressão hidrostática no capilar glomerular (PCG) e a pressão coloidosmótica das proteínas do conteúdo tubular proximal (PoncT) são forças favoráveis à ultrafiltração, enquanto a pressão hidrostática no túbulo proximal (PHT), exercida na cápsula de Bowman, e a pressão coloidosmótica das proteínas plasmáticas do capilar glomerular (PoncCG) são forças contrárias à ultrafiltração. Em condições fisiológicas, o processo de filtração é dependente da pressão arterial do capilar glomerular, do fluxo sanguíneo renal (FSR) e do ritmo de fluxo plasmático glomerular. A pressão transcapilar glomerular também é regulada pelo equilíbrio da resistência arteriolar aferente e eferente[6].

Substâncias como angiotensina II, prostaglandinas, peptídeo atrial natriurético, endotelina, óxido nítrico, bradicinina e adenosina e a inervação simpática regulam o RFG por meio da influência no tônus aferente e eferente e da contratilidade de células mesangiais[3].

Autorregulação do Ritmo de Filtração Glomerular e do Fluxo Sanguíneo Renal

A autorregulação previne mudanças abruptas no RFG, as quais são explicadas por meio dos mecanismos miogênicos e de retroalimentação tubuloglomerular[2].

O mecanismo miogênico explica-se pela habilidade intrínseca da contração das arteríolas, quando a pressão sanguínea aumenta, e da vasodilatação, quando a pressão diminui. Esse mecanismo previne mudanças excessivas do FSR e do RFG quando há variações da pressão arterial sistêmica[4].

A retroalimentação tubuloglomerular envolve a mácula densa e o aparelho justaglomerular. A mácula densa percebe a quantidade de cloreto de sódio que chega ao túbulo distal. Quando ocorre diminuição da pressão arterial, consequentemente, há diminuição da pressão de filtração glomerular, provocando a redução do ultrafiltrado e, portanto, da carga de sódio filtrada. Estimula-se, assim, o sistema renina-angiotensina-aldosterona, que promove uma vasoconstrição preferencial da arteríola eferente e aumenta a pressão de filtração glomerular[4] (Figura 1.3).

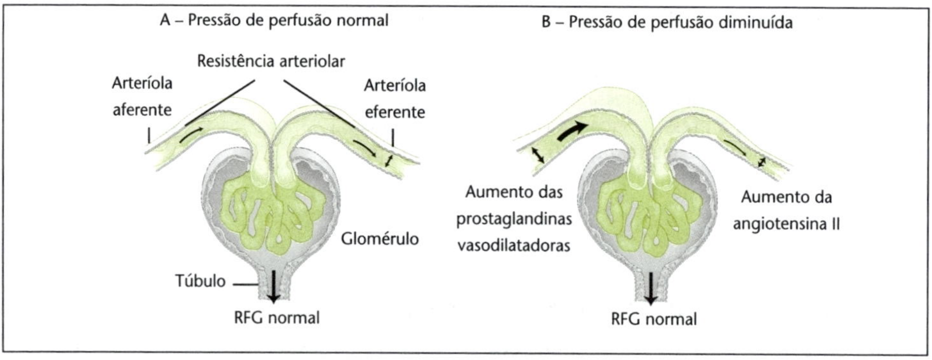

Figura 1.3 Mecanismo intrarrenal de autorregulação do ritmo de filtração glomerular (RFG) sob pressão de perfusão diminuída e redução do RFG por drogas. A: RFG normal; B: pressão de perfusão reduzida dentro do espectro regulatório, onde o RFG é mantido normal pela vasodilatação da arteríola aferente e pela vasoconstrição da arteríola eferente[7].

DESENVOLVIMENTO DA FILTRAÇÃO GLOMERULAR

O rim fetal é caracterizado por baixo RFG, que é o resultado de baixa pressão arterial sistêmica, pequena superfície de filtração e alta resistência vascular. Esta é decorrente da intensa atividade de substâncias vasoativas e de hormônios, como a renina e angiotensina. O RFG aumenta gradativamente entre 28 e 35 semanas de idade gestacional[2], quando atinge aproximadamente 20 mL/min/1,73 m^2.

Ao nascimento, a pressão arterial sistêmica aumenta, com consequente aumento da pressão no capilar glomerular. Além disso, ocorre diminuição da resistência vascular renal associada ao aumento da superfície do capilar glomerular e de sua permeabilidade. Dessa maneira, o RFG aumenta progressivamente, atinge 50% de seu valor pleno ao final do primeiro mês de vida e, aos 2 anos de idade, chega ao RFG encontrado no adulto[2].

A pressão hidrostática glomerular também aumenta mais rapidamente que a pressão oncótica, o que favorece o aumento da ultrafiltração[3].

No recém-nascido prematuro com idade gestacional de até 36 semanas, a formação de novos néfrons também contribui para a diminuição da resistência vascular renal[2].

FATORES QUE REDUZEM O RITMO DE FILTRAÇÃO GLOMERULAR NO PERÍODO NEONATAL

O baixo RFG do recém-nascido, que pode ser considerado um estado de insuficiência renal fisiológica, ocorre mais acentuadamente no prematuro e é mantido por um delicado balanço entre substâncias vasoconstritoras e vasodilatadoras. Esse fato torna o rim vulnerável a alterações, como hipovolemia, hipoxemia, hipotensão, asfixia perinatal, ventilação pulmonar mecânica, e a algumas medicações, como inibidores da conversão da angiotensina II, anti-inflamatórios não hormonais e tolazolina, que favorecem a instalação da nefropatia vasomotora[7,8] (Figura 1.4).

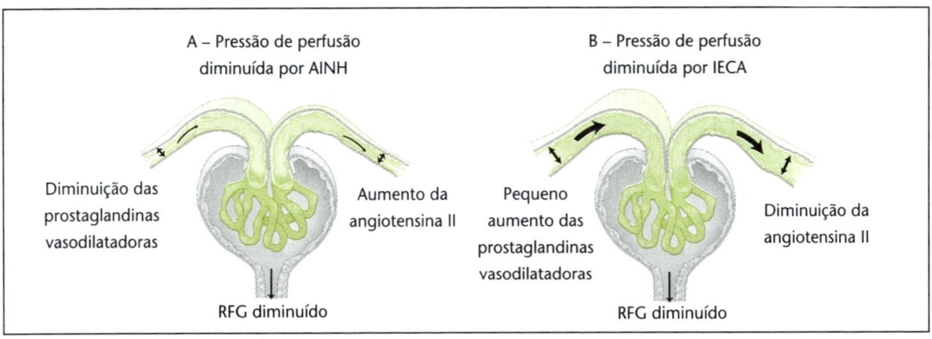

Figura 1.4 A: pressão de perfusão reduzida com o uso de anti-inflamatório não hormonal (AINH), que inibe as prostaglandinas vasodilatadoras, aumentando a resistência da arteríola aferente, causando diminuição da pressão do capilar glomerular e diminuindo o RFG; B: pressão de perfusão reduzida com o uso de inibidor da enzima conversora de angiotensina (IECA). Perda da ação da angiotensina-2 reduz a resistência eferente, causando diminuição do RFG e da pressão do capilar glomerular[7].

MARCADORES DA FILTRAÇÃO GLOMERULAR

O RFG é a medida isolada mais importante na avaliação da função renal. A taxa de depuração de uma determinada substância ou marcador é uma técnica frequentemente utilizada para estimar o RFG. Um marcador ideal seria aquele totalmente filtrado, não reabsorvido, não secretado e não metabolizado pelo rim, uma vez que, nessa condição, a massa excretada é igual à carga filtrada[4].

A inulina é uma substância exógena, considerada um marcador preciso na determinação do RFG. Entretanto, por causa da complexidade técnica em sua realização, tem sido reservada para investigações clínicas[9].

A creatinina é um metabólito da creatina e da fosfocreatina, ambas produzidas quase exclusivamente pelo músculo. A creatinina circula de maneira não ligada a proteínas plasmáticas, é totalmente filtrada e uma pequena porcentagem é secretada através dos túbulos, processo que pode ser bloqueado por substâncias como a cimetidina e o trimetoprim[9]. Apesar de sofrer secreção tubular, a creatinina ainda é a substância mais utilizada como marcador do RFG, pelo fato de ser endógena e porque as técnicas de dosagem são simples e de baixo custo[10]. Na interpretação da estimativa do RFG, deve-se ter o cuidado de considerar que a creatinina é proporcional à massa muscular do indivíduo, que é variável ao longo da faixa etária pediátrica. Além disso, a depuração de creatinina superestima o RFG por causa da secreção tubular, que aumenta proporcionalmente com a redução da função renal[10]. É importante lembrar também que pode existir interferência de algumas substâncias, como bilirrubinas e cefalosporinas, na dosagem da creatinina, dependendo do método utilizado[9].

A estimativa do RFG por meio da fórmula descrita por Schwartz tem sido utilizada na população pediátrica. A grande vantagem é que não necessita de coleta de urina, muitas vezes complicada na faixa etária pediátrica, e aumenta a acurácia, quando comparada com a medida isolada da creatinina, pois considera o conteúdo muscular do peso do indivíduo. Portanto, deve-se considerar que, em pacientes com massa corporal fora da curva normal, outros métodos para estimativa de RFG podem ser necessários[10].

O cálculo da estimativa do RFG pela fórmula de Schwartz pode ser expresso pela seguinte equação:

$$RFG = kE/Crs$$

na qual: RFG = mL/min/1,73 m^2, k = constante de proporcionalidade, E = estatura (cm) e Crs = concentração plasmática de creatinina (mg/dL).

Os valores de k são diretamente proporcionais ao conteúdo muscular do peso corporal e foram determinados pela análise de regressão (Tabela 1.1)[10].

Tabela 1.1 – Valores de k (constante de proporcionalidade) conforme idade[10]

Grupo por idade	k
Recém-nascido com baixo peso ≤ 1 ano	0,33
Recém-nascido a termo ≤ 1 ano	0,45
Crianças de 2 a 12 anos	0,55
Meninas de 13 a 21 anos	0,55
Meninos de 13 a 21 anos	0,70

A cistatina C é uma proteína de baixo peso molecular produzida por todas as células nucleadas. É livremente filtrada pelos glomérulos e não é influenciada por massa muscular, estatura e sexo, como é a estimativa por meio da depuração de creatinina. Estudos em adultos, crianças e recém-nascidos têm demonstrado que a cistatina C é mais sensível e específica do que a creatinina na estimativa do RFG; entretanto, essa vantagem não tem sido comprovada por causa do custo, da variabilidade entre os métodos de dosagem e da variabilidade intraindividual[9,11].

CONSIDERAÇÕES SOBRE A FUNÇÃO TUBULAR

Os túbulos processam o ultrafiltrado de maneira que a maioria das substâncias filtradas é seletivamente reabsorvida, através de mecanismos ativos e passivos, dos túbulos para o sangue. Outras substâncias, principalmente o potássio e o hidrogênio, são secretadas da corrente sanguínea para o lúmen tubular[12].

A excreção urinária representa a carga filtrada menos a carga reabsorvida, somada à carga de solutos secretada[12].

O feto humano produz grande quantidade de urina rica em sódio, com fração de excreção que chega a 12,8%. Prematuros saudáveis, principalmente aqueles com idade gestacional menor que 30 semanas, continuam a excretar grande quantidade de sódio, o que pode colocá-los em risco para balanço negativo de sódio. A fração excretada de sódio vai diminuindo à medida que a idade gestacional se aproxima de 36 semanas[13].

A maturação dos túbulos renais é essencial para que o recém-nascido conserve o sódio, essencial para o seu crescimento. Durante o processo do desenvolvimento renal, ocorre um aumento progressivo da densidade e da atividade de vários canais e transportadores, como o aumento do trocador Na/K ATPase, que pode ser acelerado pela ação da aldosterona e corticoesteroides, além do alongamento da alça capilar e aumento da permeabilidade do túbulo. Essas alterações aumentam a reabsorção tubular de sódio e o túbulo distal parece ser o principal responsável por essa adaptação após o nascimento[14].

O balanço positivo de potássio também é necessário para o crescimento da criança. No nascimento, o ducto coletor cortical apresenta uma capacidade diminuída de secreção de potássio, diminuindo a excreção desse íon. Dessa maneira, os recém-nascidos, principalmente aqueles pré-termo, apresentam níveis plasmáticos mais elevados desse íon[15].

Crianças com uropatias obstrutivas podem apresentar alteração da função tubular com perda frequente de sódio, em parte pela diminuição da atividade da Na/K ATPase. Também se pode observar reduzida capacidade de concentração urinária pela baixa densidade de aquaporinas[16]. Acidose tubular tipo IV, caracterizada pela diminuição da secreção tubular de potássio e de hidrogênio, pode também estar presente, levando à hipercalemia e à acidose metabólica[16].

CONCLUSÕES

A função renal, que envolve filtração glomerular, reabsorção e secreção tubular, completa seu desenvolvimento por volta de 35 semanas de idade gestacional e sua maturação por volta dos 24 meses de idade. O rim está mais vulnerável durante o período neonatal por causa do baixo RFG característico dessa faixa etária.

A dosagem da creatinina para a estimativa do RFG por meio da fórmula de Schwartz, com suas considerações, é útil para avaliar a função renal na faixa etária pediátrica.

REFERÊNCIAS BIBLIOGRÁFICAS

1. Guyton AC, Hall JE. Urine formation by the kidneys: I. Glomerular filtration, renal blood flow, and their control. In: Guyton AC, Hall JE. Textbook of medical physiology. 10th ed. Philadelphia: WB Saunders Company; 2000. p.179-94.
2. Guignard JP. Postnatal development of glomerular filtration rate. In: Richard AP, William WF, Abman SH. Fetal and neonatal physiology. 3th ed. Philadelphia: Saunders; 2004. p.1256-66.
3. Kon V, Ichikawa I. Glomerular circulation and function. In: Avner ED, Harmon WE, Niaudet P. Pediatric nephrology. 5th ed. Philadelphia: Lippincott Williams & Wilkins; 2004. p.25-44.
4. Zatz R. Fisiopatologia renal. São Paulo: Ateneu; 2000. p.3-20: Distúrbios da filtração glomerular.
5. Hunley TE, Kon V. Pathophysiology of acute renal failure in the neonatal period. In: Richard AP, William WF, Abman SH. Fetal and neonatal physiology. 3th ed. Philadelphia: Saunders; 2004. p.1335-40.
6. Gong R, Dworkin LD, Brenner BM, Maddox DA. The renal circulation and glomerular ultrafiltration. In: Brenner BM. Brenner & Rector's The Kidney. Philadelphia: Saunders Elsevier; 2008. p.91-129.
7. Abuelo JG. Normotensive ischemic acute renal failure. NEJM. 2007;357:797-805.
8. Heyn PT, Drukker A, Guignard JP. The stressed neonatal kidney: from pathophysiology to clinical management of neonatal vasomotor nephropathy. Pediatr Nephrol. 2000;14:227-39.

9. Israni AK, Kasiske BL. Laboratory assessment of kidney disease: clearance, urinalysis, and kidney biopsy. In: Brenner BM. Brenner & Rector's The Kidney 7th ed. Philadelphia: Saunders, Elsevier; 2008. p.724-56.
10. Schwartz GJ, Brion LP, Spitzer A. The use of plasma creatinine concentration for estimatin gloa merular filtration rate in infants, children, and adolescents. Pediatric Clin North Am. 1987;34(3):571-90.
11. Armangil D, Yurdakök M, Canpolat FE, Korkmaz A, Yiğit S, Tekinalp G. Determination of reference values for plasma cystatin C and comparison with creatinine in premature infants. Pediatr Nephrol. 2008;23(11):2081-3.
12. Guyton AC, Hall JE. Urine formation by the kidneys: II. Tubular processing of the glomerular filtrate. In: Guyton AC, Hall JE. Textbook of medical physiology. 10th ed. Philadelphia: WB Saunders Company; 2000. p.295-312.
13. Jone DP, Chesney RW. Tubular function. In: Avner ED, Harmon WE, Niaudet P. Pediatric nephrology. 5th ed. Philadelphia: Lippincott Williams & Wilkins; 2004. p.45-82.
14. Feld LG, Howard EC. Renal transport of sodium during early development. In: Richard AP, William WF, Abman SH. Fetal and neonatal physiology. 3th ed. Philadelphia: Saunders; 2004. p.1267-78.
15. Zhou H, Satlin LM. Renal potassium handling in healthy and sick newborns. Semin Perinatol. 2004;28(2):103-11.
16. Chevalier RL. Perinatal obstructive nephropathy. Semin Perinatol. 2004;28(2):124-31.

2 Avaliação da função renal com radioisótopos

Carlos Alberto Buchpiguel

Após ler este capítulo, você estará apto a:

1. Compreender os princípios de obtenção dos exames cintilográficos em urologia.
2. Reconhecer aspectos técnicos básicos que diferenciam os distintos exames aplicados.
3. Identificar as principais indicações clínicas dos exames atualmente disponíveis.

INTRODUÇÃO

A cintilografia é um método que se caracteriza por fornecer informações fisiológicas complementares, pois o princípio que permite a geração de imagens baseia-se exclusivamente nas propriedades funcionais dos diferentes órgãos que compõem o corpo humano. Como a resolução espacial desse exame é limitada quando comparada com os métodos estruturais de imagem como a ultrassonografia, a tomografia computadorizada e a ressonância magnética, deposita-se maior importância e relevância clínica das informações quantitativas funcionais nas diversas patologias renais. Um dos aspectos que reforçam a indicação dos métodos cintilográficos, especialmente em pediatria, é a ausência de efeitos colaterais, com baixa exposição à radiação ionizante. As imagens são produzidas com a administração de diferentes substâncias marcadas com radioisótopos, denominados radiofármacos. Entre os radioisótopos utilizados, destaca-se o tecnécio-99m, emissor de radiação gama com grande disponibilidade e características físicas ideais para uso *in vivo* (meia-vida de 6 horas e energia de 140 keV). A biodistribuição e o comportamento dinâmico desses traçadores são representados nas imagens obtidas em câmara de cintilação, um equipamento que permite detectar a radiação emitida por compostos concentrados no(s) órgão(s) do paciente.

Os exames variam conforme a particularidade que se queira avaliar, obedecendo aos princípios da fisiologia renal. Por meio da cintilografia, podem-se avaliar as funções glomerular e tubular, com objetivos de indicação distintos.

EXAMES CINTILOGRÁFICOS

Cintilografia Renal Dinâmica

A cintilografia renal dinâmica baseia-se na administração por via venosa de radiofármacos que se caracterizam por rápida concentração e eliminação renal. O parâmetro funcional avaliado dependerá do tipo de composto utilizado. Os agentes mais empregados na prática clínica são:

- DTPA-Tc99m (ácido dietilenotriaminopentacético marcado com tecnécio-99m): radiofármaco mais utilizado que é eliminado por filtração glomerular, sem secreção ou reabsorção tubular. Embora seja considerado um bom agente de filtração glomerular, apresenta pequena taxa de ligação com proteínas plasmáticas.
- MAG3-Tc99m (mercaptoacetiltriglicina marcado com tecnécio-99m): é eliminado basicamente por secreção em túbulos proximais. Sua extração renal é maior que a do DTPA, levando a um acúmulo e eliminação mais rápidos, motivo pelo qual é recomendado em crianças abaixo de 6 meses de idade, preferencialmente, (por apresentarem usualmente certo grau de imaturidade funcional do rim) ou em pacientes com insuficiência renal. Contudo, o custo de produção desse radiofármaco é muito superior ao do DTPA.
- OIH-I131 ou OIH-I123 (hippuran ou ortoiodo-hippurato marcado com iodo 131): trata de um traçador misto que é eliminado por filtração glomerular e secreção tubular. Como quase todo o radiofármaco que chega aos rins é excretado, esse agente também é utilizado para cálculo do fluxo plasmático renal efetivo. O uso clínico do hippuran é prejudicado pelas altas doses de radiação e pela baixa qualidade de imagens, decorrentes das propriedades físicas inadequadas do iodo 131 (meia-vida física relativamente longa e alta energia com emissão de radiação corpuscular beta). O iodo 123 é uma alternativa de marcação do composto, porém com elevado custo e baixa disponibilidade.

Antes do estudo, o paciente deve ser hidratado e orientado a esvaziar a bexiga. Em seguida, deve ser posicionado em decúbito dorsal com a câmara em projeção posterior. Essa hidratação pode ser por via oral e recomenda-se a via endovenosa apenas quando a oral não é factível. Durante o período de estudo, o paciente deve manter-se imóvel por meio de restrição mecânica ou, quando necessário, por sedação anestésica. O estudo inicia-se com uma sequência de imagens de 1 a 4 segundos no primeiro minuto, após a administração endovenosa do radiofármaco, na qual se avalia a progressão vascular do traçador. A seguir, são obtidas imagens com 1 a 5 minutos de duração por aproximadamente 30 minutos, observando-se o acúmulo e a eliminação renal, bem como a progressão para vias excretoras. A definição de áreas de interesse sobre os rins permite a construção de curva representativa da variação de atividade em relação ao tempo, denominada renograma. A porcentagem de atividade em cada rim nos primeiros minutos, na fase parenquimatosa antes da chegada às vias excretoras, permite estimar a função renal em separado.

Cintilografia Renal Estática

A cintilografia renal estática emprega o DMSA-Tc99m (ácido dimercaptosuccínico marcado com tecnécio-99m), radiofármaco retido nos túbulos contornados proximais, com baixa eliminação urinária. É o método cintilográfico com melhor resolução do córtex renal, além de permitir uma quantificação de função com mínima interferência de atividade extrarrenal ou das vias excretoras.

Por causa da extração renal lenta, as imagens são realizadas apenas de 3 a 6 horas após a injeção endovenosa, com o paciente em decúbito dorsal ou ventral e a câmara posicionada nas incidências anterior, posterior e oblíqua posterior. Recentemente, com o advento de técnicas tomográficas (Spect), é possível obter cortes tomográficos de ambos os rins nos planos transversal, coronal e sagital.

Quantificação da Função Renal

A quantificação relativa da função renal – cada rim em relação ao total – é realizada pela determinação da atividade em regiões de interesse definidas sobre o parênquima renal, subtraindo-se a interferência de estruturas extrarrenais (radiação de fundo). A quantificação deve ser realizada quando a atividade renal encontra-se no parênquima, não tendo chegado às vias excretoras. Na cintilografia renal dinâmica com DTPA, sugere-se a avaliação do 2º ao 3º minuto após injeção. Na cintilografia renal estática com DMSA, a quantificação pode ser realizada a partir de 4 a 6 horas, porém, se houver retenção pielocalicial, deverá ser aumentado o intervalo para até 24 horas.

A quantificação absoluta da filtração glomerular ou fluxo plasmático renal pode ser realizada *in vitro* ou *in vivo*. A velocidade de clareamento do traçador injetado pode ser estimada *in vitro* pela atividade em uma ou duas amostras plasmáticas. Na medida de filtração glomerular, podem ser empregados o DTPA-Tc99m ou, de preferência, o EDTA-Cr51; entretanto, este não pode ser usado na obtenção de imagens *in vivo* por causa das características físicas inadequadas do cromo-51[1]. O fluxo plasmático renal efetivo pode ser medido após administração de hippuran-I131, podendo ainda ser estimado pela eliminação tubular do MAG3-Tc99m.

A função absoluta pode ser estimada *in vivo* pelo cálculo da porcentagem de captação do radiofármaco em relação à atividade administrada ou pela taxa de acúmulo do radiofármaco observada na curva atividade *versus* tempo. Destacam-se os cálculos da filtração glomerular pelo método de Gates (porcentagem de captação do 2º ao 3º minuto) e Piepsz (taxa de acúmulo entre 80 e 180 segundos, correlacionada à concentração sanguínea do radiofármaco)[2].

APLICAÇÕES CLÍNICAS

Hidronefrose e Dilatação de Vias Excretoras

A dilatação de vias excretoras tem sido um achado cada vez mais frequente em crianças, muitas vezes detectada ainda no período pré-natal. A possibilidade de uma boa recuperação ou interrupção da deterioração progressiva da função renal após correção da obstrução, mesmo em rins quase exclusos, torna ainda mais importante o diagnóstico precoce nesses pacientes[3]. Entretanto, a dilatação pode ter outras causas não obstrutivas, como megaureter idiopático, pelve extrarrenal, bexiga neurogênica e refluxo vesicoureteral, ou mesmo representar sequela de obstrução já corrigida.

A cintilografia renal dinâmica permite avaliar a excreção do radiofármaco e a variação deste após o uso de diuréticos, além do acompanhamento mais objetivo da função renal. O parênquima renal habitualmente apresenta concentração do radiofármaco, eventualmente retardada e reduzida, com preenchimento tardio das vias excretoras dilatadas. O nível da obstrução pode ser estimado conforme o padrão de dilatação observado. Dilatação apenas do sistema pielocalicial sugere estenose de junção pieloureteral (JUP) e dilatação de ureter acompanhada de dilatação calicial, e esta sugere preferencialmente estenose distal (junção ureterovesical, ureterocele, válvula de uretra posterior). Também é sugestiva de válvula de uretra posterior a redução volumétrica da bexiga.

Mesmo em casos sem obstrução, pode haver retenção do radiofármaco na área de dilatação, pelo simples aumento da capacidade volumétrica e consequente estado hipotônico do sistema uroexcretor. Por esse motivo, é empregado o diurético que diferencia a estase funcional, com bom clareamento após o aumento do fluxo urinário (Figura 2.1), do processo obstrutivo, no qual se mantém a retenção do radiofármaco (Figura 2.2).

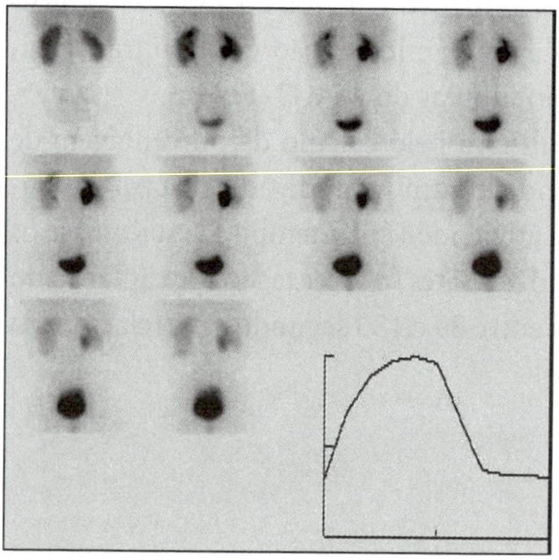

Figura 2.1 Cintilografia renal dinâmica com DTPA-Tc99m e renograma: estase piélica (à direita) com bom esvaziamento após uso do diurético.

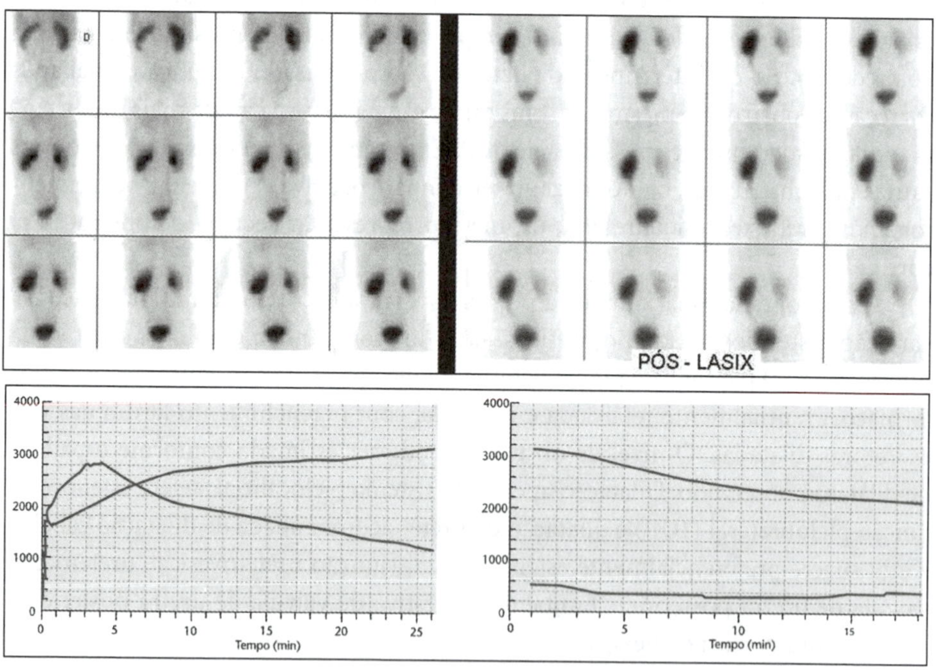

Figura 2.2 Cintilografia renal dinâmica com DTPA-Tc99m e renograma: estenose de junção uretero-pélica com dilatação e estase pielocalicial (à esquerda) sem resposta satisfatória ao uso de diurético.

Apesar da variação nos protocolos para aquisição dos estudos, é importante observar se o paciente está bem hidratado e se não há interferência da bexiga no esvaziamento ureteral. Recomenda-se a hidratação oral com 300 a 500 mL, de 30 minutos a 2 horas antes do estudo, podendo também ser empregada a hidratação endovenosa. Apesar de estabelecido no consenso do Conselho de Medicina Nuclear Pediátrica e Sociedade para Urologia Fetal[4], o uso de 10 a 15 mL/kg de SF 0,9% diluído em SG 5% entre 15 minutos antes até 15 minutos após o início da aquisição, com objetivo de hidratação parenteral, vem sendo questionado[5]. Contudo, sempre que o exame é realizado sob sedação anestésica, o que limita o grau de hidratação oral, recomenda-se a hidratação parenteral com objetivo de otimizar o grau de resposta ao estímulo diurético.

Antes da administração do radiofármaco, a bexiga deve ser esvaziada por micção espontânea ou sonda vesical. A sondagem deve ser considerada em especial nos pacientes sem micção espontânea e com história de refluxo e patologia vesicouretral, necessitando de melhor avaliação de ureter distal ou quando o grau de repleção vesical dificultar a drenagem. Além de remover a interferência da bexiga, a sonda vesical permite a monitoração da diurese.

A aquisição do estudo é feita da forma habitual, com o paciente em decúbito dorsal e a câmara posicionada posteriormente. Apesar de ser possível o posicionamento com o paciente em decúbito ventral ou sentado para reduzir a estase, essas manobras são em geral realizadas antes da administração do diurético ou ao final do estudo, em conjunto com imagem pós-miccional. O efeito da gravidade associado à micção é muitas vezes suficiente para que ocorra um esvaziamento da estase em vias excretoras.

A indicação do diurético é feita após a constatação de estase significativa nas vias excretoras. Tem sido padronizada a administração do furosemide aos 20 minutos de estudo (F+20), havendo variações de protocolo com administração de 15 minutos antes do início do estudo (F-15) ou apenas quando a atividade nas vias excretoras estiver estabilizada. A dose recomendada é de 0,5 a 1 mg/kg de furosemide, até o máximo de 40 mg. Após a administração do diurético, prossegue-se à aquisição dinâmica por 15 a 30 minutos, podendo ainda ser realizada imagem após micção e variação para posição ortostática[4,5].

A excreção do radiofármaco após o estímulo diurético é analisada nas imagens obtidas, levando em conta a morfologia, o grau de captação na fase parenquimatosa e a retenção aos 20 minutos, o tempo de trânsito cortical e tempos de aparecimento e clareamento das vias excretoras. Também são construídas curvas que representam a variação de atividade *versus* tempo nas áreas de estase. Um critério frequentemente adotado para avaliação das curvas de esvaziamento pós-diurético é o tempo estimado para que ocorra eliminação de 50% da atividade inicial (T1/2), considerando sugestivos de obstrução valores acima de 20 minutos e não obstrutivos valores inferiores a 10 minutos. Entretanto, esse critério não deve ser considerado isoladamente, sendo importante a avaliação conjunta das imagens. É também descrito o padrão de boa resposta inicial ao diurético seguida de novo enchimento após 10 a 15 minutos, sugestivo de hidronefrose intermitente, o que justifica a aquisição por pelo menos 15 minutos mesmo quando há esvaziamento mais precoce[5].

Entre as causas mais frequentes de resultado falso-positivo na avaliação da resposta ao diurético, estão a dilatação acentuada e com grande complacência das vias excretoras e o déficit importante de função renal (RFG inferior a 15 mL/min ou < 20% da função global), que retardam a resposta ao diurético. O MAG3 tem maior fração de extração que o DTPA, levando a variações da curva e resposta ao diurético mais rápida, o que facilita a avaliação de pacientes com algum déficit funcional. Também pode ser observada a manutenção do padrão obstrutivo imediatamente após cirurgia corretiva, sendo conveniente aguardar 6 meses para nova cintilografia de controle. Estudos falso-negativos são bem menos frequentes, podendo estar associados à obstrução em vias excretoras de pequeno diâmetro (sistema de baixa capacidade) e obstrução parcial ou intermitente. Nos casos duvidosos, é importante excluir as causas citadas de falso-positivo, bem como avaliar a presença de déficit de função e sintomas clínicos.

Por causa da imaturidade renal, a avaliação do clareamento após diurético é prejudicada em recém-nascidos, assim como em pacientes com insuficiência renal. Se disponível, o MAG3 tem como vantagem em relação ao DTPA a sua maior fração de extração, sendo indicado nesse grupo de pacientes. Sugere-se aguardar um mês de vida, além de medir a concentração sérica de creatinina antes do estudo. Entretanto, mesmo nessa faixa etária, o método tem elevado valor de predição negativo. O retardo do clareamento após diurético não tem tanto valor, sendo importante, nesses casos, valorizar a quantificação da função renal diferencial. Na suspeita de acometimento unilateral, se a função se encontra acima de 40% do total, a conduta pode ser expectante e deve-se considerar a possibilidade de intervenção nos pacientes com função reduzida ou quando há piora nos estudos de seguimento[6].

Contudo, apesar da importância da função excretora, tem-se dado crescente valor à avaliação sequencial e quantitativa da função renal como mais um elemento para avaliar o melhor tempo de intervenção cirúrgica, quando pertinente.

A cintilografia renal estática com DMSA tem indicação na identificação e localização de tecido funcionante no rim hidronefrótico, tendo, em geral, boa acurácia na quantificação da função renal diferencial. Quando ainda é observada estase nas vias excretoras, a quantificação deve ser postergada para imagens de 24 horas.

Infecção

A cintilografia renal estática com DMSA, ou cintilografia cortical, é considerada um método de importância no diagnóstico de infecção urinária alta, com maior sensibilidade que a ultrassonografia ou urografia excretora para pielonefrite aguda. O padrão mais encontrado na pielonefrite aguda é de áreas de hipocaptação focal, mais frequentemente nos polos ou irradiando-se da pelve para periferia, podendo, entretanto, haver déficit difuso de concentração do radiofármaco (Figura 2.3).

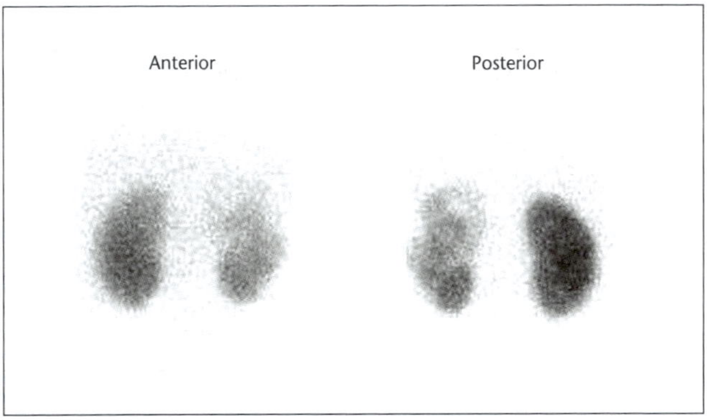

Figura 2.3 Cintilografia renal estática com DMSA-Tc99m: pielonefrite aguda com áreas de hipocaptação esparsas no rim esquerdo.

No acompanhamento, o déficit funcional focal ou difuso pode ou não regredir, considerando que alterações persistentes por mais de 6 a 8 semanas já representam sequela cicatricial. A hipocaptação de DMSA na inflamação aguda ocorre possivelmente por associação de isquemia e alteração dos mecanismos de transporte tubular[7-9].

As imagens devem ser interpretadas em conjunto com os dados clínicos, em geral na vigência de infecção urinária baixa, pois a hipocaptação focal não é diferenciável cintilograficamente de outras causas de substituição do parênquima (tumor, cisto, hematoma, infarto, cicatriz, nefrite intersticial focal).

Além do diagnóstico da pielonefrite aguda, a cintilografia renal estática é empregada de forma seriada em pacientes com episódios prévios de pielonefrite ou refluxo vesicoureteral. O acompanhamento permite detectar novas alterações cicatriciais e a variação de função renal, auxiliando a conduta clínica em crianças com pielonefrite crônica. Nesta, observa-se rim de dimensões reduzidas ou atrófico, com irregularidade de contornos por retrações corticais, além da redução de função (Figura 2.4).

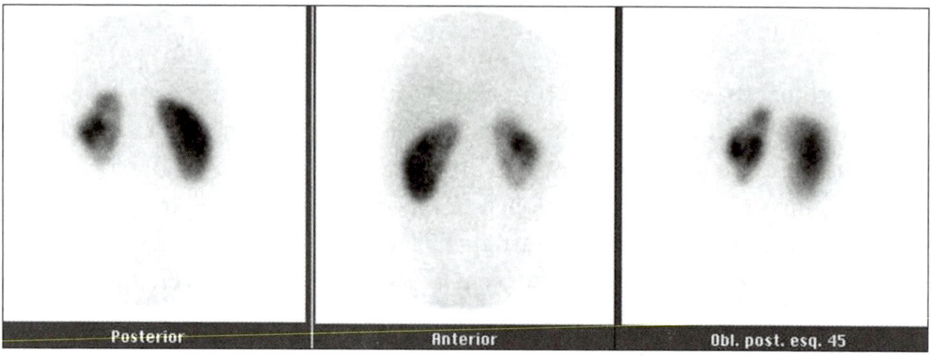

Figura 2.4 Cintilografia renal estática com DMSA-Tc99m: pielonefrite crônica bilateral, com acentuada redução volumétrica e da função tubular à esquerda (função diferencial – rim esquerdo = 15% e rim direito = 90%).

A cistocintilografia direta ou indireta pode ser indicada por causa da frequente associação com refluxo vesicoureteral. Entretanto, em crianças do sexo masculino, a uretrocistografia miccional é, sem dúvida, a primeira escolha pelas informações anatômicas resultantes. A infecção pode também estar associada à estase e/ou à obstrução por outras patologias (como rim em ferradura, ectopia renal cruzada, estenose de JUP), sendo, nesses casos, indicada a cintilografia renal dinâmica.

Apesar de ser menos sensível que a cintilografia estática, a fase inicial ou parenquimatosa da cintilografia renal dinâmica também pode permitir a detecção de áreas focais hipofuncionantes. O gálio-67 também é ocasionalmente empregado na detecção de pielonefrite aguda, mas com maior dose de radiação absorvida e eliminação fisiológica renal, o que pode dificultar a interpretação do estudo principalmente nas primeiras 24 horas após sua administração. Outras causas de hipercaptação de gálio-67 são: nefrite intersticial, vasculites, síndrome nefrótica, toxicidade a drogas e alguns tumores.

Malformação

A cintilografia está indicada para identificação e avaliação morfológica e funcional dos rins e das vias excretoras na suspeita de alterações congênitas do trato geniturinário.

A cintilografia renal estática com DMSA permite boa caracterização de agenesia ou hipoplasia renal, rim pélvico, ectopia renal cruzada e rim em ferradura (Figura 2.5), bem como de eventual complicação dessas patologias por pielonefrite ou outras patologias. Também pode ser avaliada a função do istmo nos rins em ferradura.

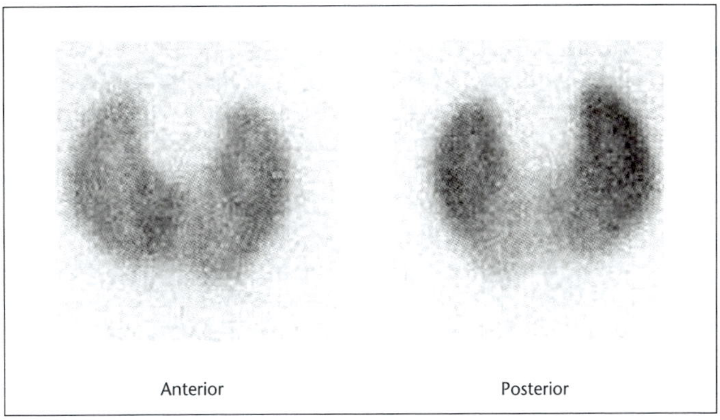

Figura 2.5 Cintilografia renal estática com DMSA-Tc99m: rim em ferradura com função tubular preservada.

A repercussão das malformações na filtração glomerular e na excreção urinária podem ser avaliadas pela cintilografia renal dinâmica com DTPA, associada ao uso de diurético se houver dilatação de vias excretoras ou suspeita de obstrução associada (como rim em ferradura, unidade superior de rim com duplicidade, síndrome de *prune belly*). Na duplicidade ureteropiélica, além da obstrução da unidade superior, pode também ser investigada a presença de refluxo vesicoureteral na unidade inferior.

CONCLUSÕES

O exame da função renal com radioisótopos permite avaliação qualitativa e quantitativa das funções glomerular e tubular renal. Por meio desses achados funcionais, apesar da limitada informação anatômica fornecida, esses exames possibilitam a diferenciação entre hidronefrose obstrutiva e funcional e, mais importante, o seguimento das crianças com quadros de hidronefrose, de forma muito pouco invasiva e praticamente isenta de complicações. A detecção do envolvimento do trato urinário superior em situações de infecção urinária aguda, por meio de princípios exclusivamente funcionais, é outra indicação clínica da cintilografia, empregando-se agente de concentração essencialmente tubular. Outra indicação menos prevalente, porém eventualmente observada, é na detecção de malformações congênitas, como rins em ferradura, e anomalias do número e da topografia dos rins.

REFERÊNCIAS BIBLIOGRÁFICAS

1. Medeiros FS, Sapienza MT, Prado ES, Agena F, Shimizu MH, Lemos FB, et al. Validation of plasma clearance of 51Cr-EDTA in adult renal transplant recipients: comparison with inulin renal clearance. Transpl Int. 2009;22(3):323-31.

2. Blaufox MD, Aurell M, Bubeck B, Fommei E, Piepsz A, Russel C. Report of the radionuclides in nephrourology commitee on renal clearance. J Nucl Med. 1996;37(11):1883-90.
3. King LR, Coughlin PW, Bloch EC, Bowie ID, Ansong K, Hanna MK. The case for immediate pyeloplasty in the neonate with ureteropelvic obstruction. J Urol. 1984;132(4):725-8.
4. WTDR. The "well tempered" diuretic renogram: a standart method to examine the assymptomatic neonate with hydroneprosis or hydroureteronephrosis. J Nucl Med. 1992;33(11):2047-51.
5. O'Reilly P, Aurell M, Britton K, Kletter K, Rosenthal L, Testa T. Consensus on diuresis renography for investigating the dilated upper urinary tract. J Nucl Med. 1996;37(11):1872-6.
6. Heyman S. Radionuclide studies of the genitourinary tract. In: Miller JH, Gelfand MJ, editors. Pediatric nuclear imaging. Philadelphia: WB Saunders; 1994. p.195-251.
7. Goldraich NP, Ramos OL, Goldraich IH. Urography versus DMSA scan in children with vesicoureteric reflux. Pediatr Nephrol. 1989;3(1):1-5.
8. Handmaker H. Nuclear renal imaging in acute pyelonephritis. Semin Nucl Med. 1982;12(3):246-53.
9. Sty JR, Wells RG, Starshak RJ, Schroeder BA. Imaging in acute renal infection in children. AJR. 1987;148(3):71-7.

Diagnóstico por imagem das doenças urológicas e genitais

3

Luiz Antonio Nunes de Oliveira
Lisa Suzuki
Ronaldo Hueb Baroni

Após ler este capítulo, você estará apto a:

1. Solicitar o exame por imagem mais adequado à suspeita clínica.
2. Interpretar as imagens e correlacioná-las com o contexto clínico.
3. Avaliar comparativamente as diversas modalidades de diagnóstico por imagem.
4. Aplicar o algoritmo de diagnóstico diferencial com prevalência das afecções.

INTRODUÇÃO

O trato geniturinário pediátrico pode ser afetado por desordens congênitas e adquiridas. Embora algumas entidades possam ser diagnosticas clinicamente, imagens e algoritmo de diagnóstico são frequentemente necessários.

O primeiro objetivo da imagem é fornecer informações sobre a natureza e a extensão da doença. O conhecimento de dados clínicos, laboratoriais e procedimentos terapêuticos influencia na escolha da modalidade, considerando a eficácia diagnóstica e a proteção de radiação. A radiografia digital permite substancial redução de dose até 50%, sem significante diferença na acurácia diagnóstica e na qualidade da imagem[1].

Radiologistas e médicos solicitantes devem conhecer a técnica, as limitações e a interpretação das várias modalidades de diagnóstico disponíveis para a avaliação do trato geniturinário, além das respectivas indicações nas diversas doenças. Este capítulo apresenta uma breve revisão de procedimentos radiológicos simples e contrastados (RX), ultrassonografia (USG), tomografia computadorizada (TC) e ressonância magnética (RM), em conjunto com achados específicos de cada um e suas controvérsias.

RADIOGRAFIA SIMPLES DE ABDOME

A radiografia abdominal se realiza em decúbito supino, com raios verticais e ocasionalmente com angulações cefálicas e caudais de 10 a 20°.

Nesse exame, alguns procedimentos são necessários: proteção das gônadas com lâminas plumbíferas, colimação do feixe de raios X, técnica adequada (Figura 3.1) e eventual preparo intestinal quando se fizer necessário. Esse clichê é útil em estudo de anomalias da coluna vertebral/óssea (Figuras 3.2 e 3.3), em calcificações[2] e em caso de massa abdominal palpável (Figura 3.4).

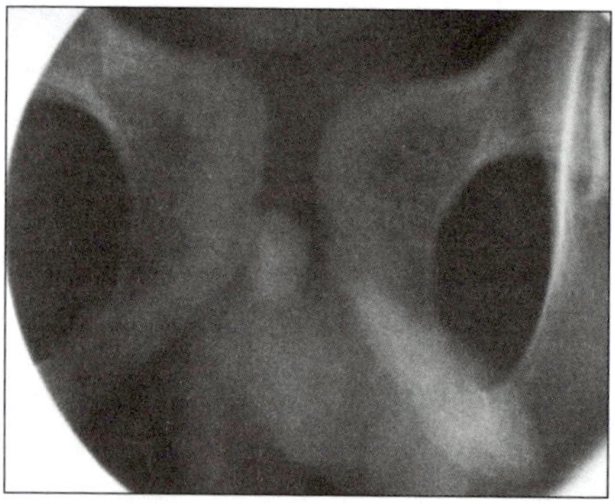

Figura 3.1 Calcificação na projeção da sínfise púbica, correspondendo a cálculo na uretra posterior. Observar radiografia com colimação e angulação do feixe de raios X.

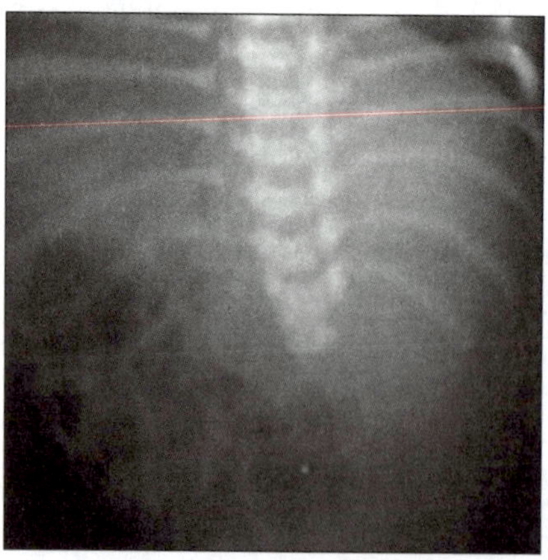

Figura 3.2 Síndrome da regressão caudal. Observar agenesia de vértebras lombares.

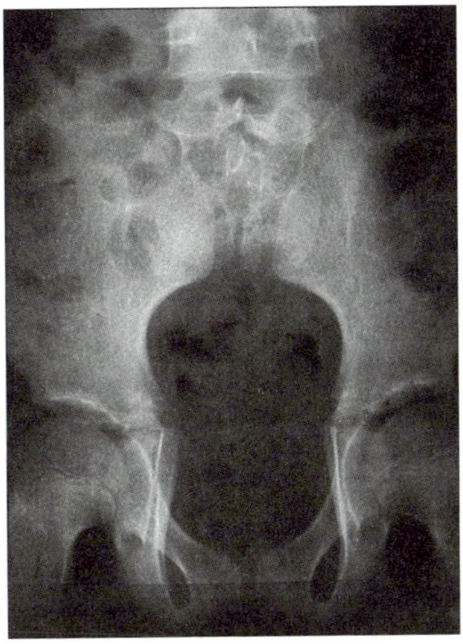

Figura 3.3 Agenesia do sacro. Observar aproximação dos ilíacos. Bexiga neurogênica.

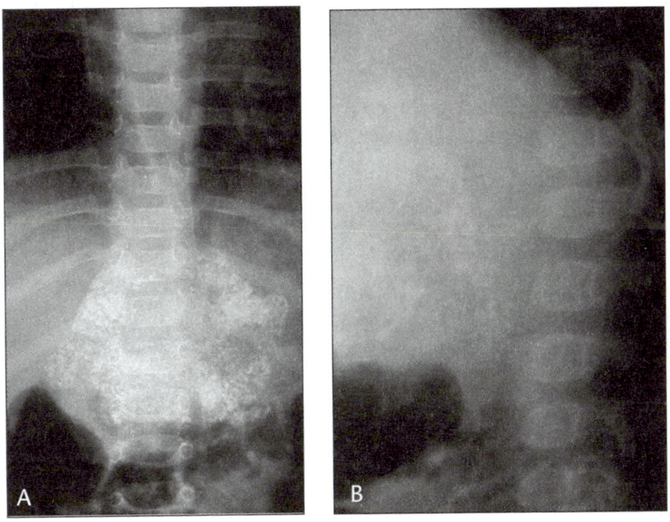

Figura 3.4 A: massa retroperitoneal com calcificações amorfas e grosseiras; B: neuroblastoma.

Na criança, os contornos dos rins e músculos iliopsoas, por causa da tênue espessura e quantidade de tecido gorduroso e da superposição de alças intestinais, sem e com conteúdo gasoso e sólido, são mal delineados (Quadro 3.1). Ocasionalmente, podem ser perceptíveis espontaneamente os contornos da bexiga urinária quando em repleção, e esse aspecto deve ser valorizado no contexto clínico.

Deve-se realizar uma incidência adicional de perfil em decúbito no caso de alterações morfoestruturais da coluna vertebral/óssea e oblíquas renais, quando esse procedimento for necessário.

Quadro 3.1 – Indefinição do contorno renal na radiografia simples[3]

- Fator técnico
- Agenesia (ausência congênita)
- Rim ectópico ou deslocado (pré-sacral, ectopia cruzada, intratorácica)
- Abscesso/hematoma perinefrético
- Pós-nefrectomia

EXAMES CONTRASTADOS

Cistografia e Cistouretrografia Miccional

A cistouretrografia miccional (CUM) é um exame clássico e bem estabelecido no diagnóstico em urorradiologia pediátrica. Introduz-se um cateter na bexiga, e meio de contraste radiopaco é instilado na bexiga vazia. Detalhe anatômico da bexiga e uretra (assim como refluxo ureteral) pode ser observado. Avaliação de perfil da uretra masculina é mandatório para avaliação de válvula da uretra posterior (VUP). Se for detectado refluxo vesicoureteral (RVU), devem-se detalhar a extensão para o sistema pielocalicial, o refluxo intrarrenal e a drenagem dinâmica do contraste refluido. Deve-se utilizar pressão de enchimento fisiológica, e informações funcionais e adicionais podem ser obtidas por guia fluoroscópico. O enchimento cíclico permite maior sensibilidade na detecção de refluxo. A fluoroscopia pulsada e o sistema digital com amplificação e congelamento de imagens contribuem para significativa redução de radiação[3] (Figura 3.5).

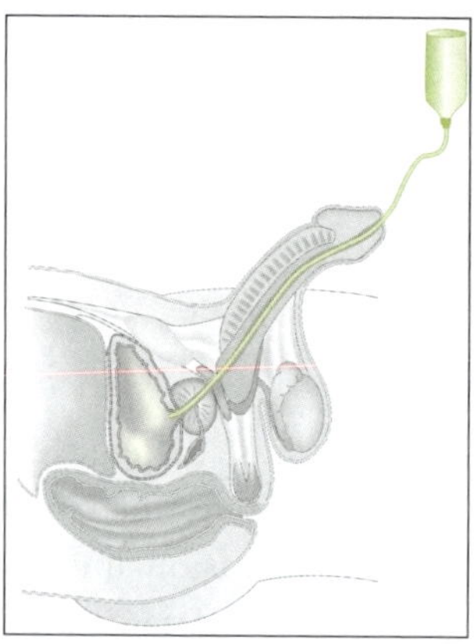

Figura 3.5 Esquema da técnica de cistouretrografia miccional.

Técnica

Para realização de cistografia/uretrocistografia e urografia excretora, não é necessário preparo intestinal[4] prévio ou jejum superior a 2 a 3 horas.

Escolha da técnica

Duas vias de acesso são possíveis: retrógrada e punção suprapúbica. A via retrógrada é usada na maioria das vezes e é também, frequentemente, motivo de grande preocupação e receio dos pais e das crianças maiores. Deve ser realizado sem traumas. Em pacientes selecionados, pode-se utilizar sedação.

- Via retrógrada: realizar assepsia local com higienização da região vulvar ou da glande. Utilizar soluções antissépticas. Deve-se mobilizar cuidadosamente o prepúcio. No caso de meninos, injetar anestésico em gel, por via retrógrada, alguns minutos antes da cateterização (Figura 3.6).
- Via suprapúbica: a punção suprapúbica será difícil se não houver repleção mediana ou completa. Nesse caso, pode ser útil a USG.
- Preparação: antissepsia e anestesia local para punção, com agulha-cateter (do tipo Jelco®) de calibre 18G ou 5F e comprimento superior a 40 mm. Deve-se esvaziar a bexiga antes da injeção de contraste e no final da exploração, se houver retenção pós-miccional. A punção suprapúbica é usada apenas em neonatos com retenção vesical, bexiga neurogênica e reconstruções complexas do aparelho urinário inferior[5].

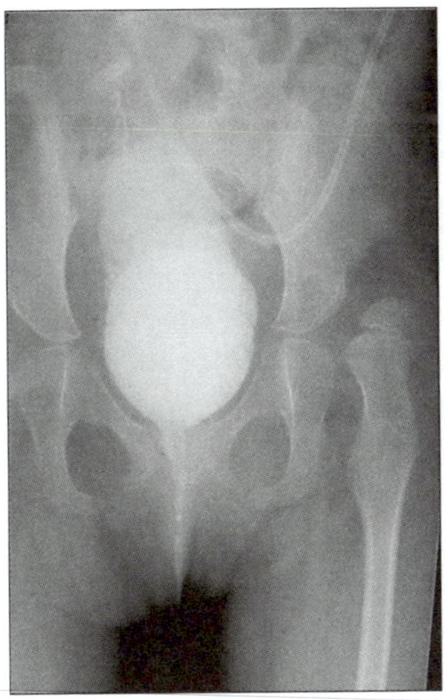

Figura 3.6 Cateter de derivação ventriculoperitoneal e coxa valga luxada à esquerda indicando retardo do desenvolvimento psicomotor e distúrbio miccional.

Produtos de contraste

Utiliza-se contraste iodado hidrossolúvel não iônico diluído a 20 a 30% (120 a 140 mg de iodo/mL), com aquecimento da solução na temperatura aproximada de 37°C.

Deve-se diluir o contraste, pois há risco de irritação química. Além disso, o contraste hiperdenso pode prejudicar a percepção de lesões elevadas ou vegetantes e intraluminares[6]. Embora na literatura haja descrição de complicações, trata-se de uma técnica segura, e o desconforto pós-procedimento é leve e raro. Pode haver infecção urinária pós-cateterização, e a melhor prevenção é a assepsia rigorosa durante os exames pós-sondagem. O risco de infecção é particularmente importante no recém-nascido e lactente com RVU importante. É essencial o uso de antibiótico com a consulta clínica. Foram descritas roturas vesicais por excessiva distensão em bexigas patológicas e extravasamentos limitados em pacientes submetidos a hemodiálise e cateterismo intermitente.

No decorrer de cistografia por punção suprapúbica, pode haver extravasamento anterior (Figura 3.7) de contraste através de orifício de punção, que não representa gravidade.

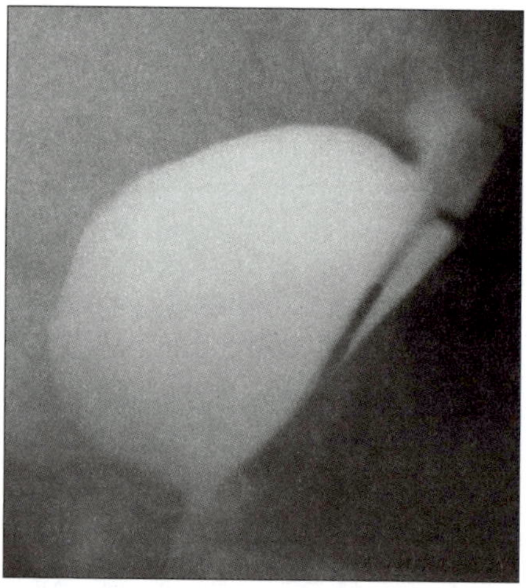

Figura 3.7 Extravasamento anterior de contraste, com coleção, em punção suprapúbica.

Por fim, deve-se recordar que o contraste pode reabsorver-se por causa da existência de escape mucosovascular, no qual podem surgir reações alérgicas.

Após rever os dados clínicos e os resultados de exames prévios, é essencial explicar o procedimento aos pais e às crianças para adquirir confiança e uma atmosfera agradável com o propósito de obter um resultado satisfatório. A infecção do trato urinário (ITU) com sintomas clínicos é uma razão para postergar esse exame até uma semana após o diagnóstico.

No caso de nefropatia induzida por contraste, deve-se calcular a função glomerular por meio da equação de Schwarz, que é obtida após dosagem sérica de creatinina[6]. A alteração da função renal é uma contraindicação ao contraste iodado. Pacientes diabéticos que utilizam metformina devem suspender a droga 48 horas antes da administração do meio de contraste, para reduzir o risco de acidose láctea.

Em relação ao gadolínio, agente de contraste utilizado em RM, também é fundamental que a função glomerular seja normal para o risco presumido de fibrose sistêmica nefrogênica[7].

Quando se tratar de pacientes com estudos de TC e RM em que se constate risco para nefropatia induzida por meio de contraste, deve-se utilizar o menor volume possível do agente de contraste – aproximadamente 50% da dose – e evitar a repetição do exame num período mínimo de 48 horas[6].

O gadolínio não deve ser utilizado como alternativa ao contraste iodado, exceto quando se tratar de paciente alérgico ao iodo, com reação prévia importante e mesmo assim com função renal normal[6].

Escolha da sonda

Deve-se utilizar sonda vesical flexível com extremidade cega e orifícios laterais, de calibre suficiente (8F em geral; em lactentes, utiliza-se calibre 5). A saída de urina pela sonda indica com certeza a entrada vesical, sendo o momento adequado de fixar a sonda com fita adesiva.

Após coleta da urina cateterizada, deve-se mensurar o volume residual e encaminhar uma amostra para cultura, quando solicitado pelo clínico. O volume de contraste administrado será proporcional à capacidade vesical com o equipo, na altura aproximada de 70 cm do nível da mesa de exame.

A capacidade vesical é variável, especialmente em crianças menores de 4 anos, mas pode ser estimada pelas fórmulas[8]:

- Idade inferior a 1 ano: capacidade vesical = 7 vezes o peso (kg).
- Idade superior a 1 ano: capacidade vesical = [(idade em anos) + 2] × 30.
- Idade superior a 5 anos: capacidade vesical = [(idade em anos) + 1] × 30.

A título de orientação, a capacidade vesical é de 15 a 30 mL no recém-nascido, de 50 a 100 mL na idade de 1 ano e 150 a 200 mL a partir dos 7 anos[5].

Com o objetivo de manter uma dose baixa de radiação, a dose média ovariana é de 0,029 mGy, resultando em uma dose de exposição comparável à de cistografia por radionuclídeo[5].

No início do exame, é obtida incidência colimada na região vesical, com pequeno enchimento para avaliar falhas de enchimento, como ureterocele.

O refluxo vesicoureteral é graduado na fase de enchimento vesical (se passivo) e após a micção na projeção anteroposterior, de acordo com a classificação internacional de refluxo[9] (Figura 3.8), que se baseia na extensão e no grau de enchimento e dilatação do ureter, da pelve renal e dos cálices pela CUM (Figuras 3.9, 3.10A e 3.10B).

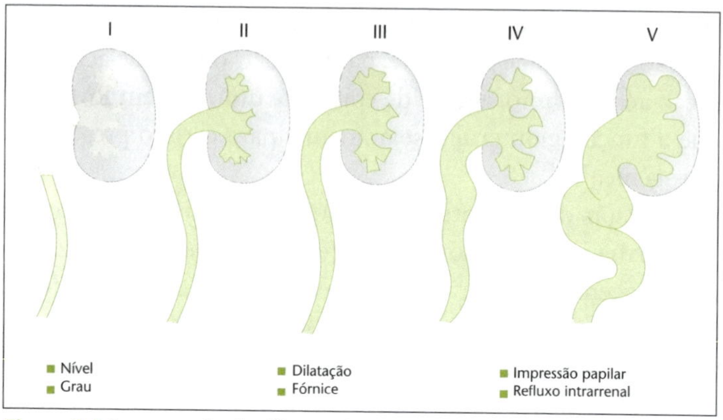

Figura 3.8 Esquema da classificação internacional de refluxo vesicoureteral[9].

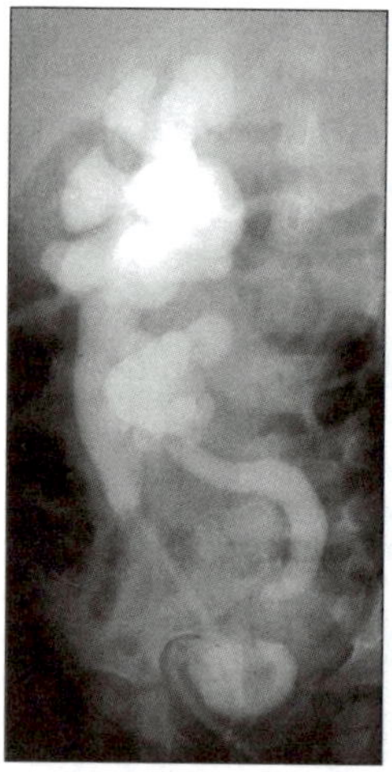

Figura 3.9 Refluxo vesicoureteral bilateral de graus IV/V. Observar ectopia renal esquerda cruzada.

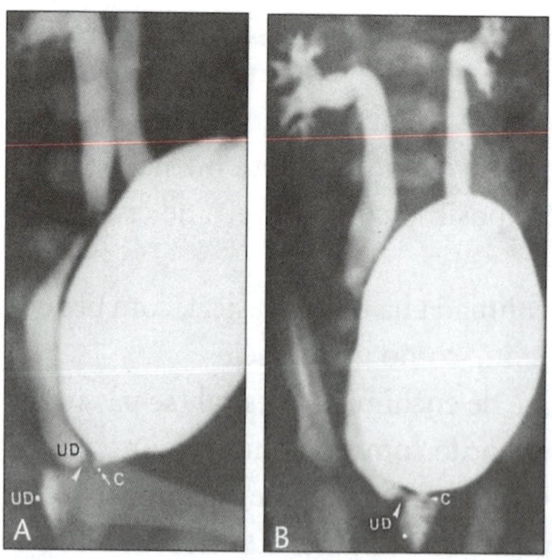

Figura 3.10 Refluxo vesicoureteral de grau III à esquerda, com ureter tópico, e refluxo vesicoureteral de grau V à direita, com implantação ectópica e perda urinária. A: com maior grau de obliquidade para avaliação retrovesical.

A acurácia diagnóstica de RVU em crianças menores de 2 anos pode ser incrementada por técnica de exame cíclico. A UCG cíclica é mais importante para documentar a ausência de refluxo do que para graduá-lo[10] (Figuras 3.11 e 3.12).

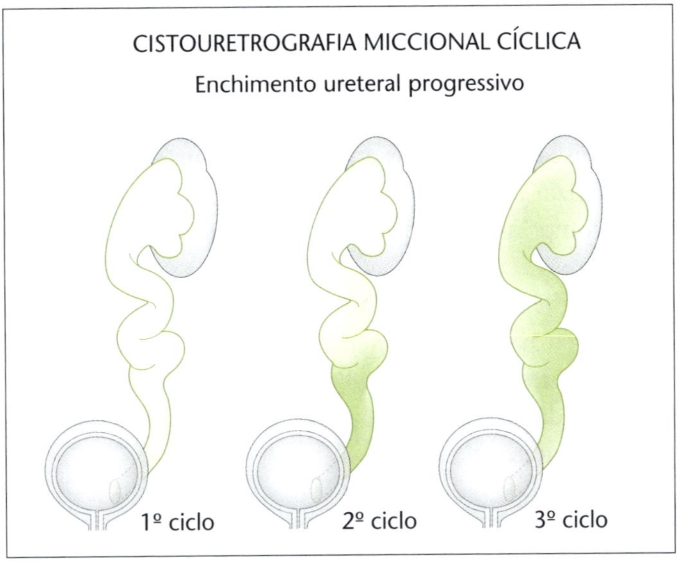

Figura 3.11 Esquema de cistouretrografia miccional cíclica com repleção ureteral progressiva[10].

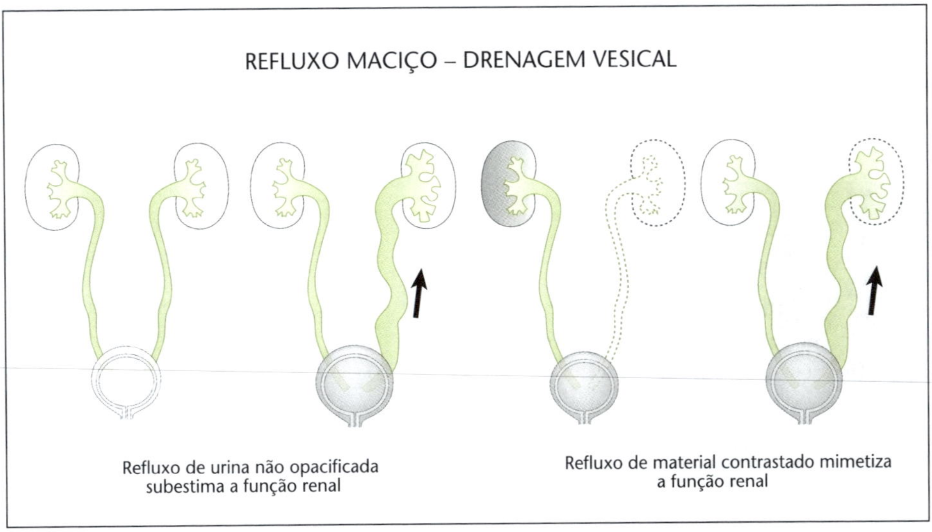

Figura 3.12 Esquema para correlacionar refluxo maciço sem e com drenagem vesical[10].

Posicionamento e seriografia

A radiografia simples deverá ser realizada na primeira exploração. Durante o enchimento vesical, são necessárias duas exposições, com pequena repleção para assegurar ausência de anomalias intravesicais (ureterocele-litíase) e em repleção máxima para o estudo da forma e dos contornos da parede vesical.

As incidências miccionais são realizadas no início, no meio e no final da micção. Antes do início da micção, o menino é colocado em posição lateral ou oblíqua, e a menina, em posição anteroposterior. Dessa forma, pode-se obter a exposição durante a micção, visualizando desde a uretra até os rins.

Deve-se imobilizar a criança com dispositivos, como sacos de areia, fitas de velcro e cintas de compressão. Sempre que possível deve-se utilizar proteção radiológica testicular.

Se for observado refluxo durante a micção, será útil a incidência oblíqua para avaliar o segmento retrovesical do ureter. No final da micção, deve-se obter um clichê para avaliação do resíduo urinário. Em casos de refluxo de grau 4/5, um filme entre 5 e 15 minutos de retardo é útil para avaliar obstrução concomitante da junção ureteropiélica ou ureterovesical[5,10].

Resultados normais

- Bexiga: os contornos e a elasticidade da parede vesical são avaliados perfeitamente durante a cistografia no início do enchimento, quando a prega horizontal interureteral (trígono) pode ser visível. Durante a micção, há irregularidades da parede no nível do contorno posterior por contração do músculo detrusor. O resíduo pós-miccional deve ter avaliação relativa por causa das condições anômalas de micção (decúbito, pós-cateterização, inibição etc.). No recém-nascido e em crianças com idade inferior a 2 anos, o plano vesical é mais elevado em relação à sínfise púbica e corresponde a vestígios da posição fetal da bexiga urinária (Figura 3.13).

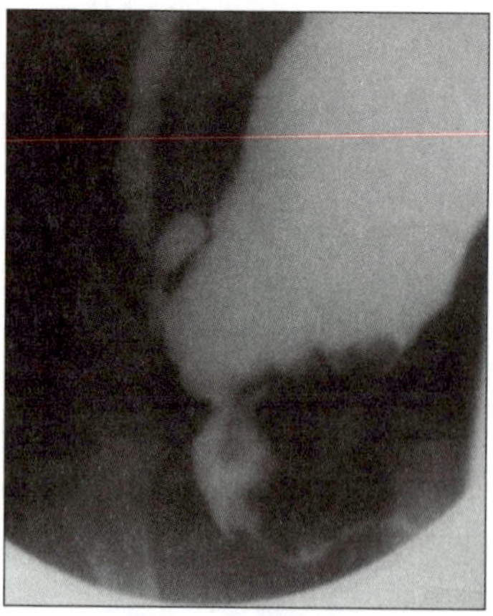

Figura 3.13 Falha de enchimento irregular nas paredes inferior e anterior da bexiga (sarcoma de Botryoides) – rabdomiossarcoma. Observar refluxo vesicoureteral e sácula de Hutch na junção ureterovesical direita.

- Uretra: na menina, a morfologia uretral é simples: cilíndrica, cônica ou fusiforme, sem nítido limite entre os planos vesical, do colo e da uretra. A opacificação vaginal é possível e frequente no curso da micção, *a priori* sem significado clínico. No menino, é necessária incidência oblíqua miccional para o reconhecimento dos diversos segmentos anatômicos (Figuras 3.14 e 3.15).

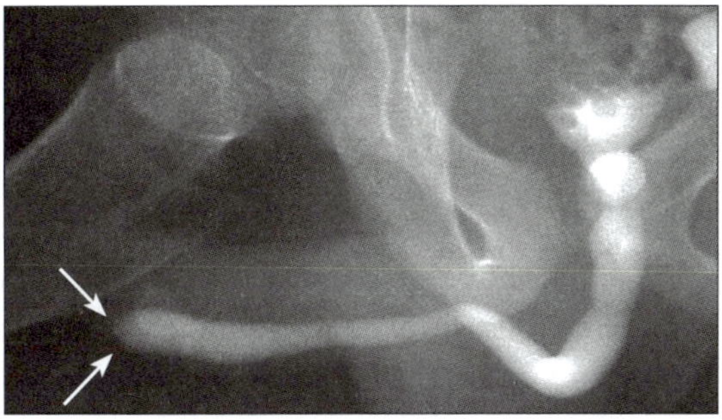

Figura 3.14 Cistouretrografia miccional, com estenose meatal e dilatação a montante, e bexiga de esforço. Observar jato forte e fino (setas).

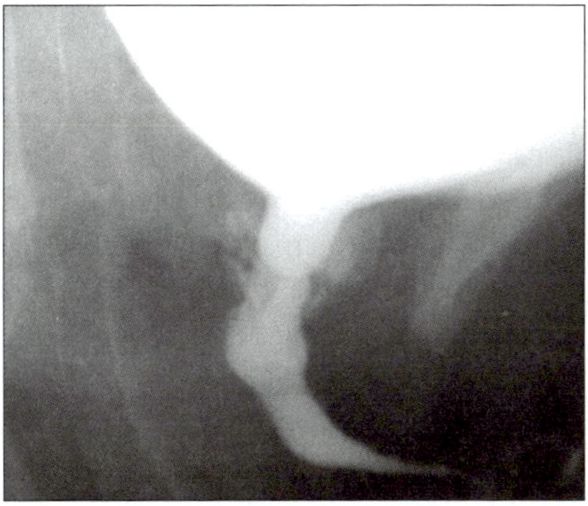

Figura 3.15 Cistouretrografia miccional de hipospadia mostrando dilatação da uretra posterior e refluxo prostático.

Uretrocistografia Retrógrada

O exame retrógrado é realizado com sondas do tipo Foley (Figura 3.16) número 8, com insuflação do balão na fosseta navicular retromeatal, o que permite melhor distensão na uretra anterior. Deverá ser o primeiro exame no caso de suspeita de rotura uretral traumática[10,11], antes de cateterização vesical. Esse exame é indicado nos casos de doenças uretrais.

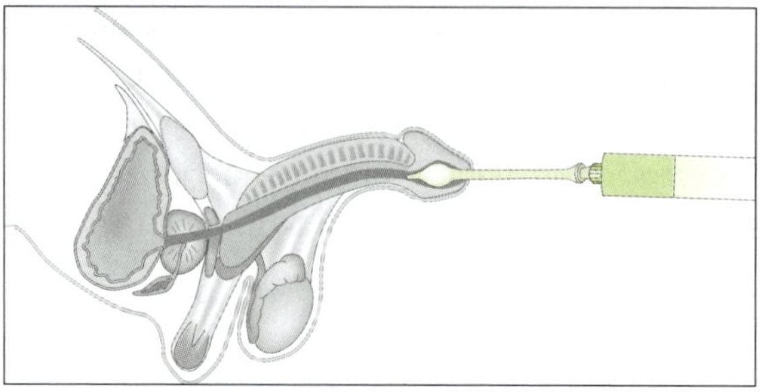

Figura 3.16 Esquema da técnica de uretrocistografia retrógrada.

Urografia Excretora

Antes do advento da USG, a urografia excretora (UE) era a modalidade diagnóstica mais importante para avaliação do trato urinário na infância. Por causa da exposição à radiação, da relativa invasibilidade e do inadequado detalhamento de imagem na criança, sua indicação se reduziu substancialmente, sendo substituída por USG, RM e medicina nuclear. Não é mais utilizada no período neonatal e raramente durante a infância. As indicações estão restritas às avaliações pré e pós-operatórias, ocasional em urolitíase e em condições traumáticas (suspeita de urinoma ou injúria ureteral), quando a TC não está disponível.

Técnica

Preparação

No recém-nascido e no lactente, jejum de 2 a 3 horas é suficiente. Deve-se suspender a última mamada, sem restrição hídrica. Independentemente do tipo de contraste utilizado, as reações alérgicas ou não idiossincráticas são mais raras na infância, especialmente antes dos 10 anos[5].

Devem-se seguir as orientações de pesquisa de pacientes de risco para administração de meios de contraste iodado, assim como informe de consentimento assinado por responsáveis maiores de idade[5].

O preparo antialérgico e a utilização de contraste não iônico estão indicados[5]. São necessárias condições de pronto atendimento e de suporte de vida[6].

Meios de contraste

Devem-se utilizar contrastes iodados hidrossolúveis não iônicos:

1. Doses
   - Recém nascidos: 3 a 5 mL/kg (mínimo de 15 mL, máximo de 25 mL).
   - Lactentes: 2,5 mL/kg (máximo de 25 mL).
   - Crianças maiores: 1 mL/kg (mínimo de 25 mL, máximo 60 mL).

2. Fatores de risco
   - Realizar questionário para pesquisa de pacientes de risco para utilização de meio de contraste iodado[6].
   - Em crianças de 2 a 5 anos, o cálculo efetivo de doses para 4 filmes *standard* na UE é de 2 a 3 mSv[12].

Técnica

Quando necessário, o paciente deve ser imobilizado. Deve-se realizar incidência em decúbito supino com as observações apresentadas no item Radiografia simples de abdome. Deve-se ainda providenciar acesso venoso adequado[7].

A seriografia, radiografia simples feita antes da injeção do contraste, é útil, mas deve ser evitada no caso de explorações seriadas.

Incidência endovenosa de 5 a 7 minutos pós-contraste permite a precisão de topografia, dimensões, forma e contornos dos rins. Observam-se simultaneamente opacificação e excreção do sistema coletor (pielocalicial) e dos ureteres.

Deve-se realizar clichê de 12 a 15 minutos em decúbito ventral. Após avaliação, é imprescindível indicar incidências suplementares oblíquas e tardias com retardo variável, conforme avaliações e correlações clínicas radiológicas. Portanto, a exploração deve responder à indagação clínica com o mínimo de exposição.

Alguns artifícios técnicos podem ser utilizados: distensão do estômago para melhor visibilidade dos contornos dos rins e compressões com faixas e balões para deslocamento de alças intestinais sobrepostas.

Em caso de RVU, aconselha-se realizar a exploração urográfica com prévia introdução de sonda vesical para assegurar seu esvaziamento e evitar fenômenos associados ao refluxo, que interferem na opacificação das vias urinárias.

Se existir megabexiga de caráter obstrutivo ou neurológico, é indispensável explorar ambos os rins, com a bexiga urinária vazia e cheia.

Para diferenciar dilatação obstrutiva de não obstrutiva do sistema coletor, e no caso de suspeita de obstrução ureteropiélica, podem-se utilizar diurético para exacerbar dilatação e fraco *washout* do contraste após 20 minutos, indicando relevante obstrução. Deve-se indicar furosemida na dose de 0,5 mg/kg.

Resultados normais

No recém-nascido com até 1 mês de idade, ainda há imaturidade renal com escassa filtração glomerular, débil concentração do contraste e certo grau de retardo na opacificação fisiológica dos cálices. Nesse grupo etário, as indicações são excepcionais e devem ser discutidas[10].

- Rins: a UE mostra bem a topografia dos rins e seus eixos. É possível medir objetivamente o tamanho com boa reprodutibilidade. No lactente, pode haver lobulação fetal que progressivamente vai desaparecendo. Em grupos etários maiores, deve-se distinguir da retração cortical por cicatriz. Há grande variabilidade da morfologia piélica, dos infundíbulos e dos cálices renais.

- Ureteres e bexiga: no lactente, é frequente observar aspecto sinuoso dos ureteres e também pregas (ureteres fetais). No trajeto do ureter, as zonas fisiológicas de estreitamente serão avaliadas em figuras e clichês contrastados. A repleção completa do ureter e sua visualização em toda a extensão dependem de compressões e obstrução. A bexiga pode apresentar variação anatômica, como "orelha de bexiga" (Figuras 3.17 e 3.18) e é facilmente compressível por estruturas adjacentes.

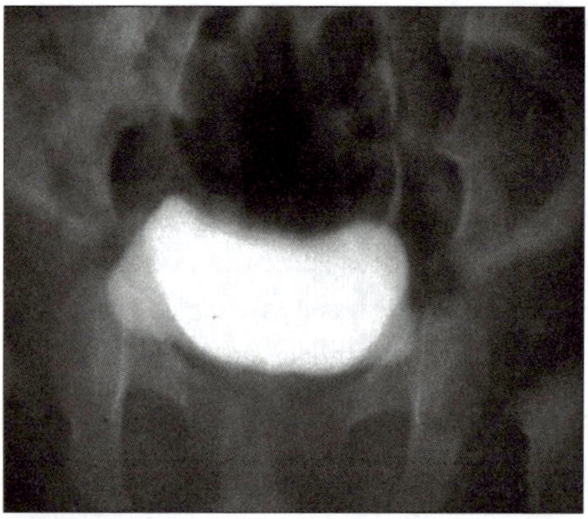

Figura 3.17 Saliência simétrica dos contornos da bexiga com aspecto de "orelha" (variação anatômica).

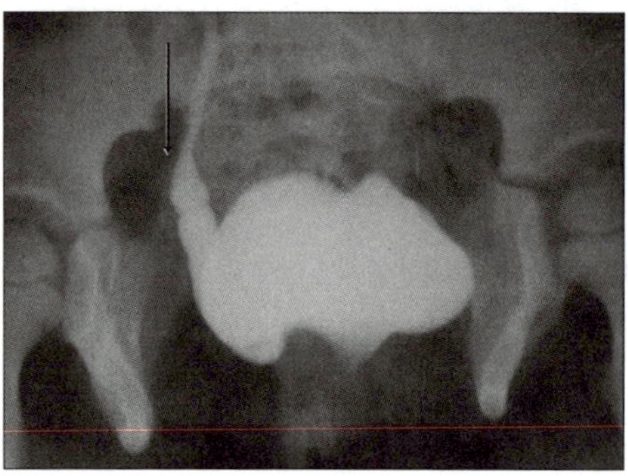

Figura 3.18 Contornos bocelados do tipo "vesical". Observar diástase da sínfise púbica. Extrofia vesical corrigida com neobexiga. É necessária uma correlação clínica cirúrgica.

Pielografia Translombar

A exploração é indicada quando as vias excretoras intrarrenal e a pelve estão dilatadas. A pielografia translombar é realizada com o paciente em decúbito prono, com anestesia local ou geral e controle por fluoroscopia ou USG. Esse exame permite avaliar a morfologia das vias excretoras e particularmente o nível da obstrução e sua repercussão, quando os outros métodos forem insuficientes.

Esse método permite drenagem por nefrostomia em casos de retenção urinária, geralmente infectada, com o intuito de equilibrar a função renal antes da decisão terapêutica definitiva[13].

Principais Controles Radiológicos Pós-Operatórios

A maior parte das intervenções cirúrgicas das vias urinárias da infância tem por objetivo a correção de malformação congênita e, mais raramente, o tratamento de uma patologia adquirida, para restituir ao sistema a anatomia e a função o mais próximo da normalidade[14].

Algumas enfermidades podem ser corrigidas em intervenção única, mas algumas vezes a correção será por etapas. Os controles radiológicos são determinantes para a decisão cirúrgica e para as sucessivas intervenções necessárias (Figuras 3.19 a 3.23 e Quadro 3.2).

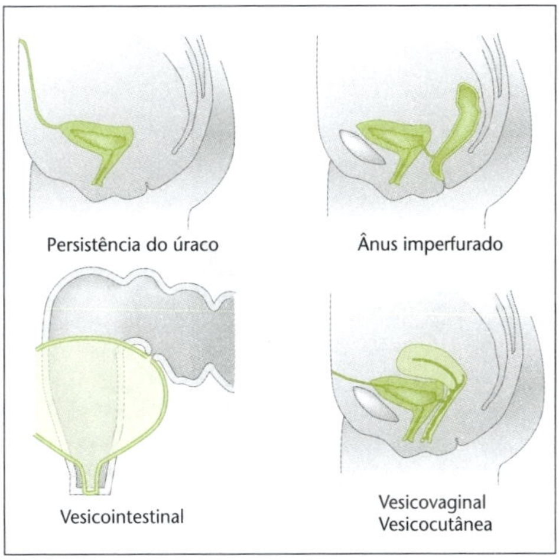

Figura 3.19 Esquema de algumas fístulas possíveis do trato geniturinário.

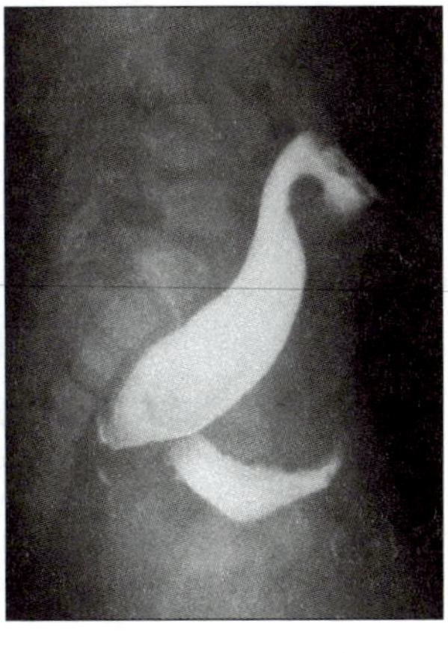

Figura 3.20 Anomalia anorretal com fístula para a bexiga. Observar introdução de contraste iodado diluído por colostomia.

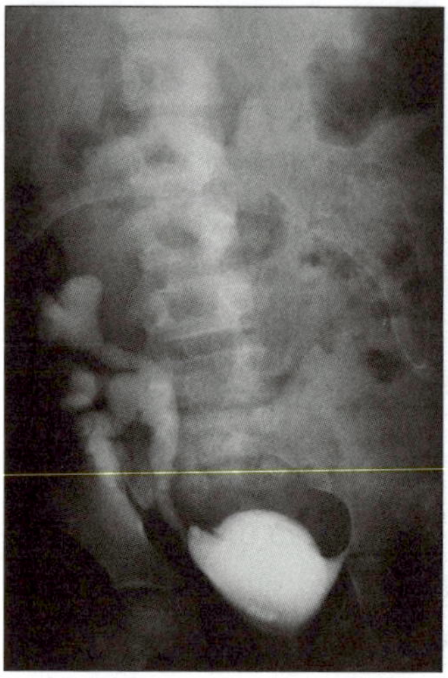

Figura 3.21 Refluxo vesicoureteral: rim transplantado. Sonda de diálise peritoneal.

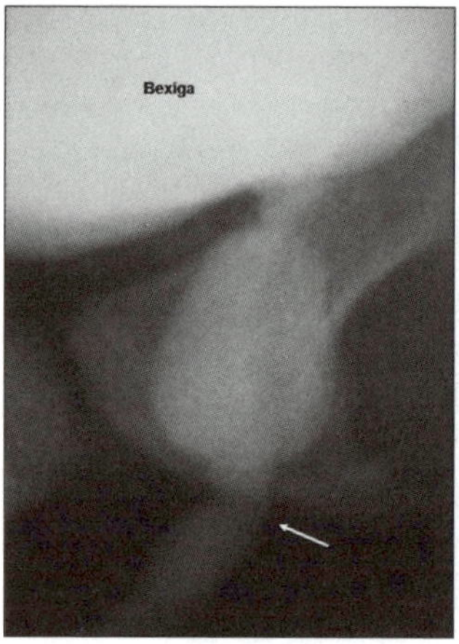

Figura 3.22 Cistouretrografia miccional: válvula de uretra posterior pós-fulguração. Observar a abertura no local da válvula pregressa. Notar certo grau de ectasia a montante.

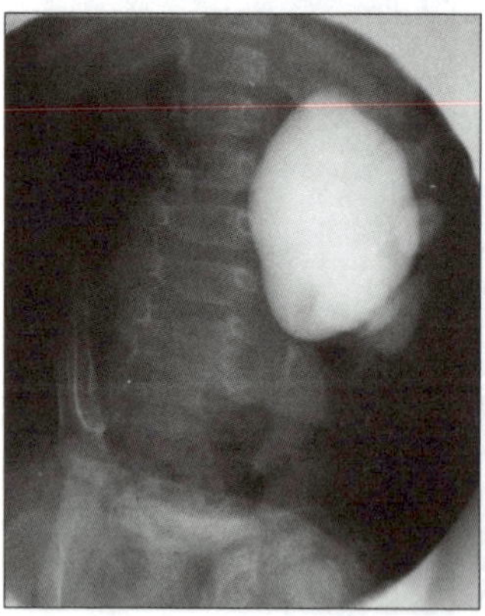

Figura 3.23 Urografia excretora pós-furosemida. Estenose da junção ureteropiélica com retardo da excreção do contraste à esquerda.

Quadro 3.2 – Prazos e objetivos dos controles radiológicos

Período pós-operatório	Objetivo	Técnica	
		Vias urinárias superiores	Vias urinárias inferiores
10 a 30 dias	Complicações pós-operatórias imediatas	USG UE Fistulografia	USG Cisto/uretrografia
6 meses	Resultados cirúrgicos Complicações em curto prazo	USG UE ± furosemida Cintilografia	Cisto/uretrografia USG
12 meses (seguimento)	Evolução das vias urinárias	USG UE ± furosemida Cintilografia	Cisto/uretrografia USG

Técnica e objetivo dos controles

Todas as técnicas de diagnóstico por imagem podem ser utilizadas em razão dos objetivos pretendidos:

- Opacificação de um trajeto fistuloso, punção percutânea, pielografia, uretrocistografia, urografia excretora, USG e outros: os controles por imagem objetivam detectar as eventuais complicações pós-operatórias imediatas ou tardias, demonstrar a eficácia da intervenção cirúrgica e avaliar a evolução morfofuncional das vias urinárias após intervenção cirúrgica corretora.

Para interpretação, essas técnicas devem ser correlacionadas com a técnica cirúrgica realizada e com o estado inicial pré-operatório.

- Exploração de fístulas urinárias e genitografia: a deiscência é caracterizada por coleções e extravasamento do meio de contraste. Genitografia é o estudo contrastado das malformações da genitália feminina. Deve-se injetar contraste iodado diluído nos orifícios presentes para avaliação de conduta terapêutica (Figuras 3.24 e 3.25).
- Perviedade da anastomose e dilatação residual: pode observar-se dilatação a montante da anastomose em consequência de edema e de hematoma ou coleção pós-operatória. Habitualmente essas dilatações se reduzem progressivamente aos 6 meses. A dilatação relacionada com a uropatia pode persistir vários meses depois da intervenção ou até mesmo manter-se, porém sem hipertensão intraluminar. Tardiamente, pode ocorrer estenose na zona anastomótica[15].

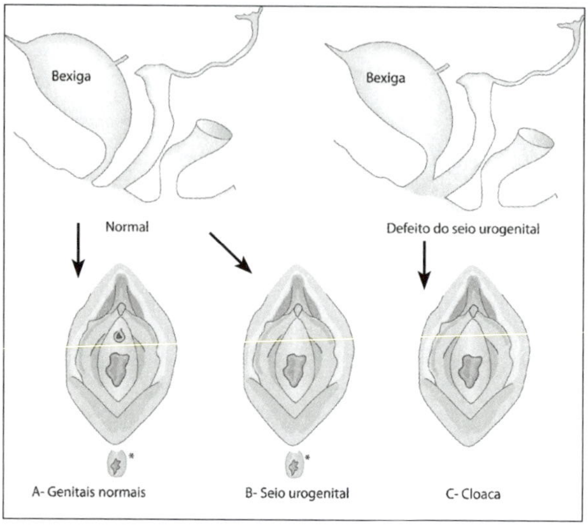

Figura 3.24 Esquema de malformação geniturinária e anorretal. A: orifícios femininos perineais normais: uretral, vaginal e anal (*); B: defeito do seio urogenital: dois orifícios, com uretra e vagina únicas; ânus (*); C: persistência da cloaca – orifício único para os tratos geniturinário e gastrintestinal.

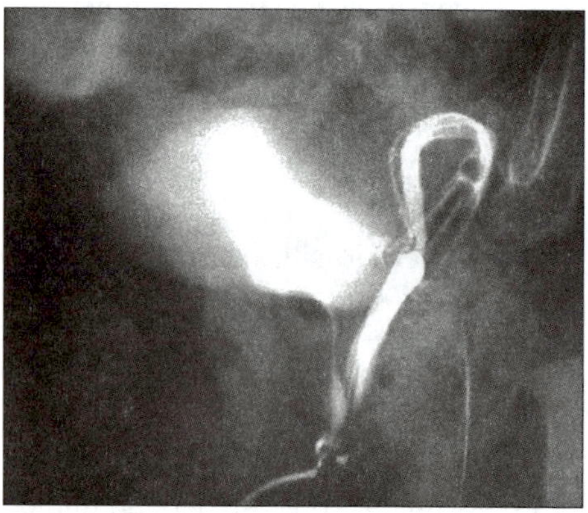

Figura 3.25 Seio urogenital com opacificação da vagina, do útero e da bexiga.

APLICAÇÕES CLÍNICAS

A maior indicação para UCG é a detecção de RVU em ITU, hidronefrose pré e pós-natal e megaureter.

A UCG é indicada para crianças com idade inferior a 5 anos com a primeira infecção urinária documentada e para aquelas maiores com infecção urinária febril ou infecções recorrentes. No seguimento das crianças com refluxos tratadas clinicamente, pode-se utilizar estudo cintilográfico.

Em pacientes com obstrução da junção ureteropiélica, a CUM deve ser usada se houver megaureter na USG.

A CUM é indicada também após ureterocistoneostomia (reimplantes), para avaliar obstrução ou refluxo mesmo com resultados limitados nos pacientes de risco para ITU febril. É utilizada também em distúrbios miccionais para avaliar a morfologia vesical e da uretra posterior[16], e na investigação de malformação anorretal e de trauma[17].

A UE foi suplantada na avaliação de crescimento renal de massas abdominais, exclusão renal (Quadro 3.3) e lesões adrenais por USG, TC e RM. Nos casos de displasia renal, a UE não contribui devido à redução da função renal. Esse exame pode ser utilizado para obter informação morfológica em casos de duplicidade renal, com o objetivo de identificar ureter ectópico ou ureterocele (Figuras 3.26 e 3.27), mas é inferior à pielografia ântero ou retrógrada nas injúrias ureterais.

Quadro 3.3 – Não visualização renal unilateral na urografia excretora[18]

- Ausência renal – congênita ou pós-nefrectomia
- Rim ectópico
- Uropatia obstrutiva crônica
- Infecção – pionefrose, pielonefrite xantogranulomatosa e tuberculose
- Tumor
- Rim multicístico
- Oclusão de artéria ou veia renal

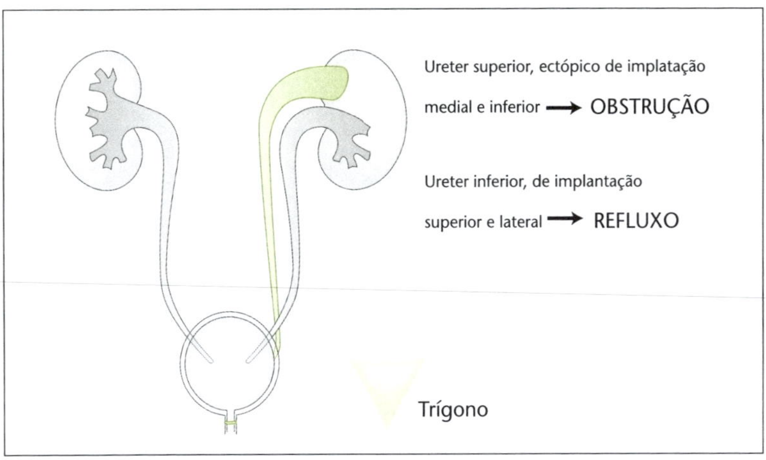

Figura 3.26 Esquema: anomalias da junção ureterovesical, lei de Weigert-Meyer, duplicidade completa[19].

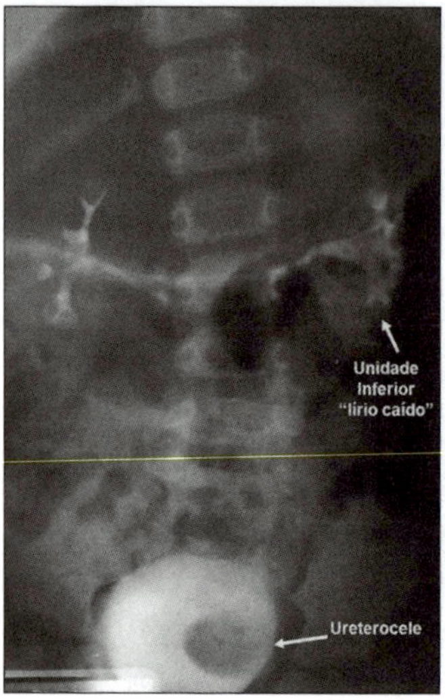

Figura 3.27 Urografia excretora: exclusão da unidade superior esquerda por hidronefrose, com deslocamento caudal da unidade inferior ("lírio caído") – ureterocele ectópica.

Não é mais indicada em crianças com ITU não complicada e enurese[20].

Entretanto, quando se usa o clássico critério para cicatriz renal (Quadro 3.4), deformidade calicial e redução da espessura cortical do parênquima, a UE é capaz de detectar nefropatia por refluxo ou pielonefrite crônica atrófica[21].

Em pacientes com uropatia obstrutiva, a UE deve ser realizada após USG somente se a USG e o renograma diurético forem inconclusivos. A UE permanece útil na avaliação de doença calculosa do trato urinário, mas pode ser substituída por USG e TC. Entretanto, esse exame continua importante no planejamento pré-operatório de litotripsia extracorpórea em crianças.

Quadro 3.4 – Retração dos contornos (cicatriz renal unilateral)[18]

- Nefropatia por refluxo
- Tuberculose
- Infarto lobar
- Displasia renal

ULTRASSONOGRAFIA

A USG é um método de imagem extremamente importante na investigação diagnóstica de doenças urológicas em crianças, principalmente devido à ausência de risco. Não utiliza radiação ionizante, como no RX e na TC, não há risco de desenvolvimento de reação alérgica ou nefrotoxicidade pelo uso de contraste iodado endovenoso ou de fibrose sistêmica nefrogênica pelo uso de gadolínio. Também não há a necessidade de anestesiar ou sedar a criança, exceto em casos selecionados.

Indicações

A realização em larga escala de USG obstétrica tem resultado em diagnósticos cada vez mais precoces de anomalias do trato urinário. As indicações mais comuns da USG incluem:

- Anomalias do trato urinário detectadas na USG fetal.
- Massa abdominal palpável.
- Aumento das dimensões renais.
- Infecção do trato urinário.
- Hematúria.
- Proteinúria.
- HAS.
- Síndromes ou alterações físicas associadas a tumores renais, como hemi-hipertrofia e aniridia esporádica.
- Outras anomalias físicas associadas a anomalias renais, como anomalias vertebrais, cardíacas, anais, de membros e presença de plica auricular.
- História familiar de anomalias renais.
- Infecções, febre, piúria e déficit de crescimento inexplicável.
- Enurese noturna, urgência miccional e poliúria.

Ultrassonografia Convencional

A USG convencional é o exame mais utilizado na investigação das doenças do trato urinário em pediatria e é o método de escolha inicial na maioria dos casos.

Preparo

O exame é realizado sem jejum, com a ingestão de líquido aproximadamente 1 a 2 horas antes para a avaliação da bexiga. Em neonatos e lactentes, convém iniciar o exame pela bexiga, pois frequentemente a criança urina com a manipulação. Utiliza-se transdutor convexo ou microconvexo de, no mínimo, 5 MHz de frequência, e, quando possível, também o transdutor linear de alta frequência (> 7 MHz) para análise mais detalhada.

Características de rim pediátrico normal

O rim na faixa pediátrica apresenta algumas particularidades, principalmente nos períodos neonatais e lactentes. A ecogenicidade cortical é maior nessa faixa etária, sendo comparável ou maior do que o do parênquima hepático e esplênico[22]. A presença de maior número de estruturas anatômicas no córtex nessa fase (maior quantidade de glomérulos e alças de Henle) explica o aumento da ecogenicidade[23].

As pirâmides renais são maiores e mais hipoecogênicas, provavelmente secundário ao maior volume medular, resultando em uma relação corticomedular de aproximadamente 1,6:1 no período neonatal, comparado a 2,6:1 de adultos[23]. Essas características resultam em pirâmides muito mais proeminentes, por vezes simulando a presença de dilatação do sistema pielocalicinal ou mesmo de cistos (Figura 3.28). À medida que a criança cresce, há redução progressiva da hiperecogenicidade cortical e da hipoecogenicidade piramidal e a relação corticomedular adquire padrão de adulto. Essa transição ocorre entre 4 e 6 meses de vida. Outra característica é o complexo ecogênico central, que é pequeno nessa faixa etária pela ausência de gordura no seio renal[23].

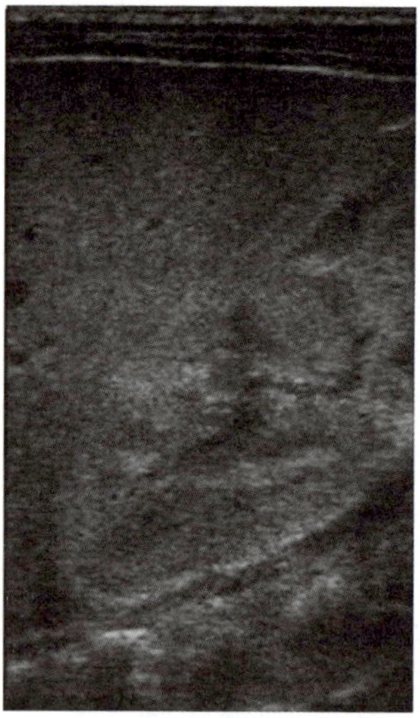

Figura 3.28 Rim normal em recém-nascido: cortical hiperecogênico e pirâmides proeminentes.

A bexiga com repleção adequada apresenta paredes finas e com espessura de até 3 mm. Em crianças sem controle miccional e bexiga vazia, a sua parede deve ser considerada espessada quando maior do que 5 mm[24]. Os meatos ureterais devem ser sempre examinados para descartar ureteroceles.

Hidronefrose

Um dos maiores papéis da USG é a investigação diagnóstica de hidronefrose em recém-nascidos. A USG convencional pode sugerir o diagnóstico da provável causa da hidronefrose baseada no local predominante da dilatação e na presença ou não de dilatação ureteral[25] ou de alterações vesicais, como espessamento parietal ou dilatação do colo vesical[26] (Tabela 3.1 e Figuras 3.29 e 3.30).

Tabela 3.1 – Principais causas de hidronefrose pré-natal

	Incidência	Dilatação pielocalicinal	Dilatação ureteral	Espessameto da parede vesical	Colo vesical
Estenose de junção ureteropiélica	++++	Predomínio piélico	-	-	Normal
Estenose de junção ureterovesical	++	Sem predominância	++/+++	-	Normal
Duplicidade com hidronefrose da unidade superior	+/++	Discreto predomínio piélico	-	-	Normal
Válvula de uretra posterior	+	Acentuado, sem predominância ou ausente (obstrução crônica com nefropatia crônica)	++/+++	++/+++	Alargado
Refluxo vesicoureteral	++	Pode ser intermitente, discreto, sem predominância	Eventualmente ureter distal (discreto)	+/++ (se bexiga neurogênica)	Normal
Síndrome de *prune belly*	Rara	Sem predominância	++/+++	Ausente, bexiga aumentada	Normal

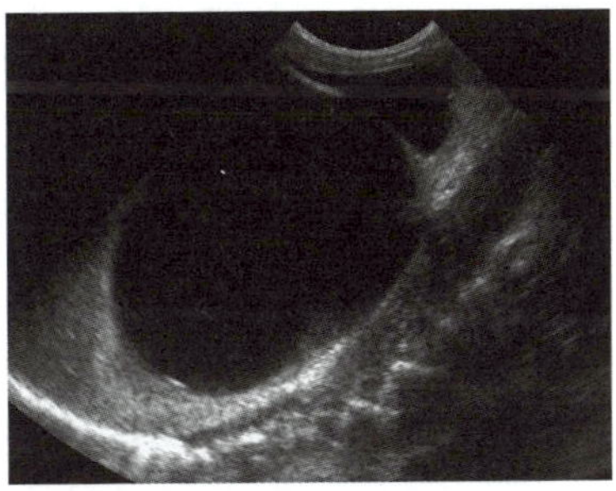

Figura 3.29 Estenose de junção pieloureteral: dilatação predominante da região piélica, sem evidência de dilatação ureteral.

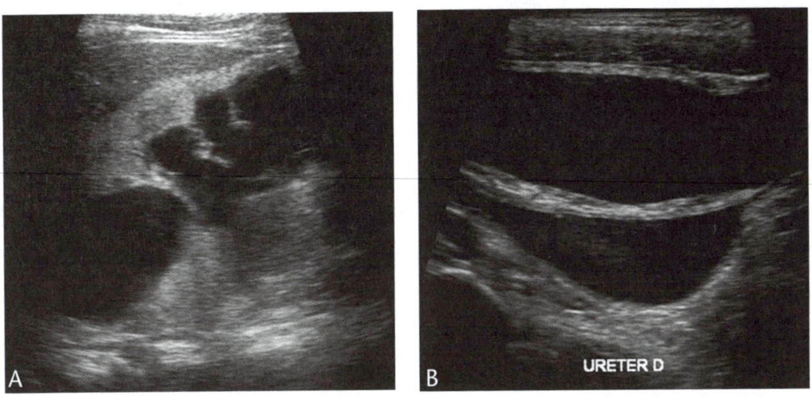

Figura 3.30 Estenose de junção ureterovesical. A: dilatação pielocalicinal moderada/acentuada; B: ureteral.

Infecção do trato urinário

O objetivo da USG mediante o quadro agudo de ITU é descartar a presença de pielonefrite aguda. Durante a pesquisa do mesmo, pode-se estudar a presença de condições associadas ao ITU, como dilatação ou duplicidade do sistema pielocalicinal[27-29] (Figura 3.31).

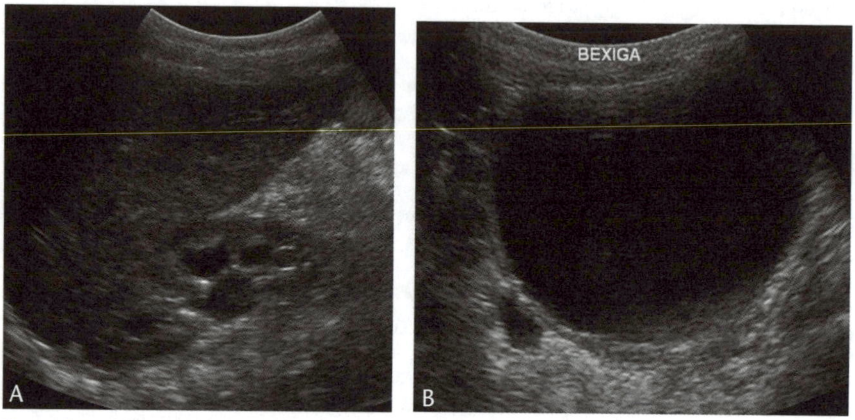

Figura 3.31 Rim com dimensões reduzidas, parênquima afilado e com perda da relação corticomedular. Discreta dilatação pielocalicinal (A) e ureteral distal (B), em paciente com refluxo vesicoureteral grau V diagnosticado na uretrocistografia miccional.

Achados da ultrassonografia em crianças com infecção do trato urinário

- ITU alta (pielonefrite aguda):
  - Área nodular hipoecogênica no parênquima renal, avascular ao Doppler colorido.

- ITU baixa:
  - Normal (80 a 90%).
  - Outros achados: redução das dimensões renais, dilatação pielocalicinal, duplicidade pielocalicinal (com nefropatia ou dilatação segmentar), nefropatia de aspecto crônico, ureterocele, espessamento do urotélio, retração cortical renal e resíduo pós-miccional.

Hematúria

A USG é o exame de escolha inicial na pesquisa de cálculo. A sua sensibilidade é variável dependendo das dimensões do cálculo, da experiência do profissional, do equipamento e do transdutor utilizados e, muitas vezes, do biótipo do paciente. Perante um exame de USG negativo e na persistência de suspeita clínica, um exame de TC sem contraste deve ser realizado, pois a sua sensibilidade é superior na detecção de cálculos renais.

Ultrassonografia com Doppler Colorido

As principais indicações da ultrassonografia com Doppler colorido (USDC) na faixa pediátrica são[30]:

- Pesquisa de estenose da artéria renal em casos de hipertensão arterial sistêmica renovascular.
- Pesquisa de estenose da veia renal esquerda em casos da síndrome de *nutcracker* ou quebra-nozes.
- Pesquisa de trombose de veia ou artéria renal.
- Seguimento de crianças submetidas a transplante renal.
- Determinação de fator prognóstico na síndrome hemoliticourêmica.

Geralmente, o exame é realizado em jejum de aproximadamente 4 a 6 horas, sem anestesia ou sedação, mesmo em crianças pequenas. Os índices de resistividade habitualmente são maiores em neonatos e em lactentes, com valores de até 0,9 em neonatos pré-termos. Com a maturação, há uma redução gradual do índice de resistividade (IR), atingindo valores semelhantes ao do adulto após um ano de idade[31,32].

As principais causas de estenose da artéria renal em crianças são:

- Displasia fibromuscular.
- Neurofibromatose.
- Síndrome de Williams (Williams-Beureau).
- Arterite de Takayasu.
- Síndrome da aorta média.

Ultrassonografia com Contraste

A pesquisa de RVU pode ser realizada por meio da USG, utilizando-se microbolhas gasosas como meio de contraste. Após a sondagem vesical, o meio de contraste é introduzido e é realizada a avaliação em tempo real durante e após a micção. Sua principal limitação é a dificuldade em graduar o refluxo quando presente, além de ser operador-dependente como todos os exames de USG. A sua principal indicação é no segmento de refluxo previamente diagnosticado.

TOMOGRAFIA COMPUTADORIZADA

A TC é um método de diagnóstico por imagem que utiliza radiação ionizante (RX) para obter imagens seccionais e volumétricas do corpo humano e que evoluiu muito nos últimos anos.

Na avaliação do trato urinário em crianças, a TC deve ser realizada com protocolo de exame adequado, utilizando-se preferencialmente um tomógrafo helicoidal com múltiplas fileiras de detectores (*multislice*). Devido à grande rapidez na aquisição das imagens (uma aquisição de TC de abdome total dura menos de 10 segundos em aparelhos de 16 fileiras ou mais), muitas vezes é possível realizar o exame sem sedação ou anestesia, apenas com leve restrição física, e, em crianças menores, durante o sono ou com a colaboração ativa de crianças maiores e adolescentes[33].

Em adultos, a TC para estudo das vias urinárias é feita habitualmente sem contraste por via oral e com fases pré e pós-contraste endovenoso otimizadas para estudo das vias urinárias (sendo, nesses casos, denominada Uro-TC). A fase pré-contraste desse estudo visa principalmente à detecção de calcificações anormais no trato urinário, incluindo cálculos. Após a administração do meio de contraste iodado, podem ser realizadas as fases corticomedular (30 a 40 segundos após a injeção do contraste, para avaliar os vasos renais e as lesões hipervascularizadas), nefrográfica (90 a 120 segundos, para avaliar o parênquima renal) e excretora (5 minutos ou mais, para avaliação das vias excretoras e da bexiga)[34].

Em crianças, entretanto, deve-se lançar mão de técnicas eficazes para redução da dose de radiação ionizante, lembrando que esta tem efeito cumulativo e, portanto, é potencialmente mais deletéria em pacientes jovens. Essas técnicas são: a exposição da menor área corporal possível ao feixe de RX e a utilização de barreiras físicas, como protetores de bismuto e chumbo, para impedir a exposição de áreas corporais respectivamente dentro e fora da área englobada no exame; a diminuição da radiação do aparelho, seja pela redução da amperagem e da quilovoltagem efetivas do tomógrafo ou por modernos algoritmos de modulação de dose em tempo real; a redução do número de fases do exame por meio da simples supressão de uma ou mais dessas fases (dependendo da patologia em questão) ou pelo fracionamento da injeção do contraste (permitindo a obtenção de fases simultâneas pós-contraste em uma única aquisição – técnicas de *split-bolus*); e a conscientização dos profissionais de saúde envolvidos, no intuito de evitar a realização de exames repetidos ou desnecessários (especialmente quando o diagnóstico puder ser feito por outro método sem radiação, como a USG).

Grupos multidisciplinares procuraram agrupar as técnicas de redução da dose de radiação em crianças sob forma de recomendações práticas, por exemplo, os conceitos ALARA (*as low as reasonably achievable*) e *image gently*[35,36]. Para a realização da TC em uropediatria, muitas vezes é necessária a injeção de contraste iodado endovenoso. Esse contraste, embora considerado seguro, é contraindicado em pacientes com alergia a iodo, asma grave ou outros quadros alérgicos importantes e em pacientes com insuficiência renal moderada a severa não dialítica. Contraindicações relativas incluem o uso de hipoglicemiantes orais à base de metformina (que devem ser suspensos temporariamente antes e, principalmente, após o exame), na suspeita de feocromocitomas, dentre outras[37].

Em resumo, a TC deve ser utilizada com critério e parcimônia em pacientes urológicos pediátricos, podendo ser reservada para casos nos quais a USG tenha limitações, como na caracterização, no estadiamento e no acompanhamento de tumores (Figura 3.32) ou nos traumas de alta intensidade.

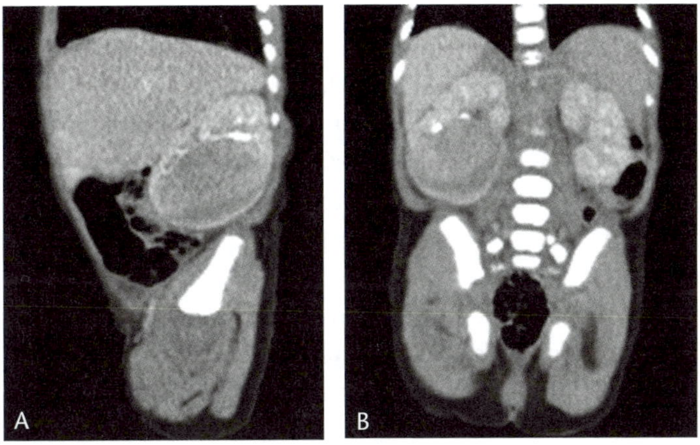

Figura 3.32 Paciente neonato (5 dias de vida), com massa renal diagnosticada previamente em ultrassonografia antenatal. Tomografia computadorizada *multislice* para estadiamento com protocolo de baixa dose de radiação (< 1 mSv), fase excretora, com reconstruções sagital (A) e coronal (B), demonstrando lesão circunscrita predominantemente sólida nos terços médio e inferior do rim direito. Anatomopatológico confirmou diagnóstico de nefroma mesoblástico.

RESSONÂNCIA MAGNÉTICA

A RM é um método de imagem baseado no sinal emitido pelos prótons de hidrogênio do organismo dentro de um campo magnético quando submetidos a pulsos de radiofrequência, não envolvendo radiação ionizante (Figura 3.33).

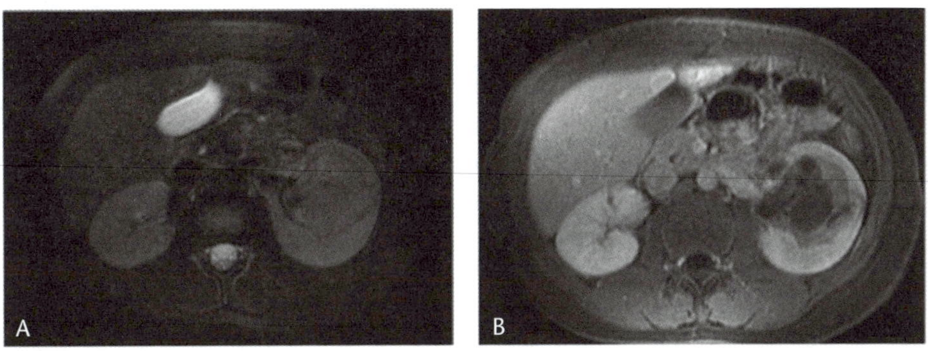

Figura 3.33 Ressonância magnética ponderada em T2 (A) em T1 pós-contraste (B), em paciente de 3 anos com diagnóstico de tumor de Wilms no rim esquerdo.

O exame de RM, quando realizado com técnica dedicada ao estudo dos rins e das vias urinárias, é denominado Uro-RM. São também realizadas sequências antes e após a administração endovenosa de contraste (nesse caso, o gadolínio) e as fases pós-contraste são basicamente as mesmas da Uro-TC, incluindo uma fase excretora tardia[33]. As desvantagens da RM em relação à TC são a menor disponibilidade de aparelhos, o custo mais elevado, a maior duração do exame (entre 30 e 60 minutos) e a necessidade de anestesia ou sedação profunda na maioria dos pacientes com menor idade. Por outro lado, as vantagens do método são a ótima resolução de contraste entre os órgãos (possibilitando melhor caracterização tecidual), a avaliação mais adequada das estruturas pélvicas e, principalmente, a não utilização de radiação ionizante[38]. É importante ressaltar que calcificações não são adequadamente evidenciadas à RM e, dessa forma, pequenos cálculos urinários podem não ser caracterizados[38].

Embora a RM viesse sendo utilizada em pacientes nefropatas crônicos, recentemente descreveu-se uma associação do uso de contrastes à base de gadolínio com desenvolvimento de uma grave doença chamada fibrose sistêmica nefrogênica em pacientes com insuficiência renal. Embora ainda não exista um consenso sobre essa associação causal, recomenda-se a não injeção de gadolínio em pacientes nefropatas crônicos, especialmente naqueles com *clearance* de creatinina menor do que 30 mL/min[39].

Concluindo, a RM tem vantagens e desvantagens quando comparada à TC, no que tange às principais indicações de ambos os métodos na população uropediátrica (avaliação oncológica, processos inflamatórios e infecciosos complicados, etc.). Assim, a opção por um ou outro método de imagem deve incluir uma discussão multidisciplinar envolvendo radiologistas e urologistas e/ou pediatras, levando-se em conta as peculiaridades de cada paciente e cada indicação clínica.

CONCLUSÕES

O diagnóstico por imagem nas patologias urológicas e genitais é frequentemente necessário para o manejo clínico e cirúrgico dos pacientes. O principal objetivo é prover informações sobre a natureza e a extensão das doenças. O conhecimento dos dados clínicos e laboratoriais de interesse e dos procedimentos terapêuticos aplicados é necessário para determinar a escolha da modalidade mais apropriada. Esse é o primeiro passo para reduzir a radiação ionizante e a escolha do método mais sensível, seguro e de melhor custo-benefício. A equipe multidisciplinar deve estar familiarizada com as técnicas, suas limitações e interpretações das diversas modalidades disponíveis para avaliação do trato geniturinário e suas indicações (Tabela 3.2).

Tabela 3.2 – Avaliação comparativa das diversas modalidades de diagnóstico por imagem[40]

Variação*	UE	TC	USG	RM	Cistoscopia/pielografia
Sistema coletor	++++	++/+++	0/+	++	++++
Parênquima	+++	++++	++	++++	0
Massa renal	++	++++	+++	++++	0
Função	++++	++++	0	++++	0
Cálculo	+++	++++	++	0	++
Ureter	++++	+++	0	++	++++
Bexiga	++/+++	+++	0/+	+++	++++
Retroperitônio	+	++++	+++	++++	0
Custo	++++	+	++++	+	0
Radiação ionizante	++	+	++++	++++	+++

* Escala de 0 a ++++, onde 0 = pior; ++++ = ideal.

Foram anexados também os Quadros 3.5 a 3.13 e Figura 3.34, nos quais há algumas anomalias e achados que podem ser encontrados nos estudos independente dos diversos métodos e suas respectivas prevalências, como amostragem de diferentes momentos clínicos.

Quadro 3.5 – Calcificações e radiodensidade intra-abdominal

Calcificação irregular/floconosa	
Comum	▪ Tumor (neuroblastoma)
Moderadamente comum	▪ Idiopática adrenal
	▪ Corpo estranho
Incomum	▪ Necrose papilar (renal)
	▪ Linfonodos
Rara	▪ Vesical (ciclofosfamida)
	▪ Oxalose (renal)
Calcificação curvilínea	
Moderadamente comum	▪ Tumor cístico
	▪ Contorno pós-hemorrágico adrenal
Relativamente rara	▪ Hidronefrose
	▪ Cistos renais
	▪ Necrose cortical renal

(continua)

Quadro 3.5 – Calcificações e radiodensidade intra-abdominal (continuação)

Cálculo (pedra)	
Moderadamente comum	■ Nefrolitíase
Raro	■ Rim esponja medular
	■ Flebolitos
Calcificação formada	
Comum	■ Teratoma, dermoide
Rara	■ Cálculo coraliforme
Muito rara	■ *Fetus-in-fetu*
Miscelânea (difusa)	
Rara	■ "Leite de cálcio" em hidronefrose, cavidade
	■ Renal difusa (oxalose, acidose tubular renal, glomerulonefrite crônica, infecções/granulomas)
	■ Doença de Wolman (adrenal)

Quadro 3.6 – Gás no trato urinário

Moderadamente comum	■ Pós-instrumentação
Raro	■ Infecção por germe formador de gás, especialmente no diabete
	■ Fístulas
	■ Ferimentos penetrantes

Quadro 3.7 – Massa cística pélvica e/ou abdominal

Comum	■ Hidronefrose (severa)
	■ Rim displásico multicístico
	■ Cisto ovariano
	■ Abscesso
Incomum	■ Cisto do úraco
	■ Teratoma ou dermoide
	■ Tumor necrótico
	■ Hemorragia adrenal (em resolução)
	■ Cisto multilocular renal

Quadro 3.8 – Massa renal

Comum	■ Tumor de Wilms* ■ Nefroma mesoblástico*
Moderadamente comum	■ Nefrônia lobar*, abscesso**
Incomum	■ Cisto renal** ■ Cisto multilocular** ■ Nefroblastoma epitelial** ■ Carcinoma de células renais* ■ Linfoma*
Rara	■ Tumor rabdoide* ■ Sarcoma de células claras* ■ Angiomiolipoma* ■ Tumor de células justaglomerular* ■ Linfangioma** ■ Teratoma*

* Sólido ou complexo. ** Cístico.

Quadro 3.9 – Massa ou aumento adrenal

Comum	■ Hemorragia adrenal ■ Neuroblastoma ou ganglioneuroma
Moderadamente comum	■ Hiperplasia cortical adrenal
Raro	■ Carcinoma adrenocortical ■ Adenoma cortical ■ Feocromocitoma ■ Cisto congênito ■ Abscesso ■ Doença de Wolman

Quadro 3.10 – Principais síndromes que podem apresentar cistos renais[15]

Anomalias cromossômicas

- Trissomia 13-15
- Trissomia 16-18
- Trissomia 21
- Síndrome de Turner

(continua)

Quadro 3.10 – Principais síndromes que podem apresentar cistos renais[15] (continuação)

Síndromes genéticas

Autossômica dominante

- Esclerose tuberosa de Bourneville
- Doença de von Hippel-Lindau

Autossômica recessiva

- Síndrome de Zellweger
- Síndrome de Meckel-Grüber
- Síndrome de Jeune

Ligado ao cromossomo X

- Síndrome de Gorlin

Quadro 3.11 – Rins aumentados

Comum	■ Síndrome nefrótica* ■ Glomerulonefrite aguda* ■ Hidronefrose ■ Anomalia de duplicação
Moderadamente comum	■ Hipertrofia compensatória** ■ Ectopia com fusão** ■ Criança de mãe diabética* ■ Doença policística autossômica recessiva* ■ Doença policística autossômica dominante* ■ Rim multicístico displásico** ■ Leucemia – linfoma* (Figura 3.34) ■ Síndrome hemolítica urêmica* ■ Púrpura de Henoch-Schönlein* ■ Abscesso e hematoma intrarrenal**
Incomum	■ Trombose de veia renal (aguda)** ■ Glicogenose* ■ Esclerose tuberosa* ■ Síndrome de Beckwith-Widermann* ■ Doença falciforme*
Raro	■ Nefroblastomatose*

* Usualmente bilateral. ** Usualmente unilateral.

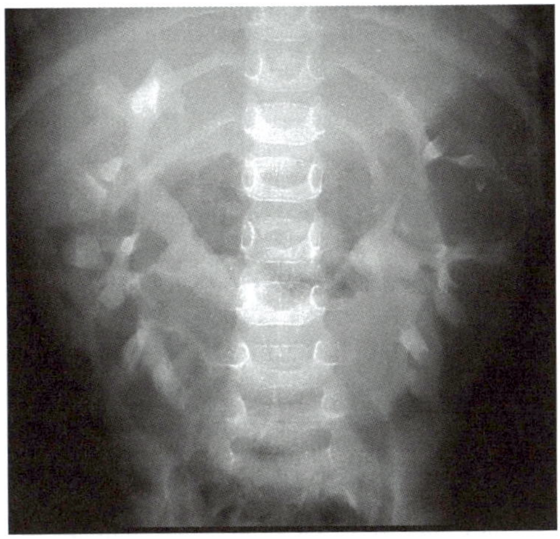

Figura 3.34 Urografia excretora demonstrando rins aumentados com estiramento infundibulocalicinais, com aspecto infiltrativo.

Quadro 3.12 – Rins pequenos

Comum	▪ Pielonefrite crônica* ▪ Glomerulonefrite crônica* ▪ Hipoplasia congênita**
Moderadamente comum	▪ Trombose de veia renal (crônica com atrofia)** ▪ Atrofia pós-uropatia obstrutiva* ▪ Nefropatia por refluxo* ▪ Estenose da artéria renal, oclusão** ▪ Pós-radioterapia** ▪ Necrose papilar (tardia)* ▪ Nefronoftise (esponja medular)*

* Frequente e usualmente bilateral. ** Usualmente unilateral.

Quadro 3.13 – Anormalidade de capacidade/tamanho da bexiga

Bexiga pequena	
Comum	▪ Neurogênica espástica ▪ Obstrução do colo vesical (hipertrofia)
Incomum	▪ Cistite severa (infecção, drogas) ▪ Derivação vesical
Rara	▪ Congênita ▪ Compressão extrínseca tumoral

(continua)

Quadro 3.13 – Anormalidade de capacidade/tamanho da bexiga (continuação)

Bexiga grande	
Comum	▪ Neurogênica hipotônica
Moderadamente comum	▪ Síndrome de *prune belly*
	▪ Terapia diurética crônica
Rara	▪ Diabete insípido
	▪ Síndrome *megacystis-microcolon*
	▪ Síndrome de Bartter

REFERÊNCIAS BIBLIOGRÁFICAS

1. Riccabona M. Urinary tract imaging in infancy. Pediatr Radiol. 2009;39(Suppl 3):S436-S445.
2. Kaste SC, McCarville MB. Imaging pediatric abdominal tumors. Semin Roentgenol. 2008;43(1):50-9.
3. Leibovic SJ, Lebowitz RL. Reducing patient dose in voiding cystourethrograohy. Urol Radiol. 1980;2:103-7.
4. Bailey SR, Tyrrell PN, Hale M. A trial to assess the effectiveness of bowel preparation prior to intravenous urography. Clin Radiol. 1991;44(5):335-7.
5. Becker W, Meller J, Zappel H, Leenen A, Seseke F. Imaging in paediatric urology. Springer; 2003. p.69-84.
6. Oliveira LAN, coordenador. Assistência à vida em radiologia: guia teórico e prático. São Paulo: Colégio Brasileiro de Radiologia; 2009.
7. Karcaaltincaba M, Oguz B, Haliloglu M. Current status of contrast-induced nephropathy and nephrogenic systemic fibrosis in children. Pediatr Radiol. 2009;39(Suppl 3):S382-S384.
8. Berger RM, Maizels M, Moran GC, Conway JJ, Firlit CF. Bladder capacity (ounces) equals age (years) plus 2 predicts normal bladder capacity and aids in diagnosis of abnormal voiding patterns. J Urol. 1983;129(2):347-9.
9. Kuhn JP, Slovis TL, Haller JO. Caffey´s, pediatric diagnostic imaging. 10th ed. Philadelphia: Mosby; 2004. p.1704-56.
10. Paltiel HJ, Rupich RC, Kirulata HG. Emhandec detection of vesicoureteral reflux in infants and small children with use of cyclic voiding cystourethrography. Radiol. 1992;184:753-5.
11. Sandler CM, Phillips JM, Harris JD, Toombs BD. Radiology of the bladder and urethra in blunt pelvic trauma. Radiol Clin North Am. 1981;19:195-211.
12. Almen A, Mattsson S. The radiation dose to children from X-ray examinations of the pelvis and the urinary tract. Br J Radiol.1995;68(810):604-13.
13. Ball WS Jr., Towbin RB, Strife JL, Spencer R. Interventional genitourinary radiology in children: a review of 61 procedures. AJR. 1986;147:791-6.
14. Chung EM. Radiologic pathology. 7th ed. Washington: American Registry of Pathology, Armed Forces Institute of Pathology; 2009. p.549-58.
15. Devred P. Versión española de la obra original em lengua francesa Imagerie de l'appareil urinaire de l'enfant. Masson; 1997.
16. Bachelard M, Verkauskas G, Bertilsson M, Sillen UJ, Jacobsson B. Recognition of bladder instability on voiding cystourethrography in infants with urinary tract infection J Urol. 2001;166(5):1899-903.
17. Boemers TM, Beek FJ, Bax NM (1999) Guidelines for the urological screening and initial management for lower urinary tract dysfunction in children with anorectal malformation – the Argus protocol. BJU Int. 1999;83(6):662-71.

18. Chapman S, Nakiely R. Aids to radiological differential diagnosis. 2nd ed. London: Bailliere Tindall; 1990. p.250-87.
19. Kriss VM. Handbook of pediatric radiology. Section IV – Genitourinary system. Mosby; 1998. p.194-244.
20. Alon U, Berant M, Pery M. Intravenous pyelography in children with urinary tract infection and vesicoureteral reflux. Pediatrics. 1989;83(3):332-6.
21. Staatz G, Honnef D, Piroth W, Rodkon T. Direct diagnosis in radiology. Pediatric Imaging. 2008:184-7.
22. Haller JO, Berdon WE, Friedman AP. Increased renal cortical echogenicity: a normal finding in neonates and infants. Radiology. 1982;142(1):173-4.
23. Hricak H, et al. Neonatal kidneys: sonographic anatomic correlation. Radiology. 1983;147(3):699-702.
24. Jequier S, Rousseau O. Sonographic measurements of the normal bladder wall in children. AJR Am J Roentgenol. 1987;149(3):563-6.
25. Chopra A, Teele RL. Hydronephrosis in children: narrowing the differential diagnosis with ultrasound. J Clin Ultr. 1980;8(6):473-8.
26. Estrada CR Jr. Prenatal hydronephrosis: early evaluation. Curr Opin Urol. 2008;18(4):401-3.
27. Huang HP, Lai YC, Tsai IJ, Cheng SY, Tsau YK. Renal ultrasonography should be done routinely in children with first urinary tract infections. Urology. 2008;71(3):439-43.
28. Dacher JN, Hitzel A, Avni FE, Vera P. Imaging strategies in pediatric urinary tract infection. Eur Radiol. 2005;15(7):1283-8.
29. Jahnukainen T, Honkinen O, Ruuskanen O, Mertsola J. Ultrasonography after the first febrile urinary tract infection in children. Eur J Pediatr. 2006;165(8):556-9.
30. Coley BD. Pediatric applications of abdominal vascular Doppler: Part II. Pediatr Radiol. 2004;34(10):772-86.
31. Murat A, Akarsu S, Ozdemir H, Yildirim H, Kalender O. Renal resistive index in healthy children. Eur J Radiol. 2005;53(1):67-71.
32. Kuzmic AC, Brkljacic B, Ivankovic D, Galesic K. Doppler sonographic renal resistance index in healthy children. Eur Radiol. 2000;10(10):1644-8.
33. Silverman SG, Leyendecker JR, Amis ES Jr. What is the current role of CT urography and MR urography in the evaluation of the urinary tract? Radiology. 2009;250(2):309-23.
34. Joffe SA, Servaes S, Okon S, Horowitz M. Multi-detector row CT urography in the evaluation of hematuria. Radiographics. 2003;23(6):1441-55.
35. Slovis TL. The ALARA concept in pediatric CT: myth or reality? Radiology. 2002;223(1):5-6.
36. Strauss KJ, Goske MJ, Kaste SC, Bulas D, Frush DP, Butler P, et al. Image gently: Ten steps you can take to optimize image quality and lower CT dose for pediatric patients. AJR Am J Roentgenol. 2010;194(4):868-73.
37. Farkas J, Liebling MS, Pritzker HA. Reactions to iodinated contrast media. Pediatr Rev. 1996;17(11):385-6.
38. Avni EF, Bali MA, Regnault M, Damry N, Degroot F, Metens T, et al. MR urography in children. Eur J Radiol. 2002;43(2):154-66.
39. Idée JM, Port M, Dencausse A, Lancelot E, Corot C. Involvement of gadolinium chelates in the mechanism of nephrogenic systemic fibrosis: an update. Radiol Clin North Am. 2009;47(5):855-69.
40. Hattery RR, King BR. Invited commentary. Author's response. Radiographics. 2001;21:823. Available: http://radiographics.rsna.org/content/21/4/822.full.

4

Avaliação urodinâmica na criança

Cristiano Mendes Gomes
Fabrício Leite de Carvalho

Após ler este capítulo, você estará apto a:

1. Reconhecer os principais métodos dos exames urodinâmicos.
2. Identificar as principais indicações para realização do exame urodinâmico em crianças.
3. Compreender as particularidades do exame urodinâmico em crianças.
4. Reconhecer os principais padrões urodinâmicos em crianças e suas implicações.

INTRODUÇÃO

A urodinâmica é o estudo dos aspectos fisiológicos e fisiopatológicos envolvidos no armazenamento, transporte e eliminação da urina. Compreende diversos métodos criados para gerar informações quantitativas a respeito de eventos que ocorrem nas diferentes fases da micção por meio da aplicação dos princípios da hidrodinâmica à fisiologia do trato urinário. Tais métodos permitem avaliar funcionalmente o trato urinário inferior, ao contrário dos exames de imagem e endoscópicos que estudam estruturalmente os órgãos do trato urinário. Visam documentar a causa dos distúrbios miccionais, estabelecer critérios prognósticos e dirigir a seleção das alternativas terapêuticas. Sua introdução na prática clínica trouxe grandes avanços ao entendimento e ao tratamento de disfunções miccionais de todas as etiologias e em todas as faixas etárias, podendo trazer importantes informações na avaliação das disfunções miccionais infantis.

Neste capítulo, abordam-se aspectos de indicação, realização e interpretação de exames urodinâmicos em crianças, sem particularizar as várias condições clínicas potencialmente acompanhadas de disfunções vesicoesfincterianas na população pediátrica. O leitor interessado poderá dirigir-se aos capítulos específicos nos quais as variadas patologias são abordadas de forma detalhada.

ASPECTOS TÉCNICOS

Exames urodinâmicos compreendem desde exames simples e não invasivos, como uma urofluxometria, até complexos estudos com múltiplos canais de pressão (por meio de cateteres via uretral e retal) e eletromiografia, o que exigirá a colaboração dos pacientes. Apesar de os equipamentos serem os mesmos utilizados na população adulta, os exames feitos em crianças não são facilmente realizáveis, demandando abordagem diferenciada[1]. Por essa razão, devem-se selecionar cuidadosamente as crianças candidatas a esse exame e orientar paciente e família quanto à natureza e importância desse procedimento. A criação de um ambiente "amigo" da criança, agradável e confortável, torna a tarefa menos complexa[2]. Alguns pacientes podem requerer exames muito elaborados. Para a maioria, entretanto, técnicas mais limitadas são suficientes para caracterizar adequadamente a condição fisiopatológica responsável pelas alterações clínicas. Cada paciente deve ter uma avaliação dirigida, com a realização de exames mais simples e reprodutíveis e menos invasivos que possam proporcionar as informações desejadas.

INDICAÇÕES

As indicações dos exames urodinâmicos em crianças são variadas. Exames não invasivos, como urofluxometria e medida não invasiva do resíduo, podem ser realizados liberalmente e, de acordo com a disponibilidade, em crianças com enurese diurna e noturna e disfunções vesicais não neurogênicas. Exames invasivos têm indicação mais limitada, compreendendo crianças com patologias medulares (mielodisplasias, disrafismo espinhal, traumatismo raquimedular), imperfuração anal, outras doenças neurológicas (paralisia cerebral, hidrocefalia), bexiga neurogênica não neurogênica (síndrome de Hinman) e doenças urológicas com potencial de afetar significativamente a bexiga (válvula de uretra posterior, *prune belly* etc.)[3].

No Brasil, as principais causas de encaminhamento para exames[4] têm sido mielomeningocele[5], obstrução infravesical (principalmente por válvula de uretra posterior)[6], enurese[7], refluxo vesicoureteral[8,9] e incontinência urinária diurna.

ESTUDO URODINÂMICO

Para fins didáticos, pode-se afirmar que a urodinâmica avalia a função vesical em duas fases distintas: fase de esvaziamento vesical por meio da urofluxometria livre e do estudo pressão/fluxo; e fase de armazenamento e acomodação da urina por meio da cistometria. O exame urodinâmico completo requer a colocação de cateteres na bexiga (geralmente por via uretral) e no reto para monitorização da pressão vesical e abdominal, respectivamente. Quando se deseja registrar a atividade da musculatura estriada perianal ou periuretral, torna-se necessária a colocação de eletrodos de contato ou de agulha no períneo. Os cateteres são ligados a transdutores de pressão e, assim, registram-se as medidas geradas em computador para análise (Figura 4.1). É fundamental que o exame reproduza a queixa clínica dos pacientes, sendo que sua utilidade é limitada. Para isso, o examinador deve conhecer a história dos pacientes e dirigir o exame de acordo com ela.

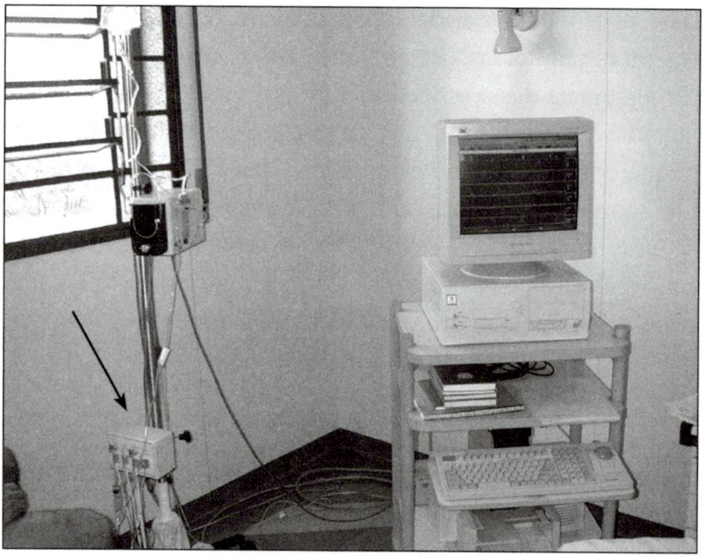

Figura 4.1 Equipamento de urodinâmica e transdutores de pressão (seta).

A fluxometria livre é realizada antes da introdução dos cateteres uretrais e retais e dos eletrodos, por meio da micção em recipiente com medidor automático de fluxo. Esse procedimento mede o volume de urina eliminado por unidade de tempo, usualmente expresso em mililitros por segundo. Depende da contração vesical e da resistência uretral à passagem de urina. Esta depende de um fator funcional (relaxamento esfincteriano) e de um anatômico (presença/ausência de patologias que reduzam mecanicamente a luz uretral). A urofluxometria não é capaz de estabelecer ou descartar os diagnósticos de obstrução infravesical e o déficit de contratilidade detrusora. No entanto, é um método não invasivo que permite a identificação de pacientes com deficiência de esvaziamento vesical e pode ser complementado pela medida do resíduo pós-miccional, verificado pela passagem de cateter uretral após o término da micção ou medido por ultrassonografia (USG).

Em crianças com idade que varia de 4 a 12 anos, a urofluxometria livre tem maior valor quando o volume total de urina eliminado é maior do que 100 mL. O mínimo valor de fluxo máximo considerado adequado em crianças de 4 a 7 anos é de 10 mL/s, em ambos os sexos. De 8 a 13 anos, espera-se fluxo máximo superior a 12 mL/s, em meninos, e 15 mL/s, em meninas. O padrão de uma curva de urofluxometria normal tem a forma de sino (Figura 4.2). O padrão achatado da curva de fluxo pode sugerir alguns diagnósticos, como obstrução infravesical (Figura 4.3). Outro padrão frequentemente encontrado é o de fluxo intermitente, que é sugestivo de uso de prensa abdominal nos casos de hipocontratilidade detrusora ou dissinergia vesicoesfincteriana (Figura 4.4).

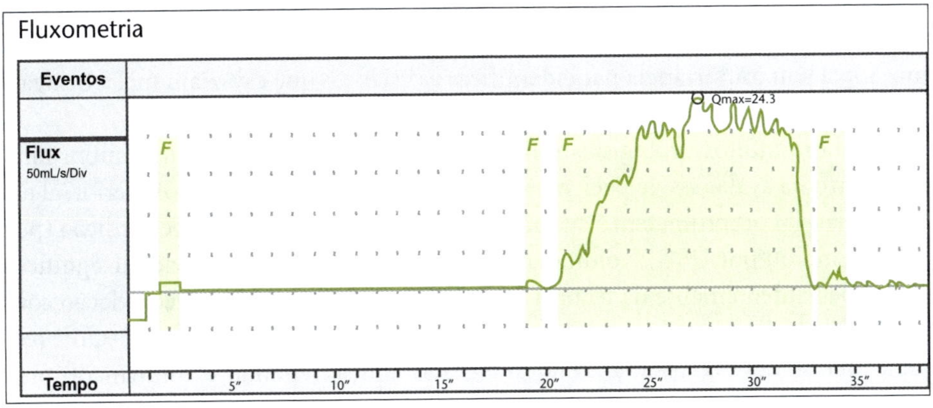

Figura 4.2 Curva normal, com padrão em sino.

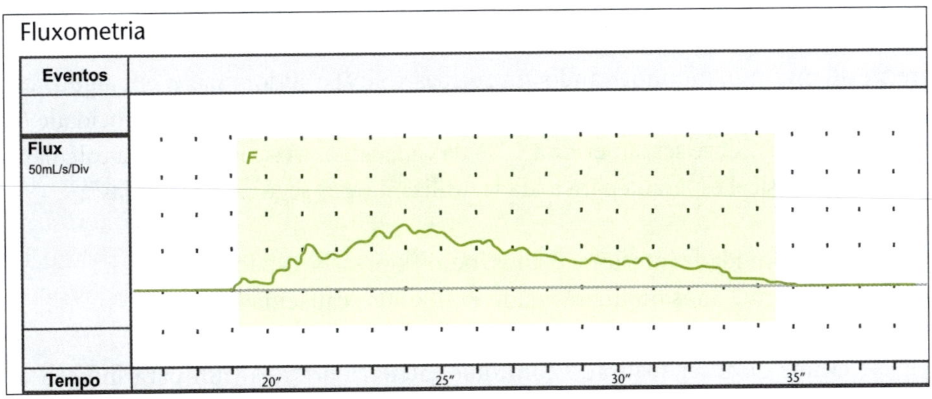

Figura 4.3 Curva achatada.

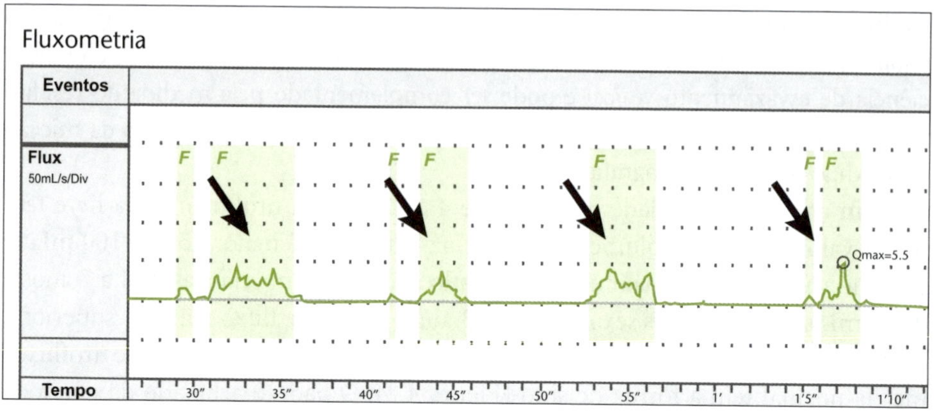

Figura 4.4 Curva intermitente (setas).

O resíduo pós-miccional corresponde ao volume de urina que permanece na bexiga imediatamente após o término da micção. Um volume residual de urina superior a 50 mL é geralmente considerado aumentado em adultos. Em crianças de 2 a 8 anos, valores acima de 20 mL já podem ser considerados anormais. O resíduo miccional tem importância para identificar as crianças que esvaziam mal a bexiga e podem requerer investigação mais aprofundada.

Embora muitos urologistas utilizem o volume residual como um importante parâmetro na avaliação de pacientes com sintomas do trato urinário inferior, algumas variáveis comprometem a sua acurácia e importância: método de medição (por cateterismo ou por USG); volume urinado; variabilidade intraindividual significativa, independentemente da técnica de medição utilizada; e falta de correlação com a intensidade dos sintomas, urofluxometria e parâmetros clínicos. É importante ressaltar que se deve considerar resíduo elevado aquele repetido e confirmado pelo menos duas vezes.

Na segunda fase do estudo – a cistometria – realiza-se o enchimento vesical com soro fisiológico (ou contraste radiológico diluído, no caso de videourodinâmica) de maneira progressiva e com velocidade de enchimento conhecida, normalmente entre 5 e 40 mL/min, monitorizando as pressões vesical e abdominal e, em alguns casos, também a atividade eletromiográfica periuretral. Em crianças, a velocidade de enchimento não deve ser superior a 10% da capacidade vesical/min. Para calcular a capacidade vesical esperada para a idade, utilizam-se as seguintes fórmulas[10]:

- Crianças com idade inferior a 2 anos: peso (kg) × 7 = capacidade (mL).
- Crianças com 2 anos ou mais: (idade + 2) × 30 = capacidade (mL).

O exame deve ser realizado com dois cateteres uretrais (um para infusão de soro fisiológico e outro para avaliação de pressão intravesical) e um cateter retal com balão na extremidade distal, para monitorização da pressão retal (que corresponde à pressão abdominal). Eletrodos de contato são colocados no períneo do paciente para registro da atividade eletromiográfica da musculatura estriada periuretral, quando esse procedimento for indicado. Nessa fase do exame, avaliam-se capacidade vesical funcional, complacência, sensibilidade vesical, presença de contrações detrusoras involuntárias e competência esfincteriana.

Nesse momento, os aspectos urodinâmicos mais importantes são:

- Déficit de complacência: a complacência normal é definida como a habilidade da bexiga em acomodar volumes progressivamente maiores de urina sem aumento da pressão intravesical (Figura 4.5). A complacência vesical tem grande importância, pois, quando alterada (aumento progressivo e mantido de pressão detrusora com pequenos volumes de urina), representa risco para a bexiga e para o trato urinário superior (Figura 4.6).
- Diminuição da capacidade vesical funcional: pacientes que não conseguem atingir o volume de enchimento normal para a idade (por desejo miccional intenso, incontinência severa ou déficit de complacência importante) apresentam diminuição da capacidade vesical funcional. Esse parâmetro é melhor definido por diário miccional, que representa mais adequadamente a capacidade vesical, já que são várias as medidas tomadas durante as atividades diárias normais do paciente e não uma única medida isolada tomada durante uma situação especial que pode alterar sua sensibilidade.

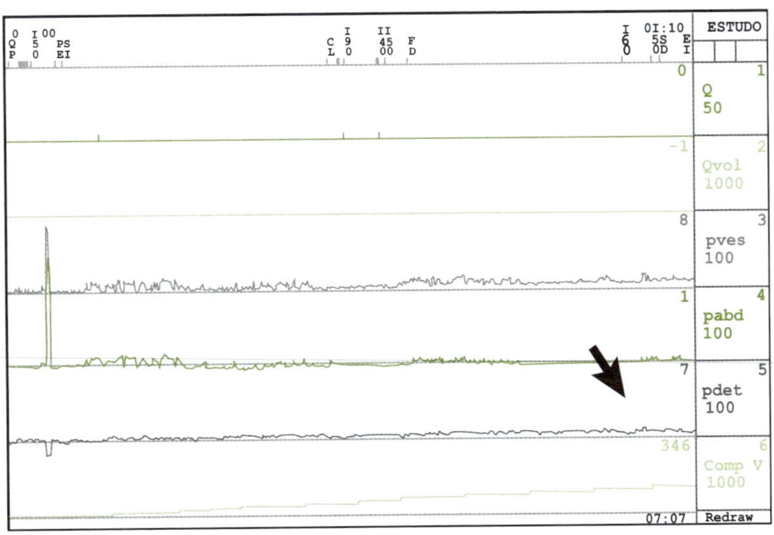

Figura 4.5 Cistometria normal: não ocorre elevação significativa da pressão detrusora (seta) em resposta ao enchimento vesical, o que denota boa complacência vesical.

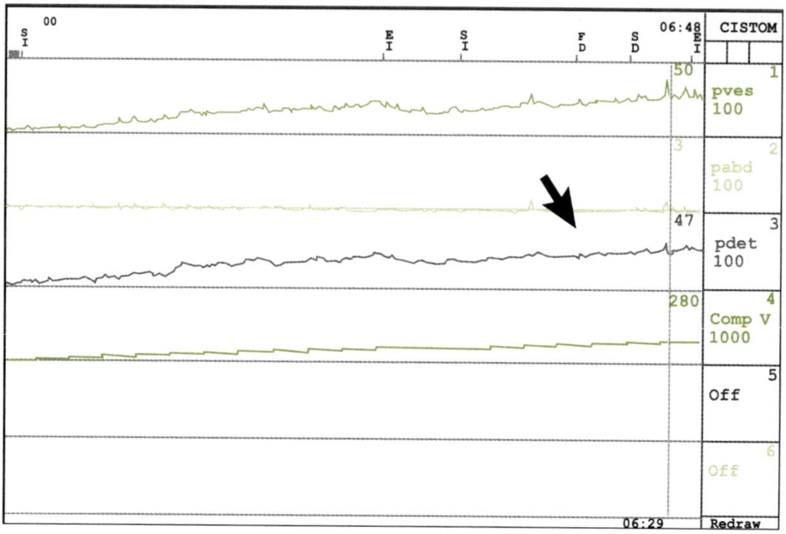

Figura 4.6 Paciente de 10 anos com passado de correção cirúrgica de mielomeningocele que apresenta déficit de complacência por elevação progressiva da pressão detrusora associada ao enchimento vesical (seta).

- Alterações de sensibilidade: a sensibilidade vesical é um parâmetro subjetivo avaliado durante a cistometria, podendo ser normal, aumentada ou diminuída. Nesse caso, consideram-se os volumes em que ocorrem a primeira sensação de plenitude vesical, o desejo miccional e a dor ou o desejo miccional intenso. Em condições normais, o paciente apresenta primeiro desejo miccional com cerca de metade da capacidade máxima, referindo desejo moderado ou intenso na capacidade máxima. Assim, em uma criança de 8 anos cuja capacidade máxima esperada seria de 250 a 300 mL, espera-se um desejo inicial por volta de 100 a 150 mL e desejo intenso a partir de 250 mL.
- Contrações detrusoras involuntárias: qualquer elevação fásica da pressão detrusora durante o enchimento vesical é considerada uma contração detrusora hiperativa, desde que acompanhada por manifestações clínicas como perdas, urgência ou desejo miccional (Figura 4.7). Quando a condição está associada à presença de uma afecção neurológica, trata-se de hiperatividade detrusora neurogênica. Quando a hiperatividade detrusora não tem uma causa neurológica identificável, denomina-se hiperatividade detrusora idiopática. Em pacientes com doença neurológica em nível medular, as contrações detrusoras podem ser acompanhadas de contração esfincteriana, o que é definido como dissinergia vesicoesfincteriana e pode ser confirmado por meio da medição da atividade eletromiográfica durante a cistometria (Figura 4.8).

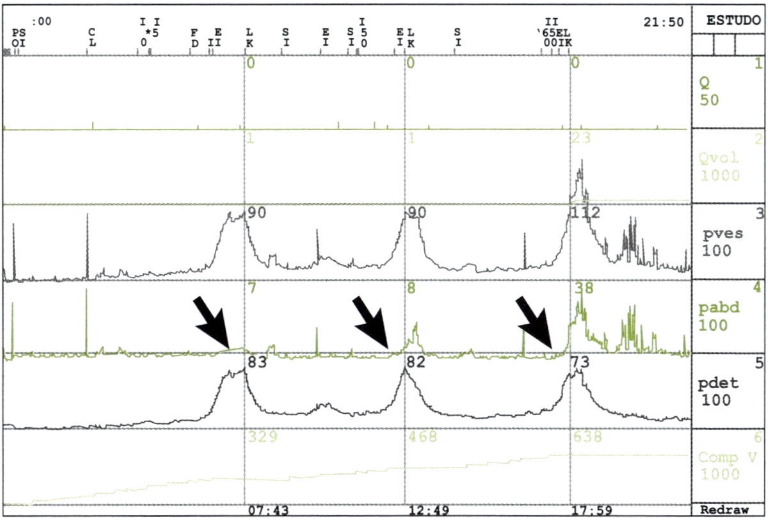

Figura 4.7 Criança de 12 anos com lesão medular no nível lombar, pós-traumatismo raquimedular, que apresenta contrações detrusoras involuntárias caracterizadas no traçado pelas elevações fásicas da pressão detrusora (setas).

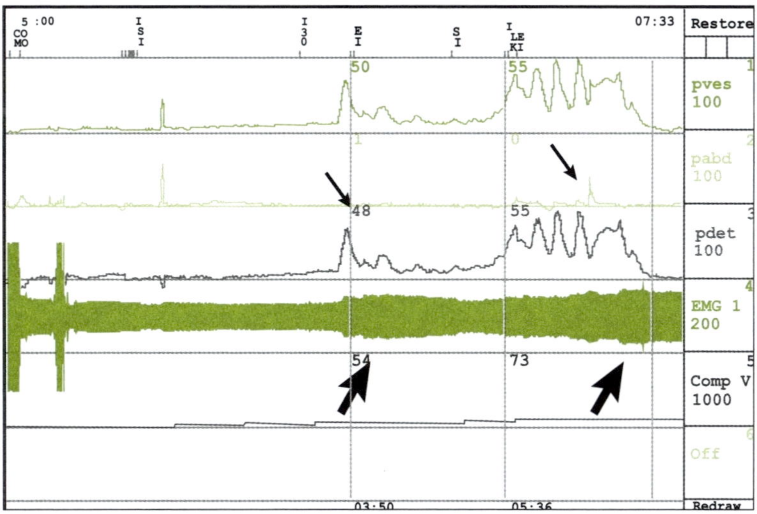

Figura 4.8 Criança com lesão medular em nível torácico que apresenta dissinergia vesicoesfincteriana durante o enchimento, caracterizada por contrações detrusoras involuntárias (setas finas) acompanhadas de aumento da atividade eletromiográfica perineal (setas largas).

Em algumas crianças, importantes parâmetros urodinâmicos são as pressões de perda abdominal e detrusora. A pressão abdominal de perda é usada para medir a integridade do esfincter uretral e é obtida por meio de manobras de Valsalva, Credé ou tosse. Por sua vez, a pressão de perda detrusora é um importante parâmetro prognóstico de lesão do trato urinário superior. Os dois parâmetros são medidos diferentemente e possuem, como mencionado, implicações muito diversas. A pressão de perda detrusora ocorre em pequena porcentagem dos pacientes, notadamente naqueles com bexiga neurogênica. Corresponde à pressão vesical necessária para que ocorra perda de urina pela uretra, na ausência de contração detrusora (Figura 4.9). Dessa forma, somente pacientes que tenham complacência significativamente reduzida apresentarão pressão de perda detrusora. Diversos estudos mostraram que pressões vesicais de perda superiores a 40 cmH_2O associam-se a alto risco de deterioração do trato urinário superior. A pressão abdominal de perda é a pressão abdominal necessária para causar a perda de urina pela uretra, na ausência de contração detrusora (Figura 4.10). Permite avaliar o grau de deficiência esfincteriana e pode ajudar na escolha terapêutica, na medida em que graus mais severos de lesão esfincteriana podem requerer tratamento mais agressivo.

A terceira fase do exame urodinâmico é o estudo pressão-fluxo, no qual se monitorizam as pressões vesical e abdominal e a atividade eletromiográfica do esfincter uretral, simultaneamente ao fluxo de urina durante a micção propriamente dita. Avaliam-se a eficiência da contração detrusora, a coordenação entre esta e o esfincter urinário estriado, a intensidade do fluxo urinário, a presença ou não de obstrução infravesical e o resíduo miccional. O estudo pressão-fluxo normal caracteriza-se por baixa pressão detrusora e bom fluxo, na ausência de elevação da pressão abdominal (Figura 4.11).

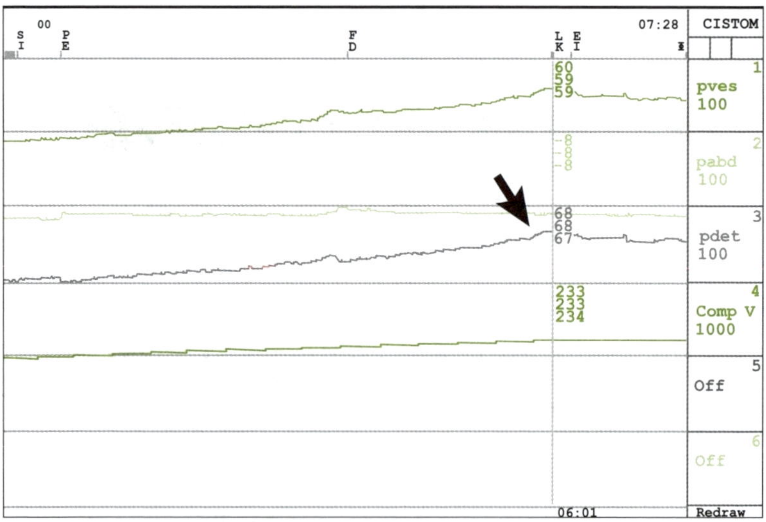

Figura 4.9 Elevação progressiva da pressão detrusora (seta) até o nível de 68 cm de H_2O que caracteriza baixa complacência, culminando em perda com gotejamento contínuo a partir desse momento (pressão de perda detrusora: 68 cm H_2O).

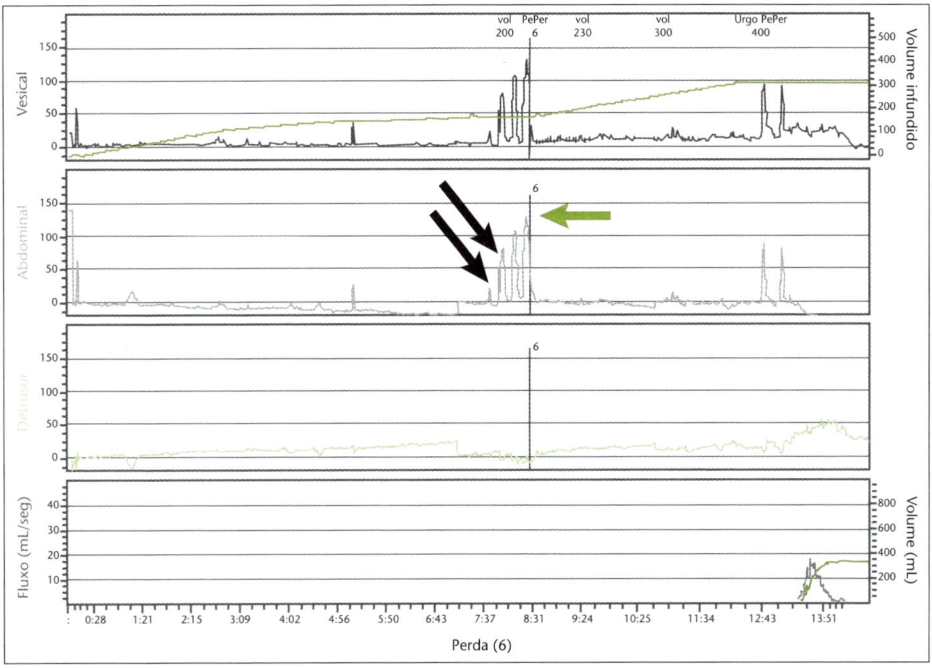

Figura 4.10 Teste de perda ao esforço, com elevação da pressão abdominal por Valsalva (setas). São realizadas manobras com pressões progressivamente maiores (setas pretas) até o momento em que há perda urinária (seta verde).

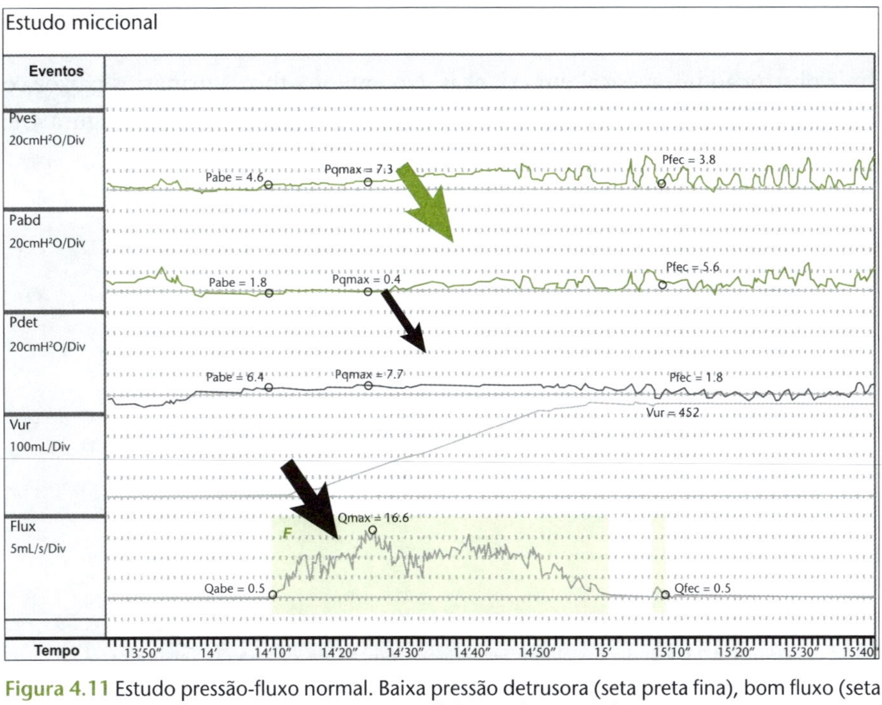

Figura 4.11 Estudo pressão-fluxo normal. Baixa pressão detrusora (seta preta fina), bom fluxo (seta preta larga) e ausência de elevação da pressão abdominal (seta verde).

Os padrões de curvas anormais mais comuns são:

- Má contratilidade detrusora: definida por fluxo baixo associado a baixa pressão vesical (Figura 4.12).

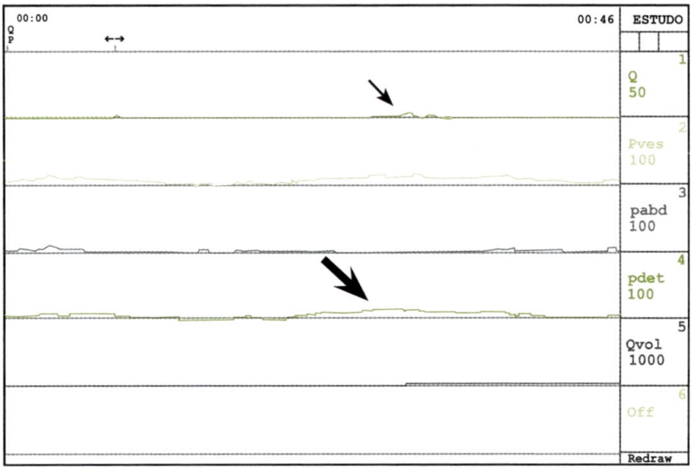

Figura 4.12 Hipocontratilidade detrusora em criança de 10 anos com jato urinário fraco em pós-operatório tardio de fulguração de válvula de uretra posterior. Falência detrusora caracterizada por baixo fluxo (seta fina) e baixa pressão detrusora (seta larga).

- Obstrução infravesical: não existem valores bem estabelecidos de pressão para definir obstrução infravesical em crianças. No entanto, fluxos urinários baixos com altas pressões vesicais caracterizam, em geral, obstrução infravesical (Figura 4.13).

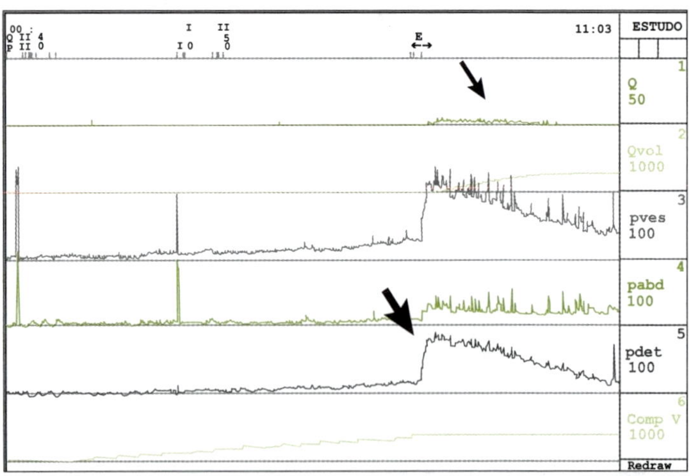

Figura 4.13 Estudo miccional em criança portadora de válvula de uretra posterior não tratada. Obstrução vesical caracterizada por baixo fluxo (seta fina) e elevada pressão detrusora (seta larga).

- Incoordenação vesicoesfincteriana: caracterizada pela associação de baixo fluxo, pela pressão detrusora elevada e pelo aumento da atividade eletromiográfica do esfincter estriado durante a micção (Figura 4.14). Pode ocorrer em crianças com doenças neurológicas, como a mielomeningocele, ou pode ser idiopática. Em algumas crianças, o tratamento com *biofeedback* para ensinar o relaxamento esfincteriano pode proporcionar melhora importante (Figura 4.15).

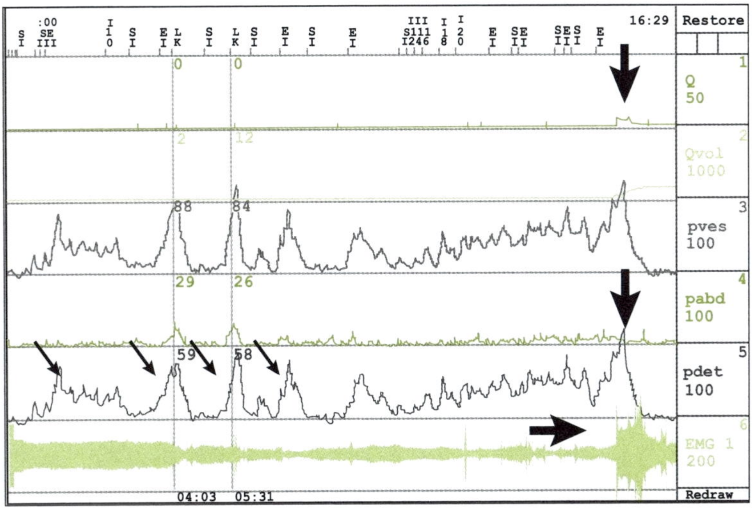

Figura 4.14 Micção incoordenada em criança de 8 anos com síndrome de Williams: observar presença de hiperatividade detrusora na fase de enchimento vesical (setas finas) e micção com jato fraco, elevada pressão detrusora e aumento da atividade esfincteriana durante a micção (setas largas).

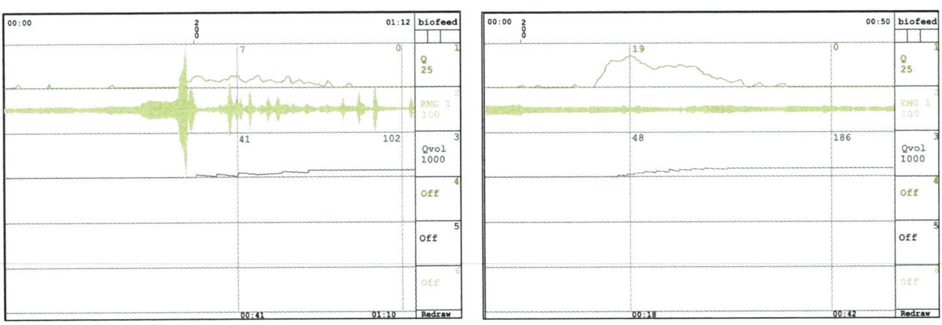

(A) Antes do *biofeedback* (B) Após o *biofeedback*

Figura 4.15 A: fluxometria com eletromiografia em criança de 7 anos com micção incoordenada. Observar fluxo fraco e intermitente associado a elevações intermitentes da atividade eletromiográfica esfincteriana; B: mesma criança após tratamento da incoordenação com *biofeedback* para o assoalho pélvico, demonstrando jato forte e contínuo e relaxamento esfincteriano adequado durante a micção.

ANTIBIOTICOPROFILAXIA PÓS-AVALIAÇÃO URODINÂMICA

A incidência de infecção urinária após a avaliação urodinâmica em crianças com alteração do trato urinário varia de 6 a 10% na primeira semana após o exame, por causa da contaminação provocada pelo cateter. No primeiro mês, esse índice sobe para 24% em crianças que apresentavam infecção urinária prévia e que foram tratadas antes da realização do estudo urodinâmico, o que sugere um alto índice de recorrência ou reinfecção[11]. Por esse motivo, utiliza-se a quimiprofilaxia de rotina.

CONCLUSÕES

O exame urodinâmico representa uma ferramenta de grande importância na caracterização dos distúrbios miccionais infantis. Quando bem indicado e realizado, pode apresentar importância diagnóstica, prognóstica e na seleção terapêutica. Sua realização deve respeitar princípios básicos de urodinâmica, além de aspectos particulares da população pediátrica. Ao indicar o exame, o médico deve compreender claramente as possíveis informações que obterá e as limitações do método. A seleção adequada dos pacientes e uma atenção meticulosa para os cuidados técnicos do exame são fundamentais para otimizar seus resultados.

REFERÊNCIAS BIBLIOGRÁFICAS

1. Koff SA, Mundy AR. Urodynamics in children. In: Mundy AR, Stephenson TP, Wein AJ, editors. Urodynamics: principles, practice and application. 2nd ed. Edinburgh: Churchil Livingstone; 1994. p.377-87.
2. Lavoura Jr. N. Avaliação urodinâmica na criança. In: D'Ancona CAL, Trigo-Rocha FE, editores. Manual de urodinâmica. São Paulo: PlanMark; 2007. p.189-95.
3. Ewalt DH, Buer SB. Pediatric neurourology. Urol Clin North Am. 1996;23(3):501-9.
4. Monteiro LMC. Avaliação urodinâmica em crianças. Urodinâmica e Uroginecologia. 2002;5(2):35-40.
5. Zilo C, D'Ancona CAL, Querne FAO, Leitão VA, Ikari O, Neto NR Jr. Tratamento das disfunções vesicais em pacientes com mielomeningocele: resultados a longo prazo. Urodinâmica e Uroginecologia. 2004;7(1-2):22-6.
6. Macedo FNA, Costa Monteiro LM. Alterações urodinâmicas em pacientes com válvula da uretra posterior. Urodinâmica e Uroginecologia. 2002;5(3):89-95.
7. Fonseca EGO, Costa Monteiro LM. Prevalência de disfunção vesical em crianças e adolescentes enuréticos. Urodinâmica e Uroginecologia. 2001;5:21-6.
8. Mayo M. O estudo urodinâmico em criança portadora de refluxo vesicoureteral sem neuropatia vesical. Urodinâmica. 1998;1(1):1-9.
9. Trigo-Rocha F. Refluxo vesicoureteral e disfunção vesical neurogênica. Urodinâmica e Uroginecologia. 2003;6(2):42-6.
10. Koff SA. Estimating bladder capacity in children. Urology. 1983;21:248.
11. Costa Monteiro LM, Spichler AS. Avaliação urodinâmica e infecção urinária. Urodinâmica. 1999;2:89-96.

12. Arap MA, Gomes CM, Arap S. Distúrbios miccionais na infância e adolescência. In: Ribeiro RM, Rossi P, Pinotti JA, editores. Uroginecologia e cirurgia vaginal. São Paulo: Roca; 2001. p.188-98.
13. Sammour ZM, Gomes CM, Duarte RJ, Trigo-Rocha FE, Srougi M. Voiding dysfunction and the Williams-Beuren syndrome: a clinical and urodynamic investigation. J Urol. 2006;175(4):1472-6.
14. Gomes CM, Castro Filho JE, Trigo-Rocha FE. Disfunções miccionais neurogênicas. In: Rodrigues Netto Jr. N, organizador. Urologia prática. 5ª ed São Paulo: Roca; 2008. p.170-80.

Seção II

Anomalias congênitas

Hidronefrose perinatal 5

Amilcar Martins Giron

Após ler este capítulo, você estará apto a:

1. Descrever a identificação e a detecção da hidronefrose antenal.
2. Identificar possíveis mecanismos fisiopatológicos no rim fetal.
3. Avaliar a hidronefrose neonatal e escolher os métodos diagnósticos mais precisos.
4. Selecionar casos de riscos para correção cirúrgica da obstrução do trato urinário.

INTRODUÇÃO

As anomalias geniturinárias podem ser detectadas no período antenatal com incidência de 0,5 a 1% na população gestacional. Dessas anomalias, de 20 a 30% envolvem o trato urinário, 50% correspondem a defeitos do sistema nervoso central, 15% referem-se a defeitos no sistema gastrintestinal e 8% são anormalidades cardiopulmonares. A hidronefrose é a mais frequente anomalia no trato urinário, seguida por anomalias císticas (rim multicístico e policístico), agenesia, hipoplasia e displasia renais, e uropatias obstrutivas – ureterocele, ectopia ureteral, válvula de uretra posterior – identificadas já a partir da 15ª/16ª semana gestacional[1,2].

A ultrassonografia gestacional causou um grande impacto na detecção das anomalias fetais, principalmente a hidronefrose fetal, permitindo, além do diagnóstico presuntivo, o tratamento de uropatias obstrutivas assintomáticas no período neonatal, antes mesmo da instalação de infecção no trato urinário.

Atualmente, avanços técnicos de sonógrafos de alta resolução identificam de maneira não invasiva a anatomia do trato urinário em 90% dos fetos com 17 a 20 semanas e em até 95% dos fetos com 25 semanas de gestação[3]. A ultrassonografia detecta a hidronefrose fetal com acesso à ecogenicidade do parênquima e indica a possibilidade de displasia renal. Anomalias congênitas de outros sistemas são igualmente detectáveis pela ultrassonografia: hidrocefalia, defeitos de fusão nos arcos vertebrais, hérnias diafragmáticas, obstrução intestinal, defeitos da parede abdominal, etc. Diante de qualquer anomalia urológica detectada no período gestacional, os seguintes aspectos devem ser avaliados pelo médico: sexo fetal, quantidade de líquido amniótico, patologia uni ou bilateral, evidência de dilatação ureteral, bexiga com parede espessada, bexiga distendida ou vazia, e dilatação de uretra posterior no sexo masculino.

ETIOLOGIA

A hidronefrose corresponde à dilatação fisiológica ou orgânica das vias excretoras, e o grau de dilatação varia de acordo com a idade gestacional. Geralmente, é unilateral, mas, em 20% dos casos, é bilateral, e a maioria pode diminuir até o final da gestação ou no primeiro ano de vida. A junção pieloureteral (JUP) é o local mais comum de obstrução congênita, e a ultrassonografia evidencia dilatação pielocalicinal e eventual afilamento do parênquima renal. Os ureteres normais não são visíveis na ultrassonografia. A bexiga aparece após a 13ª e a 16ª semanas, e, no final da 32ª semana, pode ser medida capacidade de 10 mL[3].

Diagnósticos diferenciais de hidronefrose são representados por patologias que promovem dilatação do trato urinário ou de outros sistemas (digestivo, neurológico e ginecológico): rim multicístico e policístico, cisto renal, megaureter, duplicidade pieloureteral, ureterocele, refluxo vesicoureteral, válvula de uretra posterior, cisto ovariano, cisto de úraco, hidrocolpos, teratoma sacrococcígeo, meningocele, atresia duodenal, duplicação intestinal e cisto de mesentério.

A ultrassonografia antenatal descreve somente dados anatômicos, com pouca indicação para a função renal e sem nenhuma informação quanto à histopatologia.

A diurese fetal constitui parâmetro na avaliação clínica. Na avaliação de eventual comprometimento da função renal, a ultrassonografia continua sendo útil, direcionando as agulhas para coleta de urina na bexiga ou na pelve renal. O feto normal produz urina hipotônica (osmolaridade < 210/mEq/L; Na^+ < 100 mEq/L e Cl^- < 90 mEq/L). Quando a função renal está comprometida, a reabsorção de Na^+ se altera, aumentando a concentração urinária desse eletrólito e da osmolaridade. O aumento dos níveis de alfafetoproteína entre a 16ª e a 20ª semana fetal pode estar associado à espinha bífida ou anencefalia e onfalocele, assim como o oligoidrâmnio pode corresponder a severas uropatias obstrutivas. A betamicroglobulina^2 é a proteína mais acessível e inteiramente absorvida pelo túbulo proximal fetal após filtração glomerular. As uropatias graves aumentam a concentração urinária de betamicroglobulina[2] de tal modo que níveis urinários acima de 13 mg/L podem definir a inviabilidade fetal por insuficiência renal[4].

Na anamnese, é importante a investigação de antecedentes renais na família, pois existe alta incidência de síndromes hereditárias genéticas com comprometimento renal. Em gestações interrompidas com morte fetal ou óbito após nascimento, o feto deveria ser submetido à necrópsia para conclusão diagnóstica, além da possibilidade de orientar geneticamente os pais, quando necessário.

A dilatação do trato urinário nem sempre corresponde a obstrução orgânica das vias excretoras. Ocorrem diferentes espectros ou graus de hidronefrose, restando para o urologista pediátrico o desafio de identificar e selecionar os sistemas obstruídos para eventual descompressão cirúrgica. As dilatações antenatais severas do aparelho urinário associadas a oligoidrâmnio constituem fatores preditivos para gestação de alto risco.

A abordagem das malformações urológicas deve ser multidisciplinar, com a participação de obstetra, neonatologista/intensivista, nefrologista e urologista pediátricos tanto no diagnóstico e no tratamento como na orientação de pais e familiares, principalmente quando se tratar de anomalias genéticas. Da mesma forma, instituições governamentais deveriam ser solicitadas a participar no diagnóstico precoce, por meio da normatização e/ou obrigatoriedade na realização de ultrassonografia gestacional, objetivando o tratamento preventivo (Figura 5.1).

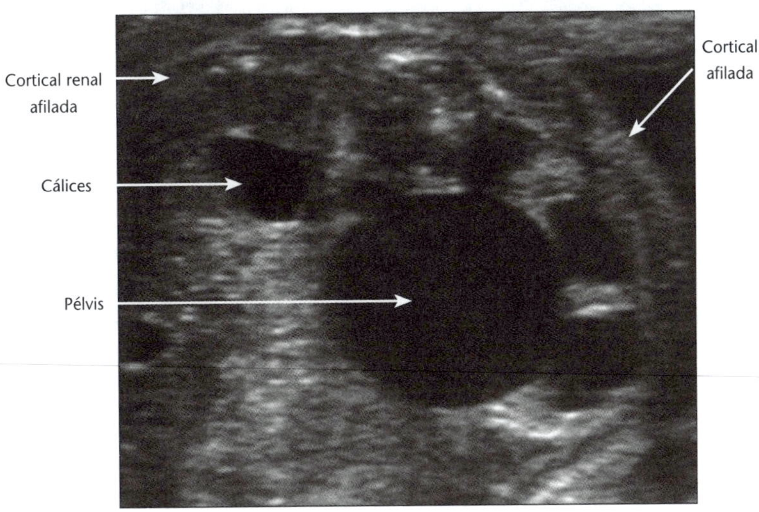

Figura 5.1 Ultrassonografia antenatal mostrando hidronefrose de rim esquerdo, pelve e cálices dilatados com discreto afilamento do parênquima renal.

DIAGNÓSTICO LABORATORIAL E MÉTODOS DE IMAGEM

A primeira avaliação do recém-nascido (RN) é feita pelo neonatologista, que deve estar informado de todo o histórico da investigação antenatal da malformação urológica. As obstruções e as dilatações devem ser detectadas precocemente, pois, quando progressivas, já pressupõem investigação detalhada no período pós-natal. É importante a avaliação da primeira micção, na qual deve-se observar se o jato urinário é fraco, normal ou se a micção ocorre por gotejamento.

As uropatias obstrutivas, particularmente as mais graves, podem apresentar manifestações clínicas e laboratoriais logo após o nascimento, como presença de massa abdominal localizada nos flancos e bexiga palpável que não se reduz com a micção, além de infecção do trato urinário, septicemia, hematúria e insuficiência renal. A presença de malformações genitais faz também suspeitar de anomalias concomitantes no trato urinário ou de endocrinopatias (Figura 5.2).

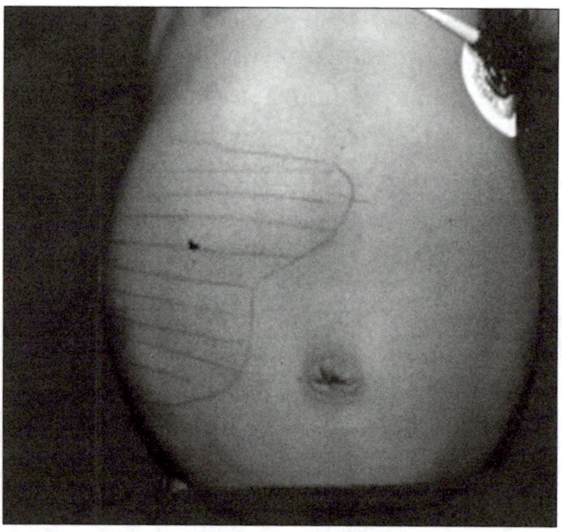

Figura 5.2 Massa abdominal palpável no hipocôndrio direito, consistência cística e móvel com a respiração – duplicidade pieloureteral com hidronefrose polar superior (ureterocele).

A avaliação do trato urinário por meio de exames complementares dependerá basicamente da natureza da lesão e da condição clínica do RN. No Berçário Anexo à Maternidade (BAM) do HC-FMUSP, a partir de 1990, estabeleceu-se o protocolo de investigação da anomalia urogenital com diagnóstico antenatal. Adota-se o seguinte roteiro com certa flexibilidade[2,5]:

1. Ultrassonografia (USG) abdominal e pélvica precoce após estabilização do RN: avaliação da espessura da córtex renal, quantificação da dilatação pielocalicial e avaliação do ureter, da bexiga e da uretra[6] (Figura 5.3). A idade do RN para realizar a USG neonatal, com o objetivo de determinar se o tempo afeta a acurácia do exame, foi motivo de estudo prospectivo em que se comparou a USG após 48 horas e 7 dias de vida com acompanhamento neonatal com USG seriada e avaliação da hidronefrose (classificada segundo a Sociedade de Urologia Fetal). Houve um aumento da hidronefrose em 44% das unidades renais entre a 1ª e a 2ª USG. Concluiu-se que a hidronefrose é subestimada após 48 horas de vida do RN, cuja diferença clinicamente não é significante. Recomenda-se USG inicial entre 7 e 10 dias de vida, podendo ser mais precoce em casos selecionados[7].

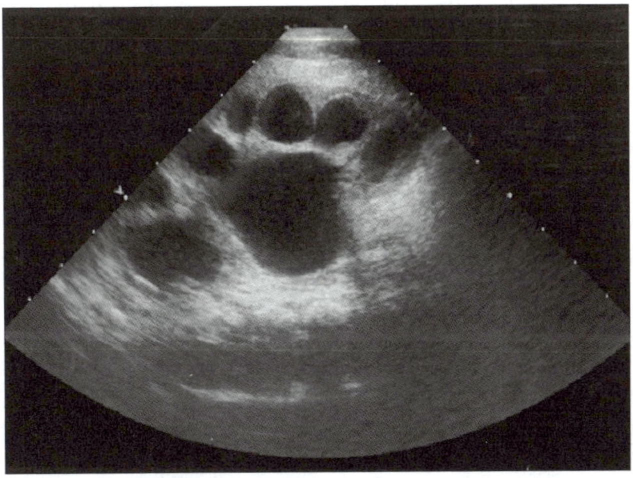

Figura 5.3 A ultrassonografia pós-natal é o primeiro exame de imagem: define o tamanho do rim e mostra a dilatação e a espessura do parênquima renal; hidronefrose severa.

2. Análise laboratorial de ureia, creatinina, gasometria venosa e eletrólitos séricos na 1ª semana: a depuração de creatinina é calculada a partir da dosagem sérica e urinária colhida em período de 6 horas. O sedimento urinário e a cultura de urina são coletados por meio de saco coletor ou punção suprapúbica.
3. Avaliação morfofuncional do trato urinário por meio de radioisótopo, a partir da 4ª semana: os principais radiofármacos utilizados são: mTc^{99} ácido dietilenotriaminopentacético (DTPA – função glomerular), mTc^{99} ácido dimercaptosuccínico (DMSA – função tubular) e mTc^{99} mercuroacetiltriglicina (MAG-3), que mede função tubular entre 1 e 3 minutos e é usado para medir eliminação renal[8]. As características desses radiofármacos são apresentadas a seguir:

- Cintilografia renal (DMSA): trata-se da avaliação estática renal. O Tc^{99}-DMSA mantém ligação com as células dos tubulares contornados proximais após várias horas da administração endovenosa. A imagem representa a massa cortical funcionante, e a função renal diferencial normal varia de 45 a 55%. Tem maior sensibilidade do que a USG e a urografia excretora na definição de pielonefrite aguda e crônica (Figura 5.4A).
- Renograma com diurético (DTPA e MAG-3): sondagem vesical é recomendada na presença de refluxo vesicoureteral (RVU) e em crianças pequenas. As curvas de tempo *versus* atividade obtidas após injeção do radiofármaco apresentam três fases distintas: chegada ao rim (ascensão), pico de 60 segundos (cortical renal) e declínio (excreção no sistema coletor). O teste provocativo com diurético (furosemida) é usualmente quantificado pelo T1/2, isto é, tempo requerido para eliminar 50% da atividade da substância na via excretora. Padrões normais: T1/2 < 15 minutos (normal) e T1/2 > 20 minutos (obstrução), e equívoco entre 15 e 20 minutos. O consenso atual é que o MAG 3 constitui o agente de escolha[9] (Figura 5.4B).

4. Cistouretrografia miccional (CUM): último exame de avaliação, realizado na 4ª semana sob antibioticoterapia profilática. Tratando-se de uretero-hidronefrose diagnosticada na USG pós-natal, a CUM deve ser antecipada diante da suspeita de dilatação ureteral por refluxo vesicoureteral ou dilatação ureteral obstrutiva (megaureter e/ou obstruções infravesicais).

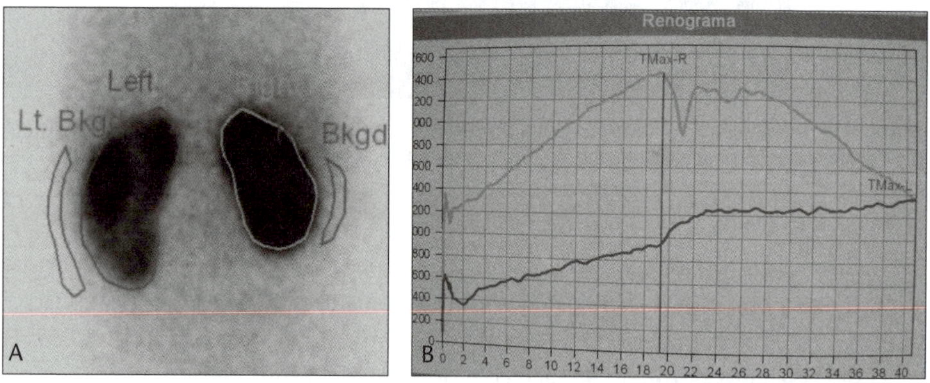

Figura 5.4 A: DMSA – áreas claras de hipocaptação do radiofármaco. Mede a função renal em separado; B: DTPA – a curva descendente corresponde ao rim direito, discretamente lento, embora normal. A linha escura corresponde ao rim esquerdo obstruído. A função está rebaixada e não se altera após a injeção de diurético.

5. Urografia excretora: trata-se de exame não utilizado rotineiramente. A urografia excretora é realizada em situações específicas, como para ajudar na análise mor-

fológica global do trato urinário e na presença de importantes dilatações das vias excretoras.

6. Pielografia percutânea anterógrada: procedimento adotado em casos selecionados quando os exames anteriores foram insuficientes para caracterizar aspectos anatômicos importantes para a definição da estratégia terapêutica. Diante da necessidade de anestesia, esse exame poderá ser concomitante ao ato cirúrgico. Muitas vezes, após a pielografia percutânea, realiza-se teste de perfusão com avaliação da pressão pélvica (teste de Whitaker)[10] para quantificar melhor o grau de obstrução pieloureteral ou ureterovesical. Esse procedimento pretende reproduzir, artificialmente, a resistência ao fluxo urinário para o ureter ou do ureter dilatado para a bexiga e está indicado quando a eventual obstrução não foi definida pelo teste radioisotópico do DTPA (Figura 5.5).

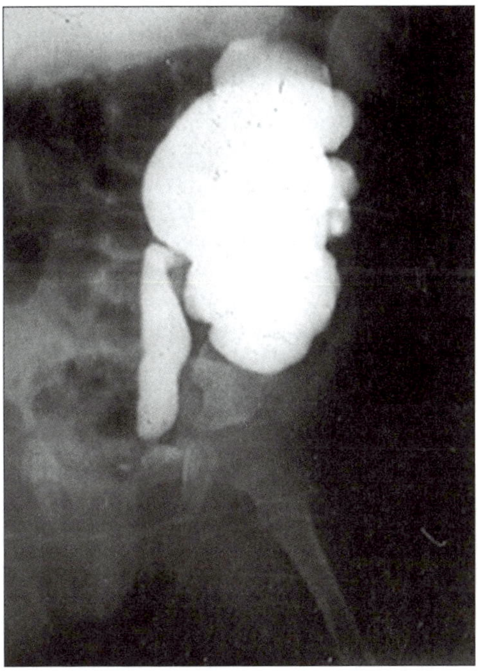

Figura 5.5 A pielografia anterógrada por punção percutânea pode definir melhor a dilatação/obstrução ou definir o diagnóstico: havia concomitante obstrução na junção ureteropiélica e na junção ureterovesical.

7. Tomografia computorizada (TC) e ressonância magnética (RM): o papel da TC e da RM é limitado. Esses procedimentos são utilizados não rotineiramente em

situações mais complicadas em que os métodos anteriores não definiram o diagnóstico. A urografia com RM que utiliza o contraste gadolínio (Gd – RM), está sendo utilizada em crianças com hidronefrose, proporcionando imagens superiores tanto de rim como ureter, com excelente resolução espacial e tridimensional, quando comparadas com renografia diurética renal (MAG-3, DTPA)[11].

QUADRO CLÍNICO

No BAM do HC-FMUSP, constam os diagnósticos das malformações do trato urinário que recebem o primeiro atendimento (Tabelas 5.1 a 5.3).

Tabela 5.1 – Anomalias geniturinárias (de fevereiro de 2005 a junho de 2008)

121 casos/5.509 nascimentos = 2,19% de "gestação de alto risco"

Diagnóstico antenatal	-	107 (88,4%)
Sem seguimento	-	4 (6,6%)

Tabela 5.2 – Tipo e frequência de malformações nos recém-nascidos admitidos no Berçário Anexo à Maternidade do HC-FMUSP (de fevereiro 2005 a junho de 2008)

Tipo	Nº	(%)
Hidronefrose (estenose de junção pieloureteral)	40	(32,0)
Rim multicístico	14	(11,2)
Rim multicístico e estenose de junção pieloureteral	2	(1,6)
Mielomeningocele	19	(15,2)
Megaureter	5	(4,0)
Duplicidade com ureterocele	5	(4,0)
Válvula de uretra posterior	8	(6,4)
Agenesia renal unilateral	7	(5,6)
Refluxo vesicoureteral	4	(3,2)
Prune belly	4	(3,2)
Anomalia anorretal	3	(2,4)
Duplicidade pieloureteral	2	(1,6)
Outros	12	(9,6)
Total	125	(100)

Tabela 5.3 – Cirurgias realizadas em 23 de 121 pacientes (19%) correlacionadas com doenças e idades

Doença	Nº de cirurgias	Procedimento	Idade
Estenose de JUP unilateral	7	Pieloplastia	1 a 10 meses
Estenose de JUP bilateral	2	Pieloplastia	1 mês e 15 dias
Ureterocele	4	Heminefrectomia	2 a 7 meses
Válvula de uretra posterior	2	Fulguração	1 mês
Hidrocolpos	1	Vaginostomia	2 meses
Prune belly	2	Reconstrução/vesicostomia	1 ano e 2 meses
Megalouretra	1	Vesicostomia	20 dias
Refluxo vesicoureteral	2	Vesicostomia/ureterostomia	3 a 4 meses
Mielomeningocele	1	Vesicostomia	1 mês
Extrofia vesical	1	Correção de extrofia	1 mês

Fonte: Setor Urologia Perinatal/Berçário Anexo à Maternidade do HC-FMUSP. JUP: junção pieloureteral.

ANOMALIAS MAIS FREQUENTES E CONSIDERAÇÕES CIRÚRGICAS

Estenose de Junção Pieloureteral

A estenose de junção pieloureteral (JUP) é a anomalia mais frequente, com incidência de 1:1.000 recém-nascidos, predominando em meninos. Inicialmente, a suspeita diagnóstica antenatal pode ser confirmada pelo exame físico, que, muitas vezes, apresenta massa palpável em loja renal. A USG pós-natal mostra imagens cavitárias que podem sugerir cistos, mas, diferentemente destes, trata-se de cavidades comunicantes entre si. A presença de um cisto maior no hilo renal e de cistos menores e periféricos sugere hidronefrose pelas imagens que correspondem a bacinete e cálices, respectivamente.

A cintilografia renal com DTPA (função glomerular) é o exame ideal para avaliar a função renal de filtração de ambos os rins. Os critérios para indicação cirúrgica da obstrução apresentam muitas variáveis e uma delas seria, por exemplo, a função renal menor do que 40%. A cirurgia para correção da estenose deve ser recomendada nos primeiros 6 meses de vida. Se a função renal for acima desse valor, sugere-se seguimento clínico com repetidas cintilografias após 3, 6 e 12 meses, e a correção cirúrgica poderá ser realizada se ocorrer deterioração da função renal. Atualmente, a hidronefrose unilateral tem sido considerada uma patologia benigna diante da recuperação da função renal observada em grandes séries de RN submetidos a tratamento clínico expectante. Deve-se administrar antibioticoterapia profilática e realizar acompanhamento sistemático da função renal[12] (Figura 5.6) (Tabela 5.4).

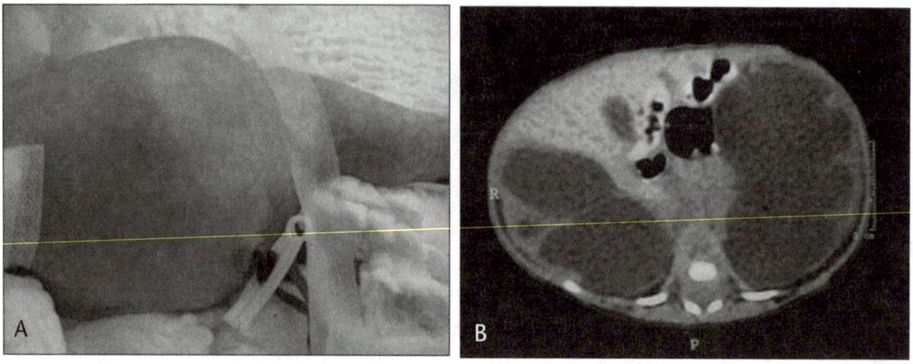

Figura 5.6 A: massa palpável bilateral, recém-nascido de 32 semanas e com 1 dia de vida; B: tomografia de abdome identificando a hidronefrose bilateral e a cortical renal bastante afilada. Foi realizada derivação urinária (pielostomia bilateral).

Tabela 5.4 – Diâmetro anteroposterior da pelve renal antenatal e eventual prognóstico pós-natal[13]

	Dilatação	Classificação	Prognóstico
Pelve renal	< 15 mm	Leve	Regressão
	15 a 30 mm	Moderada	70% evoluem
	> 30 mm	Grave	Geralmente é cirúrgico

Rim Multicístico

A imagem ultrassonográfica de múltiplos cistos renais, sem parênquima renal visível e ureter não identificado induz ao diagnóstico de rim multicístico. A diferenciação com hidronefrose por estenose de JUP é difícil, principalmente quando o número de cistos é pequeno, os quais podem ser confundidos com cálices dilatados. Contrariamente à estenose de JUP, a avaliação com radioisótopo (DMSA) demonstra ausência de função desse rim. Excepcionalmente quando persistir a dúvida do diagnóstico diferencial entre rim multicístico e rim com hidronefrose, pode-se indicar a punção percutânea para realizar uma pielografia.

A conduta deve ser discutida com os pais: quando o rim contralateral é normal, o seguimento clínico com exames de USG semestrais é a conduta universal adotada até 4 ou 5 anos de idade. O rim multicístico tende a involuir e se comporta silenciosamente. Outra conduta proposta aos pais pode ser a nefrectomia, sem a necessidade de avaliações periódicas e sem riscos potenciais de hipertensão, infecção e/ou degeneração maligna em alguns casos[14] (Figura 5.7).

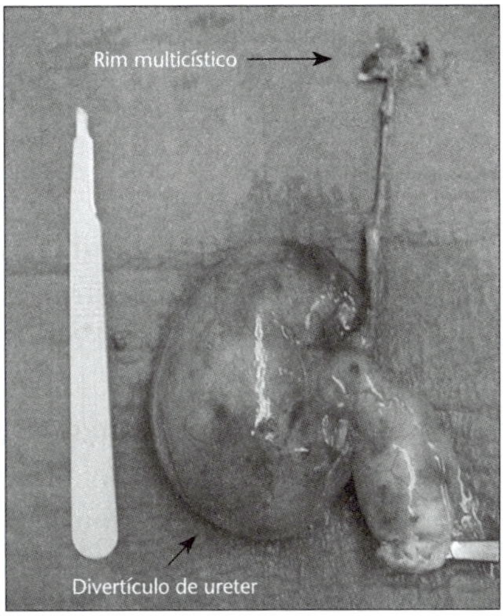

Figura 5.7 Peça cirúrgica (nefroureterectomia) mostrando rim multicístico displásico associado a gigante divertículo de ureter (setas). (Veja imagem colorida no encarte.)

Megaureter

Dos RN, principalmente aqueles com diagnóstico antenatal, 50% são assintomáticos e assim continuarão, com regressão espontânea da dilatação das vias excretoras e melhora da função renal que deve ocorrer até os 2 anos de idade. O megaureter com pior evolução é aquele com diâmetro maior do que 10 mm, cuja uretero-hidronefrose é decorrente de um componente obstrutivo, que impõe tratamento cirúrgico (derivação urinária) nos primeiros meses de vida. A avaliação funcional renal por meio de renograma radioisotópico e cintilografia renal pode definir o grau de comprometimento da função renal e confirmar se a dilatação ureteral é obstrutiva ou não[15,16] (Figura 5.8).

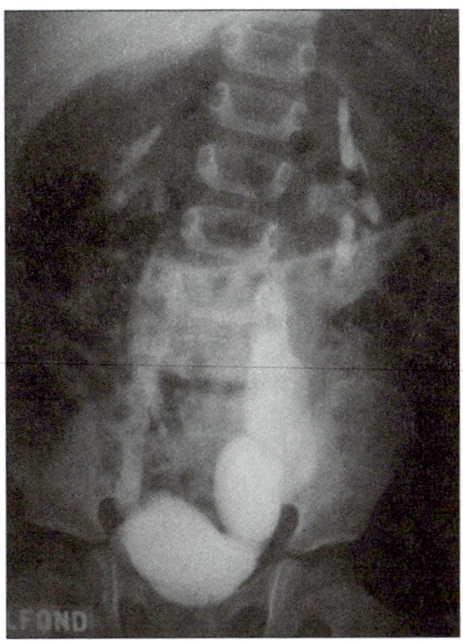

Figura 5.8 Megaureter unilateral, dilatação importante de vias excretoras, principalmente no segmento pélvico. O calibre do ureter excede 10 mm (megaureter segmentar).

Ureterocele e Duplicação Ureteral

Na infância, a ureterocele está geralmente associada à duplicação do sistema pielocalicial, mas pode também ocorrer em unidade simples da via excretora. Por definição, ureterocele corresponde à dilatação congênita do ureter intravesical com estenose do meato ureteral e uretero-hidronefrose variável. Além do risco de infecção urinária causada por obstrução e estase urinária, a ureterocele pode dificultar o esvaziamento vesical. Nos RN, ocasionalmente, está indicada a intervenção para descompressão da unidade obstruída já nas primeiras semanas de vida. Pode ser realizada por nefrostomia, ureterostomia ou preferencialmente por incisão da ureterocele por via endoscópica[17]. Esses procedimentos facilitam o tratamento da infecção e a recuperação funcional e anatômica da unidade renal comprometida (Figura 5.9).

Refluxo Vesicoureteral

As dilatações ureterais decorrentes do refluxo vesicoureteral (RVU) são, em geral, menores do que as consequentes ao megaureter. O RVU neonatal associado com hidronefrose antenatal tem incidência preponderante no menino e é usualmente de alto grau. A USG pós-natal normal não deve excluir a cistouretrografia. O refluxo de alto grau no RN pode ser associado à deterioração da função renal antes mesmo da instalação da infecção urinária. Mesmo na presença de dilatação importante e ausência de infecção urinária recorrente, a maioria dos RVU melhora e pode desaparecer espontaneamente[16]. Igualmente, deve ser feito diagnóstico diferencial entre RVU primário e secundário, este decorrente de bexiga neurogênica, válvula de uretra posterior, entre outros.

Cerca de 50% das crianças com diagnóstico precoce de refluxo de alto grau no sexo masculino têm DMSA anormal; não se trata de lesão renal adquirida do parênquima renal causada por infecção urinária, mas sim de anomalia estrutural congênita, ou seja, displasia congênita[18].

Diante de RVU com bom esvaziamento vesical, deve-se optar por conduta expectante com quimioprofilaxia prolongada. Apenas nas dilatações maciças, com grave comprometimento funcional, podem-se instituir derivações urinárias temporárias do tipo vesicostomia ou ureterostomia cutânea. A história natural do RVU revela melhora e cura espontânea com a idade, razão pela qual o tratamento cirúrgico está indicado apenas em situações muito especiais e raramente antes do primeiro ano de vida[19,20] (Figura 5.9).

No Quadro 5.1, há algumas considerações importantes sobre o RVU antenatal.

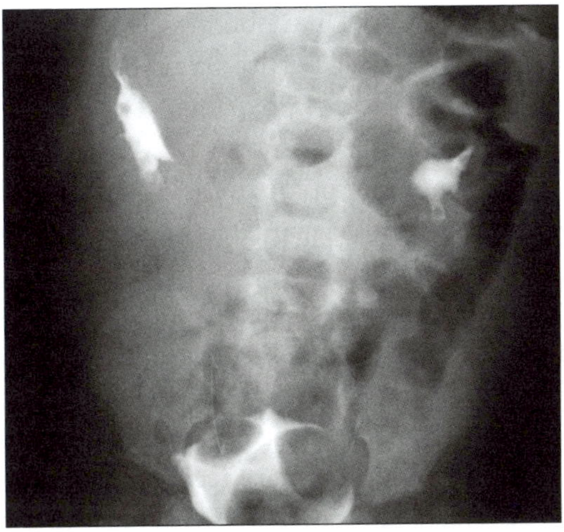

Figura 5.9 Urografia excretora com sinais de duplicidade pieloureteral bilateral e com imagem negativa intravesical (ureterocele bilateral).

Quadro 5.1 – Resumo de refluxo vesicoureteral antenatal

- 86% são diagnosticados no período antenatal
- Refluxo vesicoureteral de alto grau: 50% apresentam cicatrizes renais no DMSA
- Resolução espontânea ocorre em 50% dos refluxos vesicoureterais grau IV após 2 anos
- Infecção urinária ocorre geralmente aos 3 meses de idade
- Considerar circuncisão
- Quimioprofilaxia: indicados cefalosporina, amoxicilina e sulfatimetropim

Válvula de Uretra Posterior

A válvula de uretra posterior (VUP) é a causa mais comum e mais grave de obstrução infravesical em meninos. O diagnóstico ultrassonográfico antenatal presuntivo de VUP é reforçado no exame físico quando há tumoração hipogástrica ("bexigoma") que se reduz pouco com a micção. O estado geral do RN pode estar comprometido e agravado por fatores prévios antenatais relacionados ao oligodrâmnio (insuficiência respiratória) e à insuficiência renal obstrutiva.

O exame ultrassonográfico demonstra dilatação do trato urinário, com eventual presença de ascite urinária. A função renal pode estar comprometida já nos primeiros dias de vida e, não raramente, as crianças acometidas desenvolvem sepse urinária quando não tratadas a tempo.

O diagnóstico de certeza da VUP é obtido pela uretrocistografia miccional, com identificação da dilatação característica da uretra posterior e da hipertrofia secundária do colo vesical (Figura 5.10).

A conduta de urgência é a drenagem urinária vesical quando necessária, seja por cateter uretral, seja por punção suprapúbica. Deve-se instituir antibioticoterapia monitorizada pela função renal e aguardar a recuperação anatômica e funcional do trato urinário.

O tratamento definitivo é a cauterização endoscópica da válvula, seja por via anterógrada (transvesical, pelo orifício da cistostomia), seja retrógrada (pela uretra), desde que haja endoscópios pediátricos. Em RN com descompensação metabólica grave, urosepse ou dilatação maciça do trato urinário superior, está indicada derivação urinária alta (ureterostomia) para facilitar, ao máximo, a drenagem da urina e o tratamento da infecção urinária. A vesicostomia, até recentemente indicada como técnica satisfatória de derivação, é assunto de controvérsia. Esse procedimento tem sido evitado pelo fato de desfuncionalizar a bexiga, pois, muitas vezes, não drena de maneira adequada o trato urinário superior. Com o diagnóstico antenatal e a instituição precoce do tratamento clínico e/ou cirúrgico, logo após o nascimento, o prognóstico desses pacientes tem melhorado sensivelmente, permitindo uma boa recuperação anatômica e funcional na maioria dos casos[21] (Figura 5.11).

Algumas considerações finais importantes sobre a válvula de uretra posterior são encontradas no Quadro 5.2.

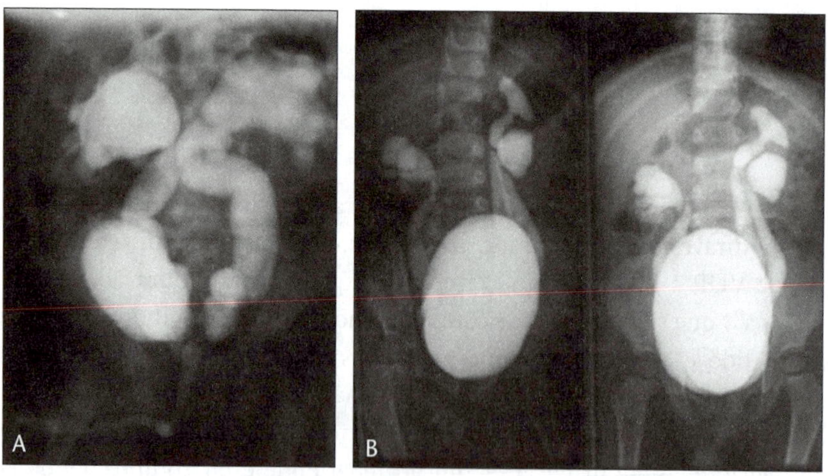

Figura 5.10 A: cistouretrografia miccional: refluxo vesicoureteral bilateral em recém-nascido com 8 dias, grau V; B: refluxo vesicoureteral bilateral, graus IV/V, após 2 anos de quimioprofilaxia. Notam-se agora sinais de duplicidade bilateral com refluxo à esquerda e na unidade inferior direita.

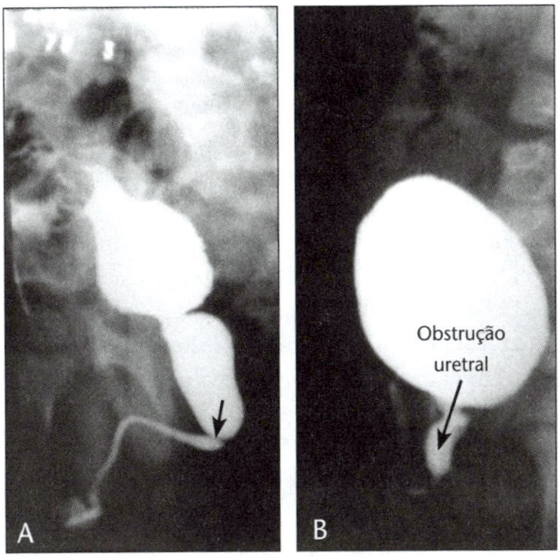

Figura 5.11 A: cistouretrografia mostrando obstrução na uretra posterior (válvula de uretra posterior) sem refluxo vesicoureteral secundário. A uretra posterior está bastante dilatada e obstruída; B: pós-eletrofulguração da válvula: ausência de refluxo e diminuição importante da dilatação uretral.

Quadro 5.2 – Resumo sobre válvula de uretra posterior

- Deve-se fazer avaliação diagnóstica detalhada: ultrassonografia, cistouretrografia miccional, cintilografia renal e renograma
- A conduta neonatal depende da função renal e das condições do recém-nascido, como hipoplasia pulmonar e prematuridade
- Prognóstico: amplo espectro de acometimento sistêmico e insuficiência renal terminal

CONCLUSÕES

Toda gestante deveria, durante o seguimento pré-natal, ser submetida a pelo menos um exame ultrassonográfico morfológico, realizado em condições satisfatórias e por profissional habilitado, com o propósito de afastar possíveis malformações nefrourológicas. Caso haja suspeita de tais malformações, o seguimento deve ser mais apurado, e o parto realizado em tempo hábil, a fim de se obter confirmação diagnóstica pós-natal. Seguindo um roteiro preestabelecido de exames complementares, é possível tratar a patologia com segurança, permitindo que o RN receba alta hospitalar em boas condições. É obrigatório o seguimento ambulatorial multidisciplinar, com consultas pediátricas e nefrourológicas periódicas.

REFERÊNCIAS BIBLIOGRÁFICAS

1. Elder JS, Duckett Jr. JW. Prenatal urology. In: Gillenwater JY, Grayhack JT, Howards SS, Duckett Jr. JW. Adult and pediatric urology. 2nd ed. Chicago: Year Book Medical Publishers; 1991. p.1711.
2. Giron AM, Dénes FT, Queiroz e Silva FA, Arap S. Urologia perinatal: parte 2. J Bras Urol. 1994;20(2):1-8.
3. Grignon A, Filion R, Filiatrault D. Urinary tract dilatation in utero. Radiology. 1986;160(3):645-7.
4. O'Flynn KL, Cough DCS, Guptas S, et al. Prediction of recovery in antenatal diagnosed hydronephrosis. Brit J Urol. 1993;71(4):478-80.
5. Sadeck LSR, Bunduki V, Giron AM, Falcão MC. Revisão/atualização em nefrologia pediátrica: diagnóstico e abordagem das anomalias nefro-urológicas. J Bras Nefrol. 1998;20(1):60-7.
6. Wiener JS, O'Hara SM. Optimal timing of initial postnatal ultrasonography in newborns with prenatal hydronephrosis. J Urol. 2002;168(4 Pt 2):1826-9.
7. Richard SL, Marc C, Daniel DK, Hiep TN. Antenatal hydronephrosis as a predictor of postnatal outcome: a meta-analysis. Pediatrics. 2006;118(2):586-93.
8. Conway JJ, Maizels M. The "well tempered" diuretic renogram: a standard method to examine the asymptomatic neonate with hydronephrosis or hydroureteronephrosis. A report from combined meetings of The Society for Fetal Urology and members of The Pediatric Nuclear Medicine Council – The Society of Nuclear Medicine. J Nucl Med. 1992;33(11):2047-51.
9. Karam M, Feustel PJ, Goldfarb CR, Kogan BA. Diuretic renogram clearance half-times in the diagnosis of obstructive uropathy: effect of age and previous surgery. Nucl Med Commun. 2003;24(7):797-807.
10. Fung LC, Khoury AE, McLorie GA, Chait PG, Churchill BM. Evaluation of pediatric hydronephrosis using individualized pressure flow criteria. J Urol. 1995;154(2 Pt 2):671-6.
11. Chu WC, Lam WW, Chan KW, Yeung CK, Lee KH, Sihoe JD. Dynamic gadolinium-enhanced magnetic resonance urography for assessing drainage in dilated pelvicalyceal systems with moderate renal function: preliminary results and comparison with diuresis renography. BJU Int. 2004;93(6):830-4.
12. Rivas S, Hernandez F, Lopez-Pereira P, Martinez-Urrutia MJ, Lobato R, Jaureguizar E. Pyeloplasty follow-up. How and how long? Cir Pediatr. 2004;17(3):129-32.
13. Dhillon HD. Perinatal urology. In: Godbole P, Gearhart JP, Wilcox DC. Clinical problems in pediatric urology. Malden: Blackwell Publishing; 2006. p.9-19.
14. Chen YH, Stapleton FB, Roy S, Boe N. Neonatal hypertension from unilateral multicistic dysplastic kidney. J Urol. 1985;133(4):664-5.
15. Baskin LS, Zderic AS, Snyder HM, Duckett JW. Primary dilated megaureter: long-term follow-up. J Urol. 1994;154(2):618-21.
16. Alexander LH, Dhillon HK, Yeung CK, Diamond DA, Duffy PG, Ransley PG. Clinical outcome and a management of prenatally diagnosed primary megaureters. J Urol. 1994;152(2 Pt 2):614-7.
17. Stuart O'Toole. Congenital anomalies of the kidney and ureter. In: Godbole P, Gearhart JP, Wilcox DC. Clinical problems in pediatric urology. Malden: Blackwell Publishing; 2006. p.88-100.
18. Mouriquant P. Vesicoureteral reflux. In: Godbole P, Gearhart JP, Wilcox DC. Clinical problems in pediatric urology. Malden: Blackwell Publishing; 2006. p.75-87.
19. Farhat W, McLoire G, Geary D, Capolicchio G, Bägli D, Merguerian P, et al. The natural history of neonatal vesicoureteral reflux associated with antenatal hydronephrosis. J Urol. 2000;164(3 Pt 2):1057-60.
20. Phan V, Traubici J, Hershenfield B, Stephens D, Rosenblum ND, Geary DF. Vesicoureteral reflux in infants with isolated antenatal hydronephrosis. Pediatr Nephrol. 2003;18(12):1224-8.
21. Peters CA. Perinatal urology. In: Kavoussi LR, Novick AC, Partin AW, Peters CA. Campbell-Walsh Urology. 9th ed. Philadelphia: Saunders Elsevier; 2007. p.3176-97.

Anomalias do desenvolvimento renal 6

Frederico Arnaldo de Queiroz e Silva

Após ler este capítulo, você estará apto a:

1. Descrever a anomalia renal a partir de erros no desenvolvimento das matrizes: blastemas metanefrogênicos e brotos ureterais.
2. Indicar os métodos diagnósticos das anomalias estruturais renais.
3. Descrever doenças renais císticas de transmissão genética.

INTRODUÇÃO

As malformações dos parênquimas renais podem ser classificadas com base nas características macro ou microscópicas que apresentam. Essas anomalias não são excludentes entre si, isto é, podem coexistir, mesmo que em graus variáveis, uni ou bilateralmente. Considera-se, no entanto, que o somatório de lesões microscópicas pode alterar as características macroscópicas dos rins.

De forma simplificada, os parênquimas renais são constituídos de elementos secretores de urina (os néfrons) e de estruturas coletoras desta, ou seja, de ductos coletores intrarrenais de qualquer ordem de grandeza, cálices e bacinetes. As anomalias dos néfrons e/ou dos seus ductos coletores devem, em tese, ser atribuídas a erros no desenvolvimento das matrizes organogênicas daquelas estruturas, ou seja, os blastemas metanefrogênicos e os brotos ureterais, respectivamente.

BLASTEMAS METANEFROGÊNICOS E BROTOS URETERAIS

Os blastemas metanefrogênicos são duas matrizes organogênicas que primitivamente têm as seguintes características: são grupamentos celulares amorfos contínuos, independentes entre si e posicionados na região pélvica do embrião de cada lado da futura bexiga e que darão origem a toda população de néfrons do rim definitivo. Os brotos ureterais, por sua vez, são duas matrizes organogênicas que emergem dos segmentos distais dos ductos mesonéfricos, ou de Wolff, também posicionados de cada lado da bexiga, e que formarão todo o sistema coletor do trato urinário definitivo, ou seja, desde os ductos coletores intrarrenais de terceira ordem até o meato ureteral, habitualmente situado na bexiga (Figura 6.1). Os brotos ureterais tendem a se alongar cranialmente, dilatar a extremidade superior para formar o bacinete, dicotomizar-se para formar os grandes cálices e, posteriormente, dicotomizar-se progressivamente para penetrar os blastemas em toda a sua extensão. Nesse processo, o broto induzirá a diferenciação das áreas adjacentes dos blastemas metanefrogênicos de forma a recolher todas as secreções urinárias originárias dos néfrons (Figura 6.2). Os blastemas metanefrogênicos primitivos deverão diferenciar-se para formar os néfrons, migrar ipsilateralmente, rodar medialmente, manter independência entre si até irem definindo a forma dos rins definitivos, posicionados nas regiões lombares do embrião[1,2] (Figura 6.3). Os brotos ureterais e os blastemas metanefrogênicos constituem um binômio organogênico indissociável e com uma relação indutor-induzido reconhecida, ou seja, os brotos ureterais são as matrizes organogênicas indutoras, e os blastemas metanefrogênicos, as induzidas. Partindo da premissa de que não pode haver estrutura induzida na ausência do indutor correspondente, deve-se concluir que no embrião definitivo pode existir ureter sem rim, mas não haverá rim sem ureter, configurando o "ureter em fundo cego".

Os néfrons, responsáveis pela formação das secreções urinárias, deverão harmonizar-se anatômica e funcionalmente com os ductos coletores intrarrenais, responsáveis pela coleção e pelo transporte daquelas secreções. Qualquer interferência perversa, genética e/ou ambiental, em algum momento da organogenese dos elementos retrocitados, origina malformações macro e/ou microscópicas dos parênquimas renais.

MALFORMAÇÕES MACROSCÓPICAS

Por razões de ordem didática, as anomalias macroscópicas serão apresentadas antes das microscópicas e pressupõem normalidade destas, ou seja, aquelas que afetam os néfrons e os ductos coletores intrarrenais. Serão consideradas macroscópicas as malformações renais de: superfície, volume, número, fusão ou forma, migração e rotação (Quadro 6.1).

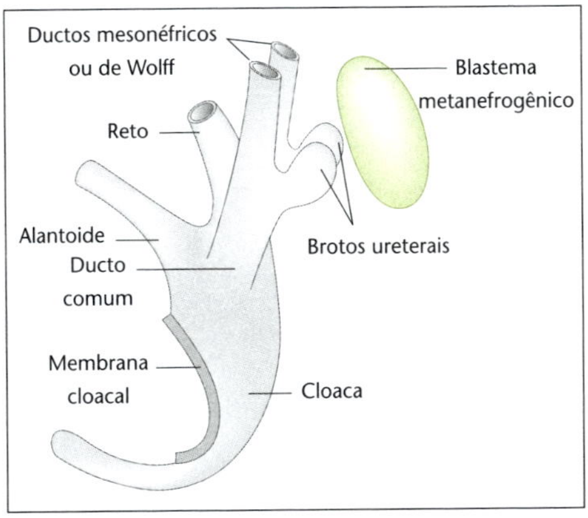

Figura 6.1 Broto ureteral emergindo do ducto mesonéfrico e penetrando o blastema metanefrogênico[1].

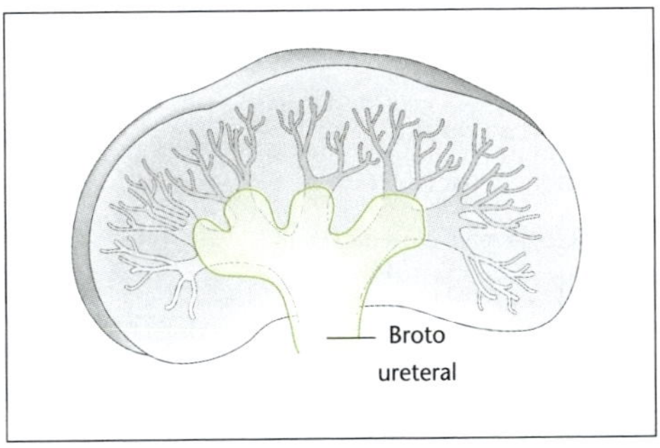

Figura 6.2 Broto ureteral no nível do seio renal e no interior do blastema metanefrogênico[2].

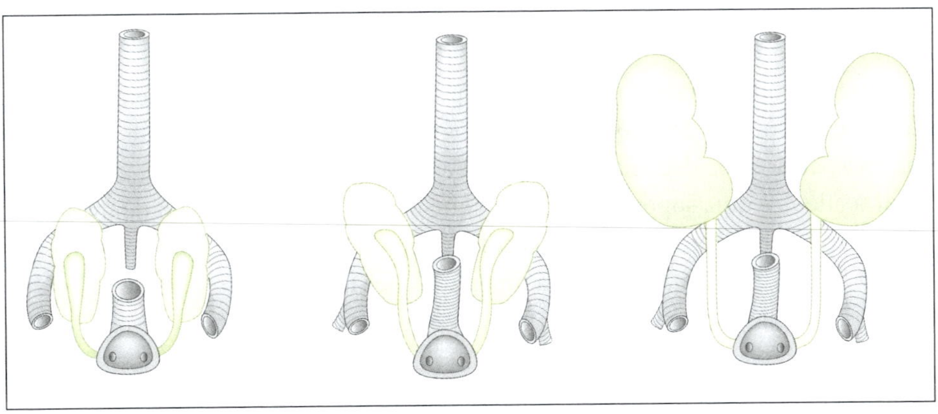

Figura 6.3 Ascensão e rotação interna dos blastemas metanefrogênicos[2].

Quadro 6.1 – Anomalias macroscópicas do desenvolvimento renal[1]

Superfície
■ Rim lobular
Volume
■ Rim hipoplásico
■ Rim com hipertrofia vicariante
Número
■ Rim duplo fundido
■ Agenesia renal
■ Rim supranumerário
Fusão ou forma
■ Rim "em bolo"
■ Rim "em ferradura"
■ Rim "sigmoide"
■ Rim "anular"
Migração ou posição
■ Ectopia renal simples
■ Ectopia renal cruzada
■ Ectopia renal torácica
Rotação
■ Rotação renal reversa
■ Super-rotação renal

Anomalias Renais de Superfície

Os blastemas metanefrogênicos serão penetrados pelos brotos ureterais, que estão em um processo de dicotomização progressiva, para induzirem a diferenciação das áreas adjacentes daqueles blastemas. Pela natureza desse processo, a estrutura amorfa adquire uma superfície irregular, que lembra aquela do cacho de uvas, mas que, ao término do processo de desenvolvimento, torna-se lisa, e cada blastema adquire a forma definitiva, que lembra um grão de feijão.

Rim lobular

O parênquima renal, que na forma definitiva conserva a sua superfície irregular, é denominado rim lobular ou rim com lobulação fetal.

Anomalias Renais de Volume

Se os blastemas sofrerem uma parada ou estímulo exagerado de desenvolvimento pelas renotrofinas, resultarão anomalias que alterarão o volume dos rins definitivos.

Rim hipoplásico

Historicamente, essa denominação foi usada para caracterizar todos os rins pequenos, ou seja, com volumes menores do que o normal (Figura 6.4). Verificou-se, no entanto, que essa diminuição volumétrica tanto poderia ser congênita quanto adquirida, secundária, como na nefropatia consequente ao refluxo vesicoureteral[3,4]. Atualmente, reserva-se o termo hipoplasia para os rins congenitamente pequenos, com menor número de cálices e, ao exame microscópico, menor densidade de néfrons. Rim pequeno com poucos cálices ao exame urográfico é um bom indício para se suspeitar de hipoplasia, aspecto que, no entanto, deverá ser histologicamente confirmado.

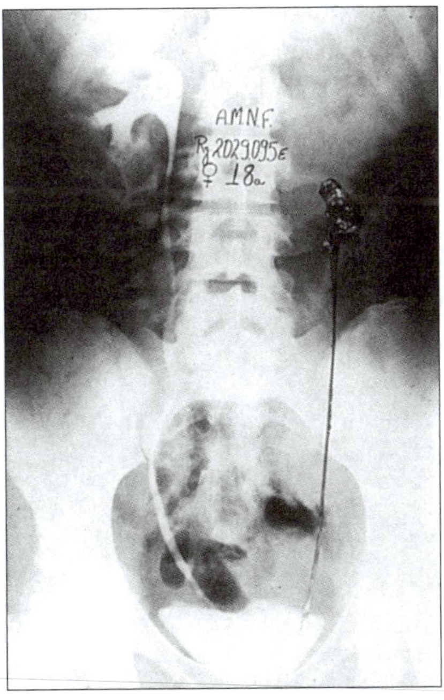

Figura 6.4 Hipoplasia renal esquerda: montagem de peça cirúrgica sobre urografia.

Rim com hipertrofia vicariante

Nesse tipo de anomalia, existe um aumento volumétrico do parênquima renal, condição que está habitualmente associada à agenesia ou à hipoplasia renal contralateral, razão pela qual essa hipertrofia é denominada vicariante ou compensadora. A hipertrofia vicariante é mais evidente nas patologias congênitas do que nas adquiridas e, nestes casos, há aumento de diurese por esse rim, o que pode provocar discreta dilatação das vias excretoras. Esse fato que pode falsear a interpretação de um exame ultrassonográfico feito com sobrecarga hídrica, no qual a informação de aumento de volume do rim e/ou dilatação das vias excretoras, deve ser recebido com reservas.

Anomalias Renais de Número

Essas anomalias tanto podem ser para menos, a agenesia renal uni ou bilateral, quanto para mais, os rins supranumerários. No entanto, existe uma malformação em que há dois rins, mas há bifidez ou duplicidade das vias excretoras: o rim duplo fundido.

Rim duplo fundido (duplicidade pieloureteral)

A rigor, trata-se de mais uma anomalia de dicotomização precoce de broto ureteral único ou de broto duplo, no caso da bifidez ou da duplicidade, respectivamente. A forma e o volume dos rins duplos congênitos são praticamente normais[2] (Figura 6.5).

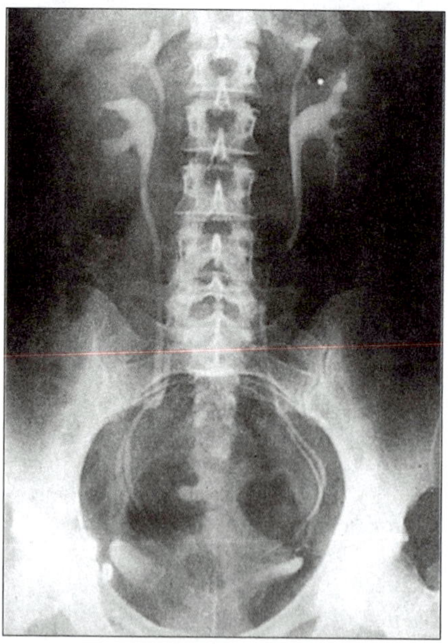

Figura 6.5 Rim duplo fundido bilateral: aspecto urográfico.

Agenesia renal

A inexistência do broto ureteral e/ou a refratariedade do blastema ao estímulo indutor deste trarão como consequência a agenesia renal uni ou bilateral. Quando unilateral, a condição é compatível com vida normal; quando bilateral, isso não ocorre. O diagnóstico da agenesia pode ser suspeitado pelo ultrassom ainda no período antenatal, pois, se a agenesia é bilateral, o exame identificará, adicionalmente, oligoidrâmnio intenso, o qual compromete o desenvolvimento dos pulmões. Esse quadro é extremamente grave e quase sempre fatal, pois a insuficiência respiratória aguda, agravada pela insuficiência renal, condena o recém-nascido a uma sobrevida muito curta. Discute-se a interrupção da gestação desses fetos[5].

Rim supranumerário

O rim supranumerário resulta da fragmentação do blastema primitivo, e as unidades obtidas podem ser tópicas ou ectópicas e drenar suas secreções para ureteres bífidos ou duplos (Figura 6.6). Não se deve confundir os rins supranumerários com os duplos fundidos, que têm parênquima único, contínuo e bifidez ou duplicidade apenas das vias excretoras (ver Figura 6.5). O volume total dos supranumerários ou dos duplos fundidos habitualmente equivale ao de um rim normal. O diagnóstico diferencial entre ambos é feito com métodos de imagem, e o tratamento, se necessário, tem de ser individualizado.

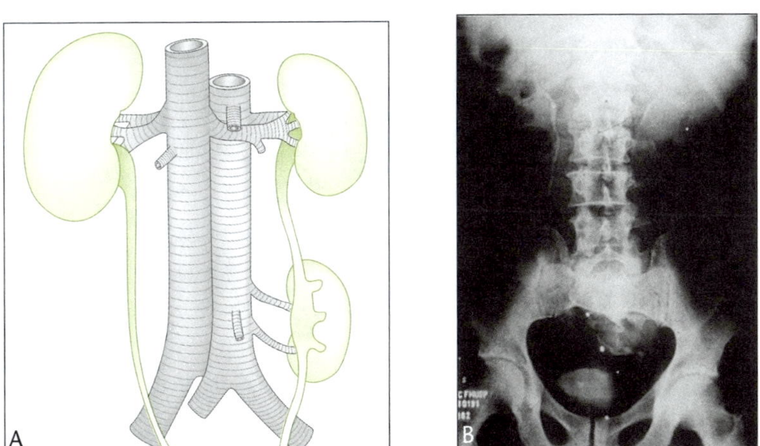

Figura 6.6 Rim supranumerário na região ilíaca. A: esquema; B: aspecto urográfico.

Anomalias Renais de Fusão ou Forma

Os blastemas, além de conservarem a continuidade do parênquima, deverão manter sua individualidade, ou seja, sua independência com relação ao outro. Se houver uma aproximação patológica entre eles na região pélvica do embrião primitivo, deverá resultar em algum grau de anomalia de fusão, fato que comprometerá a forma dos rins definitivos.

O grau de fusão e a forma que esses rins adquirem são muito variáveis, e as malformações resultantes são identificadas de acordo com algo que os torne semelhantes.

Rim "em bolo"

É decorrência da fusão maciça e total dos blastemas, do que resulta massa renal única (rim "em bolo"), a qual encontra dificuldade ou impossibilidade de migrar para a região lombar. O rim "em bolo" ocupa posição pélvica, tem bacinetes anteriorizados, disposição pielocalicial bizarra e vascularização múltipla e aleatória. Nessa anomalia de fusão, as artérias e as veias renais são habitualmente tributárias dos segmentos inferiores da aorta, da veia cava inferior e/ou dos vasos ilíacos[2]. Se necessárias, as intervenções cirúrgicas sobre esses rins são habitualmente delicadas e, idealmente, deveriam ser precedidas de avaliação urotomográfica. Deve-se tomar cuidado na indicação de nefrectomia em rins pélvicos, pois podem ser únicos ("em bolo"), e a vascularização múltipla praticamente inviabiliza uma eventual revascularização (Figura 6.7).

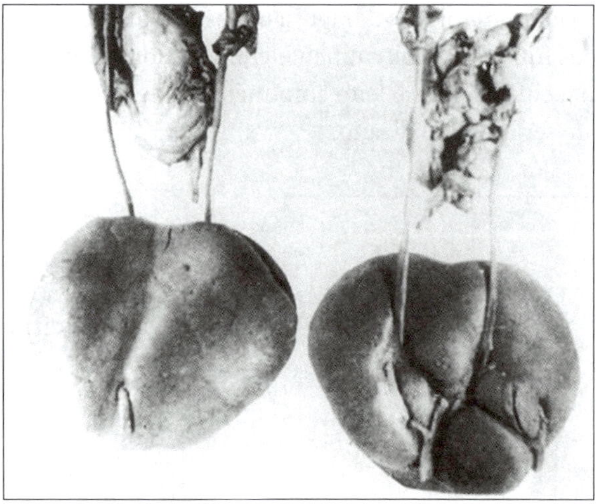

Figura 6.7 Rim "em bolo".

Rim "em ferradura"

Essa malformação é consequência da fusão dos segmentos mais inferiores dos blastemas, mantendo independentes os mais superiores. O grau de fusão é muito variável, desde uma pequena faixa de tecido fibroso até o parênquima renal com características normais. Quando a área de fusão é larga, parenquimatosa, identificam-se cálices com aspecto praticamente normais, mas sempre situados medialmente aos bacinetes respectivos (Figura 6.8). O rim "em ferradura", menos do que o rim "em bolo", também encontra dificuldade para migrar superiormente, pois os tirantes vasculares, representados pela artéria mesentérica inferior e pelos vasos ilíacos, são obstáculos à migração superior desses rins com vícios de fusão. Tendo os polos superiores separados, existe a possibilidade de migração parcial, de maneira que os rins "em ferradura" tendem a ocupar uma posição um pouco mais alta do que o rim "em bolo", mas ambos estão em uma posição mais baixa do que os rins normais[2].

Como consequência do afastamento dos polos superiores e da aproximação dos inferiores, há um desvio do eixo bipolar de cada unidade renal, o que fará com que esses eixos convirjam inferiormente, e não superiormente como nos rins normais. Sempre que se encontrarem inversão do ponto de convergência do eixo bipolar de cada rim e cálices localizados medialmente aos bacinetes respectivos, impõe-se o diagnóstico de rim "em ferradura". Os portadores dessa anomalia de fusão podem apresentar dor lombar e/ou hematuria, decorrentes da compressão do istmo nas posturas que flexionam a coluna. O rim "em ferradura" é a mais frequente das anomalias de fusão e não obrigatoriamente apresenta dificuldade de drenagem pieloureteral[2].

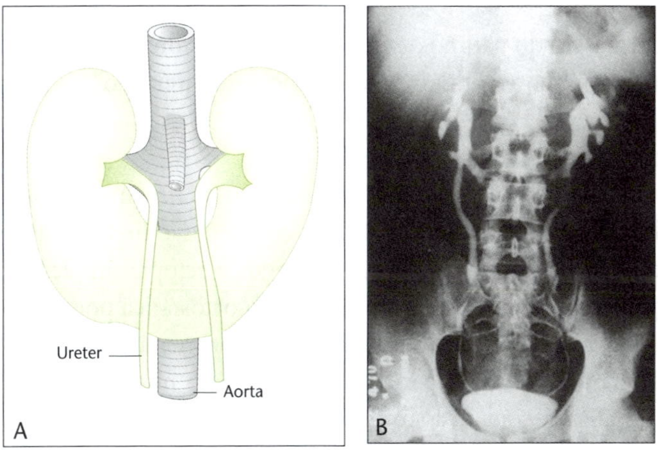

Figura 6.8 Rim "em ferradura". A: esquema; B: aspecto urográfico.

Rim "sigmoide"

O rim "sigmoide" resulta da fusão do segmento inferior de um blastema, que migra ipsilateralmente, com o superior do outro, que migra contralateralmente. A anomalia de forma resultante lembra grosseiramente um S, pelo que é chamada de "sigmoide"[6] (Figura 6.9).

Rim "anular"

Trata-se de malformação rara que resulta da fusão dos segmentos superiores e inferiores dos blastemas, os quais, mantendo-se separados nas regiões médias, sugerem a forma de anel. Rins com anomalias de fusão frequentemente apresentarão pedículo vascular bizarro e dificuldade de drenagem pieloureteral, mais sujeitos, portanto, a processos obstrutivos, infecciosos ou litiásicos[2].

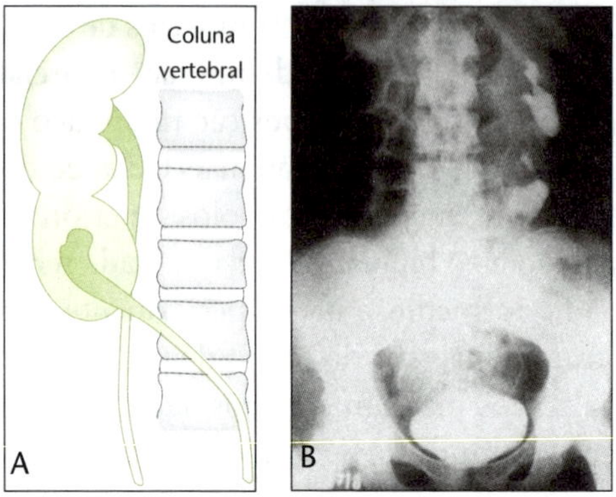

Figura 6.9 Ectopia renal cruzada com vício de fusão e rotação. A: esquema; B: aspecto urográfico.

Anomalias Renais de Migração ou Posição

Qualquer desvio do padrão de migração ascendente ipsilateral fará com que os rins definitivos apresentem algum tipo de "vício de migração".

Ectopia renal simples

É a condição na qual o rim definitivo, uni ou bilateralmente, situa-se em uma posição mais baixa do que a habitual. Nessas condições, o ureter é caracteristicamente mais curto do que o normal, fato que distingue a ectopia simples das nefroptoses. Na nefroptose, uni ou bilateral, o rim na posição ortostática pode se localizar na região lombar, baixa ou pélvica, e o ureter tem comprimento normal, ao contrário da ectopia renal, na qual o ureter é mais curto do que o normal[2]. As ectopias simples podem evoluir absolutamente assintomáticas, mas as pélvicas podem sugerir tumor ao toque vaginal (Figura 6.10).

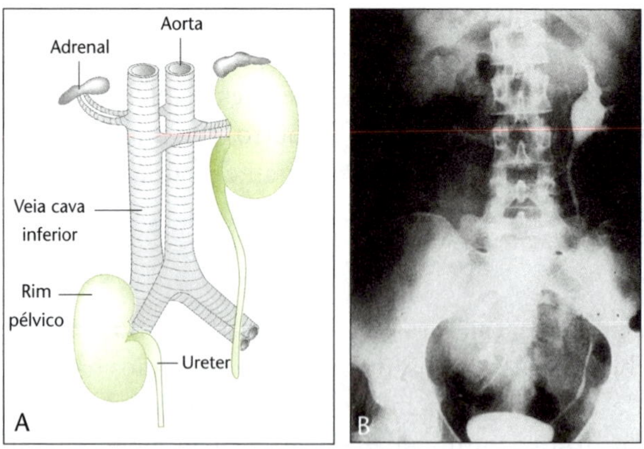

Figura 6.10 Ectopia renal pélvica à direita. A: esquema; B: aspecto urográfico.

Ectopia renal cruzada

Quando um dos rins cruza para o lado oposto, mas não se funde com aquele que manteve sua lateralidade, está caracterizada a ectopia renal cruzada sem fusão. Se houver cruzamento da linha média e fusão dos parênquimas, estará configurada a ectopia renal cruzada com fusão, malformação também conhecida como rim "sigmoide" (Figura 6.9). Distinguir uma anomalia da outra tem interesse relativo e pode ser feito com métodos propedêuticos de imagem. O rim que migrou para o lado oposto arrasta consigo apenas suas vias excretoras superiores, razão pela qual o meato do ureter correspondente a ela está normalmente posicionado na bexiga[2]. Em outras palavras, o rim é ectópico cruzado, mas o meato ureteral é tópico, o que pode ser comprovado por métodos de imagem ou endoscopicamente. Muito raramente, ambos os rins cruzam a linha média, ou seja, migram para lados opostos de seus respectivos meatos.

Ectopia renal torácica

No processo de migração ascendente, por razões desconhecidas, o rim pode ultrapassar o limite superior dessa ascensão, as cúpulas diafragmáticas. Nessas condições, uni ou bilateralmente, parcial ou totalmente, o rim fica alojado na cavidade torácica. Se não houver outra patologia associada, o diagnóstico poderá ser acidental, feito durante uma propedêutica do tórax ou do trato urinário.

Anomalias Renais de Rotação

Além da migração ascendente da região pélvica para a lombar, os rins devem fazer um movimento de rotação interna em direção à coluna vertebral, em um ângulo de aproximadamente 90°. Após essa rotação, os hilos renais que, na região pélvica, estavam posicionados anteriormente aos parênquimas respectivos ficarão posicionados medialmente a estes. Se essa rotação não se fizer da maneira descrita, os hilos renais ficarão em posições variáveis, genericamente descritas como vícios de rotação, cujos extremos são representados por rotação reversa e super-rotação[2] (Figura 6.11).

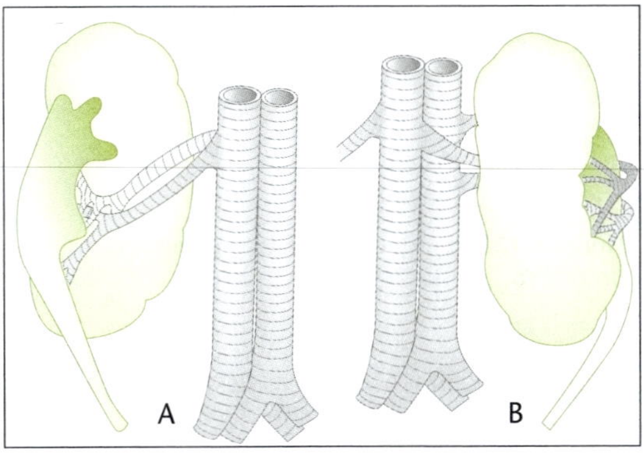

Figura 6.11 Vícios de rotação. A: reversa; B: super-rotação[2].

Rotação renal reversa

Resulta da rotação no sentido inverso daquele que foi descrito, isto é, externo com relação à coluna, afastando-se, portanto, dela (Figura 6.11A). Como consequência desse vício de rotação, o hilo renal, ou seja, vias excretoras superiores, vasos e nervos, uni ou bilateralmente, ficará lateralmente ao parênquima renal, e não medialmente a ele, como seria o normal.

Super-rotação renal

Nessa condição, o rim roda no sentido certo, internamente em direção à coluna, mas ultrapassa o limite de rotação de 90°, que seria o normal (Figura 6.11B). Se o rim rodar 270°, o hilo, uni ou bilateralmente, ficará lateralmente ao rim, como na rotação reversa. Para distinguir uma rotação reversa de 90° da super-rotação de 270°, deve-se recorrer a exames de imagem, ultrassonografia com ecodoppler e angiotomografia que localizem o trajeto dos vasos do hilo em relação ao parênquima renal. Na reversa, o pedículo vascular se localiza anterolateralmente ao rim, enquanto na super-rotação, posterolateralmente a ele[2]. Os rins que não rodam da forma habitual configuram genericamente os vícios de rotação, geralmente com pouco significado clínico (Figura 6.12).

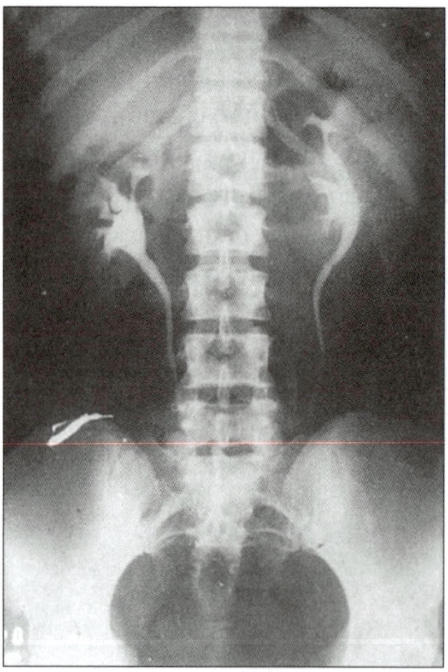

Figura 6.12 Rim esquerdo com vício de rotação: aspecto urográfico.

As anomalias de número, fusão, migração e rotação podem associar-se aleatoriamente, dando origem a malformações complexas.

MALFORMAÇÕES MICROSCÓPICAS

Essas anomalias do desenvolvimento dos parênquimas renais afetam os diversos segmentos dos néfrons e/ou túbulos coletores intrarrenais de qualquer ordem. Para estudá-las, é necessário uniformizar terminologias, sinonímias e conceitos, os quais são muito polêmicos. Essas dificuldades motivaram a formação de um comitê da Academia Americana de Pediatria cujo propósito foi tentar uniformizar a linguagem correlata e estabelecer critérios mais explícitos para reconhecer as disgenesias com critérios menos elásticos e classificá-las[3,4]. Esse comitê estabeleceu que, para melhor estudá-las e entendê-las, é necessário recolher informações individuais e também histopatológicas, e, no caso de disgenesias transmissíveis, são fundamentais informações genéticas. Sabendo-se que muitas dessas anomalias microscópicas têm quadro clínico, laboratorial e imagenológico sugestivo, caberia à histopatologia e à genética a responsabilidade de identificá-las de forma mais confiável[4]. Diz-se apenas mais confiável, e não absolutamente confiável, com a prudência daqueles que reconhecem que o exame histopatológico não está imune a interpretações difíceis e não convergentes. Nesses exames, há nuanças muito sensíveis, "de sintonia fina", o que faz com que as interpretações nos laudos histopatológicos não sejam obrigatoriamente consensuais. Deve-se considerar, sempre, a subjetividade de cada examinador, e sabe-se que onde entra o subjetivo não sai consenso. Do que foi apontado, deve-se concluir que as anomalias microscópicas dos parênquimas renais constituem patologias de largo espectro, com interfaces em várias áreas de interesse, resultando em uma enorme dificuldade em diagnosticá-las com propriedade.

No que se refere à organogenese dessas disgenesias, atualmente é aceita a teoria de que a implantação viciosa do broto ureteral no seu ducto mesonéfrico pode ser condição necessária e suficiente para gerar anomalias microscópicas, tanto dos ductos coletores intrarrenais quanto dos diversos segmentos dos néfrons. Pode-se inferir que, do ponto de vista organogênico, as disgenesias aplásticas, hipoplásticas e displásticas parecem ser decorrentes de uma desarmonia na relação indutor-induzida, ou seja, entre o broto ureteral e o blastema metanefrogênico correspondente[2]. Essas anomalias afetam a estrutura, o tamanho e/ou a forma dos rins, e são genericamente denominadas disgenesias. Essa denominação é tão difundida e consagrada quanto inespecífica e vaga, pois não tem especificidade etimológica nem histopatológica. Além disso, as disgenesias são classicamente descritas em relação à época do seu aparecimento, mas, pelo fato de a policística do tipo infantil poder manifestar-se no adulto e a do tipo adulto na infância, verificou-se que o critério etário é falho. Desses fatos, resulta que as assim ditas disgenesias, para serem mais bem caracterizadas, deveriam ser acompanhadas de informações histopatológicas.

Algumas disgenesias císticas, transmissíveis por genes dominantes ou recessivos, devem ser estudadas sob a óptica da genética, pois podem previsivelmente afetar os descendentes dos portadores dessa anomalia.

De forma simplificada, as disgenesias são reconhecidas como aplásticas, hipoplásticas, displásticas e císticas. De todas, apenas algumas císticas têm características transmissíveis.

Diagnóstico das Disgenesias

O diagnóstico é feito principalmente por exames de imagem que fornecem informações sobre as alterações macroscópicas das disgenesias. As imagens têm sensibilidade para identificá-las, mas não têm especificidade para classificá-las. Para tanto, há necessidade de coleta de material por algum procedimento, menos ou mais invasivo, para submeter o material a uma avaliação histopatológica. Não é difícil para um imagenologista identificar uma disgenesia *lato sensu*, mas será muito importante caracterizá-la *stricto sensu*, pois, de acordo com as decisões do comitê já citado, a caracterização é baseada em critérios microscópicos. Do ponto de vista conceitual acadêmico, não há o que contestar, mas sob a óptica do médico atendente, pelos riscos envolvidos, pode ser questionada, mesmo porque na prática teria pouca utilidade, a não ser que houvesse suspeita do envolvimento de transmissibilidade genética. Sob a óptica clínica, portanto, pelo fato de as lesões estarem estabelecidas e não havendo expectativa de reversão, poderia não haver razão para progredir na investigação apenas para catalogar as disgenesias em aplásticas, hipoplásticas e displásticas. Inversamente, as císticas, pelo seu carater hereditário, têm de ser bem caracterizadas porque podem estar sendo transmitidas pelos pais dos pacientes ou para os descendentes destes.

Aplásticas

Também denominadas aplásicas, constituem um tipo extremo de disgenesia na qual não há nenhuma evidência, funcional ou imagenológica, de parênquima renal ou de vias excretoras. Em uma exploração cirúrgica eventual, evidencia-se um tecido amorfo no qual não se encontram segmentos de néfrons nem de ductos coletores na extremidade de um ureter atrófico. Se houver vestígios das estruturas retrocitadas, essas disgenesias não devem ser classificadas como aplásticas e, caracteristicamente, não se transmitem aos descendentes. Podem ser unilaterais e, quando bilaterais, comprometem a função renal de forma irreversível[7,8].

Hipoplásticas

O termo hipoplasia tem sido usado de forma indiscriminada para caracterizar qualquer rim pequeno, identificado por qualquer método de imagem. O comitê da

Academia Americana de Pediatria sugere que o diagnóstico definitivo dessa disgenesia seja histopatológico, em que o rim tem de ser primariamente pequeno, exibir uma menor densidade de glomérulos com características histológicas normais e ter um pequeno número de cálices, de um a cinco. O tamanho dos rins e o quadro clínico dependem da gravidade e da extensão das lesões, mas ocorre também que não são muito bem definidos os critérios para identificar as hipoplasias primárias das secundárias. A hipoplasia segmentar dos polos superiores dos rins sugere que essas lesões sejam secundárias ao refluxo vesicoureteral mais do que uma hipoplasia primária. A chamada "nefropatia do refluxo" é uma patologia que parece ter maior especificidade semântica do que histopatológica. As disgenesias hipoplásticas são também conhecidas como oligonefronia, para distingui-la da condição em que os glomérulos, ainda que em menor número, estão hipertrofiados, configurando uma oligomeganefronia. A extensão e a bilateralidade dessas lesões podem comprometer ou não a função renal[3,4,8].

Displásticas

As disgenesias displásticas são caracterizadas pela identificação de glomérulos e túbulos coletores imaturos, que coexistem com ilhas de tecido cartilaginoso localizadas nas camadas corticais dos rins. Se as características displásticas estiverem associadas a um menor número de néfrons imaturos, a condição é conhecida como hipodisplasia. A uni ou bilateralidade da malformação e/ou a extensão desta podem comprometer ou não a função renal[3,8,9].

Císticas

As secreções urinárias elaboradas pelos néfrons e que, por várias razões, não são coletadas e/ou conduzidas harmonicamente pelos ductos coletores intrarrenais, de qualquer ordem, darão origem às disgenesias císticas dos parênquimas renais. Algumas dessas anomalias são muito complexas, pois estabelecem-se em uma região do parênquima renal com grande atividade organogênica, onde estruturas originárias de uma matriz terão de se conectar a outras, originárias de matriz diferente da primeira. Exemplificando, é nessa área que os néfrons, que derivam dos blastemas metanefrogênicos, têm de se adequar estrutural e funcionalmente aos ductos coletores intrarrenais de terceira ordem, elementos que derivam dos brotos ureterais. Se esse processo não estiver em absoluta consonância, haverá condições para que se instalem algumas disgenesias renais císticas, que podem afetar a estrutura, o tamanho, a forma e a função dos rins definitivos[2,3,8,9].

As disgenesias císticas podem afetar ou não os descendentes, razão pela qual são classificadas em transmissíveis, dominantes ou recessivas e não transmissíveis, respectivamente (Quadro 6.2). E mais, várias disgenesias císticas fazem parte do cortejo de malformações múltiplas de várias síndromes hereditárias, como von

Hippel-Lindau, Jeune, Meckel, Goldston, Zellweger, Simopoulos, Miranda (ou de Bourneville) e Ehler-Danlos[8].

Quadro 6.2 – Disgenesias císticas[1]

Transmissíveis	Não transmissíveis
Dominantes ■ Doença policística do adulto ■ Doença cística medular ■ Doença glomerulocística familiar Recessivas ■ Doença policística da criança ■ Nefronoftise juvenil ■ Nefrose congênita	■ Doença multicística ■ Cisto simples ■ Cisto multilocular ■ Espongiose medular ■ Doença glomerulocística esporádica ■ Doença cística adquirida ■ Divertículo pielocalicial ■ Cisto parapiélico

Doenças Císticas Transmissíveis Dominantes

Doença policística do adulto

Caracteristicamente, acomete vários membros de uma mesma família e, com frequência, começa a se manifestar ao redor dos 30 anos de idade, embora possa surgir na infância. É bilateral e tem caráter progressivo, o qual ficará mais evidente com o passar dos anos. Com frequência, constatam-se cistos hepáticos e microaneurismas das artérias cerebrais do polígono de Willis, que provocam hemorragias subaracnóideas e óbito em aproximadamente 15% dos casos. Antes do aparecimento da insuficiência renal, a hipertensão, os quadros dolorosos e/ou infecciosos e as roturas dos cistos são tratados de forma conservadora. Os pacientes acometidos são bons candidatos ao transplante renal, pois a doença não é de ordem imunológica e, via de regra, agride pouco o rim transplantado. No entanto, um doador geneticamente relacionado ao paciente pode ser portador da mesma doença que o receptor, ainda que em estado incipiente.

Doença cística medular

É relativamente rara e costuma manifestar-se ao redor da terceira década com um quadro clínico de polidipsia e poliúria. A poliúria é decorrente da incapacidade de os túbulos reterem sal e é refratária ao uso de vasopressina. Essa disgenesia cística transmissível geralmente evolui para a insuficiência renal, e uma das formas de retardá-la consiste em aumentar a ingestão de líquidos e a reposição de sais[3,8,9].

Doença glomerulocística familiar

Começa a aparecer na idade adulta, mas, para ser caracterizada, precisa exteriorizar-se em duas gerações e haver dilatações glomerulares e comprometimento da função renal.

Doenças Císticas Transmissíveis Recessivas

Doença policística da criança

É muito mais rara do que a forma adulta, geralmente descoberta por acaso, tem caráter familiar, mas, como se trata de uma moléstia autossômica recessiva, só se manifesta nos embriões homozigotos e será mais grave quanto mais precoce for sua manifestação. Se, na vida fetal, os rins forem anormalmente grandes, poderão dificultar o trabalho de parto e, dependendo do grau de prejuízo da função renal, poderá haver oligoidrâmnio e hipoplasia pulmonar, condições que podem levar ao óbito já no período neonatal. Pelo fato de estar intimamente relacionada com a fibrose hepática congênita, se houver condições clínicas, o transplante duplo de rim e fígado pode ser cogitado.

Nefronoftise juvenil

O quadro clínico poliúria-polidipsia e o histopatológico são muito semelhantes aos da doença cística medular. Diferem desta na forma de transmissão e quanto à época do aparecimento, pois é geneticamente recessiva e aparece dos 6 aos 20 anos de idade. Tanto a doença cística medular quanto a nefronoftise juvenil são raras e não têm tratamento específico, exceto aumentar a ingestão de líquidos e a reposição de sais[3,7,8].

Nefrose congênita

Conhecida também como "síndrome nefrótica familiar", a nefrose congênita provoca proteinúria maciça, habitualmente refratária a tratamento. A hipoproteinemia consequente pode provocar um grande prejuízo no desenvolvimento físico, com risco de sepse. Além disso, pode levar a pessoa a óbito nos dois primeiros anos de vida, seja pela insuficiência renal seja pelas intercorrências. Histopatologicamente, a nefrose congênita é caracterizada pela dilatação dos túbulos contornados proximais, que lenta e progressivamente desenvolvem quadro de insuficiência renal.

Doenças Císticas Não Transmissíveis

Doença multicística

Embora com etimologia diferente, os termos multicístico e policístico têm o mesmo significado semântico, razão pela qual, durante muito tempo, foram usados indistintamente. Hoje, porém, está convencionado que a doença policística apresenta caráter hereditário e é transmissível por um gene dominante, enquanto a doença multicística não possui caráter familiar, ou seja, não tem caráter familiar e não é transmissível (Figura 6.13). Nesta, o volume dos cistos é muito variável, e a histopatologia poderá identificar glomérulos e túbulos com aspecto praticamente normal. Conquanto se possa identificar alguma função, habitualmente ela está irreversivelmente comprometida, uni ou bilateralmente. Quando bilateral, geralmente se identificam oligoidrâmnio e imaturidade do parênquima renal, condições que podem causar a morte no período neonatal. A ultrassonografia, ante ou pós-natal, pode sugerir que se trata de rim hidronefrótico e não multicístico, pois, com esse exame, a distinção entre eles é difícil. A presença de uma "lesão cística" medial maior (o bacinete), com outras periféricas menores (os cálices e o parênquima renal identificável), sugere mais rim hidronefrótico do que multicístico. Se forem identificadas comunicações entre as dilatações císticas, o diagnóstico de hidronefrose é reforçado, embora, raramente, alguns cistos de rins multicísticos possam comunicar-se entre si. Nos casos de rins multicísticos unilaterais, pelos riscos de hipertensão e/ou degeneração maligna desses parênquimas disgenéticos, já se recomendou nefrectomia. Atualmente, porém, após se constatar que essas complicações são raras e que os métodos imagenológicos são mais confiáveis, recomenda-se observação[3,7,8]. A nefrectomia continuaria indicada para aqueles casos em que se constata um aumento de volume progressivo dos rins multicísticos.

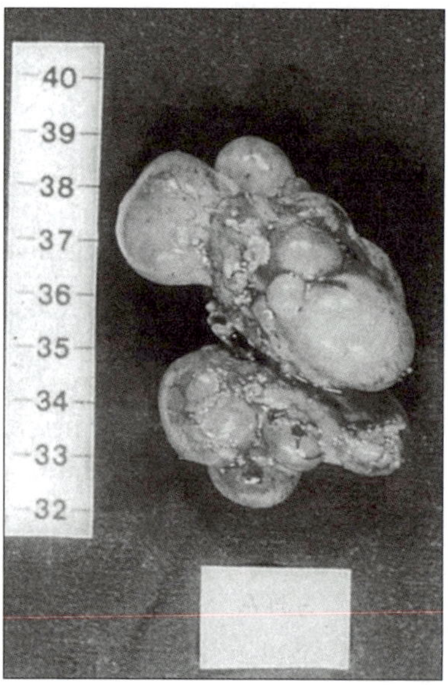

Figura 6.13 Rim multicístico (infantil).

Cisto simples

Pode ser congênito ou adquirido, único ou múltiplo, uni ou bilateral. Pelo fato de sua incidência aumentar com a idade, há quem considere o cisto simples uma patologia adquirida. O volume dos cistos é muito variável e a identificação deles é feita com maior frequência durante exames imagenológicos de rotina (Figura 6.14). Mais raramente, apresentam-se como massas abdominais palpáveis. Podem se romper espontaneamente para o espaço retroperitonial ou para as vias excretoras, dando origem a um divertículo calicial ou piélico. A hematúria, mais frequentemente microscópica sem dismorfismo eritrocitário, não é um achado raro nessa doença. À ultrassonografia, esses cistos são descritos como estruturas esferoides e anecoides, com paredes finas e limites nítidos. Quando essas características não são explícitas, "cistos complexos", deve-se recorrer a outros exames de imagem, particularmente a ressonância com gadolíneo, e tentar classificar esses cistos de acordo com a escala de Bosniak[10], para diminuir a possibilidade de ser uma neoplasia maligna com características císticas. Em condições muito particulares, pode-se recorrer à punção percutânea monitorada pelo ultrassom, para estudar o conteúdo do cisto e, eventualmente, submetê-lo a uma citologia oncótica. Quando múltiplos e bilaterais, devem ser diferenciados da doença policística dominante, investigando-se os antecedentes familiares dos pacientes. Os cistos simples, desde que não atinjam volumes preocupantes, não causem dor de difícil controle e não representem obstáculo à drenagem pieloureteral, devem ser observados. Se indicada, a terapêutica cirúrgica consiste na marsupialização do(s) cisto(s) pela via percutânea, procedimento que pode ser precedido pela tentativa de esvaziamento do cisto, seguida de injeção de líquido esclerosante, como álcool absoluto.

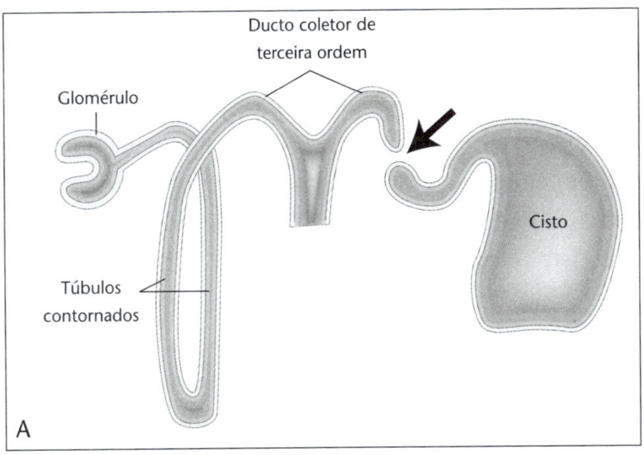

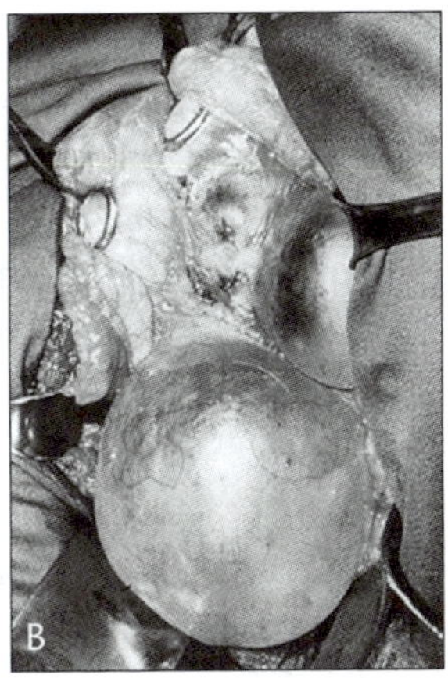

Figura 6.14 Cisto renal. A: esquema; B: aspecto operatório.

Cisto multilocular

Conhecido também como nefroma cístico multilocular, habitualmente apresenta paredes mais espessas e limites menos nítidos do que os cistos simples.

Tratam-se de lesões mais complexas, nas quais é imperioso descartar a possibilidade de uma neoplasia maligna, como o tumor de Wilms do tipo cístico. Se os exames imagenológicos não forem suficientes para excluir a possibilidade de ser uma neoplasia maligna, está indicada uma biópsia percutânea ou mesmo uma exploração cirúrgica, quando se decidirá pela tumorectomia, no caso de uma lesão bilateral, ou pela nefrectomia, para o caso de ser unilateral[5].

Espongiose medular

Os portadores dessa patologia, também conhecida como espongiose medular ou doença de Cacci-Ricci, podem ser assintomáticos ou apresentar queixa de hematúria silenciosa, macro ou microscópica, sem dismorfismo eritrocitário, cólica nefrética ou infecção urinária. O melhor exame para diagnosticar essa doença é a urografia excretora em seus tempos mais precoces e sem compressão dos ureteres. Esse exame exibirá uma imagem muito sugestiva, denominada "imagem em pincel" (*brush sign*). A espongiose medular pode afetar o parênquima renal, setorial ou universalmente, uni ou bilateralmente. Quando extensa e de grande intensidade, dará origem a uma imagem que lembra um cacho de uvas. A imagem urográfica da espongiose medular confunde-se com aquela da nefronoftise juvenil e da doença cística medular, mas, diferentemente destas, não tem caráter hereditário. Ao exame histopatológico, a espongiose medular, caracteristicamente, evidenciará dilatação cística dos ductos coletores intrarrenais justapapilares. Um pequeno número de portadores dessa disgenesia cística evolui para insuficiência renal crônica, particularmente se houver superposição de litíase e/ou infecção[3,4,8].

Doença glomerulocística esporádica

Essa doença não tem caráter familiar, razão pela qual é dita esporádica ou ocasional. Afeta difusamente o parênquima renal, é bilateral e não é acompanhada de cistos em outros órgãos. Os exames de imagem e a evolução poderão confundi-la com a doença policística dominante, mas, diferentemente desta, não tem caráter familiar. O exame histopatológico evidencia cistos glomerulares ou do espaço de Bowman[4,9].

Doença cística adquirida

Inicialmente descrita em pacientes renais crônicos em diálise, foi constatada, posteriormente, em renais crônicos não submetidos ao tratamento dialítico. Sua incidência parece aumentar com a duração da insuficiência renal e a idade do paciente. O tamanho dos cistos é variável e pode ocorrer dor lombar ou hematúria[3,8].

Divertículo pielocalicial

Consiste em uma estrutura cavitária identificada no parênquima renal e que se comunica com o sistema pielocalicial, razão pela qual é conhecida também como divertículo calicial ou cisto pielogênico, quando a comunicação é com o cálice ou com o bacinete, respectivamente. Uma das teorias para explicar a ocorrência de divertículo pielocalicial seria a rotura de um cisto nas vias excretoras superiores.

Geralmente, é assintomático, mas pode abrigar cálculos e causar sangramentos e/ou infecções[4,8,9]. Em razão disso, o tratamento tem de ser individualizado.

Cisto parapiélico

Trata-se de dilatações, únicas ou múltiplas, que se localizam na superfície do bacinete e geralmente têm seu conteúdo rico em linfócitos. A histologia da parede dos cistos parapiélicos sugere que sejam vasos linfáticos. Por essa razão, essas dilatações císticas são atribuídas à obstrução desses vasos, embora cistos serosos tenham sido descritos nessa localização. Em geral, não merecem tratamento, exceto se dificultarem a drenagem da urina[3,8,9].

CONCLUSÕES

As anomalias do desenvolvimento renal teoricamente devem ser atribuídas a erros no desenvolvimento organogênico do blastema metanefrogênico e/ou do broto ureteral.

É de importância vital o conhecimento da embriologia do broto ureteral na formação do trato urogenital para maior facilidade no diagnóstico das anomalias estruturais renais, por meio de métodos de imagem estática e/ou morfofuncional.

As anomalias renais císticas são, com frequência, não funcionantes e importantes no diagnóstico diferencial das uropatias obstrutivas. Determinadas disgenesias císticas com caráter genético são transmissíveis por genes dominantes ou recessivos; devem ser reconhecidas com o auxílio de geneticistas, atuando na prevenção de lesão renal de eventuais portadores familiares.

REFERÊNCIAS BIBLIOGRÁFICAS

1. Bauer SB, Perlmutter AD, Retik AB. Anomalies of the upper urinary tract. In: Wein AJ, Kavoussi RL, Novick AC, Partin AW, Peters CA. (Ed.) Campbell's urology. 9th ed. Philadelphia: Saunders Company; 2007. p.3269.
2. Glassberg KI, Stephens FD, Lebowitz RL, Braren V, Duckett JW, Jacobs EC, et al. Renal dysgenesis and cystic disease of the Kidney: a report of the committee on terminology, nomeclature and classification, section on Urology, American Academy of Pediatrics. J Urol. 1987;138(4 Pt 2):1085-92.
3. Glassberg KI. Renal dysgenesis and cystic disease of the Kidney. In: Wein AJ, Kavoussi RL, Novick AC, Partin AW, Peters CA. (Ed.) Campbell's Urology. 9th ed. Philadelphia: Saunders Company; 2007. p.3305.
4. Hill GS. Cystic and dysplastic disease of the Kidney: developmental lesions. In: Uropathology. New York: Churchill Livingstone; l989. p.81.
5. Patten BM. Development of the urogenital system. In: Human embriology. Philadelphia: Blakiston Company; 1946. p.549.
6. Testut L. Traité d'anatomie humaine. 6eme ed. Paris: Editeurs Octave Doins et fils; 1912. p.395.
7. Cruz J, Saldanha LB. Malformações congênitas. In: Cruz J, Praxedes JN, Cruz HMM. (Ed.) Nefrologia. 2ª ed. São Paulo: Sarvier; 2006. p.464-74.

8. Queiroz e Silva FA. Anomalias do desenvolvimento renal. In: Maksoud JG (ed.). Cirurgia pediátrica. 2ª ed. Rio de Janeiro: Revinter; 1998. p.1163.
9. Queiroz e Silva FA. Embriologia do trato urogenital – organogênese normal e patológica. São Paulo: Sarvier; 1997: Organogênese do trato urinário.
10. Israel GM, Bosniak MA. Followup CT of moderately complex cystic lesions of the kidney Bosniak category IIF. ARJ Am Roentgenol. 2003;181(3):627-33.

Anomalias ureterais 7

Éder Maxwell Gouveia
Carlo Camargo Passerotti

Após ler este capítulo, você estará apto a:

1. Descrever a embriologia das alterações ureterais.
2. Reconhecer clinicamente essas alterações.
3. Prover tratamento ao paciente.

INTRODUÇÃO

As anomalias ureterais são alterações congênitas estruturais, numerárias e/ou posicionais que afetam os ureteres. Na urologia pediátrica, tais alterações anatômicas são de alta importância, pois, se não diagnosticadas ou tratadas de maneira correta, podem levar ao comprometimento da função renal.

Neste capítulo, serão abordados os seguintes tópicos referentes a anomalias ureterais: duplicidade pieloureteral, ectopia ureteral, ureterocele, estenose da junção ureteropiélica e megaureter.

HISTÓRIA

As anomalias ureterais são afecções que há muito preocupam os médicos, pois provocam perda fetal e da função renal. Antigamente, o diagnóstico e o tratamento dessas alterações se davam tardiamente, em razão da pobreza dos exames complementares disponíveis e da pouca difusão dos importantes exames pré-natais. Atualmente, com esses exames, o diagnóstico é feito bem mais precocemente e, por isso, gera polêmica sobre quando e como tratá-las. Alguns autores advogam a utilização de procedimentos bastante precoces e, até mesmo, a realização de cirurgia intrauterina, o que pode levar à morte materno-fetal.

DUPLICIDADE PIELOURETERAL

Nesse tipo de anormalidade ureteral, várias podem ser as apresentações anatômicas dos ureteres ipsilaterais. Se houver uma única pelve renal, pode existir ureter em formato de "Y" (a bifurcação se dá no trecho inicial do ureter, gerando ou não dois ureteres e, consequentemente, duas inserções vesicais), pelve bífida com um único ureter e também duplicidade pélvica, que gera duas possibilidades: dois ureteres que podem unir-se e gerar uma única inserção vesical ou ainda dois ureteres que seguem trajetos distintos e inserem-se em pontos também distintos da bexiga. Essa anomalia pode estar associada a outras desordens do trato urinário.

Como achados associados à duplicidade ureteral, pode-se ter principalmente obstrução e/ou refluxo ureteral[1] (Figura 7.1). Hidronefrose do polo inferior associado a refluxo e estenose da junção ureteropiélica também foram alguns dos achados relacionados à duplicidade[2,3].

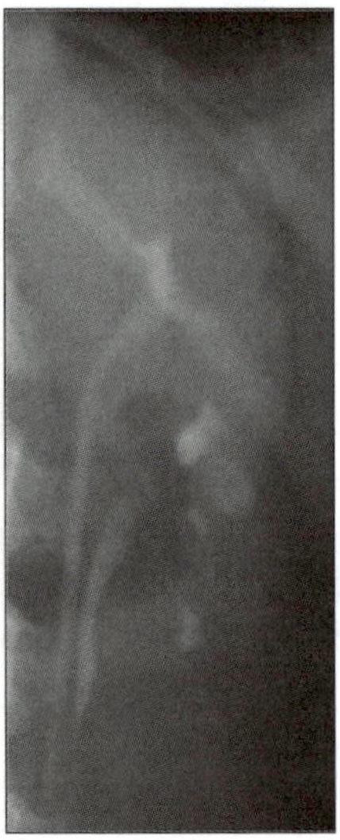

Figura 7.1 Urografia excretora: duplicidade pieloureteral completa demonstrando retração da cortical renal do polo inferior e baqueteamento calicinal (nefropatia por refluxo). Unidade superior normal. Observar a espessura cortical correspondente. (Imagem cedida pelo Dr. Luiz Antonio Nunes de Oliveira do ICr-HC-FMUSP.)

Epidemiologia

A incidência real dessa anormalidade é desconhecida. Sabe-se que a duplicação unilateral é 6 vezes mais frequente que a duplicação bilateral e, naquela, não há lateralidade com maior frequência de apresentação[4].

Embriologia

A embriologia da duplicidade ureteral está relacionada à divisão ou à duplicação do broto uretérico após a sua emergência do ducto mesonéfrico. Na duplicidade pieloureteral completa, a lei de Weighert-Meyer, baseada na embriologia do broto ureteral afirma que o polo superior renal drena inferiormente na bexiga e o polo renal inferior tem seu ureter inserido superior e lateralmente na bexiga. Assim, o polo inferior com trajeto ureteral mais curto está mais sujeito ao refluxo vesicoureteral e o polo superior mais sujeito à obstrução.

Diagnóstico e Exames Complementares

O diagnóstico ocorre apenas quando algum sintoma, como infecção urinária, incontinência e dor, ou presença de hidronefrose diagnosticada ante ou pós-natal, por exemplo. Determinados métodos são utilizados para o diagnóstico e principalmente para avaliação da necessidade de correção cirúrgica.

Com o advento de aparelhos modernos e da técnica ultrassonográfica, pode-se realizar o diagnóstico, tanto no período pré como no pós-natal. No pré-natal, a hidronefrose produzida por obstrução normalmente é visualizada em apenas um dos polos, em geral no polo superior. Contudo, a ultrassonografia é um bom método para seguimento da hidronefrose.

A ultrassonografia pode também dar indícios de duplicidade, ao demonstrar a separação da gordura dos seios renais, a diferença de tamanho maior do que 1 cm entre o comprimento longitudinal dos rins e a mudança do eixo renal.

A urografia excretora é um método diagnóstico que tem sido pouco utilizado, apesar de sua importância não apenas histórica na Urologia Pediátrica. No diagnóstico de duplicidade, ela continua tendo um papel significativo, identificando a duplicidade. Entretanto, em casos de obstrução ou perda de função de um dos polos renais há, frequentemente, uma pobre ou até a exclusão dos polos renais superiores (Figura 7.2). O polo superior desloca o polo inferior para baixo e para fora, criando a chamada aparência de "flor murcha".

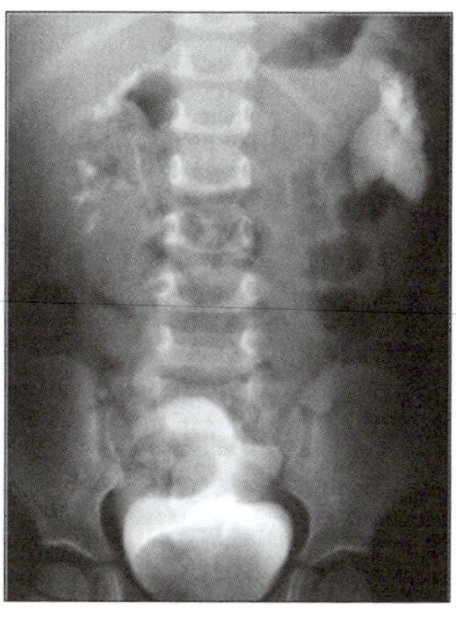

Figura 7.2 Urografia excretora demonstrando deslocamento da unidade inferior do rim esquerdo e exclusão funcional da unidade superior, hidronefrótica. Deslocamento lateral do rim por compressão extrínseca. Duplicidade pieloureteral à direita, sem dilatação. Imagem de subtração na base vesical por ureterocele ectópica esquerda. (Imagem cedida pelo Dr. Luiz Antonio Nunes de Oliveira do ICr-HC-FMUSP.)

A tomografia computadorizada com utilização de contraste constitui um exame com maior acurácia para o diagnóstico de duplicidade, quando necessário. Esse exame consegue não apenas definir a presença de duplicidade, como também definir a inserção precisa do ureter, o qual pode ser ectópico.

Ainda em relação à duplicidade, é importante lembrar da necessidade de outros métodos diagnósticos, como a cintilografia renal dinâmica com a utilização de diurético (DTPA), para a avaliação de possíveis obstruções, e também se faz necessária a avaliação para a presença de refluxo vesicoureteral, por meio da uretrocistografia miccional e retrógrada, já que sua incidência encontra-se aumentada em pacientes com duplicidade.

Tratamento

O tratamento da duplicidade varia muito com seus achados concomitantes, podendo ser estenose, ureterocele, refluxo vesicoureteral, etc., os quais serão abordados adiante.

ECTOPIA URETERAL

É definida como um ureter que se insere fora da região do trígono vesical. A ectopia pode ser lateral (o ureter se insere mais cranial e lateralmente ao trígono) ou caudal (o ureter se insere mais caudal e medialmente em relação ao trígono). Pode ou não estar associada à duplicidade ureteral.

Epidemiologia

Nesse tipo de anomalia ureteral, não há uma incidência precisa sobre o assunto por causa da pouca sintomatologia de alguns tipos de ectopias. De todos os casos de ectopia, 80% estão associados à duplicidade do sistema coletor renal, ocorrendo muito mais frequentemente em mulheres do que em homens[5,6], em uma proporção de 2,9:1[7]. Em 5 a 17% dos pacientes, a ectopia é bilateral[5,7]. Além disso, também pode haver associação entre ureter ectópico e outras anormalidades, como ânus imperfurado[5], fístulas traqueoesofágicas e, em mulheres, alterações da genitália interna[8,9].

Outra associação importante é o risco de malformação renal e a inserção ureteral – quanto mais caudal for a inserção, maior será o risco de malformação renal[6].

Patogênese

A embriologia é de extrema importância para o entendimento da patogênese das anomalias ureterais que são aqui abordadas. Normalmente, tem-se o orifício ureteral (ponto de origem do broto uretérico localizado na junção do ducto excretório comum e do mesonéfrico) que penetra, ao seu tempo certo, na bexiga e começa a migrar de maneira cranial e lateral[10]. Contudo, o broto uretérico pode penetrar mais proximalmente no ducto mesonéfrico, fazendo com que o orifício ureteral adentre a bexiga mais tardiamente que o normal, gerando, assim, menor tempo para migração craniolateral, o que culminará em um ureter mais medial e caudal[11,12]. Caso o broto uretérico se insira mais proximalmente ainda, ele poderá nem chegar até a bexiga e, assim, permanecer no ducto mesonéfrico, gerando, no homem, o ureter inserido no epidídimo, no vaso deferente, na vesícula seminal e na próstata (estruturas geradas do mesonefro). Nas mulheres, essa inserção ainda mais proximal pode fazer com que o ureter se insira juntamente ao epoóforo e ao oóforo e nos ductos de Gartner (estruturas geradas do mesonefro), o que pode levar o ureter ectópico a fistulizar para a trompa de falópio, o útero ou até mesmo para a parte superior da vagina.

Manifestações Clínicas

A manifestação clínica dessa anormalidade é variável entre homens e mulheres, refletindo as diferenças embriológicas relacionadas ao destino do ducto mesonéfrico em cada um dos gêneros. Na história clínica de mulheres com ectopia ureteral, pode haver sintomas específicos (como incontinência contínua, corrimentos vaginais procedentes de orifícios vaginais[13], infecções recorrentes, agudas ou crônicas do trato urinário e urgeincontinência) e sintomas mais inespecíficos, como dores abdominais. Ureteres ectópicos também podem estar obstruídos e causar hidronefrose.

Já em homens, deve-se pensar em ectopia quando os sintomas forem infecções de trato urinário, urgência, alta frequência e epididimite (principalmente em jovens). Sintomas inespecíficos, como constipação, dores abdominais, dores pélvicas e desconforto durante a ejaculação, podem estar presentes. Em homens, quase nunca há incontinência.

O exame físico é particularmente importante em mulheres com a sintomatologia anteriormente citada, já que, com a visualização direta da vulva, pode-se evidenciar discreta saída de urina. Deve-se atentar para a pele da região perineal, que pode estar eritematosa, refletindo a irritação causada pela saída excessiva de urina.

Diagnóstico e Exames Complementares

A história clínica e o exame físico são fundamentais para a suspeita desse diagnóstico, já que os exames de imagem podem não demonstrar o local de inserção do ureter. Também, para esse diagnóstico, pode-se utilizar a ultrassonografia que fornece um diagnóstico associado, ou não, ao diagnóstico de duplicidade pieloureteral. É importante ressaltar que a ultrassonografia possui uma baixa sensibilidade para determinar a presença de ectopia, já que os ureteres normalmente se implantam através de uma bainha única.

Já a urografia excretora pode auxiliar na determinação do trajeto ureteral novamente, dependendo da função dessas unidades renais.

Nesse caso, novamente a tomografia possui um papel importante para determinar o trajeto ureteral, com o inconveniente de necessitar, muitas vezes, de uma sedação, além da alta taxa de radiação envolvida.

Tratamento

Na maioria das vezes, os ureteres ectópicos drenam os polos renais superiores; contudo, podem drenar todo o rim e, nesse caso, existe um único sistema uretérico. Em cada uma dessas situações, a abordagem será diferenciada. No caso de um sistema ureteral duplo, haverá uma heminefrectomia do polo renal superior caso este seja hipofuncionante[14,15]. No caso de haver uma função próxima à normal, o ideal é que seja feito um reimplante vesical do ureter ou uma anastomose do ureter alterado ao ureter normal[16].

No caso de o ureter formar um sistema único, o rim, como um todo, terá uma função prejudicada e, nesse caso, a nefroureteroctomia pode ser necessária.

URETEROCELE

Essa anomalia ureteral é uma dilatação cística do ureter terminal, a qual pode ser simples ou ectópica (Figura 7.3). A dilatação simples está completamente dentro da bexiga, enquanto a ectópica se estende para o colo da bexiga ou para a uretra distal[17]. Essa anomalia pode ou não estar associada à duplicidade ureteral.

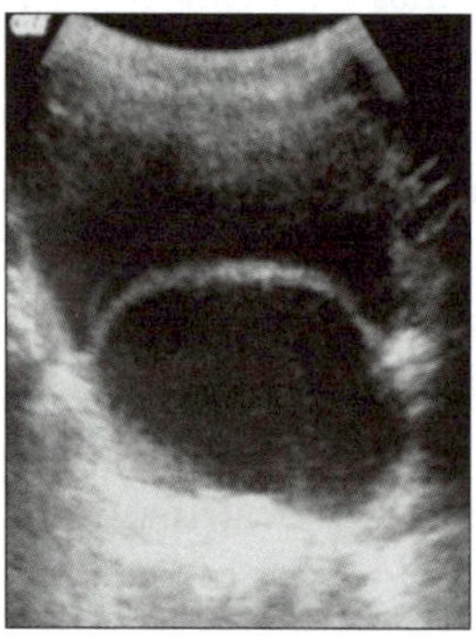

Figura 7.3 Ultrassonografia de bexiga mostrando imagem anecoica correspondente à ureterocele. (Imagem cedida pelo dr. Luiz Antonio Nunes de Oliveira do ICr-HC-FMUSP.)

Epidemiologia

A ureterocele ocorre quase exclusivamente em mulheres (4:1). Aproximadamente, 10% são bilaterais e 80% estão relacionadas a sistemas ureterais duplos.

Patogênese

A patogênese dessa anomalia ureteral é controversa. Alguns autores acreditam que ela esteja relacionada à membrana de Chwalle, uma estrutura com duas camadas celulares, que divide, transitoriamente, o broto uretérico do seio urogenital[10]. Outros acreditam que o ureter intravesical sofra de um desenvolvimento muscular anormal[18]. Há ainda outra teoria a qual defende que o estímulo para distensão da bexiga também afeta o ureter intravesical, causando sua dilatação[19].

Manifestações Clínicas

Apesar da melhoria diagnóstica pré-natal, muitas da ureteroceles são ainda diagnosticadas clinicamente[4] e o sintoma mais comum é a infecção de trato urinário ou a urossepse[20]. A ureterocele pode também resultar em um curso clínico insidioso e em sintomas inespecíficos, como dores pélvicas e problemas de desenvolvimento, o que prolonga e dificulta o diagnóstico. Dependendo do tamanho da ureterocele, ela pode comprimir o colo vesical e o ureter contralateral, gerando hidronefrose contralateral[21]. Além disso, pode haver alterações no padrão miccional, gerando urgência e incontinência.

No exame físico, o médico pode achar um prolapso uretral, como uma massa vaginal (presente se a ureterocele for ectópica) e uma massa abdominal, correspondendo ao rim hidronefrótico.

Diagnóstico e Exames Complementares

Como já foi citado, a história clínica, o exame físico e os exames complementares a seguir concluem o diagnóstico da anomalia.

Por meio da ultrassonografia, tem-se a facilidade de visualizar, tanto pré quanto pós-natal, as imagens características da ureterocele, que são a hidronefrose e uma dilatação cística intravesical. Portanto, a ultrassonografia tem uma importante função nessa doença.

Já a urografia excretora, assim como no caso do ureter ectópico, pode encontrar um polo renal superior com função reduzida e sistema pélvico ureteral com eliminação reduzida de contraste. Esse exame pode demonstrar um sinal típico, conhecido como "cabeça de cobra", no qual a presença de contraste intraureteral, associado à dilatação distal do ureter, demonstra a forma de uma cabeça de cobra.

A utilização da uretrocistografia miccional e retrógrada indica uma boa avaliação da ureterocele e, nela, pode-se determinar o tamanho e o local da ureterocele, assim como se há ou não a presença de refluxo vesicoureteral. Pode-se encontrar, ainda, a presença da eversão da ureterocele, apresentando-se como um divertículo vesical na posição do ureter terminal.

Alguns outros exames, como as cintilografias renais (DMSA e DTPA, ou MAG3), também são úteis para avaliar a presença de obstrução e a função real da unidade drenada através desse ureter.

Tratamento

Quando se trata da ureterocele, o importante é fazer a melhor avaliação anatômica e fisiológica possível, em razão do amplo espectro de apresentações anatômicas e fisiológicas possíveis. Como parte fundamental do tratamento, faz-se necessária a antibioticoterapia profilática, visando prevenir possíveis infecções.

Em alguns casos, o tratamento cirúrgico pode ser realizado, o que dependerá da apresentação, da maneira endoscópica à tradicional cirurgia aberta[22]. Atualmente, a principal indicação para o tratamento cirúrgico endoscópico corresponde à presença de infecção. Em alguns casos, pode haver remissão completa da hidronefrose e manutenção da função renal que dispensem o tratamento cirúrgico da ureterocele.

ESTENOSE DA JUNÇÃO URETEROPIÉLICA

A estenose da junção ureteropiélica (JUP) é uma anomalia que se caracteriza pelo estreitamento do ureter em sua parte cranial, próximo à pelve renal, que pode provocar a redução ou a paralisação do fluxo urinário através do ureter.

Epidemiologia

A incidência da estenose da JUP é, aproximadamente, de 1:500 nascidos vivos[23,24], sendo mais comum no sexo masculino. A estenose é encontrada mais frequentemente do lado esquerdo e a forma bilateral pode ocorrer em 10 a 40% dos casos[4].

Patogênese

Apesar das diversas linhas de estudos sobre o assunto, não há ainda uma completa elucidação sobre as causas da estenose da JUP. Alguns fatores intrínsecos, extrínsecos e secundários estão relacionados à estenose da JUP.

Como fatores intrínsecos, há a interrupção do desenvolvimento da musculatura circular do ureter[25] ou uma alteração das fibras de colágeno e sua composição entre e ao redor das fibras musculares[26].

Quanto aos fatores extrínsecos que podem culminar com a estenose da JUP, o mais importante é quando um vaso aberrante ou acessório passa anteriormente à JUP ou ao ureter proximal, causando assim uma obstrução mecânica ao fluxo urinário no ureter.

Manifestações Clínicas

Atualmente, o diagnóstico mais comum de estenose da JUP ocorre no período pré-natal, com o descobrimento da hidronefrose nos exames rotineiros. Como possíveis manifestações clínicas da estenose da JUP em crianças, normalmente após um ano de idade, podem-se citar falhas de crescimento, alterações alimentares, infecções do trato urinário, além de sepse, dor ou hematúria relacionada à nefrolitíase. Em crianças mais velhas, dores na região do flanco e/ou no abdome superior, com náuseas e vômitos, são também relevantes na história clínica[27].

Diagnóstico e Exames Complementares

Na avaliação da estenose da JUP, além da importância do diagnóstico, deve-se dar uma atenção especial para a avaliação da presença real de um fator obstrutivo de importância clínica. A ultrassonografia tem importância fundamental, pois, por meio desse exame radiológico, faz-se o diagnóstico de estenose da JUP, além de gerar importantes marcadores, como o diâmetro anteroposterior da pelve, a presença de caliectasia, a presença de afilamento do parênquima e, também, a ecogenicidade deste.

Nesses casos, a urografia excretora pode auxiliar na definição anatômica principalmente, mas sua importância ficou muito diminuída com a cintologrãfia renal dinâmica, que, além da função renal, faz também uma avaliação do tempo necessário para esvaziamento pélvico, confirmando se há ou não obstrução, informações necessárias para a decisão terapêutica. Utiliza-se um diferencial maior do que 10% na função de cada unidade e um T1/2 maior do que 20 minutos para determinar a presença de obstrução. A Figura 7.4 demonstra a curva obstrutiva de um exame cintilográfico (DTPA), que permite esclarecer e acompanhar casos de estenose da JUP.

Nesses casos, pode-se ainda utilizar a tomografia computadorizada ou a própria ressonância magnética para determinar melhor a anatomia da estenose da JUP, que pode ser confundida, em alguns casos, com válvulas ureterais, *kinks* ureterais e até algum diagnóstico diferencial de megaureter associado a estenose da JUP.

Nos casos em que a presença de obstrução da JUP é diagnosticada no período pré-natal, neonatal ou até perto dos 5 anos de idade, indica-se a realização da uretrocistografia miccional e retrógrada para avaliar a presença de refluxo vesicourete-

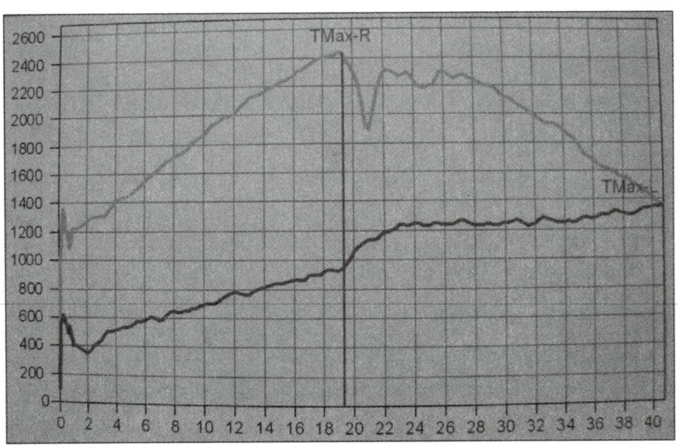

Figura 7.4 Cintilografia renal dinâmica com DTPA marcado com tecnécio e injeção de diurético demonstrando a presença de uma curva obstrutiva.

ral associado, que pode estar presente em até 15% dos casos e, portanto, alterar a conduta e indicar a necessidade de antibiótico e profilaxia nas crianças acometidas.

Tratamento

O reparo cirúrgico é recomendado quando há significativa hidronefrose associada à perda da função renal (diferencial abaixo de 40%). O teste do *wash-out*, pela determinação do T1/2 maior do que 20 minutos, pode corroborar a necessidade do tratamento cirurgico. É interessante salientar que a avaliação sequencial dos rins hidronefróticos pode auxiliar e reforçar a indicação terapêutica.

A técnica mais utilizada é a pieloplastia desmembrada, como demonstrada na Figura 7.5[28], na qual há a excisão do segmento estenosado com a ligação do ureter proximal à pelve renal. Há, também, a possibilidade de a cirurgia ser realizada por via laparoscópica ou robótica. Atualmente, as técnicas minimamente invasivas vêm ganhando espaço e se tornando o padrão-ouro no tratamento da estenose da junção ureteropiélica. A indicação varia de acordo com a idade do paciente e familiaridade do cirurgião com as técnicas minimamente invasivas.

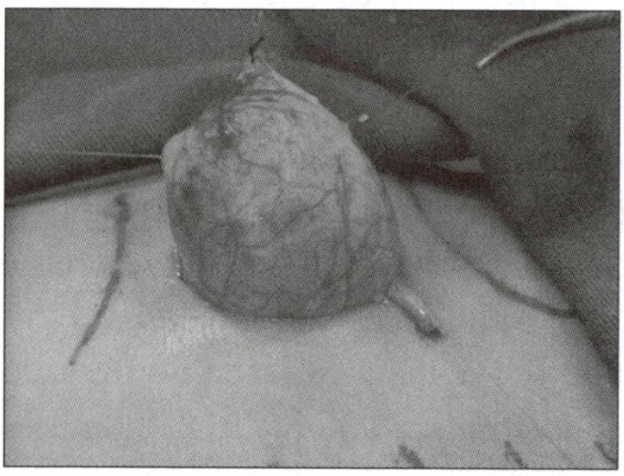

Figura 7.5 Estenose da junção ureteropiélica sendo corrigida por pieloplastia desmembrada, em que se utilizou o método Anderson-Hynes, por meio de um acesso posterior, muito utilizado em crianças menores de 1 ano. (Veja imagem colorida no encarte.)

MEGAURETER

É uma anomalia na qual há o aumento do diâmetro ureteral, normalmente devido a uma alteração do ureter distal intravesical. O aumento deve exceder os limites superiores daquilo que é considerado normal. O megaureter é classificado, segundo a presença ou a ausência de refluxo e/ou obstrução, em: obstruído, com refluxo, com refluxo e obstruído, sem refluxo e não obstruído.

O megaureter primário é de 2 a 4 vezes mais frequente em homens do que em mulheres, tem uma preferência de ocorrência do lado esquerdo e ocorre, em 25% das vezes, bilateralmente[29,30].

Patogênese

A patogênese dessa anomalia ureteral está relacionada à parte final do ureter, que, ao se tornar intramural e, subsequentemente, submucoso, altera a sua camada muscular.

Assim sendo, todas as camadas musculares tornam-se longitudinalmente orientadas[31,32] e a adventícia ureteral funde-se ao trígono vesical através da bainha de Waldayer.

Independentemente da anomalia, durante o processo de embriogênese, se ocorrerem alterações nas interações celulares do broto uretérico com o blastema metanéfrico, este pode não se diferenciar corretamente em néfrons normais[33], gerando estruturas renais cuja função é questionável.

Manifestações Clínicas

A apresentação clínica de pacientes com megaureter também ocorre, na maioria das vezes, na forma intrauterina e, em casos que não são diagnosticados logo ao nascimento, podem surgir dores abdominais e infecções de trato urinário.

Diagnóstico e Exames Complementares

Exames complementares para megaureter servem de base para avaliar se os pacientes possuem refluxo vesicoureteral, obstrução ou ambos, permitindo definir qual o tipo de megaureter o paciente tem.

A ultrassonografia, além de ser o principal exame da suspeita diagnóstica, tanto antes como após o nascimento, também tem utilidade para avaliação da hidronefrose. O grau de hidronefrose pode determinar a orientação terapêutica do caso, dando indícios da necessidade de correção cirúrgica. A dilatação ureteral distal acima de 8 mm pode indicar uma possível necessidade cirúrgica.

A uretrocistografia deve ser efetuada principalmente para ver se há detecção de refluxo e também para avaliar a presença de obstrução ao fluxo urinário uretral. Outro exame a ser realizado é a cintilografia renal dinâmica, que avalia a obstrução ureteral e a drenagem do sistema urinário dilatado.

Tratamento

O tratamento primário dos casos de megaureter consiste na utilização de antibioticoterapia profilática até que o paciente possa ter o diagnóstico de obstrução ou de refluxo definido. Nos casos em que não há dilatações importantes e o ureter distal possui até 8 mm de diâmetro, a resolução ocorre em 80% das vezes e indica-se o acompanhamento clínico, o qual deve ser consciente. Caso o paciente apresente perda de função renal, sinais de piora ou infecções recorrentes, o tratamento cirúrgico deve ser indicado.

A abordagem cirúrgica para o tratamento do megaureter obstruído consiste na excisão distal do segmento obstruído. Além desse procedimento, deve-se diminuir o tamanho do ureter e depois reimplantá-lo na bexiga usando uma técnica por meio da qual seja possível prevenir o refluxo vesicoureteral, como demonstra a Figura 7.6. Esse procedimento tem sucesso de 95 a 97%[34]; contudo, não é tão eficaz em outros tipos de megaureter.

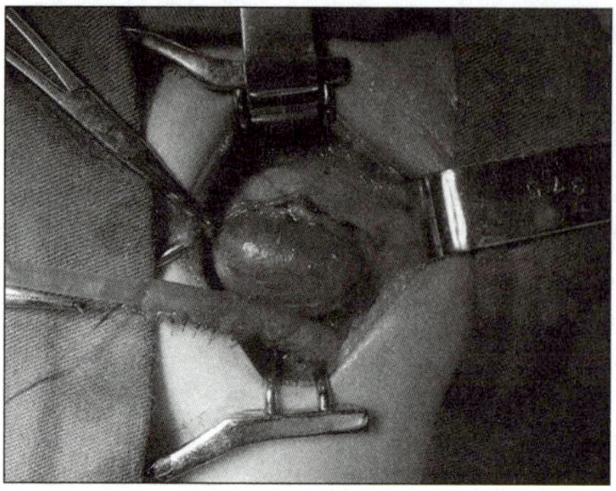

Figura 7.6 Correção cirúrgica do megaureter por meio da secção completa do ureter da bexiga e de sua remodelagem para posterior reimplante submucoso. Nesse procedimento, realizou-se o mecanismo antirrefluxo de Cohen. A mucosa vesical já se encontra dissecada e preparada para o reimplante ureteral. (Veja imagem colorida no encarte.)

CONCLUSÕES

As anomalias ureterais são afecções que, na maioria das vezes, estão relacionadas a alterações embriológicas e que, se não diagnosticadas e tratadas de maneira adequada, podem trazer sérios prejuízos à saúde da criança e à sua função renal. Assim sendo, são fundamentais os exames pré-natais de ultrassonografia que, além de outras anomalias, permitem ao médico uma visualização de alterações pielorrenais, ureterais e vesicais. Com base em tais alterações, pode-se aprofundar a avaliação da criança após o nascimento, a fim de prevenir infecções e outras possíveis complicações. Além do diagnóstico, são imprescindíveis a abordagem multidisciplinar e o contato entre obstetra, pediatra e urologista pediátrico, no tratamento e no acompanhamento dessas alterações, para evitar riscos à criança e preservar a função renal.

REFERÊNCIAS BIBLIOGRÁFICAS

1. Privett JT, Jeans WD, Roylance J. The incidence and importance of renal duplication. Clin Radiol 1976;27(4):521-30.
2. Christoffersen J, Iversen HG. Partial hydronephrosis in a patient with horseshoe kidney and bilateral duplication of the pelvis and ureter. Scand J Urol Nephrol. 1976;10(1):91-3.
3. Dahl DS. Bilateral complete renal duplication with total obstruction of both lower pole collecting systems. Urology. 1975;6(6):727-9.
4. Campbell MF, Wein AJ, Kavoussi LR. In: Wein AJ, Kavoussi LR, Novick AC, Partien AW, Peters CA, editors. Campbell-Walsh urology 9th ed. Philadelphia: W. B. Saunders; 2007.
5. Ahmed S, Barker A. Single-system ectopic ureters: a review of 12 cases. J Pediatr Surg. 1992;27(4):491-6.
6. Schulman CC. The single ectopic ureter. Eur Urol. 1976;2(2):64-9.
7. Ellerker AG. The extravesical ectopic ureter. Br J Surg. 1958;45(192):344-53.
8. Acien P, Susarte F, Romero J, Galan J, Mayol MJ, Quereda FJ, et al. Complex genital malformation: ectopic ureter ending in a supposed mesonephric duct in a woman with renal agenesis and ipsilateral blind hemivagina. Eur J Obstet Gynecol Reprod Biol. 2004;117(1):105-8.
9. Sameshima H, Nagai K, Ikenoue T. Single vaginal ectopic ureter of fetal metanephric duct origin, ipsilateral kidney agenesis, and ipsilateral rudimentary uterine horn of the bicornuate uterus. Gynecol Oncol. 2005;97(1):276-8.

10. Moore KL, Persaud TVN, Torchia MG. The developing human: clinically oriented embryology. 8th ed. Philadelphia, PA: Saunders, Elsevier; 2008.
11. Schwarz RD, Stephens FD, Cussen LJ. The pathogenesis of renal dysplasia. II. The significance of lateral and medial ectopy of the ureteric orifice. Invest Urol. 1981;19(2):97-100.
12. Tanagho EA. Embryologic basis for lower ureteral anomalies: a hypothesis. Urology. 1976;7(5):451-64.
13. Gharagozloo AM, Lebowitz RL. Detection of a poorly functioning malpositioned kidney with single ectopic ureter in girls with urinary dribbling: imaging evaluation in five patients. AJR Am J Roentgenol. 1995;164(4):957-61.
14. Plaire JC, Pope JCt, Kropp BP, Adams MC, Keating MA, Rink RC, et al. Management of ectopic ureters: experience with the upper tract approach. J Urol. 1997;158(3 Pt 2):1245-7.
15. Sullivan M, Halpert L, Hodges CV. Extravesical ureteral ectopia. Urology. 1978;11(6):577-80.
16. Mor Y, Goldwasser B, Ben-Chaim J, Raviv G, Leibovitch I, Jonas P. Upper pole heminephrectomy for duplex systems in children: a modified technical approach. Br J Urol. 1994;73(5):584-5.
17. Ericsson NO. Ectopic ureterocele in infants and children; a clinical study. Acta chirurgica Scandinavica. 1954;197:1-93.
18. Tokunaka S, Gotoh T, Koyanagi T, Tsuji I. Morphological study of the ureterocele: a possible clue to its embryogenesis as evidenced by a locally arrested myogenesis. J Urol. 1981;126(6):726-9.
19. Stephens D. Caecoureterocele and concepts on the embryology and aetiology of ureteroceles. Aust N Z J Surg. 1971;40(3):239-48.
20. Coplen DE, Duckett JW. The modern approach to ureteroceles. J Urol. 1995;153(1):166-71.
21. Diard F, Eklof O, Lebowitz R, Maurseth K. Urethral obstruction in boys caused by prolapse of simple ureterocele. Pediatr Radiol. 1981;11(3):139-42.
22. Husmann DA, Strand WR, Ewalt DH, Kramer SA. Is endoscopic decompression of the neonatal extravesical upper pole ureterocele necessary for prevention of urinary tract infections or bladder neck obstruction? J Urol. 2002;167(3):1440-2.
23. Liang CC, Cheng PJ, Lin CJ, Chen HW, Chao AS, Chang SD. Outcome of prenatally diagnosed fetal hydronephrosis. Reprod Med. 2002;47(1):27-32.
24. Morin L, Cendron M, Crombleholme TM, Garmel SH, Klauber GT, D'Alton ME. Minimal hydronephrosis in the fetus: clinical significance and implications for management. J Urol. 1996;155(6):2047-9.
25. Murnaghan GF. The dynamics of the renal pelvis and ureter with reference to congenital hydronephrosis. Br J Urol. 1958;30(3):321-9.
26. Hanna MK. Antenatal hydronephrosis and ureteropelvic junction obstruction: the case for early intervention. Urology. 2000;55(5):612-5.
27. Kelalis PP, Culp OS, Stickler GB, Burke EC. Ureteropelvic obstruction in children: experiences with 109 cases. J Urol. 1971;106(3):418-22.
28. Gonzalez R, Schimke CM. Ureteropelvic junction obstruction in infants and children. Pediatr Clin North Am. 2001;48(6):1505-18.
29. Mouriquand PD, Whitten M, Pracros JP. Pathophysiology, diagnosis and management of prenatal upper tract dilatation. Prenat Diagn. 2001;21(11):942-51.
30. Shokeir AA, Nijman RJ. Primary megaureter: current trends in diagnosis and treatment. BJU International. 2000;86(7):861-8.
31. Hanna MK, Jeffs RD, Sturgess JM, Barkin M. Ureteral structure and ultrastructure. Part I. The normal human ureter. J Urol. 1976;116(6):718-24.
32. Tanagho EA, Pugh RC. The anatomy and function of the ureterovesical junction. Br J Urol. 1963;35:151-65.
33. Sariola H, Aufderheide E, Bernhard H, Henke-Fahle S, Dippold W, Ekblom P. Antibodies to cell surface ganglioside GD3 perturb inductive epithelial-mesenchymal interactions. Cell. 1988;54(2):235-45.
34. Peters CA, Mandell J, Lebowitz RL, Colodny AH, Bauer SB, Hendren WH, et al. Congenital obstructed megaureters in early infancy: diagnosis and treatment. J Urol. 1989;142(2 Pt 2):641-5.

8 Refluxo vesicoureteral

Francisco Tibor Dénes

Após ler este capítulo, você estará apto a:

1. Compreender a fisiopatologia do refluxo vesicoureteral.
2. Diagnosticar o refluxo vesicoureteral por métodos de imagem.
3. Estabelecer condutas para tratamento do refluxo vesicoureteral, sejam elas clínicas ou cirúrgicas.

INTRODUÇÃO

O fluxo retrógrado de urina da bexiga para o trato urinário superior é um evento anormal no ser humano, conhecido como refluxo vesicoureteral (RVU). A importância do RVU decorre de sua associação com infecção do trato urinário (ITU), pielonefrite (PN) e cicatrizes renais.

Entre 0,5 e 1,8% das crianças assintomáticas de idade e origem racial variada têm RVU, mas a incidência aumenta de 29 a 50% em pacientes com ITU, ocorrendo mais frequentemente em irmãos de crianças com RVU e em até 66% das crianças cujos pais tiveram o refluxo[1,2]. A incidência em meninas negras é 10% daquela observada nas brancas e, aproximadamente, 80% dos recém-nascidos com RVU são meninos, porém, após os primeiros meses, a incidência no sexo feminino aumenta e ultrapassa a do masculino em uma proporção de 4:1[1-3]. O pico de detecção do

RVU situa-se entre 3 e 6 anos de idade, quando 85% dos pacientes são do sexo feminino[1,3]. O refluxo é identificado em 10 a 37% dos recém-nascidos com hidronefrose antenatal[4,5].

FISIOPATOLOGIA

Normalmente, o ureter tem ondas peristálticas que propelem a urina para a bexiga. No intervalo entre as ondas, o ureter se mantém ocluído na junção ureterovesical (JUV), impedindo o refluxo de urina da bexiga para o seu interior. Com o enchimento da bexiga, a pressão intravesical também passa a exercer efeito compressivo sobre o segmento submucoso do ureter na parede vesical, que é mais efetivo quanto maior a extensão desse segmento. Geralmente, a extremidade ureteral se mantém em posição estável na bexiga pela fixação das suas fibras musculares ao trígono vesical. Na ausência dessa fixação, o meato ureteral desloca-se lateralmente durante o enchimento da bexiga, com consequente redução do segmento submucoso e diminuição do efeito compressivo pelo enchimento vesical. O RVU primário existe por deficiência estrutural congênita ou retardo na maturação da JUV, possivelmente associada à extensão reduzida do segmento submucoso, além da lateralização e da alteração estrutural do meato ureteral, com aumento do seu diâmetro. Nas duplicidades pieloureterais completas, frequentemente se observa RVU no ureter da unidade inferior, cujo meato se situa mais lateralmente na bexiga. Os divertículos paraureterais também se associam à presença e à maior intensidade do RVU, pois o ureter distal perde a sustentação da musculatura vesical no seu segmento intramural. Já o RVU secundário decorre de obstrução infravesical mecânica (válvula de uretra posterior, ureterocele prolapsada no colo vesical) ou funcional (bexiga neurogênica, micção disfuncional), que acarretam aumento significativo da pressão intravesical durante a micção, desestabilizando a JUV. Além disso, observa-se resíduo pós-miccional que facilita a infecção urinária (ITU). Sabe-se que a ITU isolada também pode provocar RVU transitório na fase aguda, pela inflamação da JUV[1,2].

Na presença de ITU, o RVU de urina infectada contamina o rim, causando PN. Esta pode ser difusa ou focal, ocorrendo com frequência nos polos renais, cujas papilas, mais côncavas, permitem refluxo intrarrenal (RIR) mais facilmente. A virulência bacteriana, expressa por aderência ao urotélio pela fímbria, por meio da liberação de endotoxinas, que diminuem o peristaltismo pieloureteral e causam estase, dilatação calicial e deformação papilar, facilita o RIR e a PN.

Se não forem tratados imediatamente, os focos de PN evoluem para cicatrizes no parênquima renal, com retração e afilamento cortical, associadas à distorção calicinal. Macroscopicamente, os rins adquirem superfície irregular, por causa das cicatrizes, e podem diminuir de tamanho, com consequente perda funcional (Figuras 8.1 e 8.2). Entre 30 e 70% das crianças com RVU apresentam cicatrizes, cuja incidência é proporcional ao grau de RVU e à frequência das ITU, particularmente quando a PN ocorre durante o primeiro ano de vida e não é tratada precocemente. Ao contrário, se a PN for diagnosticada e tratada imediatamente com antibiótico, as alterações renais inflamatórias são revertidas, não deixando sequelas. Apesar de menos frequentes após os 5 anos de idade, novas cicatrizes podem ocorrer, particularmente em meninas com RVU associado à ITU e à disfunção miccional[1,2].

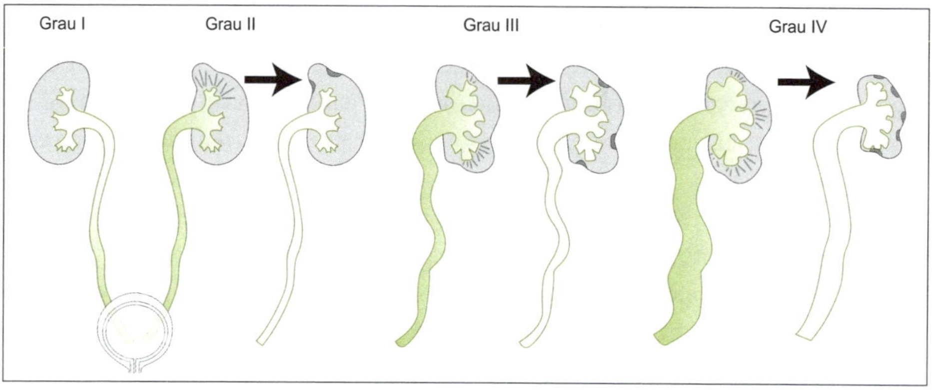

Figura 8.1 Correlação entre o grau de refluxo vesicoureteral, o refluxo intrarrenal, o desenvolvimento de cicatrizes pielonefríticas e a retração cortical.

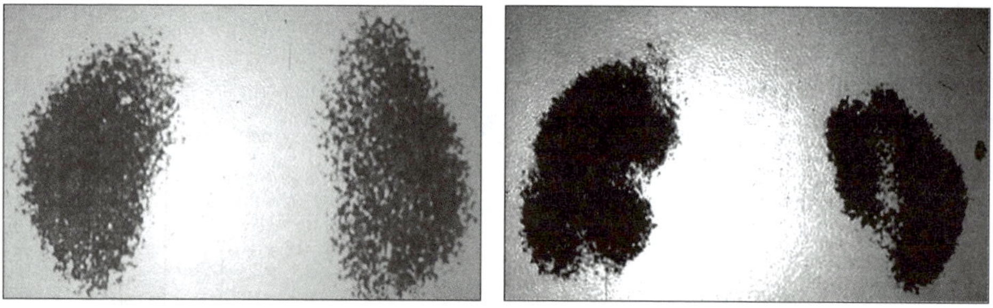

Figura 8.2 Cintilografia renal com DMSA mostrando rins normais à esquerda e rins com cicatrizes à direita.

Ocasionalmente, em recém-nascidos sem evidências de ITU prévia, com RVU maciço de alta pressão, é possível observar cicatrizes importantes. Estas são causadas pelo RIR estéril de alto grau durante a vida intrauterina, o qual compromete a perfusão cortical e causa isquemia que evolui para cicatriz[6].

A nefropatia de refluxo, como são conhecidas as anormalidades renais já descritas, é o principal fator etiológico da hipertensão na infância (38%), assim como da insuficiência renal terminal (IRT) em crianças (3 a 25%), sendo também responsável por proteinúria e alteração no crescimento somático[1,2].

DIAGNÓSTICO

Pode haver suspeita de diagnóstico de RVU já na vida intrauterina, quando a ultrassonografia (US) fetal demonstra dilatação do trato urinário superior. Nesses casos, recomenda-se a avaliação pós-natal[4].

O RVU primário isolado não tem sintomas e o quadro clínico está relacionado com ITU e PN. Lactentes e crianças pequenas apresentam sintomas inespecíficos (febre, letargia, anorexia, náusea, vômito e retardo do crescimento), enquanto as mais velhas referem sintomas miccionais, dor abdominal ou lombar e febre, mais intensos na vigência de PN. No RVU secundário, os mesmos sintomas também podem estar associados aos de disfunção vesicoesfincteriana ou obstrução infravesical[1,2].

A US convencional, embora seja incapaz de diagnosticar o RVU propriamente dito, pode evidenciar o espessamento da parede vesical, o resíduo pós-miccional e, particularmente, as alterações estruturais associadas do trato urinário superior (TUS), tais como a dilatação ureteropielocalicial e as retrações corticais. A US com injeção vesical de contraste sônico é um método promissor não ionizante para confirmar o RVU, porém ainda não tem capacidade de fornecer todas as informações obtidas nos exames radiográficos[7,8]. O diagnóstico de certeza do RVU é feito pela cistouretrografia miccional (CUM), que caracteriza o lado e a intensidade da afecção, além de evidenciar outras anormalidades vesicais e uretrais associadas, eventualmente causadoras de RVU secundário, como a válvula de uretra posterior. Esse exame pode ser realizado já no período neonatal, devendo ser indicado em qualquer idade após uma ITU, particularmente quando há indícios ultrassonográficos de alteração do TUS. Uma classificação internacional foi estabelecida de acordo com a intensidade do RVU e do grau de dilatação e tortuosidade ureteral na CUM[9] (Figura 8.3). O RVU também pode ser classificado em ativo, quando só se evidencia durante a fase miccional do exame, ou passivo, quando ocorre também já durante o enchimento vesical, com pressões vesicais menores. Embora não documente adequadamente os detalhes anatômicos de uretra, bexiga e ureter como a CUM, a cistografia radioisotópica tem maior sensibilidade, sendo particularmente útil para exames de controle evolutivo após tratamento clínico ou cirúrgico por causa da menor dose ionizante[2].

A cintilografia renal (CR) com os isótopos radioativos Tc99 DMSA (ácido dimercaptosucínico) ou MAG-3 (mercaptoacetiltriglicina) quantifica a função individual de cada rim e permite a identificação tanto das áreas com PN na fase aguda, como de lesões cicatriciais hipocaptantes nos controles tardios[10,11] (Figura 8.3). Embora utilizada menos frequentemente, a urografia excretora é útil para caracterizar malformações associadas do TUS, como megaureter e estenose da junção pieloureteral, além de duplicidade e ectopia ureteral. Na presença ou na suspeita de micção disfuncional ou bexiga neurogênica, que comprometem os resultados tanto do tratamento clínico como do cirúrgico, deve-se, obrigatoriamente, realizar o exame urodinâmico. Apesar de ter sido utilizada com frequência no passado para avaliar crianças com RVU, a cistoscopia tem atualmente pouco valor diagnóstico, podendo ser útil em casos suspeitos de RVU secundário com anatomia indefinida pelos métodos de imagem não invasivos.

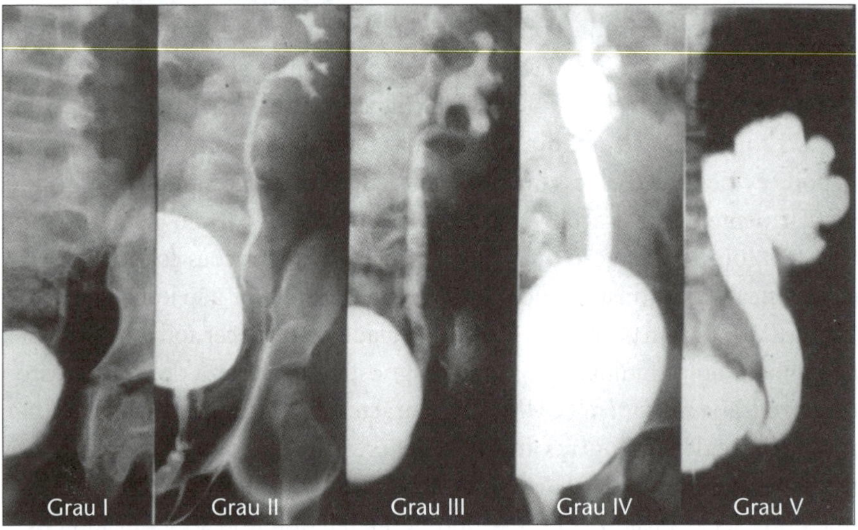

Figura 8.3 Classificação internacional do refluxo vesicoureteral, conforme o grau de dilatação do sistema pielocalicinal, as impressões papilares dos cálices e a dilatação e a tortuosidade ureteral.

TRATAMENTO

O RVU primário tende a regredir espontaneamente com o crescimento da criança, tanto pelo alongamento do ureter intramural e submucoso, como pela diminuição das pressões intravesicais, por causa da estabilização funcional da bexiga com a idade. Em uma compilação de estudos prospectivos, observou-se que o RVU de grau I tem resolução em 82,5% dos casos, o de grau II em 67%, o de grau III em 51,2%, o de grau IV em 24,6% e o de grau V em 0%[1]. Independentemente do grau, os resultados são melhores no RVU unilateral esquerdo (74%), seguido pelo bilateral (60%) e unilateral direito (46%), não se observando diferenças entre meninos e meninas[1,12]. Do mesmo modo, a resolução espontânea do RVU é mais frequente e mais rápida antes dos 5 anos de idade. Assim sendo, 54% dos neonatos com RVU de graus III e IV normalizam o problema após os 3 anos. Caso a cura não ocorra até a puberdade, a redução de crescimento adicional dificultará a resolução após esse período[1,13].

Na presença de RVU, o objetivo terapêutico mais importante é a prevenção da cicatriz renal. Tendo em vista que o RVU estéril dificilmente causa dano renal e tende a diminuir com a idade, a prevenção da ITU no RVU primário com o tratamento clínico pode reduzir significativamente o risco de PN e da consequente cicatriz, tornando possível aguardar a cura espontânea do RVU com o crescimento da criança. Já nas crianças em que a ITU não é facilmente controlada ou quando o RVU é de alto grau, com pouca probabilidade de resolução espontânea, o tratamento cirúrgico com correção da junção ureterovesical é a alternativa terapêutica recomendável, sendo possível reduzir ou até mesmo eliminar a profilaxia anti-infecciosa. No RVU secundário, embora a profilaxia anti-infecciosa também seja importante, é fundamental identificar e eliminar os fatores anatômicos ou funcionais que causam o aumento da pressão intravesical para obter a cura do RVU, não havendo, na maioria desses casos, necessidade de correção da JUV.

O tratamento clínico consiste na eliminação e na subsequente prevenção da ITU a longo prazo. Após a erradicação da ITU com dose plena de antibióticos, introduz-se a profilaxia com um terço da dose terapêutica inicial. A melhor indicação desse tratamento é nos RVU de baixo grau (de I a III), nos quais se espera a resolução espontânea em um período curto de tempo. Nos RVU de grau maior, também pode ser empregado particularmente em lactentes e com diagnóstico antenatal, assim como nos casos unilaterais, que têm maior expectativa de resolução. As drogas usadas são a ampicilina ou a amoxacilina (antes dos 2 meses de idade) e a trimetropina-sulfametoxazol, a cefalosporina ou a nitrofurantina (após essa idade)[14]. Esta última, apesar da ocasional intolerância gástrica, tem excelente indicação por causa da elevada excreção urinária e da baixa atuação na flora intestinal. Em meninos não circuncidados, a necessidade da profilaxia pode ser maior. Igualmente importantes são as medidas higiênico-dietéticas que mantêm a estabilidade da flora intestinal, perineal, prepucial e do introito vaginal. Uma vez que a pressão vesical elevada e o resíduo pós-miccional favorecem a persistência da ITU e do RVU, bem como a recidiva após tratamento cirúrgico, é muito importante identificar e tratar as disfunções miccionais. Os anticolinérgicos e, mais raramente, os alfabloqueadores têm muita utilidade nesse aspecto. Nas crianças maiores, deve-se associar terapia comportamental para modificar hábitos miccionais adquiridos, que perpetuam a disfunção[5,15]. A micção de horário a cada três horas é uma das medidas mais eficazes nesse sentido.

Teoricamente, a profilaxia deve ser mantida enquanto persistir o RVU e a cura deve ser documentada pela estabilização clínica e por, pelo menos, uma cistografia negativa[15]. O controle clínico regular durante o tratamento, com exames de urina, US e CR, fornece subsídios para manutenção, correção ou interrupção do tratamento (Tabela 8.1)[16-18]. Durante o tratamento conservador, é possível observar PN com novas cicatrizes em 10% das crianças com RVU de grau I e em 28% daquelas com grau II. Entretanto, somente uma pequena porcentagem desses grupos desenvolve hipertensão, proteinúria ou insuficiência renal[19].

Tabela 8.1 – Resultado do tratamento conservador do RVU, conforme grau, lado e idade do paciente, após 5 anos[13]

Grau/lado	Idade	% de resolução
I/uni ou bilateral	Todas	91,8
II/uni ou bilateral	Todas	80,6
III/unilateral	0 a 2 anos	70,0
III/unilateral	2 a 5 anos	51,3
III/unilateral	5 a 10 anos	43,6
III/bilateral	0 a 2 anos	49,3
III/bilateral	2 a 5 anos	30,5
III/bilateral	5 a 10 anos	12,5
IV/unilateral	Todas	58,5
IV/bilateral	Todas	9,9

Recentemente, a eficácia da profilaxia antibacteriana de longo prazo, nos casos sem evidência de dilatação ou cicatrizes renais, tem sido questionada em razão de seus inconvenientes, em particular a limitada aceitação pelos pais e pacientes e o aparecimento de cepas bacterianas resistentes[20-25].

O tratamento cirúrgico visa à correção primária da JUV para erradicação do RVU, eliminando a necessidade de tratamento clínico, muitas vezes prolongado. Essa opção depende de fatores como o grau e a lateralidade do RVU, a idade do paciente, a adesão ao tratamento clínico e o seu sucesso. É uma indicação comum em crianças com RVU de graus IV e V, cuja cura espontânea é infrequente. Pacientes com disfunção vesicoesfincteriana e PN recorrente também são candidatos à cirurgia, particularmente quando têm mais de um 1 de idade e apresentam cicatrizes renais. Isso se aplica também aos casos com RVU de baixo grau que não demonstraram melhora radiológica após um período de 2 a 3 anos de tratamento clínico, que apresentaram escape de ITU com aparecimento de novas cicatrizes, ou que evidenciaram pouca aceitação do procedimento. Igualmente, em meninas adolescentes com RVU persistente, recomenda-se cirurgia para prevenir complicações por ITU após o início da atividade sexual e durante uma futura gestação. A presença de divertículo paraureteral sugere uma menor probabilidade de resolução espontânea do RVU. Nas duplicidades pieloureterais com RVU para a unidade inferior, embora a cura espontânea possa ocorrer com a mesma frequência, é mais demorada que nas unidades simples[1,2,13,26].

Do mesmo modo que a profilaxia antibacteriana de longo prazo, a intervenção cirúrgica para cura do RVU também tem sido recentemente questionada, pelo duvidoso benefício clínico em termos de prevenção de PN e cicatrizes renais[24,27]. No entanto, ainda é uma opção válida nos casos com ITU recorrente e perda da função renal, quando já documentadas[28].

TÉCNICA CIRÚRGICA

Existem várias técnicas de correção da JUV que, em princípio, procuram criar ou alongar o túnel submucoso do ureter. A cirurgia aberta com a técnica extravesical (Gregoir-Lich), muito popular no meio médico, preserva a junção ureterotrigonal e sepulta o ureter terminal em um túnel submucoso, alongando sua extensão (Figura 8.4). É uma técnica atraente pela facilidade técnica, podendo ser utilizada na correção uni ou bilateral, e por oferecer um pós-operatório oligossintomático. Nos casos de cirurgia bilateral, recomenda-se evitar a dissecção excessiva das paredes laterais da bexiga para não comprometer sua inervação, o que pode causar desestabilização funcional no período pós-operatório[29-31]. No RVU bilateral, também se pode empregar a técnica intravesical de Cohen, pela possibilidade de abordagem de ambos os ureteres sem risco de denervação vesical (Figura 8.5). A dissecção ureteral visa à obtenção de um segmento que será introduzido em um túnel submucoso na região trigonal. Quando necessária, realiza-se a modelagem ureteral para redução de seu calibre, adequando-o à extensão do túnel submucoso no assoalho vesical. A desvantagem dessa técnica é a eventual necessidade do uso de cateteres ureterais por alguns dias e a possibilidade de ocorrência de espasmos vesicais e hematúria no período pós-operatório[29,30]. Quando o ureter é muito dilatado e redundante, deve ser dissecado, retificado e remodelado, para ser reimplantado na bexiga com a técnica combinada (Politano-Leadbetter) (Figura 8.6). Se o ureter distal estiver muito comprometido por dilatação ou fibrose de cirurgias anteriores, com perda de extensão viável, o reimplante pode ser realizado com a fixação psoica da bexiga (*psoas-hitch*)[29-31].

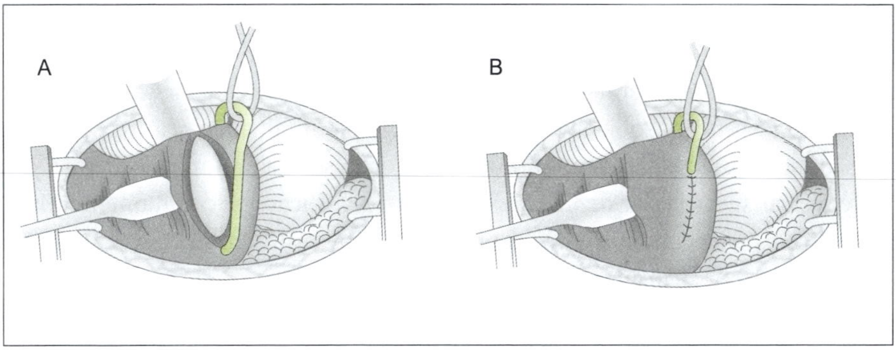

Figura 8.4 Cirurgia de Gregoir-Lich. A: dissecção do ureter distal e incisão da musculatura vesical; B: sepultamento do ureter sob a camada muscular.

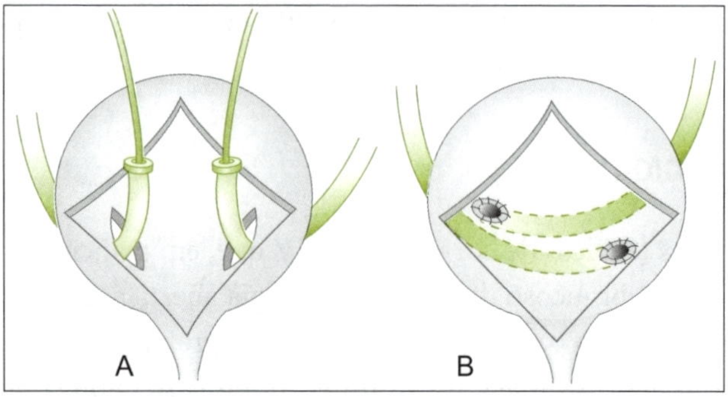

Figura 8.5 Cirurgia de Cohen. A: dissecção intravesical dos ureteres; B: reimplante de ambos em túnel submucoso transtrigonal.

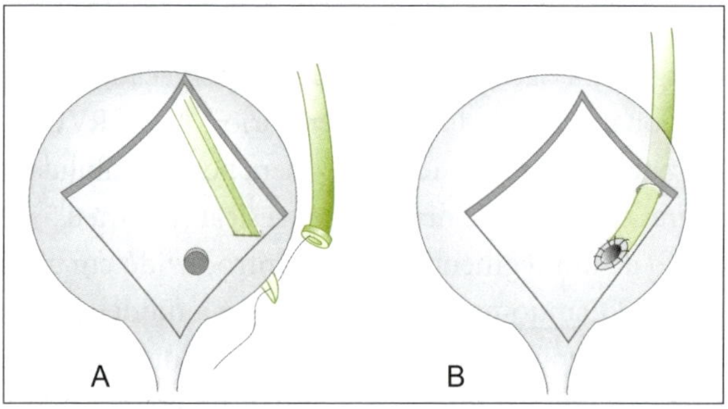

Figura 8.6 Cirurgia de Politano-Leadbetter. A: dissecção extravesical do ureter e abertura da bexiga; B: reimplante com túnel submucoso.

Independentemente da técnica, a cirurgia aberta para correção do RVU tem sucesso ao redor de 95%, com taxa de complicações inferior a 5%, representadas por obstrução ureteral, recidiva do RVU e retenção urinária[29-31]. No pós-operatório, pode haver edema do ureter e da mucosa vesical, além de espasmo vesical, acarretando dificuldade na drenagem ureteral. Na maioria dos casos, essa complicação é transitória e oligossintomática, mas podem ocorrer cólica e dilatação ureteral. Raramente, a obstrução pode persistir por causa da isquemia ou da angulação provocada por fibrose periureteral ou técnica inadequada, havendo, nesses casos, necessidade de reintervenção. Pode haver RVU persistente por falha técnica, decorrente da extensão inadequada de ureter submucoso ou da ausência de suporte adequado da parede vesical. Outro fator de insucesso é a não identificação e o tratamento prévio de disfunção vesicoesfincteriana ou obstrução infravesical, que provocam a recidiva de RVU e a obstrução ureteral em 30% dos casos[32-34].

Em 5,3% das correções unilaterais, aparece RVU contralateral que é causado pela distorção trigonal, associada à micção disfuncional no pós-operatório. Na maioria dos casos, esse RVU é de baixo grau, assintomático e transitório[30,31,33]. Entre 8,3 e 15,2% dos reimplantes bilaterais extravesicais, particularmente nos quais houve extensa dissecção dos ureteres distais, ocorre retenção vesical pós-operatória parcial ou completa, atribuída ao trauma dos nervos autonômicos justaureterais, que penetram na bexiga junto do hiato ureteral. Na maioria dos casos, há resolução espontânea, com sondagem vesical de demora ou cateterismo intermitente[29-31,34,35].

Deve-se ressaltar que a correção cirúrgica do RVU diminui, mas não elimina completamente a incidência de PN, sendo necessária, em alguns casos, a manutenção do tratamento anti-infeccioso após a cirurgia. Resultado de estudo multicêntrico (IRSC) mostra que tanto o tratamento clínico como o cirúrgico aberto reduzem a frequência de PN e de nova cicatriz nos RVU de alto grau, mas a ITU pode ocorrer após ambos os tratamentos (39% dos casos) e, no primeiro grupo, os episódios são mais graves. Novas cicatrizes foram observadas com igual frequência em ambos os grupos (12 a 25%). Entretanto, enquanto 60% dos pacientes no primeiro grupo ainda apresentam RVU após 5 anos, os pacientes do segundo grupo apresentam cura em 95% dos casos[9,11,13,30,31].

Recentemente foram introduzidas as alternativas cirúrgicas minimamente invasivas para o tratamento do RVU. As técnicas de Gregoir-Lich e de Cohen foram reproduzidas com sucesso por via laparoscópica, tendo como vantagens as pequenas incisões abdominais, a possibilidade de correção bilateral com mínima dissecção vesical e a facilidade de realização mesmo em todas as faixas etárias[36,37]. Já o tratamento endoscópico, realizado por meio da injeção de substâncias na submucosa do meato ureteral, é uma alternativa minimamente invasiva que adquiriu grande popularidade nos últimos anos[38-40] (Figura 8.7). Essa técnica proporciona um reforço do segmento submucoso do ureter intravesical, oferecendo um alto índice de cura, particularmente nos RVU de baixo grau. Tem a vantagem de ser um procedimento ambulatorial e não incisional, com mínimos efeitos colaterais, de grande aceitação pelos pais das crianças e que, em caso de persistência do problema, pode ser repetido. Várias substâncias foram descritas para essa técnica, dando-se preferência às que têm aplicação mais fácil, não apresentam efeitos colaterais e têm reabsorção limitada em longo prazo. Na literatura, os índices de cura com o método são de 83% no RVU de grau II, 70% no de grau III, 60% no de grau IV e 55% no de garu V, incluindo as eventuais reaplicações[40]. Também pode ser utilizada no RVU recidivado após cirurgia aberta, com ureterocele ou duplicidade, bem como em bexigas disfuncionais e presença de sáculas paraureterais, embora os resultados nessas circunstâncias não sejam tão satisfatórios. A introdução dessa técnica alterou significativamente a conduta terapêutica do RVU em todo o mundo, uma vez que o tratamento endoscópico passou a substituir, com vantagens, tanto a profilaxia antibacteriana de longo prazo nos RVU de baixo grau, como a cirurgia aberta nos RVU de alto grau[39].

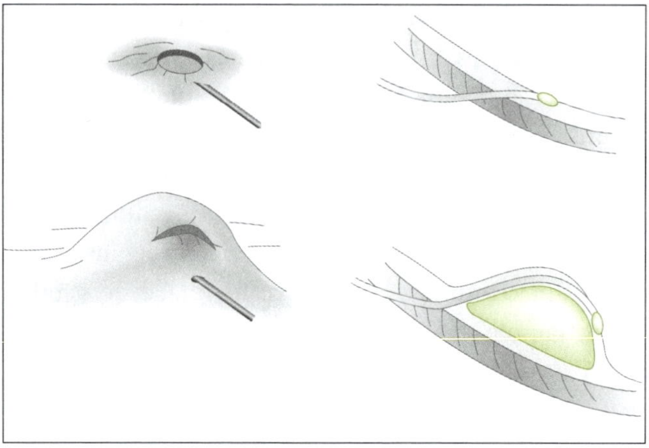

Figura 8.7 Tratamento endoscópico do refluxo vesicoureteral, com injeção na submucosa do meato ureteral de substância inabsorvível, alongando a junção ureterovesical e oferecendo suporte a ela.

CONCLUSÕES

O RVU aumenta significativamente o risco de PN e de cicatriz renal na presença de ITU. A resolução do RVU reduz a incidência de PN, embora não interfira na incidência das ITU. A presença de micção disfuncional aumenta o risco de PN e consequente cicatriz renal, bem como RVU persistente e falha do tratamento cirúrgico. A escolha entre os métodos de tratamento deve ser individualizada, de acordo com as condições clínicas e sociais, bem como a aceitação do tratamento proposto. As técnicas minimamente invasivas, em particular a endoscópica, são uma alternativa atraente de tratamento para pacientes com insucesso no tratamento clínico ou alto risco de lesão renal progressiva. É importante que os pacientes sejam seguidos mesmo após a cura do RVU, a fim de se detectar o aparecimento tardio de insuficiência renal ou hipertensão. Essa recomendação tem maior importância nas crianças que desenvolveram cicatrizes renais na vigência ou depois do tratamento.

REFERÊNCIAS BIBLIOGRÁFICAS

1. Godley ML. Veicoureteral reflux: pathophysiology and experimental studies. In: Gearhart JP, Rink RC, Mouriquand PDE, editors. Pediatric urology. Philadelphia, WB Saunders; 2001. p.359-81.
2. Belman AB. Vesicoureteral reflux. Pediatr Clin North Am. 1997;44(5):1171-9.
3. Goldraich NP, Goldraich IH. Followup of conservatively treated children with high and low grade vesicoureteral reflux: a prospective study. J Urol. 1992;148(5 Pt 2):1688-92.
4. Thomas D. Prenatally detected uropathy: epidemiological considerations. Br J Urol. 1998;81(Suppl 2):8-12.

5. Herndon CDA, McKenna PH, Kolon TF, Gonzales ET, Baker LA, Docimo SG. A multicenter outcomes analysis of patients with neonatal reflux presenting with prenatal hydronephrosis. J Urol. 1999;162(3 Pt 2):1203-8.
6. Stock JA, Wilson D, Hanna MK. Congenital reflux nephropathy and severe unilateral fetal reflux. J Urol. 1998;160(3 Pt 2):1017-8.
7. Darge K. Voiding urosonography with US contrast agents for the diagnosis of vesicoureteric reflux in children. II. Comparison with radiological examinations. Pediatr Radiol. 2008;38(1):54-63.
8. Hodson EM, Wheeler DM, Vimalchandra D, Smith GH, Craig JC. Interventions for primary vesicoureteric reflux. Cochrane Database Syst Rev. 2007;18(3):CD001532.
9. Tamminen-Mobius T, Brunier E, Ebel KD, Lebowitz R, Olbing H, Seppanen U, et al. Cessation of vesicoureteral reflux for 5 years in infants and children allocated to medical treatment. The International Reflux Study in Children. J Urol. 1992;148(5 Pt 2):1662-6.
10. Majd M, Rushton HG. Renal cortical scintigraphy in the diagnosis of acute pyelonephritis. Semin Nucl Med. 1992;22(2):98-111.
11. Olbing H, Claesson I, Ebel KD, Seppanen U, Smellie JM, Tamminen-Mobius T, et al. Renal scar and parenchymal thinning in children with vesicoureteral reflux – 5 year report of the International Reflux Study in Children (European Branch). J Urol. 1992;148(5 Pt 2):1653-6.
12. Rushton HG, Majd M. Dimercaptosuccinic acid renal scintigraphy for evaluation of pyelonephritis and scarring: review of experimental and clinical studies. J Urol. 1992;148(5 Pt 2):1726-32.
13. Elder JS, Peters CA, Arant BS, Ewalt DH, Hawtrey CE, Hurwitz RS, et al. Pediatric vesicoureteral reflux guidelines panel summary report on the management of primary vesicoureteral reflux in children. J Urol. 1997;157(5):1846-51.
14. Williams GJ, Wei L, Lee A, Craig JC. Long-term antibiotics for preventing recurrent urinary tract infection in children. Cochrane Database Syst Rev. 2006;19(3):CD001534.
15. Feldman AS, Bauer SB. Diagnosis and management of dysfunctional voiding. Curr Opin Pediatr. 2006;18(2):139-47.
16. Koff SA, Wagner TT, Jayanthi VR. The relationship among dysfunctional elimination syndromes, primary vesicoureteral reflux and urinary tract infections in children. J Urol. 1998;160(3 Pt 2):1019-22.
17. Cooper CS, Chung BI, Kirsch AJ, Canning D, Snyder HM. The outcome of stopping prophylactic antibiotics in older children with vesicoureteral reflux. J Urol. 2000;163(1):269-73.
18. Al-Sayyad AJ, Pike JG, Leonard MP. Can prophylactic antibiotics safely be discontinued in children with vesicoureteral reflux? J Urol. 2005;174(4 Pt 2):1587-9.
19. Naseer SR, Steinhardt GF. New renal scars in children with urinary tract infections, vesicoureteral reflux and voiding dysfunction: a prospective evaluation. J Urol. 1997;158(2):566-8.
20. Fraga Rodriguez GM, Escribano Subias J, Benito Acin E. Current status of antibiotic prophylaxis in primary vesicoureteral reflux in children. Arch Esp Urol. 2008;61(2):236-43.
21. Elder JS. Therapy for vesicoureteral reflux: antibiotic prophylaxis, urotherapy, open surgery, endoscopic injection, or observation? Curr Urol Rep. 2008;9(2):143-50.
22. Koyle MA, Caldamone AA. Part 4: Considerations regarding the medical management of VUR: what have we really learned? Curr Med Res Opin. 2007;23(Suppl 4):S21-5.
23. Hensle TW, Hyun G, Grogg AL, Eaddy M. Part 2: Examining pediatric vesicoureteral reflux: a real world evaluation of treatment patterns and outcomes. Curr Med Res Opin. 2007;23(Suppl 4):7-13.
24. Faust WC, Pohl HG. Role of prophylaxis in vesicoureteral reflux. Curr Opin Urol. 2007;17(4):252-6.
25. Williams GJ, Wei L, Lee A, Craig JC. Long-term antibiotics for preventing recurrent urinary tract infection in children. Cochrane Database Syst Rev. 2006;19(3):CD001534.

26. Austin JC, Cooper CS. Vesicoureteral reflux: surgical approaches. Urol Clin North Am. 2004;31(3):543-57.
27. Hodson EM, Wheeler DM, Vimalchandra D, Smith GH, Craig JC. Interventions for primary vesicoureteric reflux. Cochrane Database Syst Rev. 2007;18(3):CD001532.
28. Demède D, Cheikhelard A, Hoch M, Mouriquand P. Evidence-based medicine and vesicoureteral reflux. Ann Urol. 2006;40(3):161-74.
29. Heidenreich A, Ozgur E, Becker T, Haupt G. Surgical management of vesicoureteral reflux in pediatric patients. World J Urol. 2004;22(2):96-106.
30. Duckett JW, Walker RD, Weiss R. Surgical results: International Reflux Study in Children (United States Branch). J Urol. 1992;148(5 Pt 2):1674-5.
31. Hjalmas K, Lohr G, Tamminen-Mobius T, Seppanen J, Olbing H, Wikstrom S. Surgical results: International Reflux Study in Children (Europe). J Urol. 1992;148(5 Pt 2):1657-61.
32. Gool JD van, Hjalmas K, Tamminen-Mobius T, Olbing H. Historical clues to the complex of dysfunctional voiding, urinary tract infection and vesicoureteral reflux. J Urol. 1992;148(5 Pt 2):1699-702.
33. Minevich E, Wacsman J, Lewis AG, Sheldon CA. Incidence of contralateral vesicoureteral reflux following unilateral extravesical detrusorrhaphy (ureteroneocystostomy). J Urol. 1998;159(6):2126-8.
34. Minevich E, Aronoff D, Wacksman J, Sheldon CA. Voiding dysfunction after bilateral extravesical detrusorrhaphy. J Urol. 1998;160(3 Pt 2):1004-6.
35. Barrieras D, Lapointe S, Reddy PP, Williot O, McLoire GA, Bagli D, et al. Urinary retention after bilateral extravesical ureteral reimplantation: does dissection distal to the ureteral orifice have a role? J Urol. 1999;162(3 Pt 2):1197-200.
36. Canning DA. Laparoscopic extravesical reimplantation for postpubertal vesicoureteral reflux. J Urol. 2005;174(3):1103-4.
37. Dénes FT, Mitre AI, Arap MA, Duarte RJ, Chambo JL, Brito AH, et al. Laparoscopic anti-reflux plasty: experience of the University of São Paulo. Arch Esp Urol. 2008;61(2):258-62.
38. Puri P. Endoscopic treatment of vesicoureteral reflux. In: Gearhart JP, Rink RC, Mouriquand PDE, editors. Pediatric urology. Philadelphia: WB Saunders; 2001. p.411-20.
39. Sugiyama T, Hanai T, Hashimoto K, Umekawa T, Kurita T. Long-term outcome of the endoscopic correction of vesico-ureteric reflux: a comparison of injected substances. BJU Int. 2004;94(3):381-3.
40. Pelletier AK, Anderson PA, Schwarz RD. Comparison of different substances for subureteric injection in the management of vesicoureteric reflux in children. Can J Urol. 2005;12(4):2774-7.

Extrofia de bexiga, cloaca e epispádia

9

Amilcar Martins Giron

Após ler este capítulo, você estará apto a:

1. Descrever as principais anomalias extróficas.
2. Diagnosticá-las por meio de simples inspeção clínica.
3. Descrever os métodos de tratamento das anomalias.

INTRODUÇÃO

Extrofia vesical, epispádia e extrofia de cloaca são malformações raras e complexas. Constituem um defeito de linha média que envolve a parede abdominal infraumbilical, incluindo pelve, trato urinário e genitália externa; comprometem, com muita frequência, as estruturas esqueléticas da parede abdominal inferior e, ocasionalmente, afetam o aparelho gastrintestinal terminal. Além disso, esse defeito acarreta sérios problemas emocionais para o paciente e seus familiares. Em diferentes comunidades, a incidência da extrofia vesical varia entre 1:30.000 e 1:50.000 nascimentos vivos e são mais comuns no sexo masculino do que no feminino em proporção que varia de 2,3:1 até 6:1, respectivamente. A extrofia vesical é extremamente rara e a probabilidade de recorrência varia até 1:275 nas famílias estudadas, com filhos de pais com epispádia ou extrofia[1,2].

Com relação à participação genética, existem várias citações na literatura, principalmente enfocando questionários aos familiares. Assim, com o objetivo de identificar fatores genéticos e não genéticos que poderiam contribuir para o risco de epispádia-extrofia, 232 famílias fizeram análise molecular. Houve associação significativa com idade avançada dos pais e nenhuma evidência relacionada com idade gestacional, tabaco, álcool ou drogas. Detectaram-se somente duas anormalidades cromossômicas e nenhuma alteração molecular[3]. Em outro estudo que envolveu 214 famílias recrutadas, duas mostraram recorrência da patologia. Nesse estudo europeu, apenas 16,4% de mulheres seguiram recomendação de suplementação periconcepcional de ácido fólico[4].

EMBRIOGÊNESE

A extrofia vesical é parte integrante do largo espectro de anomalias extróficas que se estendem da epispádia glandar à extrofia de cloaca, correspondendo a diferentes graus do mesmo defeito embriológico. A extrofia não aparece como estágio intermediário no desenvolvimento embrionário. Essa peculiaridade sugere que a anomalia não é decorrente da inibição de um processo normal de desenvolvimento, mas, de acordo com a teoria mais aceita, de embriogênese anormal. Acredita-se que o defeito básico seja falha na penetração do folheto mesodérmico entre os folhetos ecto e endodérmico da membrana cloacal, anormalmente ampla. Esse fato, descrito como efeito em cunha, é o responsável pela diástase e pelo alargamento da linha alba e exonfalia. A falha na fusão dos tubérculos pode determinar duplicação no genital masculino ou feminino. Pode, ainda, ocorrer instabilidade da membrana cloacal que se desintegra precocemente, expondo as vísceras pélvicas na parede abdominal inferior. Dependendo da época e da velocidade com que ocorre a deiscência da membrana cloacal (ou infraumbilical), instalam-se as diversas variedades extróficas.

Em 1964, Muecke[5] relatou o primeiro experimento com sucesso para dar suporte a essa teoria: por meio da manipulação microcirúrgica em ovos fertilizados de galinha, foi possível a indução do espectro extrofia-epispádia em 13% dos casos. Em 1996, o grupo do Johns Hopkins Hospital descreve um modelo experimental em ovelhas gestantes, criando cirurgicamente a extrofia vesical clássica. Essas ovelhas nasceram com a parede vesical exposta em continuidade com a parede abdominal. Trata-se do primeiro modelo reproduzindo a extrofia vesical em animal de grande porte, útil para o estudo e o desenvolvimento de técnicas cirúrgicas[6].

EVOLUÇÃO HISTÓRICA

Até 1960, a reconstrução cirúrgica de extrofia vesical era seguida de alta porcentagem de insucessos. A partir do século passado, várias técnicas foram descritas e classificadas em três categorias:

- Retalhos autoplásticos para cobrir a face anterior da bexiga.

- Fechamento anatômico da bexiga.
- Derivação urinária, com ou sem reconstrução vesical.

Os retalhos autoplásticos criados de pele adjacente ou do escroto eram compostos de uma ou duas camadas e foram empregados para cobrir a face anterior da bexiga, protegendo-a de irritações externas. Insucessos cirúrgicos eram quase universais, decorrentes de infecções, desvitalização dos tecidos e falta de antimicrobianos[7]. Trendelemburg[8], no final do último século, baseado em estudos realizados em cadáveres, tentou aproximar os ossos pubianos e corrigir a diástase no ato da reconstrução vesical, além de realizar artrotomia da articulação sacroilíaca e rotação medial dos ossos púbicos. A aproximação pubiana estabeleceu um marco no tratamento da extrofia vesical, criando a osteotomia ilíaca, atualmente muito utilizada na reconstrução da parede abdominal da extrofia vesical.

A incontinência urinária era a maior complicação desses procedimentos. A obtenção de continência urinária por meio do esfíncter anal, além da preservação da autoimagem do paciente, fez com que vários estudos experimentais e clínicos se desenvolvessem a partir de derivações. Em 1850, realizou-se a ureterossigmoidostomia em extrofia vesical que promoveu continência urinária e boa adaptação social do paciente; até 1950, era a derivação urinária universal para tratar casos de extrofia de bexiga[8]. Paralelamente às de rivações urinárias, Young[9], em 1922, publicou uma técnica para tratamento de epispádias incontinentes que consistia em estreitar o colo vesical e a uretra posterior. Dees e Durhan[10], em 1942, confeccionaram tubo ureteral que envolvia o colo e preservava o trígono vesical. Essa técnica, também conhecida como Young-Dees, foi, por longo tempo, usada como tratamento de incontinência urinária em extrofia, epispádia, anomalias do seio urogenital e bexiga neurogênica.

No período de 1959 a 1961, a reconstrução de extrofia vesical primária, cistorrafia e reconstrução do colo vesical mostrou resultados desalentadores: de 23 pacientes, obteve-se continência urinária completa com preservação da função renal em apenas um caso. Os 22 pacientes restantes mostraram complicações, como capacidade vesical reduzida, refluxo vesicouretetal com uretero-hidronefrose em 95,6% dos casos, alta incidência de fistula urinária e recidiva da extrofia; a maioria das crianças (70%) terminou em derivação urinária interna ou externa[11].

AVALIAÇÃO CLÍNICA: DIAGNÓSTICO

Extrofia Vesical

A placa da bexiga com extrofia tem características e tamanhos variados. A superfície da mucosa é normal logo após o nascimento, tornando-se, progressivamente, hiperemiada, desenvolvendo metaplasia, cistite glandular, cistite cística e pólipos, por causa da exposição prolongada. Do mesmo modo, a musculatura vesical, flácida e elástica, a princípio, pode tornar-se rígida, espessa e fibrótica, com desarranjo muscular e alterações características de infecção. A cicatriz umbilical frequentemente está contida na borda cranial da placa vesical. A junção ureterovesical é anômala, com encurtamento do trajeto ureteral submucoso, responsável pela ocorrência de refluxo vesicoureteral em 95% dos casos após o fechamento da bexiga. O trato urinário superior é normal na maioria dos casos.

A extrofia vesical é caracterizada pela diástase pubiana, com extensão variável de 3 a 10 cm, acompanhada da rotação lateral do fêmur e do acetábulo. A gravidade da patologia extrófica é proporcional à extensão da diástase. O defeito facial da parede abdominal inferior tem forma triangular, delimitado lateralmente pelos músculos retos e inferiormente pela banda fibrosa interpubiana; ocorrem separação dos músculos do abdome que se inserem no púbis e abertura do diafragma urogenital. Essa abertura altera o suporte muscular perineal, podendo ocorrer prolapso retal.

O pênis é curto e os corpos cavernosos são divergentes na sua base; o corpo esponjoso uretral é hipoplásico, determinando a curvatura dorsal do pênis. A bolsa escrotal é achatada e geralmente vazia; os testículos podem ser normais, retráteis ou criptorquídicos. As hérnias inguinais constituem anomalias associadas muito frequentes (Figura 9.1).

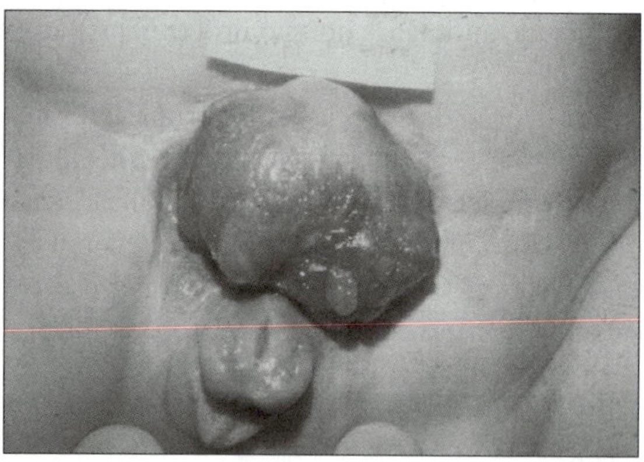

Figura 9.1 Extrofia vesical no sexo masculino, bexiga exposta com mucosa regular, lisa, paredes finas; placa vesical de 3 x 3 cm, depressível com manobras digitais. Pênis epispádico com base ampla e encurtamento da haste decorrente de diástase pubiana. (Veja imagem colorida no encarte.)

No sexo feminino, a uretra é extremamente curta e epispádica. O clitóris é fendido, expondo o introito vaginal. A área pilosa ou monte de Vênus é horizontalizada e representada por duas metades separadas pela placa extrofiada (Figura 9.2).

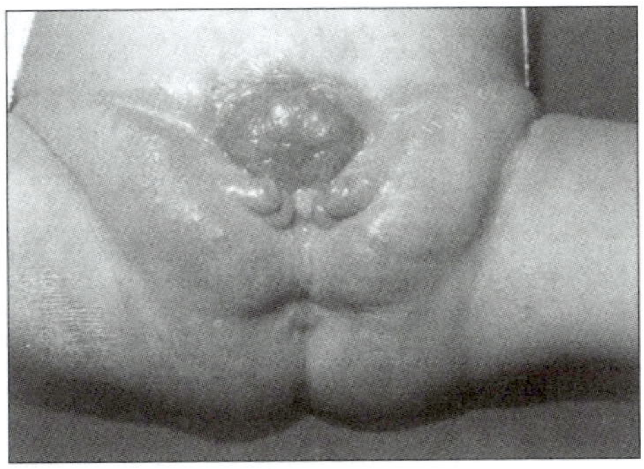

Figura 9.2 Extrofia vesical no sexo feminino. Clitóris fendido ou duplicado, uretra ampla e aberta. Intensa dermatite amoniacal, ânus anteriorizado. (Veja imagem colorida no encarte.)

Epispádia

Trata-se da segunda anomalia extrófica em frequência e pode ser classificada de acordo com a posição do meato uretral: balânica, peniana e penopubiana, no sexo masculino. É uma forma menor das anomalias extróficas, representando um tipo raro, com uma incidência de 1:117.600 em meninos e 1:481.000 em nascimentos femininos. A característica da genitália externa – clitóris bífido – é visível apenas ao seu exame mais minucioso. As epispádias representam 30% de todas as anomalias extróficas[12] (Figuras 9.3 e 9.4).

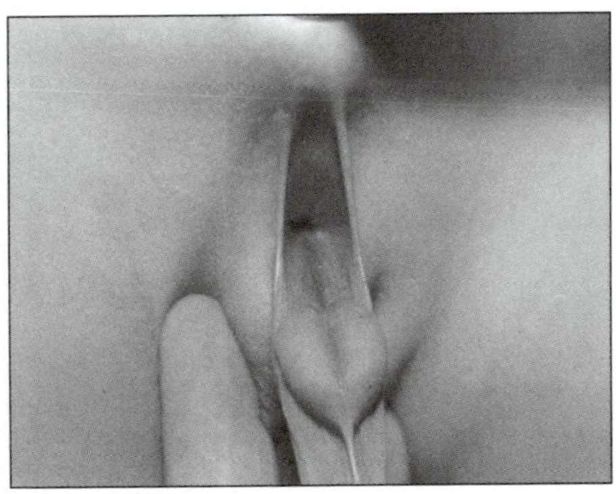

Figura 9.3 Epispádia no sexo masculino. É possível visualizar o colo vesical quando o prepúcio é tracionado durante o exame físico. (Veja imagem colorida no encarte.)

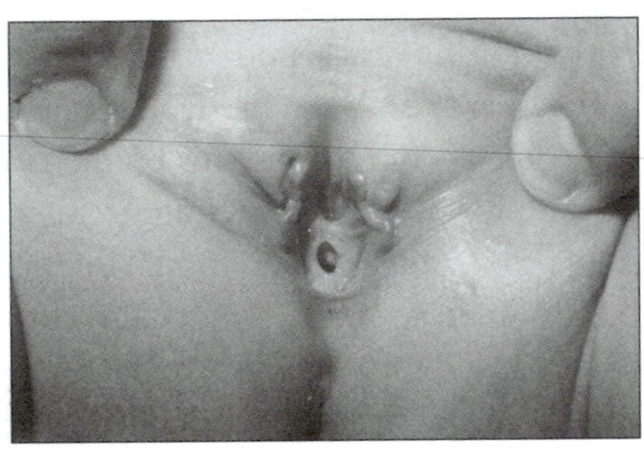

Figura 9.4 Epispádia no sexo feminino. Clitóris fendido, uretra ampla e aberta. Inferiormente, observa-se a membrana himenal íntegra. (Veja imagem colorida no encarte.)

Extrofia de Cloaca

A extrofia de cloaca é a anomalia mais complexa dentre as extrofias, incidindo em 1:200.000/400.000 dos nascimentos vivos, predominando no sexo masculino (2:1). No passado, a crianças eram deixadas a morrer. Atualmente, com avanços em cuidados intensivos neonatais, suporte nutricional e técnicas em cirurgias aprimoradas, são descritas séries em torno de 100% de sobrevivência[13]. A apresentação clínica é clássica: a bexiga é dividida ao meio por segmento intestinal (colo) e cada hemibexiga drena o ureter correspondente. A placa medial extrófica é representada pela exposição da mucosa intestinal e dois orifícios são identificados na placa intestinal: um superior (íleo) e um inferior (remanescentes do intestino grosso), que termina em fundo cego na pélvis. A genitália externa mostra formas bizarras como duplicação fálica e ectopia escrotal, o que torna difícil a definição do fenótipo sexual (Figura 9.5).

As anomalias associadas são: espinha bífida, mielomeningocele, rim pélvico, agenesia renal, duplicação de útero e vagina, deformidades do quadril, onfalocele, má rotação intestinal, anomalias cardíacas, entre outras. Não existe método ideal para tratamento do complexo extrofia-epispádia vesical. Os procedimentos cirúrgicos propostos para a reconstrução devem oferecer continência urinária adequada às atividades sociais do paciente, preservar a função renal, restabelecer a anatomia da parede abdominal e dos genitais e preservar a função sexual.

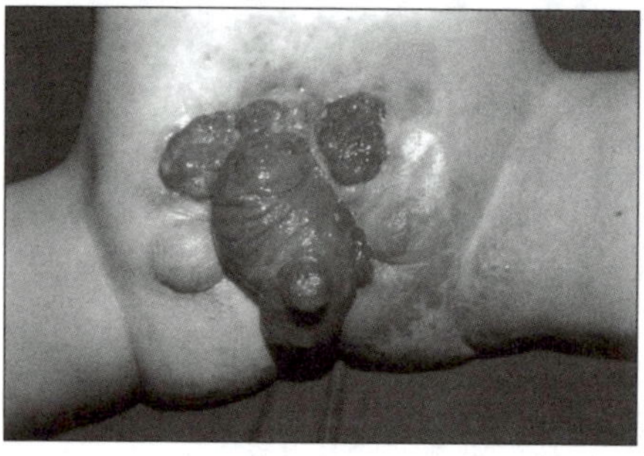

Figura 9.5 Extrofia de cloaca clássica: lateralmente duas hemibexigas separadas por mucosa intestinal. Inferiormente, observa-se orifício (íleo terminal) por onde se eliminam as fezes. Ânus imperfurado e bolsa escrotal bífida. (Veja imagem colorida no encarte.)

DETECÇÃO ANTENATAL

A extrofia vesical pode ser detectada após a 20ª semana gestacional, por meio da avaliação ultrassonográfica fetal rotineira com equipamentos de alta resolução. Trata-se do feto com parâmetros biométricos normais, trato urinário superior e líquido amniótico também sem anormalidades. A análise acurada pode revelar massa sólida com protrusão abdominal inferior do feto entre os dois vasos arteriais umbilicais e inserção baixa e intacta do cordão umbilical; não se visibiliza bexiga com conteúdo líquido. O pênis não necessariamente é identificado e o diagnóstico diferencial inclui extrofia cloacal, onfalocele e gastrosquise[14].

Além de vislumbrar uma anomalia complexa do aparelho geniturinário, o diagnóstico antenatal, quando elaborado, deverá constituir-se em explanações muito concisas e claras aos pais, envolvendo futura qualidade de vida do neonato, discussões sobre abordagens cirúrgicas terapêuticas e prognósticos relacionados a continência urinária, reconstrução de genitais, sexualidade, entre outras. A literatura médica pertinente relata casos de interrupção voluntária da gestação, de acordo com os limites das leis de determinados países[15].

EXTROFIA *VERSUS* CÂNCER VESICAL

A associação de risco de câncer de bexiga com extrofia vesical permanece indefinida, principalmente quando relacionada à extrofia que não foi reconstruída na infância. A incidência de câncer relatada varia de 4 a 7%, com maior frequência entre a quarta e a sexta décadas de vida no sexo masculino. Na extrofia vesical, o tipo histológico predominante é o adenocarcinoma, em 95% dos casos. Quanto à etiologia, existem várias teorias, como a embrionária, que tenta explicar o aparecimento de tecido glandular sobre o urotélio. Segundo essa teoria, durante o processo de septação da cloaca pelo septo urorretal, ilhotas de células intestinais permanecem na mucosa vesical e, mediante o processo de ectopia, produz-se epitélio glandular e, a partir dele, desenvolve-se o adenocarcinoma. Atualmente, a metaplasia do urotélio é a teoria mais aceita. De fatores irritativos e agentes carcinogênicos em contato com a mucosa vesical exposta, desenvolver-se-iam as cistites glandular e cística e a próxima etapa seria o adenocarcinoma. De forma semelhante, combinando com o mesmo processo de metaplasia, ocorre, em porcentagem menor de casos, a relação extrofia e carcinoma epidermoide de bexiga. Existem propostas de reconstrução precoce da extrofia vesical como profilaxia do adenocarcinoma de bexiga. Muitos autores preconizam a cistectomia e a derivação urinária (externa ou interna), apesar de a ureterossigmoidostomia – embora amplamente usada – poder desenvolver tumores intestinais em 11% dos casos[16] (Figura 9.6).

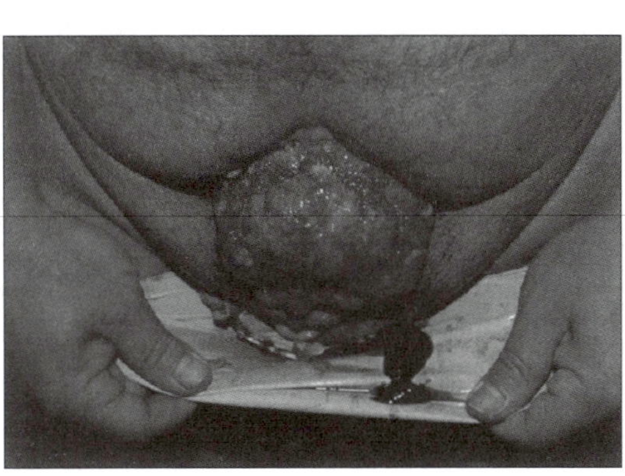

Figura 9.6 Paciente com extrofia vesical virgem de tratamento. Diagnosticou-se adenocarcinoma de bexiga. O paciente submeteu-se à cistectomia e à derivação urinária. Houve recidiva local, metástases e óbito. (Veja imagem colorida no encarte.)

RECONSTRUÇÃO CIRÚRGICA ATUAL: METAS

A reconstrução cirúrgica da extrofia vesical visa à obtenção de continência urinária, manutenção da função renal normal e do trato urinário superior e reconstrução da genitália externa/parede abdominal, com possibilidades normais de vida social e sexual.

O tratamento deve ser individualizado, baseado em parâmetros clínicos, radiológicos e urodinâmicos. Pacientes cuja capacidade vesical (volume e complacência) não foi obtida exigem ampliação vesical/reservatórios continentes que é realizada com segmentos de alça intestinal, às vezes com esfíncter artificial[17,18].

Atualmente, a reconstrução cirúrgica da extrofia vesical pode ser feita em uma etapa ou em estágios.

Reconstrução Primária

Esse procedimento consiste em fechar a bexiga e a uretra em apenas uma etapa cirúrgica (principalmente no sexo masculino). A reconstrução primária no recém-nascido foi proposta em 1989, por Grady e Mitchell[19], alicerçada no conceito que o defeito primário da extrofia de bexiga e cloaca é simplesmente uma herniação anterior da bexiga. Entretanto, o defeito não é somente esse. Há também: alterações musculares da bexiga, tipo de colágeno, inervação neural, anormalidades envolvendo o assoalho pélvico, diástase pubiana e encurtamento dos ossos da pélvis.

Nenhuma tentativa é feita para reconstruir o colo vesical. De acordo com alguns autores, a dissecção ampla da bexiga e da uretra, como uma unidade única, e a colocação, de forma profunda, desse segmento na cavidade pélvica contribuem para a obtenção da continência urinária. Justificam que não há necessidade de reimplante ureteral, embora o refluxo vesicoureteral esteja presente em quase todos os pacientes. No recém-nascido, a bexiga é imatura e o refluxo pode ser avaliado tardiamente[20].

Aspectos Cirúrgicos

No sexo masculino, a bexiga extrofiada é dissecada circunferencialmente dos planos de pele, aponeuroses e musculares. O peritônio deve ser amplamente liberado na cúpula para facilitar a interiorização da bexiga na cavidade pélvica. A dissecção prossegue de cada lado da bexiga, liberando-a profundamente dos ligamentos intersinfisários, na diástase pubiana (Figura 9.7). Após demarcação com corante na placa uretral, são feitas duas incisões paralelas ao longo da placa, em direção à glande e em continuidade à incisão circunferencial da bexiga.

A placa uretral é separada dos corpos cavernosos e a dissecção deve iniciar-se na parte ventral dos corpos, onde é mais fácil a sua identificação, e prosseguir em

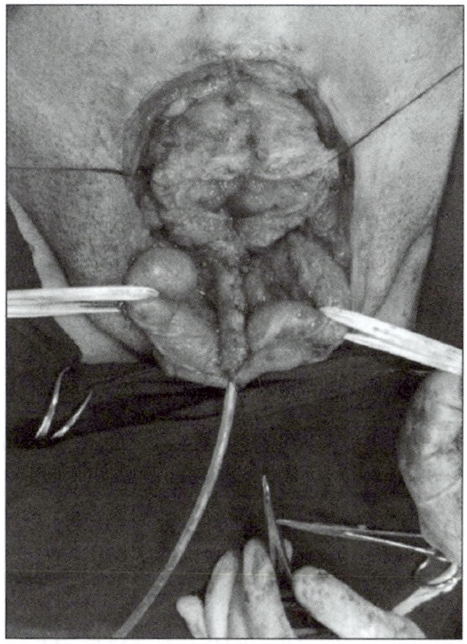

Figura 9.7 Dissecção circunferencial da bexiga e marcação das incisões na placa uretral. Dissecção dos corpos cavernosos, separando-os da placa uretral e mantendo fixa a placa na extremidade da glande. Neouretroplastia. (Veja imagem colorida no encarte.)

direção ao dorso do pênis. Foi modificada a confecção da neouretra, mantendo fixa a placa uretral na extremidade da glande e seguindo os princípios propostos por Cantwell-Ransley[21]. O tecido esponjoso deve permanecer junto à placa uretral para preservar a irrigação sanguínea, e os feixes neurovasculares são identificados lateralmente na fáscia de Buck, sobre os corpos cavernosos.

A separação da placa uretral dos corpos cavernosos prossegue em direção ao tecido prostático, o que permite a mobilização posterior da próstata. Os corpos cavernosos são liberados dos ramos descendentes do ísquio, permitindo o alongamento peniano e a rotação medial dos corpos cavernosos sobre a futura neouretra. A placa uretral tubulizada adquire posição ventral no pênis, em continuidade com a cistorrafia, e a unidade bexiga-uretra é colocada profundamente na cavidade pélvica e abaixo da sínfise pubiana, fato que pode estabelecer a continência urinária. A glandoplastia confere o efeito cosmético final do pênis.

Tubulização uretral

O pênis é recoberto por pele adjacente ou retalho pediculado de prepúcio para cobrir dorsalmente o pênis. Utiliza-se sonda vesical com cateter uretral multiperfurado de silicone por período de 10 a 12 dias (Figura 9.8). No recém-nascido com até 48 horas de vida, independentemente do sexo, é possível aproximar a sínfise pubiana sem muita tensão e sem osteotomia. Deve-se manter essa aproximação utilizando, além da sutura interpubiana, faixas de contensão elástica no nível da bacia e fêmur. No sexo feminino, a reconstrução consiste somente em cistorrafia, pois a uretra é muito curta. Em crianças maiores, utiliza-se abdominoplastia com retalhos hipogástricos.

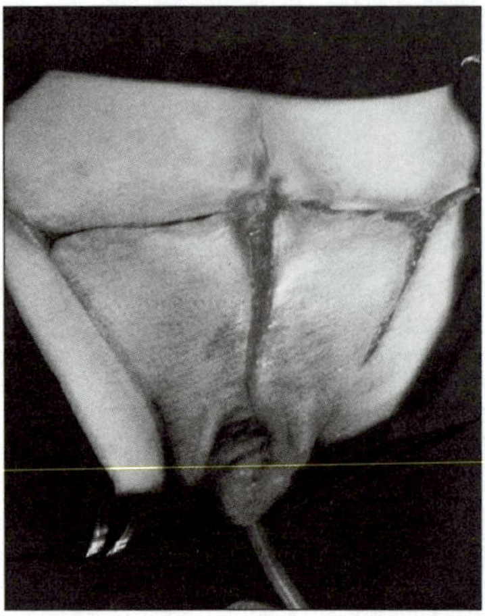

Figura 9.8 Aspecto final da reconstrução da extrofia vesical no sexo masculino: cistorrafia, neouretroplastia e abdominoplastia em uma única etapa.

Até o momento, foram realizadas dez reconstruções cirúrgicas em etapa única na Unidade de Urologia Pediátrica do HC-FMUSP, com tempo de seguimento de 5 anos e idade variando de 1 mês a 23 anos. Um caso evoluiu com reextrofia completa (em recém-nascido) e, 6 meses após, foi igualmente refeita a reconstrução em única etapa. Duas crianças referenciadas, com idade acima de 2 anos, após reextrofia, foram reconstruídas em tempo único e sem dificuldades. O fechamento da parede abdominal foi feito com rotação de retalhos de pele e aponeuroses. Outro caso que merece destaque refere-se a um paciente com 23 anos e virgem de tratamento que foi liberado com sucesso total na reconstrução[22].

RECONSTRUÇÃO EM ESTÁGIOS

Trata-se de método de eleição por meio do qual se reconstrói a extrofia vesical. A reconstrução funcional da extrofia vesical em estágios foi proposta em 1952, por Sweetser, Chisholm e Thompson[22] e difundida para centros de referência que cuidam dessa patologia. Nesse procedimento, há três etapas cirúrgicas[23]: cistorrafia e abdominoplastia, reconstrução do colo vesical – para obtenção de continência urinária – e uretroplastia ou clitoroplastia.

Aspectos Cirúrgicos

Primeiro estágio

Nesse estágio, o fechamento da bexiga é feito sem nenhuma tentativa de se obter continência urinária. A bexiga extrófica é então transformada em epispádia incontinente. O objetivo do procedimento é permitir, simultaneamente, o desenvolvimento da capacidade volumétrica e funcional da bexiga e proteger a mucosa vesical de infecções, alterações metaplásicas e consequente fibrose muscular. Esse procedimento é realizado na idade de apresentação do paciente e, preferencialmente, no período neonatal.

Nessa mesma etapa, realiza-se a abdominoplastia que consiste no fechamento do defeito parietal por meio da rotação medial de retalhos do hipogástrio, demarcados bilateralmente ao lado do defeito deixado pela extrofia, incluindo pele e aponeuroses dos músculos retos e oblíquos externos. Não se realiza osteotomia. A rotação de retalhos oferece vantagens, pois promove a reconstrução do monte de Vênus com deslocamento medial de pele pilificada. A reconstrução torna a parede relativamente sólida e não retrai o pênis como na osteotomia; nesse ato, realizam-se herniorrafia, orquidopexia e onfaloplastia, quando tais procedimentos forem necessários[24,25] (Figuras 9.9 a 9.13).

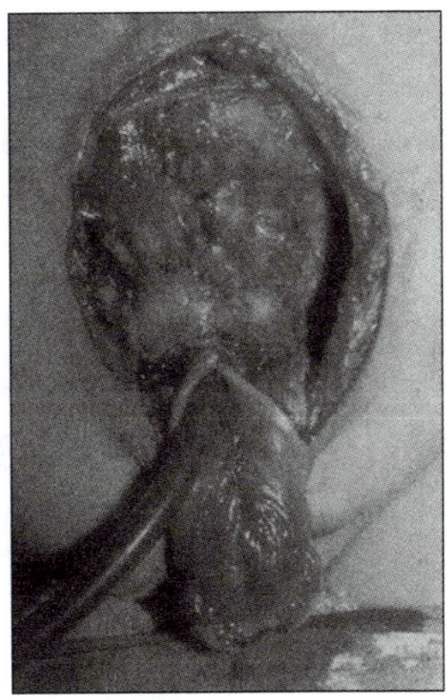

Figura 9.9 Cistorrafia e alongamento peniano, transformando a extrofia em epispádia incontinente. Observar a falha na parede abdominal. (Veja imagem colorida no encarte.)

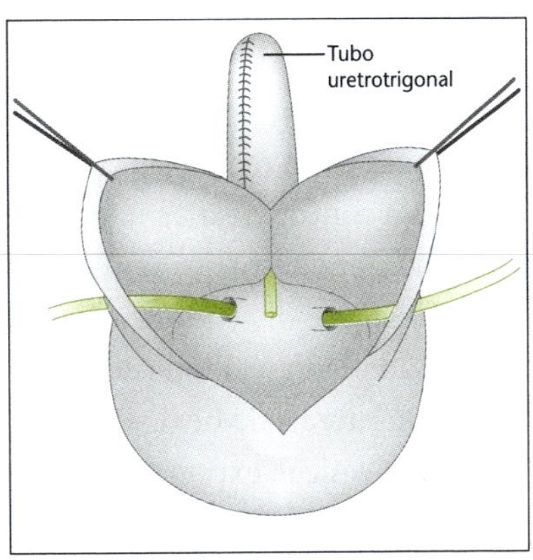

Figura 9.10 Confecção do tubo muscular, ureteres reimplantados com cateteres e aspecto final da cirurgia (cirurgia de Leadbetter)[26].

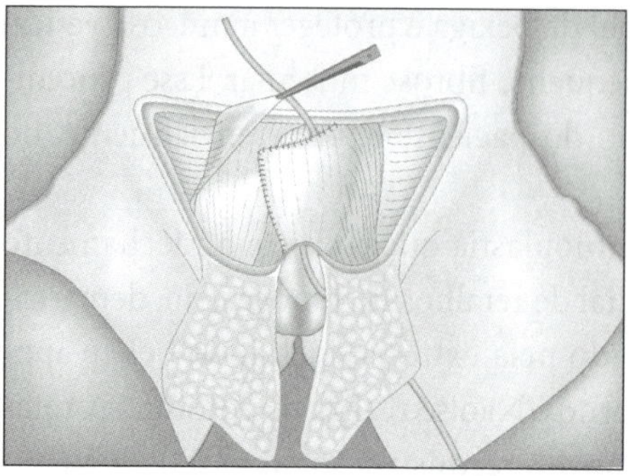

Figura 9.11 Representação esquemática de retalhos hipogástrios de pele, aponeuroses de músculos retos abdominais e oblíquos.

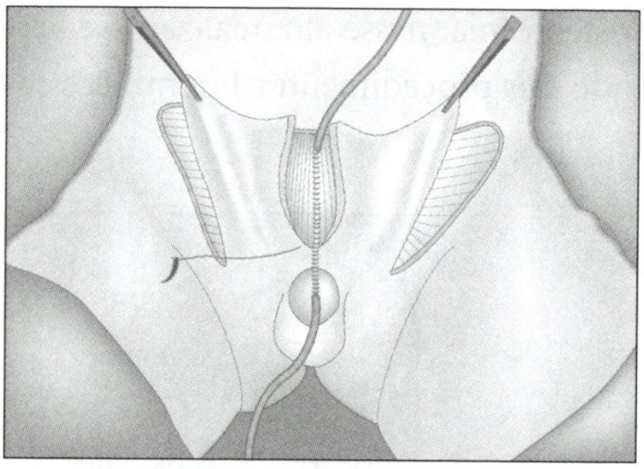

Figura 9.12 Esquema demonstrando a rotação medial dos retalhos de pele sobre os retalhos de aponeuroses dos músculos reto e oblíquos abdominais.

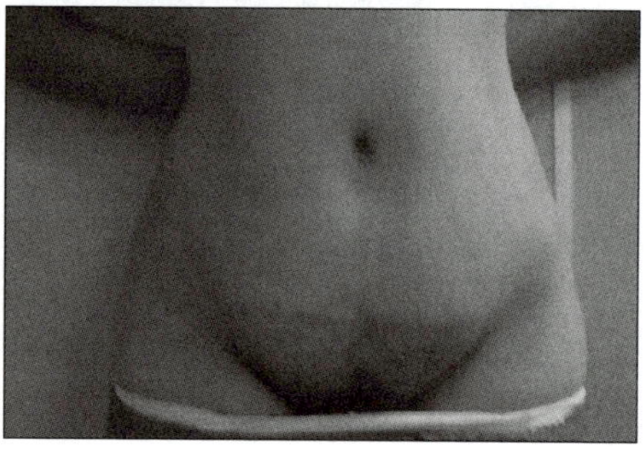

Figura 9.13 Na adolescência, os pacientes são submetidos a cirurgias plásticas na parede abdominal, com exérese de cicatrizes e onfaloplastia. (Veja imagem colorida no encarte.)

Segundo estágio

Consiste na reconstrução do colo vesical (tubulização uretrotrigonal) para obtenção da continência urinária. A média de idade das crianças operadas situou-se ao redor de 3 anos e meio, com capacidade vesical mínima superior a 80 cm^3.

A bexiga é distendida com soro fisiológico para facilitar a dissecção e por meio de incisão mediana longitudinal hipogástrica. Dissecam-se amplamente as faces anteriores e laterais da bexiga junto ao colo. A bexiga é aberta por incisão longitudinal até o colo vesical, expondo-se o trígono vesical. Os ureteres são reimplantados bilateralmente ou com trajeto submucoso cranial, liberando o trígono vesical para tubulização. São feitas duas incisões longitudinais e laterais ao trígono vesical, desde o meato uretral, estendendo-se cranialmente na base da bexiga, até ultrapassar os meatos ureterais originais. Delimita-se, assim, retângulo na parede posterior da bexiga de 2 x 4 cm; lateralmente, resseca-se a mucosa, permanecendo uma faixa de mucosa central de 1 cm de largura por 4 cm de comprimento; a mucosa é tubulizada ao redor de sonda uretral nº 6 ou 8. O músculo é fechado sobre o tubo de mucosa com pontos separados; o objetivo é construir tubo muscular com função esfincteriana. Completa-se o fechamento da bexiga com pontos separados e cistostomia como drenagem urinária. Depois da retirada da sonda uretral, a cistostomia permanece fechada, estimulando a micção e medindo o resíduo urinário; resíduo abaixo de 20 mL possibilita a retirada da cistostomia; e a micção se inicia por gotejamento[26] (ver Figura 9.10).

Terceiro estágio

A neouretroplastia e a clitoroplastia são realizadas quando a continência urinária é estabelecida. Em determinados pacientes nos quais a bexiga permanece com pequena capacidade após cistorrafia, realiza-se neouretroplastia ou constrição do colo vesical antes da cirurgia de Leadbetter[26], com o objetivo de aumentar a resistência e promover aumento da capacidade vesical.

A partir de 1980, 81 pacientes com extrofia vesical clássica foram tratados por meio da reconstrução em estágios na Unidade de Urologia Pediátrica do HC-FMUSP. A faixa etária variou de 1 a 17 anos, sendo 63 do sexo masculino e 18 do sexo feminino; três pacientes perderam o seguimento ambulatorial.

A cistorrafia neonatal foi feita em 12 recém-nascidos e, nesse período, realizou-se o fechamento da parede abdominal pela simples aproximação da sínfise pubiana, dada a maleabilidade óssea, dispensando a rotação dos retalhos hipogástricos de pele aponeuroses.

A reconstrução do colo vesical foi utilizada no tratamento da incontinência urinária em 41 pacientes (35 masculinos e 6 femininos), cuja capacidade vesical variava de 50 a 160 mL[27].

Do total de pacientes, 39% são continentes, permanecem secos e não utilizam nenhum protetor urinário diurno; 34,1% são continentes por períodos de 1 a 3 horas, não usam proteção (fraldas) ou utilizam-na durante esportes ou esforços. Os incontinentes (28,9%) foram retubulizados e/ou submetidos à ampliação vesical (sete pacientes); três pacientes incontinentes se submeteram à ureterossigmoidostomia.

A retenção urinária aguda consiste em parâmetro de bom prognóstico para continência urinária; todos os pacientes com tal complicação temporária ficaram continentes. A cistostomia permanece por tempo prolongado, abrindo e fechando, estimulando a micção. As complicações tardias foram: 11,2% de unidades ureterais com refluxo vesicoureteral, 7,5% de unidades evidenciaram obstrução ureterovesical, 12,1% de pacientes desenvolveram obstrução do tubo uretrotrigonal e 17% litíase vesical. Esses dados são igualmente citados nos centros de referência de tratamento de extrofia vesical (Tabela 9.1).

Tabela 9.1 – Complicações precoces da reconstrução do colo vesical[27]

Retenção urinária temporária	35,3%
Fístula vesicocutânea	7,3%
Anúria obstrutiva	2,4%
Pielonefrite aguda	4,8%

A avaliação urodinâmica tardia realizada somente em 25 pacientes, pela dificuldade de sondagem uretral, evidenciou perfil pressórico uretral com amplitude média de 89,3 cm/H_2O e uretral com extensão de 2,6 cm. A complacência vesical estava comprometida em todos os pacientes, em graus variáveis; sete deles submeteram-se à enterocistoplastia por alterações importantes da complacência vesical[26,27].

EPISPÁDIA

O tratamento cirúrgico inicial depende da idade da apresentação do paciente, assim, quando a criança se apresenta no primeiro ano de vida, recomenda-se que a abordagem inicial seja a reconstrução peniana que consiste na uretroplastia (técnica de Cantwell-Ransley[28]). A placa uretral dorsal é separada, lateralmente, dos corpos cavernosos mantendo a sua inserção glandar e os corpos cavernosos são desinseridos dos ramos descendentes do púbis até sua base. A placa uretral é fechada e transforma-se em neouretral. A curvatura dorsal é corrigida por meio de caverno-cavernostomia, suturando um corpo contra o outro acima da uretra que permanece em posição ventral (Figuras 9.14 e 9.15). Em crianças maiores de 4 a 5 anos, inicialmente deve ser corrigida a incontinência urinária, que acomete 80% das epispádias. A técnica utilizada é a mesma descrita para correção da extrofia vesical. A continência urinária satisfatória é alcançada em 70% dos pacientes[29].

EXTROFIA DE CLOACA

A estratégia cirúrgica consiste em três etapas, quando possível:

- Separar as duas hemibexigas do trato intestinal e juntar as duas metades da bexiga, transformando em extrofia vesical clássica. O pequeno segmento de colo é tubulizado (colorrafia) e exteriorizado no flanco esquerdo (colostomia fecal). O fechamento da parede abdominal, além dos retalhos hipogástricos já descritos, necessita adicionalmente de osteotomia ilíaca com fixador externo para retirar a tensão nas linhas de sutura (Figura 9.16).

- Se necessário, deve-se realizar a ampliação vesical após 5 a 6 anos de idade, seguida de genitoplastia.
- Em casuística recente, com 7 pacientes, 4 tornaram-se continentes e 3 submeteram-se a ampliação com fechamento de colo vesical e cateterismo do reservatório (procedimento de Mitrofanoff). Uma paciente com colostomia perineal foi a óbito por septicemia. A parede abdominal com osteotomia e fixador externo foi satisfatória em 100% dos casos[30].

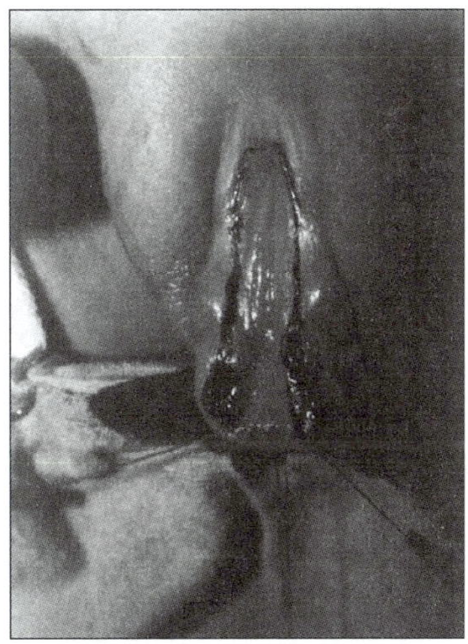

Figura 9.14 Demarcação da placa uretral, circundando o meato uretral do pênis para delimitar a neouretra. (Veja imagem colorida no encarte.)

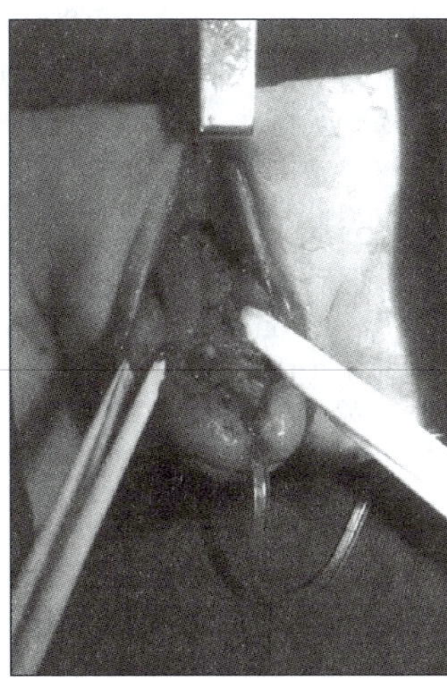

Figura 9.15 Os corpos cavernosos são totalmente liberados da placa uretral, a qual é tubulizada ao redor de sonda uretral nº 6 ou 8. Os corpos cavernosos permanecem sobre a neouretra, após caverno-cavernostomia, corrigindo assim a dorsoflexão do pênis (cirurgia de Cantwell-Ransley)[28]. (Veja imagem colorida no encarte.)

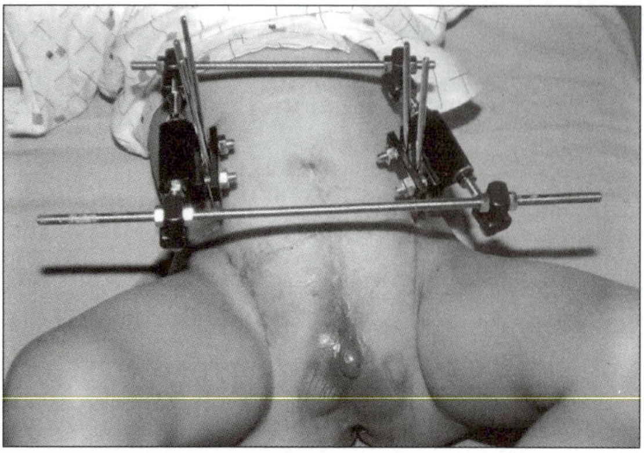

Figura 9.16 Abdominoplastia na extrofia de cloaca: após osteotomia ilíaca posterior, o fixador externo aproxima parcialmente os ossos pubianos, tirando a tensão das linhas de sutura dos retalhos hipogástricos. (Veja imagem colorida no encarte.)

CONCLUSÕES

A reconstrução de extrofia vesical em estágios parece ser a melhor opção do tratamento atual, com altas possibilidades de obtenção de continência urinária (73,1%), mínima deterioração renal e reconstrução adequada e satisfatória da parede abdominal e dos genitais externos. Esse procedimento deve ser o tratamento inicial para os pacientes com extrofia vesical e, se possível, realizado no período neonatal.

Entretanto, a experiência acumulada em hospital universitário e de referência propicia condições para avanços e novas tecnologias. Os últimos dez pacientes do sexo masculino com extrofia vesical foram reconstruídos em uma única etapa e com resultados promissores. Trata-se de procedimento factível e com poucas complicações, que facilita a dissecção de colo vesical, uretra posterior e próstata, e predispõe ao desenvolvimento da capacidade vesical. O refluxo vesicoureteral e a continência urinária aguardam o crescimento da criança para definição. Está em desenvolvimento um projeto sobre a ampliação vesical com bexiga cadavérica, em que se utiliza a matriz acelular.

REFERÊNCIAS BIBLIOGRÁFICAS

1. Ives E, Coffey R, Carter CO. A family study of bladder exstrophy. J Med Genet. 1980;17(2):139-41.
2. Rickmann PP. The incidence and tratment of ectopia vesicae. Proc Roy Soc Med. 1962;54:389-92.
3. Boyadjiev AS, Dodson JL, Radford CL, Ashrafi GH, Beaty TH, Mathews RI, et al. Clinical and molecular characterization of the bladder exstrophy – epispadias complex: analysis of 232 families. BJU Int. 2004;94(9):1337-43.
4. Gambhir L, Holler T, Muller M, Schott G, Vogt H, Detlefsen B, et al. Epidemiological survey of 214 families with bladder exstrophy – epispadias complex. J Urol. 2008;179(4):1539-43.
5. Muecke EC. The role of the cloacal membrane in exstrophy: the first successful experimental study. J Urol. 1964;92:659.

6. Slaughenhoupt BC, Chen C-J, Gearhart JP. Creation of a model of bladder exstrophy in the fetal lam. J Urol. 1996;156(2 Suppl 1):816-8.
7. O'Donnel B. The lessons of 40 bladder exstrophies in 20 years. J Pediatr Surg. 1984;19(5):547-52.
8. Trendelemburg F. The treatment of ectopia vesicae. Ann Surg. 1906;44:281.
9. Young HH. A new operation for the cure of the incontinence associated with epispadias. J Urol. 1922;7:1-32.
10. Dees JE, Durham NC. Epispadias with incontinence in the male. Surgery. 1942;12:621-7.
11. Arap S, Gonçalves ES, Gutierrez EG, Goes GM. Tratamento da extrofia de bexiga I. Reconstrução plástica. Rev Ass Med Bras. 1976;22:61-9.
12. Johnston JH. The exstrophic anomalies. In: Williams DI, Johnston JH (ed.). Paediatric Urology 2nd ed. Londres: Butterworth; 1982. p.299.
13. Gearhart JP, Mathews R. Exstrophy-epispadia complex. In: Kavoussi LR, Novick AAC, Partins AW, Peters AC. Campbell urology. 9th ed. Philadelphia: WB Saunders; 2007. p.3497.
14. Jaffe R, Schoenfeld A, Oyadia J. Sonographic findings in the prenatal diagnosis of bladder exstrophy. Am J Obstet Gynecol. 1980;162(3):675-8.
15. Cacciari A, Pilu GL, Mordenti M, Ceccarelli PL, Ruggeri G. Prenatal diagnosis of bladder exstrophy with transitional, squamous and mucus-producing differentiation. Br J Urol. 1998;81(1):173-4.
16. Vik V, Vigerharz VEW, Woodhouse CRJ. Invasive carcinoma in bladder exstrophy with transitional, squamous and muçus-producing differentiation. Br J Urol. 1998;81(1):173-4.
17. Arap S, Giron AM. Bladder exstrophy. In: Retik AB, Cukier J, editors. International perspectives in urology: pediatric urology. Baltimore: Williams & Wilkins; 1987. p.282.
18. Arap S, Giron AM. Bladder exstrophy: resconstrutive alternatives. AUA Update Series. 1991;162(4):194.
19. Grady RW, Mitchell ME. Complete primary repair of exstrophy. J Urol. 1999;162(4):1415-25.
20. Youssif M, Badawy H, Saad A, Hanno A, Mokhless I. Single-stage repair of bladder exstrophy in older children and children with failed previous repair. J Pediatr Urol. 2007;3(5):391-4.
21. Lottmann HB, Melin Y. Male epispadias repair: surgical and functional results with the Cantwell-Ransley procedure in a patients. J Urol. 1999;162(3 Pt 2):1176-80.
22. Sweetser TH, Chisholm TC, Thompson WH. Exstrophy of the urinary bladder: discussion of the anatomic principles applicable to its repair with a preliminary report of a case. Minn Med. 1952;35(7):654-7.
23. Giron AM. Reconstução da extrofia vesical em estágios: tratamento da incontinência urinária por meio da tubulização uretrotrigonal [tese]. São Paulo: Universidade de São Paulo; 1990.
24. Giron AM. Reparação da parede abdominal em estrofia vesical por meio de retalhos cutâneos compostos e simples [tese]. São Paulo: Faculdade de Medicina da Universidade de São Paulo; 1987.
25. Purves JT, Gearhart JP. Paraexstrophy skin flaps for the primary closure of exstrophy in boys: outmoded or updated. J Urol. 2008;180(4 Suppl):1675-8.
26. Leadbetter Jr. GW. Surgical correction of total urinary incontinence. J Urol. 1964;91;261-6.
27. Hernandez DJ, Purves T, Gearhart JP. Complications of surgical reconstruction of the exstrophy-epispadias complex. J Pediatr Urol. 2008;4(6):460-6.
28. Baird AD, Gearhart JP, Mathews RI. Applications of the modified Cantwell-Ransley epispadias repair in the exstrophy-epispadias complex. J Pediatr Urol. 2005;1(5):331-6.
29. Braga LH, Lorenzo AJ, Bagli DJ, Khoury AE, Pippi Salle JL. Outcome analysis of isolated male epispadias: single center experience with 33 cases. J Urol. 2008;179(3):1107-12.
30. Giron AM, Guarniero R, Srougi M. Does a unistage external iliac fixation device and bilateral skin groin flap after posterior sagital iliac osteotomy make easier the abdominal wall closure in cloaca exstrophy? São Paulo: Universidade de São Paulo. [in press].

10 Válvula de uretra posterior

Francisco Tibor Dénes
Marcos Giannetti Machado

Após ler este capítulo, você estará apto a:

1. Descrever a fisiopatologia da válvula de uretra posterior.
2. Fazer o diagnóstico correto da válvula e de suas eventuais sequelas anatômicas e funcionais no trato urinário.
3. Orientar o tratamento adequado dos portadores de válvula de uretra posterior nos diversos graus de comprometimento do trato urinário.

INTRODUÇÃO

A válvula de uretra posterior (VUP) é uma obstrução congênita da porção proximal da uretra que ocorre exclusivamente no sexo masculino.

Possui espectro de acometimento variável, de acordo com a intensidade da obstrução dela resultante, e, como consequência, pode implicar danos a todo trato urinário a montante, desde o período intrauterino até a vida adulta.

Historicamente, Morgani descreveu essa variação anatômica em cadáver no século XVIII. Langenbeck, em 1802, apresentou o primeiro caso em paciente vivo[1]. Contudo, foi somente em 1919 que Hugh Hampton Young descreveu e classificou o aspecto endoscópico da válvula de uretra posterior, relacionando-o às suas características obstrutivas e afirmando a necessidade de seu tratamento por via vesical ou endoscópica[2].

Na época da publicação do clássico trabalho de Young, o diagnóstico de válvula de uretra posterior era associado a 100% de mortalidade. Essa taxa permaneceu alta, em torno de 50%, até meados dos anos 1950[3]. Com incidência de 1 a cada 5.000 nascidos vivos do sexo masculino, a válvula de uretra posterior é a causa anatômica mais frequente de obstrução primária infravesical na população pediátrica, sendo também a patologia obstrutiva congênita que mais acarreta insuficiência renal terminal.

Com a popularização do diagnóstico ultrassonográfico antenatal, atualmente, quase 80% dos casos de válvula de uretra posterior têm seu diagnóstico suspeitado dessa forma, desencadeando o tratamento precoce do problema[4]. Ainda, com o melhor conhecimento da fisiopatologia e a evolução natural da doença, aliados ao progresso científico representado pelo diagnóstico antenatal, aprimoramento de procedimentos endourológicos, desenvolvimento de técnicas de diálise e avanço do transplante renal, a mortalidade caiu drasticamente para menos de 3% em séries recentes. Contudo, segue ainda muito elevada a morbidade da doença, com 20 a 30% dos pacientes evoluindo para insuficiência renal terminal antes dos 20 anos de idade, gerando grande impacto social e econômico[5].

A patologia primária é representada pela obstrução e por sua consequência a montante. O achado anatômico é representado por pregas da mucosa na uretra prostática, originadas junto ao *verumontanum*, que se estendem lateralmente até a parede anterior da uretra.

Essas pregas foram chamadas de válvula por terem, caracteristicamente, um sentido preferencial de obstrução: no sentido retrógrado, permitem a cateterização uretral e não sugerem obstrução mecânica. Contudo, o fluxo urinário anterógrado ressalta as pregas mucosas, que ficam armadas como velas ao vento, causando efeito de obstrução ao fluxo de urina (Figura 10.1).

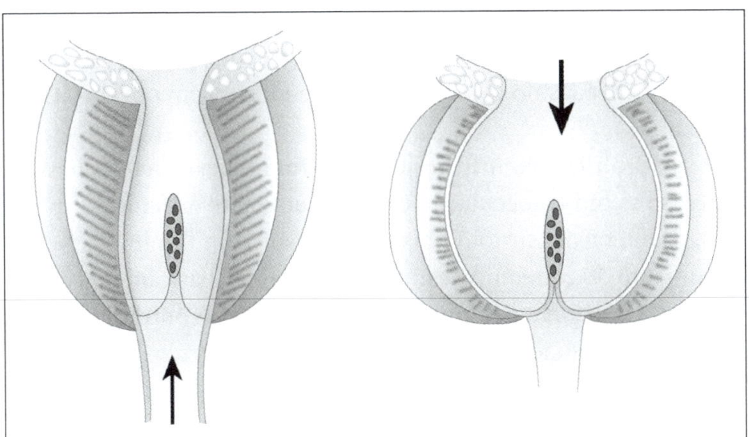

Figura 10.1 Diagrama anatômico da válvula de uretra posterior com as duas pregas mucosas ancoradas no *verumontanum*: à esquerda, em repouso (sem resistência ao eventual fluxo retrógrado), e, à direita, ambas as pregas armadas pelo fluxo miccional, provocando grande resistência.

Essas pregas podem ser parcialmente rompidas intraútero ou durante instrumentação uretral, como em uma passagem de sonda de drenagem, gerando então o aspecto de dois folhetos laterais (valvas) cujo grau de obstrução depende do grau de fusão desses folhetos valvares[6,7].

Essa obstrução ao fluxo de urina gera, secundariamente, danos ao trato urinário, tais como dilatação fusiforme variável do segmento uretral a montante e alterações anatômicas e funcionais do colo vesical, da bexiga, dos ureteres e dos rins. Em razão do amplo espectro de sua apresentação clínica, que varia conforme a intensidade de obstrução gerada, é possível que haja desde casos de obstrução mínima, que passam despercebidos muitas vezes até a idade adulta, a casos extremamente graves com insuficiência renal neonatal ou óbito fetal.

Apesar dos aperfeiçoamentos diagnósticos e terapêuticos, a exata origem embriológica das válvulas de uretra posterior permanece desconhecida[8,9].

FISIOPATOLOGIA

A obstrução da uretra pela VUP manifesta-se no início do segundo trimestre gestacional, após a diferenciação do restante do trato urinário, podendo ser identificada na ultrassonografia antenatal já a partir da 14ª semana de gestação nos casos mais graves.

Com a obstrução, a maturação e o desenvolvimento do trato urinário ocorrem na vigência de pressão intraluminar elevada, acarretando lesões em todos os níveis a montante, proporcionalmente ao seu grau de intensidade.

Na uretra, ocorrem dilatação e alongamento fusiforme do segmento entre a válvula de uretra posterior e o colo vesical. Dependendo do grau de dilatação da uretra posterior, pode-se formar um compartimento subcervical que dá a falsa impressão de estenose de colo vesical; no entanto, raramente ocorre uma verdadeira obstrução a esse nível. Apesar disso, muitas intervenções desnecessárias sobre o colo vesical foram realizadas no passado, com base na imagem obtida na uretrocistografia miccional.

Em resposta à obstrução infravesical, ocorrem hipertrofia e espessamento do músculo detrusor, com trabeculação e formação de divertículos. Em obstruções mais severas, há alterações histológicas do detrusor com diminuição do conteúdo muscular e aumento do conteúdo de matriz extracelular, basicamente colágeno, com consequente dano funcional e diminuição da capacidade contrátil vesical.

A exposição continuada da bexiga a regimes pressóricos elevados propicia a progressão da lesão vesical e a impossibilidade de seu esvaziamento completo, gerando resíduo pós-miccional, o qual irá sobrecarregar ainda mais o trabalho da bexiga, em um verdadeiro ciclo vicioso, que pode terminar em falência vesical ou incapacidade de esvaziamento do órgão.

Caso exista ou não anormalidade primária da junção ureterovesical ou se ocorrer a formação de divertículo paraureteral, pode-se desenvolver refluxo vesicoureteral (RVU) secundário ao aumento da pressão intravesical. Esse refluxo secundário é acompanhado de alterações funcionais no ureter, ocasionando dilatação e prejuízo do mecanismo peristáltico do órgão.

Tanto o refluxo vesicoureteral como a elevada pressão intravesical podem provocar uretero-hidronefrose uni ou bilateral de grau variado, que também pode ser, eventualmente, identificada no período antenatal.

No caso de RVU unilateral, geralmente, o rim acometido é extremamente comprometido, estando com frequência excluso.

Dependendo do grau de obstrução e do refluxo, desenvolve-se lesão parenquimatosa renal na forma de displasia ou nefrite intersticial. Especula-se que a natureza primária da lesão renal seja isquêmica, secundária à alta pressão intraluminal. A obstrução afeta a taxa de filtração glomerular, a capacidade de concentração urinária renal e a morfologia da pelve e dos cálices renais.

Na presença de infecção, ocorre desenvolvimento de pielonefrite, com consequentes danos adicionais ao parênquima renal.

Conforme a intensidade da lesão parenquimatosa, pode haver evolução para insuficiência renal terminal, seja por escassez de tecido renal funcionante ao nascimento, seja por lesão subsequente por obstrução e infecção, agravada pela maior demanda funcional com o crescimento da criança. Cerca de 20 a 30% dos pacientes com VUP evoluem para insuficiência renal crônica (IRC), um terço destes logo após o nascimento (displasia) e o restante na época da puberdade, ante o aumento de demanda metabólica, os danos adicionais por pielonefrite ou a glomerulosclerose por hiperfiltração[3,5,10].

Certas variações clínicas em pacientes com VUP podem exercer um efeito protetor no desenvolvimento e na função renal.

O refluxo vesicoureteral unilateral e a hidronefrose ipsilateral acentuada, frequentemente, evoluem para perda funcional do rim. Contudo, essa dilatação volumosa unilateral tende a absorver o impacto da pressão intravesical elevada e evita a lesão do rim contralateral que não possui refluxo. Dessa forma, em longo prazo, a função renal global acaba sendo mantida pela preservação do rim não acometido por refluxo à custa do sacrifício do rim atacado por refluxo severo[11]. A presença de um divertículo vesical gigante também tende a acomodar a elevada pressão intravesical, atenuando o acometimento do trato urinário superior[12]. Essas situações de atenuação da pressão elevada são conhecidas como efeito descompressão ou efeito *pop-off* (Figura 10.2).

Em 3 a 17% dos neonatos, pode ocorrer extravasamento urinário espontâneo, na forma de urinoma perinéfrico por rotura do fórnice renal, ou ascite urinosa, identificados também como um fator de descompressão do trato urinário e relativa preservação de função[13].

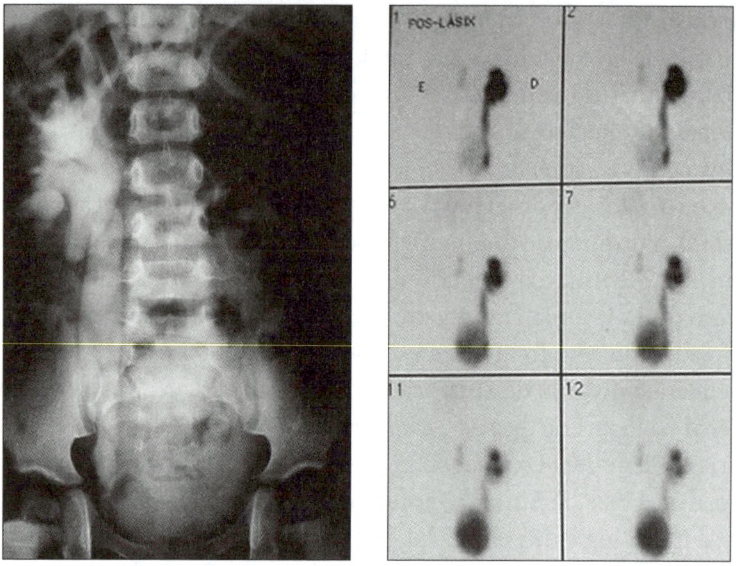

Figura 10.2 À esquerda, urografia excretora com dilatação pieloureteral do rim direito e ausência de contrastação do rim esquerdo. Renograma radioisotópico com DTPA à esquerda, evidenciando exclusão funcional do rim esquerdo.

QUADRO CLÍNICO

A ultrassonografia antenatal alterou profundamente o diagnóstico da VUP e, atualmente, a maioria dos casos é identificada pela investigação de uretero-hidronefrose intrauterina, que representa a terceira causa de hidronefrose fetal, após estenose de junção ureteropiélica (JUP) e megaureter congênito, totalizando 10% dos casos. Se o diagnóstico de VUP é feito antes da 24ª semana de gestação, o prognóstico é extremamente desfavorável, com incidência de 53% de natimortos ou nascidos com IRC franca. A ultrassonografia antenatal normal, nessa fase de gestação, não exclui a possibilidade de VUP, visto que, em alguns casos, a uretero-hidronefrose só aparece no período pós-natal.

Caracteristicamente, suspeita-se de VUP em fetos masculinos com dilatação pieloureteral bilateral persistente, apesar de poder também ser unilateral, associada à bexiga espessada e constantemente cheia e à eventual diminuição do volume do líquido amniótico. Oligoidrâmnio está associado a déficit de função renal e dificuldade de maturação pulmonar, colocando o feto em risco[14]. O exame ultrassonográfico repetido é importante para avaliar a eventual progressão da dilatação e do oligoidrâmnio no decorrer da gestação.

As punções intrauterinas do trato urinário fetal podem caracterizar o seu grau de comprometimento funcional pela análise bioquímica da urina fetal colhida (dosagens de sódio, cálcio e beta-2-microglobulina). Essas informações podem ser úteis na avaliação funcional e na condução da gestação até o seu final. Dosagens de beta-2-microglobulina maiores que 13 mg/L quase sempre se associam à evolução fatal.

A drenagem vesicoamniótica ou renoamniótica pela inserção percutânea transamniótica de cateteres na bexiga e nos rins dilatados fetais tem sido relatada com sucesso, trazendo diminuição da hidronefrose. Questiona-se, contudo, a real eficácia desse método na prevenção da lesão parenquimatosa renal, principalmente quando esses procedimentos são realizados no terceiro trimestre da gestação, já com as lesões renais irreversivelmente instaladas. Além disso, essas punções não são isentas de riscos significativos, tanto para o feto como para a mãe[15].

Uma nova alternativa terapêutica fetal é a cistoscopia intrauterina, realizada em casos com volume normal do líquido amniótico, que permite a cauterização anterógrada ou mesmo retrógrada das válvulas, evitando as complicações em longo prazo da derivação vesicoamniótica[16].

Na ausência de diagnóstico antenatal de VUP, o recém-nascido pode apresentar inúmeras manifestações nas primeiras horas de vida, em decorrência da natureza obstrutiva das válvulas. O quadro clínico varia de acordo com a gravidade da obstrução. A manifestação mais grave é a insuficiência respiratória decorrente da hipoplasia pulmonar causada pelo oligoidrâmnio e que, frequentemente, pode levar o neonato a óbito. No exame físico, pode-se observar retenção urinária, representada por globo vesical palpável. Massa renal palpável pode indicar uretero-hidronefrose associada. Pode-se observar, eventualmente, até distensão abdominal por ascite.

Em cerca de 30% dos casos, a micção ocorre tardiamente e com jato muito fraco. Nessas condições, a micção pode ser estimulada com auxílio de massagem do globo vesical. Entretanto, a micção com jato normal não elimina a possibilidade de válvula de uretra posterior.

Conforme o grau de comprometimento da função renal, podem ocorrer desequilíbrio hidroeletrolítico e acidose progressiva, com elevação dos níveis de ureia e creatinina. O neonato também pode apresentar-se já em insuficiência renal terminal e necessitar de diálise imediata.

Quando ocorre infecção do trato urinário (ITU) associada, esta evolui frequentemente para sepse, observando-se rápida deterioração clínica pelo agravamento associado da função renal.

Em circunstâncias mais raras, o diagnóstico de VUP pode ser suspeitado tardiamente na infância, em decorrência de obstrução uretral discreta, que não acarreta os sintomas intensos de retenção ao nascimento, nem hidronefrose detectável na ultrassonografia antenatal. Essas crianças têm como manifestação clínica o jato urinário fraco ou a micção prolongada, além de dificuldade em adquirir continência tanto diurna como noturna. Podem apresentar polidipsia e poliúria em consequência da nefropatia associada à perda de sal. Quando existe comprometimento anatômico e funcional do trato urinário superior, pode haver retardo no desenvolvimento ponderal e no crescimento. A estase urinária por resíduo pós-miccional e o eventual refluxo vesicoureteral podem facilitar a ocorrência de infecções do trato urinário, que podem ser frequentes, piorando o quadro clínico e exacerbando a sintomatologia miccional[17].

AVALIAÇÃO DIAGNÓSTICA

Na ausência de diagnóstico antenatal de hidronefrose, a suspeita de VUP é levantada em toda criança do sexo masculino com dificuldade ou disfunção miccional, com ou sem ITU e eventual dilatação do trato urinário, independentemente da idade. Essa suspeita é reforçada nos casos de sepse urinária associada à presença de globo vesical palpável.

O exame físico pode variar desde o normal, em crianças maiores, até a presença de massa vesical ou renal em recém-nascidos ou lactentes de baixo peso.

A avaliação metabólica e de função renal, com exames de laboratório interessando eletrólitos e acidose metabólica, muitas vezes faz-se necessária em caráter de urgência. Imediatamente após o nascimento, a creatinina sérica reflete a função renal materna. Apenas 72 a 96 horas após o nascimento é que os valores de creatinina serão representativos da função renal do recém-nascido. A cultura de urina é importante para descartar infecção, devendo ser colhida, preferencialmente, por punção suprapúbica.

A ultrassonografia deve ser realizada, nos casos suspeitos, a partir do segundo dia de vida, podendo ser repetida subsequentemente. Esse exame permite uma avaliação morfológica de todo o trato urinário, particularmente da espessura e da ecogenicidade do parênquima renal e da junção corticomedular, além da dilatação ureteropiélica, presente em até 90% dos casos. Em relação à bexiga, podem-se medir seu tamanho e a espessura da parede, além do resíduo pós-miccional. É possível caracterizar dilatação da uretra prostática, porém sua ausência na ultrassonografia não elimina a hipótese de VUP. Com a realização de exames repetidos, é possível avaliar a progressão da dilatação do trato urinário.

A uretrocistografia miccional (UCM) permite o diagnóstico de certeza da válvula de uretra posterior e sua normalidade elimina a hipótese dessa afecção. Por causa de seu caráter invasivo, com necessidade de sondagem vesical e injeção de contraste, esse exame deve ser feito em condições assépticas, na ausência de infecção e quando a criança apresentar condições clínicas estáveis. É recomendável que, no recém-nascido com suspeita de válvula de uretra posterior, este seja sondado imediatamente para melhor avaliação do débito urinário e do alívio da obstrução. Dessa forma, com o neonato já sondado, a UCM já pode ser realizada a partir da primeira semana de vida. Recomenda-se o uso de sonda de fino calibre para permitir a correta avaliação da válvula na fase miccional e evitar dano à uretra.

Os achados radiológicos predominantes são: hipertrofia do colo vesical e alongamento com dilatação maciça da uretra prostática, com pouco ou nenhum fluxo de contraste para a uretra distal na fase miccional, presença de trabeculação ou divertículo vesical e refluxo vesicoureteral uni ou bilateral em até 50% dos casos (Figuras 10.3 e 10.4).

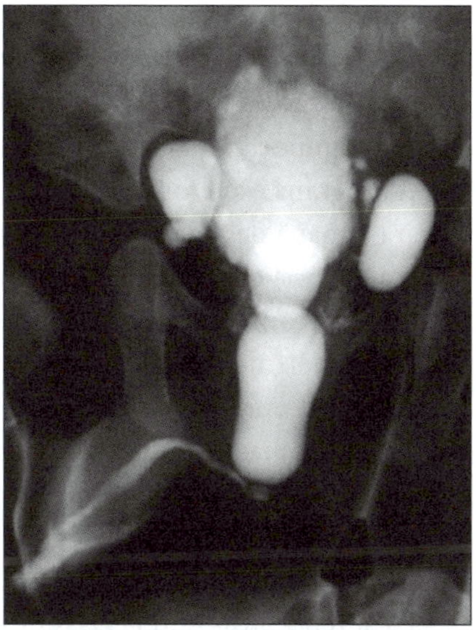

Figura 10.3 Cistouretrografia miccional revelando dilatação acentuada da uretra posterior, trabeculação vesical e presença de divertículos vesicais (predominando os divertículos paraureterais bilateralmente).

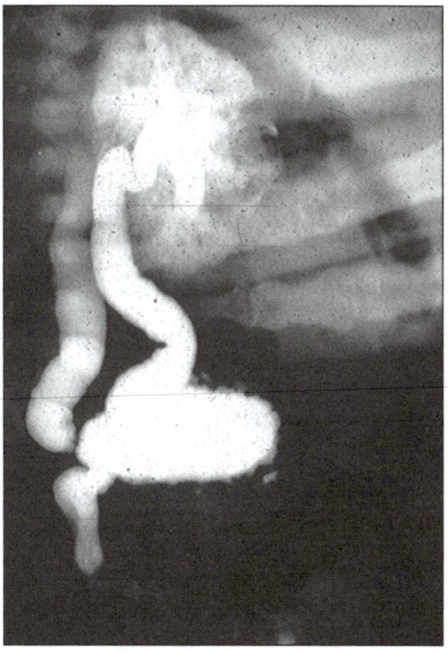

Figura 10.4 Cistouretrografia miccional com dilatação da uretra posterior, trabeculação vesical e refluxo ureteral bilateral, com refluxo pielotubular em um dos rins.

A válvula propriamente dita pode ser, ocasionalmente, visualizada com uso de contraste diluído, sendo identificada como uma tênue imagem de subtração na transição entre a uretra posterior dilatada e a distal. Além disso, para melhor visualização da uretra, recomenda-se a realização de exposições laterais e oblíquas. Ao término da terceira semana de vida, pode-se realizar o estudo funcional do trato urinário superior. O renograma radioisotópico com DMSA permite uma avaliação estrutural do parênquima renal, além da quantificação da função renal diferencial, identificando assimetrias de função e morfologia renal que possuem valor prognóstico no seguimento do caso. O renograma radioisotópico com DTPA associado à injeção de diurético permite a avaliação de eventual obstrução ureteral associada. Ambos os exames ficam comprometidos no caso de déficit de função acentuado, obstrução importante ou infecção urinária não tratada.

A urografia excretora também pode ser realizada, excepcionalmente, a partir da terceira semana de vida, desde que os níveis de ureia e creatinina estejam compatíveis. Na maioria das vezes, apresenta uma contrastação lenta e tardia do trato urinário superior, com retardo e dilatação em geral mais acentuada em um dos lados. É importante certificar-se de que a opacificação das vias excretoras de uma das unidades não seja decorrente de eventual refluxo vesicoureteral ipsilateral associado.

A cistoscopia diagnóstica fica reservada aos casos nos quais os exames anteriores não conseguiram caracterizar definitivamente o diagnóstico de válvula de uretra posterior, podendo, inclusive, ser terapêutica com eventual ablação da VUP no mesmo procedimento[18].

Hendren[19] propôs uma classificação clínica de acordo com os achados clínicos e radiológicos:

- Grupo 1: sem anormalidades anatômicas (ausência de trabeculação vesical ou de divertículos paraureterais, RVU ou uretero-hidronefrose).
- Grupo 2: pequenas anormalidades do trato urinário inferior, mas trato superior intacto.
- Grupo 3: RVU importante associado à deterioração discreta do trato superior.
- Grupo 4: casos graves com uretero-hidronefrose importante, associada à uremia.

Em casuística de 124 pacientes com RVU, Kurth et al.[20] relatam 42,74% dos pacientes do grupo 1, 33,87% do 2, 14,51% do 3 e 8,88% do 4.

DIAGNÓSTICO DIFERENCIAL

O quadro clínico da VUP pode ser semelhante ao de outras patologias que alteram o esvaziamento vesical, como bexiga neurogênica, obstrução primária do colo vesical, hipertrofia do *verumontanum*, estenose ou divertículo da uretra e ureterocele ectópica. Já algumas nefropatias, como nefrite intersticial, doença policística e diabetes insípida nefrogênica, podem causar quadro de poliúria com incontinência, causando confusão com uropatia obstrutiva por VUP.

Os achados radiológicos da síndrome de *prune belly* (SPB), tais como megabexiga e uretero-hidronefrose maciça bilateral, podem simular o diagnóstico de VUP. Na cistografia miccional, o colo vesical aparece hipertrófico na VUP e, na SPB, aparece completamente aberto, em continuidade com a uretra posterior.

Na maioria dos casos, a uretrocistografia miccional permite um diagnóstico adequado da lesão uretral. Em casos duvidosos, o exame urodinâmico e a endoscopia colaboram com o diagnóstico.

TRATAMENTO

Quando um recém-nascido ou lactente se apresenta com diagnóstico de VUP, não raramente se encontra em condições clínicas graves, em decorrência de distúrbio hidroeletrolítico, desidratação, infecção e insuficiência renal ou respiratória. Nesses pacientes, é prioritário o suporte respiratório, associado à drenagem vesical, além da reposição hidroeletrolítica e do tratamento da eventual infecção. Diálise imediata também faz parte do arsenal terapêutico atual. Com esses cuidados, observou-se uma melhora significativa na sobrevida neonatal de pacientes com VUP de 55 para 97%.

A drenagem de urgência deve ser feita por sondagem uretral com sonda de fino calibre, para evitar trauma de uretra, ou por meio de punção suprapúbica (cistostomia). Eventualmente, pode haver dificuldade na introdução da sonda uretral até a bexiga, pois a sonda pode dobrar-se no nível da uretra prostática dilatada, sendo forçada contra o colo vesical fechado, podendo, então, causar traumatismo nesse segmento uretral e drenagem ineficaz.

Os riscos de contaminação são menores com a cistostomia suprapúbica, mas a inserção adequada e a manutenção do cateter suprapúbico podem ser dificultadas pelo espessamento e pela hipercontratilidade da parede vesical. Ocasionalmente, em casos graves, é necessária uma derivação prolongada para se obter uma estabilização anatômica e funcional do trato urinário superior e, nesses casos, recomenda-se a vesicostomia[21]. Em alguns raros casos, constata-se que mesmo a drenagem vesical é insuficiente para descomprimir o trato urinário superior, persistindo a uretero-hidronefrose, a uremia ou a sepse após a sondagem vesical. Nesses casos, deve-se realizar uma derivação mais alta do trato urinário pela ureterostomia ou pielostomia cutâneas, evitando-se as drenagens entubadas nessa faixa etária (Figura 10.5).

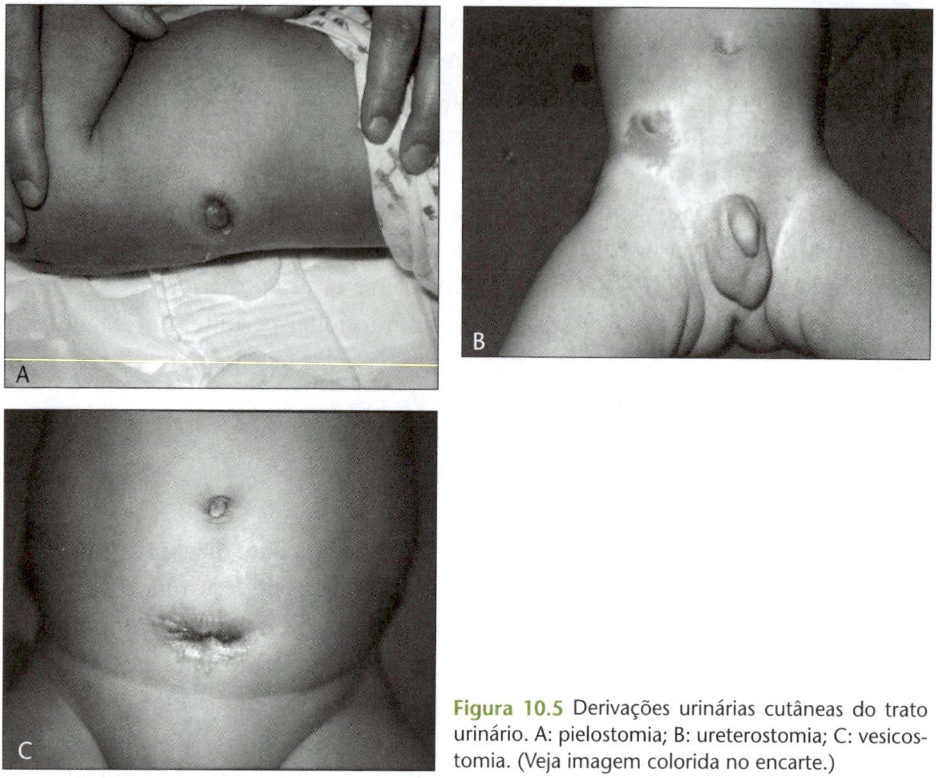

Figura 10.5 Derivações urinárias cutâneas do trato urinário. A: pielostomia; B: ureterostomia; C: vesicostomia. (Veja imagem colorida no encarte.)

Uma vez assegurada a drenagem do trato urinário, o tratamento do desequilíbrio hidroeletrolítico, da infecção e da uremia prossegue até a estabilização do quadro clínico e nefrológico, por período de duração variável.

Estudos retrospectivos com seguimento tardio de pacientes com VUP têm demonstrado que a derivação urinária prévia não se traduziu nem em melhora nem em piora significativa na função renal final dos pacientes, provavelmente pela existência de lesões displásicas preexistentes nos rins[22-24].

Questionou-se também se a desfuncionalização vesical pela derivação alta ocasionaria dano extra à bexiga, hipótese que tampouco se confirmou[25]. Por sua vez, a ablação endoscópica primária da VUP permitiu a preservação da função renal mesmo em pacientes com grande dilatação do trato urinário superior. Provavelmente, a lesão renal congênita (displasia) e adquirida (pielonefrite) tem mais importância na evolução da função renal a longo prazo do que o tipo de tratamento instituído inicialmente. Portanto, aceita-se, atualmente, que a ablação primária da VUP, associada a cuidados na prevenção de pielonefrite, pode preservar adequadamente a função renal, sendo o tratamento inicial de escolha. As derivações urinárias ficam reservadas aos casos extremamente graves, associados ao déficit funcional severo ou ao quadro infeccioso de difícil controle, relacionado ou não à sepse.

O tratamento da válvula deve ser feito quando a função renal e as condições clínicas do paciente estão estabilizadas, independentemente da idade e do grau de dilatação do trato urinário. Atualmente, existe tendência para o tratamento primário da VUP, logo após a estabilização do quadro metabólico e a erradicação da infecção. É evidente que, em crianças com derivação urinária prévia, o tratamento da válvula é condição primária para a desderivação.

Com a miniaturização dos aparelhos de endoscopia, os procedimentos de ressecção da VUP por via perineal estão, atualmente, descartados. Também não se recomendam mais as técnicas de rotura às cegas das válvulas, seja com emprego de pequenas alças metálicas por via retrógrada, seja pela passagem forçada de sondas por via anterógrada, em razão dos potenciais riscos de trauma uretral associados.

Em recém-nascidos, a uretrocistoscopia pode ser realizada com pouco risco de trauma uretral, utilizando-se o cistoscópio 7,5 F. No nível da uretra prostática, podem-se visualizar as pregas de mucosa que se inserem no *verumontanum*; caso isso não ocorra facilmente, deve-se inverter o fluxo de líquido na uretra, comprimindo-se a bexiga cheia com a torneira do cistoscópio aberta. Com essa manobra, as válvulas realmente obstrutivas assumem um aspecto estufado, sendo distinguidas das pregas normais de mucosa[26].

A ablação da válvula pode ser realizada com diferentes tipos de instrumentos, tais como faca fria, eletrodo de cauterização, gancho com ou sem cauterização ou fibra ótica de *laser*[27]. O resultado dos diferentes instrumentos é equivalente, observando-se o cuidado de direcioná-los exclusivamente para a secção dos folhetos valvares. A desinserção completa das válvulas não é o objetivo desse procedimento, visto que pode causar lesão da própria uretra. Deve-se evitar qualquer cauterização excessiva distalmente ao *verumontanum*, pelo risco de causar lesão no esfíncter externo ou estenose de uretra. O colo vesical, por mais obstrutivo que possa parecer, tampouco deve ser incisado (Figura 10.6).

Se já existe uma cistostomia ou vesicostomia prévias, pode-se realizar a cauterização anterógrada da VUP por via anterógrada transvesical, que permite uma visualização ampla da uretra posterior e das válvulas uretrais, estufadas pelo fluxo anterógrado do líquido. Nesse acesso, a inserção retrógrada de um pequeno cateter uretral auxilia na identificação do local exato da cauterização[28]. Após o procedimento, recomenda-se o uso de sonda uretral por período de 3 dias, para eliminar possível edema que acarrete obstrução. Nos casos de acesso anterógrado, retira-se a cistostomia ou fecha-se a vesicostomia simultaneamente.

Após a retirada da sonda, o paciente deve ser acompanhado cuidadosamente, avaliando-se as condições de esvaziamento vesical, da função renal e da dilatação do trato urinário superior, além da presença de infecção.

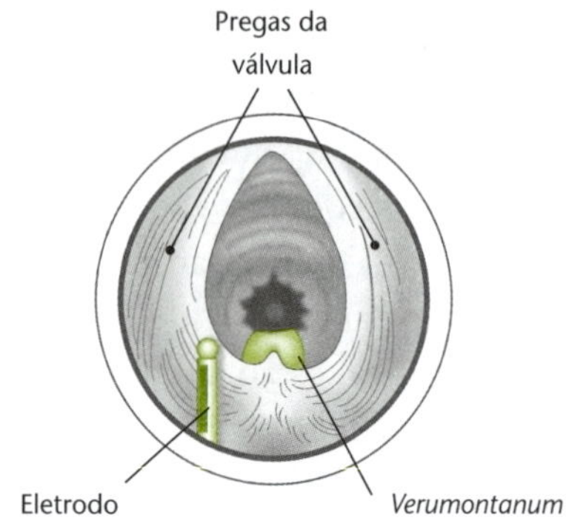

Figura 10.6 Local da cauterização das pregas mucosas da válvula de uretra posterior, em visão da uretrocistoscopia retrógrada.

Em geral, após a cauterização da VUP, observa-se estabilização da função renal, com grande capacidade de recuperação funcional e radiográfica do ureter e diminuição progressiva da dilatação. O refluxo secundário à obstrução também tende a desaparecer. Esse processo, contudo, pode demorar anos.

Caso haja piora em algum desses parâmetros, com agravamento do estado clínico do paciente, deve-se, inicialmente, reavaliar a uretra para certificar-se de sua permeabilidade. Restos valvares obstrutivos ou estenoses verdadeiras devem ser tratados, mas, na ausência desses fatores e persistindo creatinina acima de 1 mg/dL, uma derivação urinária deve ser considerada. Persistindo os níveis elevados de creatinina, deve-se também excluir obstrução da junção ureterovesical, cuja presença também pode determinar necessidade de derivação alta. Essas derivações altas permitem a realização simultânea da biópsia renal, além de descomprimir o trato urinário. Entretanto, trazem consigo uma inevitável consequência: a desfuncionalização da bexiga que pode, temporariamente, agravar o comportamento urodinâmico.

Por essa razão, quando necessária a derivação alta, recomenda-se, preferencialmente, a ureterostomia em "Y", que drena eficazmente o trato superior, porém permite fluxo urinário para a bexiga, com preservação da sua função. Entretanto, todas as derivações altas trazem consigo a necessidade de posterior desderivação, cuja realização exige outros procedimentos cirúrgicos, com algumas complicações inerentes[29]. Desse modo, a drenagem alta deve ser sempre criteriosamente indicada, existindo consenso atual da sua indicação apenas para casos comprovados de obstrução ureteral com risco verdadeiro de sepse ou uremia.

Em crianças com VUP adequadamente cauterizadas e função renal estável ou melhorando, deve-se evitar a tentação de corrigir cirurgicamente a dilatação ureteropiélica, pelo grande risco de complicações. Algumas dessas crianças apresentam dilatação mais acentuada com o enchimento da bexiga, o que evidencia complacência vesical deficiente. Essa situação se agrava pela nefropatia associada que provoca poliúria, com enchimento rápido e frequente da bexiga. Esse grupo de pacientes deve ser tratado clinicamente com anticolinérgicos para diminuir a pressão vesical, além de esvaziamento frequente da bexiga com micção em 2 ou 3 tempos. O reimplante ureterovesical está indicado apenas nos casos em que o ureter permanece muito dilatado mesmo com a bexiga vazia, evidenciando obstrução na junção ureterovesical.

Observa-se regressão espontânea tanto da hidronefrose como do RVU em 40 a 50% dos pacientes até 3 anos após a cauterização da VUP.

Com certa frequência, o RVU persiste apenas na unidade não funcionante. Na sua persistência, deve-se manter a profilaxia antibiótica e tratar a disfunção da bexiga, a fim de diminuir as pressões intravesicais. No caso de necessidade de correção do RVU, devido à infecção recorrente ou à deterioração do trato superior, existe risco de até 30% de complicação nos reimplantes ureterovesicais, por causa do espessamento e da trabeculação da parede vesical. Por essa razão, prefere-se, nesses casos, o tratamento endoscópico do RVU com injeção submucosa de substâncias formadoras de volume[30].

Mesmo com o tratamento bem-sucedido da obstrução infravesical, a lesão vesical, representada por diminuição do conteúdo muscular e aumento do conteúdo de colágeno, pode ter caráter irreversível e progressivo. Em uma fase inicial e compensada, os pacientes geralmente apresentam perdas urinárias diurnas e noturnas associadas à hipertrofia e à hiperatividade detrusora. Sabe-se que 14 a 75% dos pacientes têm algum comprometimento funcional da bexiga, que pode manifestar-se como retardo na obtenção da continência, provocada pela diminuição da complacência vesical e pela presença de instabilidade detrusora, que acarretam urgência e urgeincontinência com esvaziamento completo da bexiga.

A educação miccional com micções de horário e a utilização de anticolinérgicos podem ajudar os pacientes nessa fase[31].

A manutenção de refluxo vesicoureteral, o resíduo pós-miccional crescente e a poliúria por déficit de concentração renal podem sobrecarregar o trabalho do detrusor. Isso acarreta a descompensação vesical, com diminuição do padrão de hipertonicidade e hiper-reflexia, e eventual aparecimento de hipocontratilidade por falência miogênica do detrusor com o crescimento da criança, manifestando-se com retenção urinária e perdas por transbordamento. Na fase de descompensação, o uso inadequado de anticolinérgicos pode acelerar a falência vesical. Cabe ressaltar que a poliúria nefrogênica, que com frequência acompanha os pacientes portadores de VUP, muito colabora para a descompensação vesical. A produção de urina de baixa osmolaridade, em volumes desproporcionalmente elevados para a capacidade dessas bexigas mal funcionantes, concorre para o desequilíbrio e a falência do órgão, fato este atualmente conhecido como síndrome da bexiga de válvula[32].

Existe grande controvérsia sobre a influência do tratamento sobre a função da bexiga. Crianças submetidas apenas à ablação primária da válvula comparadas àquelas submetidas, inicialmente, à derivação urinária com ablação tardia da válvula poderiam ter supostamente evoluções diferentes. Há diversos estudos na literatura com resultados conflitantes. Considera-se hoje que a desfuncionalização vesical resultante das derivações urinárias não acrescenta lesão à bexiga, apenas atrasa sua recuperação funcional pós-desobstrução[33,34].

O exame urodinâmico é fundamental para definir a estratégia terapêutica em relação à incontinência urinária após a cauterização da VUP. Em razão do caráter evolutivo do comportamento vesical de algumas crianças, é necessária a repetição frequente do exame urodinâmico para identificar precocemente alterações que exigem mudanças no esquema terapêutico[35].

Nas crianças com hiperatividade detrusora, devem-se empregar anticolinérgicos. Caso não se observe melhora clínica e funcional, ou exista perda significativa da capacidade funcional e complacência vesical, com deterioração do trato urinário superior, existe a indicação da ampliação vesical, que pode melhorar a capacidade funcional e complacência vesical. Contudo, na incapacidade contrátil da bexiga, pode ser necessária a associação de cateterismo limpo intermitente. O uso indevido de anticolinérgicos pode acelerar a falência miogênica do detrusor, com consequente hipotonia vesical[36]. No caso de disfunção vesical miogênica já instalada, recomendam-se a suspensão dos anticolinérgicos e a instituição de micções repetidas em horário e em 2 a 3 tempos, podendo-se, em casos mais graves, na síndrome da bexiga de válvula, associar cateterismo intermitente ou prolongado, particularmente no período noturno[37,38].

O paciente portador de válvula de uretra posterior deverá ser seguido de perto e com frequência por equipe médica urológica e nefrológica do nascimento até a vida adulta. Apesar de todo o progresso realizado no diagnóstico e no tratamento da patologia, ainda de 20 a 30% dos pacientes evoluem para insuficiência renal terminal na adolescência ou na idade adulta, necessitando de diálise ou transplante renal[39]. No acompanhamento desses pacientes, os principais fatores prognósticos são o nadir de creatinina no primeiro ano de vida e a presença de disfunção vesical progressiva, que deve ser agressivamente combatida[40].

CONCLUSÕES

A válvula de uretra posterior tem inúmeras manifestações, dependendo do grau de obstrução provocada pelas pregas de mucosa. Além da obstrução ao fluxo miccional, que provoca alterações vesicais em graus variáveis, essa válvula pode causar lesões anatômicas e funcionais significativas do trato urinário superior, que resultam em insuficiência renal e eventual necessidade de transplante renal. O diagnóstico ante e neonatal e o tratamento, tanto da válvula propriamente dita como das suas consequências imediatas e tardias, podem limitar o dano ao trato urinário, assegurando a preservação de sua função. Por essa razão, torna-se importante a conscientização do obstetra, do neonatologista, do nefrologista e do urologista pediátrico para a identificação precoce dessa patologia, permitindo o seu tratamento antes da instalação de lesões irreversíveis.

REFERÊNCIAS BIBLIOGRÁFICAS

1. Dinneen MD, Duffy PG. Congenital urethral abnormalities. In: Krane RJ, Siroky MB, Fitzpatrick JM, editors. Clinical urology. Philadelphia: J. B. Lippincott; 1994. p.1048-58.
2. Young HH, Frontz RH, Baldwin JC. Congenital obstruction of the posterior urethra. J Urol. 1919;3:289-365.
3. Duffy PG. Posterior urethral valves and other urethral abnormalities. In: Thomas DFM, Rickwood AMK, Duffy PG. Essentials of paediatric urology. London: Martin Dunitz; 2002. p.87-96.
4. Brown T, Mandell J, Lebowitz RL. Neonatal hydronephrosis in the era of sonography. Am J Roentgenol. 1987;148(5):959-63.
5. Zderic SA, Canning DA. Posterior urethral valves. In: Kelalis PP, King LR, Belman AB, editors. Clinical pediatric urology. 5th ed. Philadelphia: Saunders; 2007. p.1059-79.
6. Dewan PA, Zappala SM, Ransley PG, Duffy PG. Endoscopic reappraisal of the morphology of congenital obstruction of the posterior urethra. Br J Urol. 1992;70(4):439-44.
7. Imaji R, Moon DA, Dewan PA. Congenital posterior urethral membrane: variable morphological expression. J Urol. 2001;165(4):1240-2.
8. Smith GHH, Duckett JW. Urethral lesions in infant and children. In: Gillenwater JY, Grayhack JT, Howards SS, Duckett JW, editors. Adult and pediatric urology. St. Louis: Mosby; 1996. p.2411-43.
9. Campbell MF. Obstruction of the posterior urethral valve in infancy and childhood: a study of eighteen cases. JAMA. 1931;96:592-607.
10. Carr MC, Snyder HM. Urethral valves. Fate of the bladder and upper urinary tract. Urologe A. 2004;43(4):408-13.
11. Cuckow PM, Dinneen MD, Risdon RA, Ransley PG, Duffy PG. Long term renal function in the posterior urethral valves, unilateral reflux and renal dysplasia syndrome. J Urol. 1997;158(3 Pt 2):1004-7.
12. Rittenberg MH, Hulbert WC, Snyder HM, Duckett JW. Protective factors in posterior urethral valves. J Urol. 1988;140(5):993-6.
13. Wells JM, Mukerji S, Chandran H, Parashar K, McCarthy L. Urinomas protect renal function in posterior urethral valves-a population based study. J Pediatr Surg. 2010;45(2):407-10.
14. Hubert KC, Palmer JS. Current diagnosis and management of fetal genitourinary abnormalities. Urol Clin North Am. 2007;34(1):89-101.
15. Clark TJ, Martin WL, Divakaran TG, Whittle MJ, Kilby MD, Khan KS. Prenatal bladder drainage in the management of fetal lower urinary tract obstruction: a systematic review and meta-analysis. Obstet Gynecol. 2003;102(2):367-82.
16. Ruano R, Duarte S, Bunduki V, Giron AM, Srougi M, Zugaib M. Fetal cystoscopy for severe lower urinary tract obstruction – initial experience of a single center. Prenat Diagn. 2010;30(1):30-9.
17. López Pereira P, Martinez Urrutia MJ, Jaureguizar E. Initial and long-term management of posterior urethral valves. World J Urol. 2004;22(6):418-24.

18. Rao PK, Palmer JS. Prenatal and postnatal management of hydronephrosis. Scientific World Journal. 2009;9:606-14.
19. Hendren WH. Posterior urethral valves in boys: a broad clinical spectrum. J Urol. 1971;106(2):298-307.
20. Kurth KH, Alleman ERJ, Schroder FH. Major and minor complications of posterior urethral valves. J Urol. 1981;126(4):517-9.
21. Churchill BM, McLorie GA, Khoury AE, Merguerian PA. Emergency treatment and long term follow up of posterior urethral valves. Urol Clin North Am. 1990;17(2):343-60.
22. Farhat W, McLorie G, Capolicchio G, Khoury A, Bägli D, Merguerian PA. Outcomes of primary valve ablation versus urinary tract diversion in patients with posterior urethral valves. Urology. 2000;56(4):653-7.
23. Smith GHH, Canning DA, Schulman SL, Snyder HM, Duckett JW. The long term outcome of posterior urethral valves treated with primary valve ablation and observation. J Urol. 1996;155(5):1730-4.
24. Close CE, Carr MC, Burns MW, Mitchell ME. Lower urinary tract changes after early valve ablation in neonates and infants: is early diversion warranted? J Urol. 1997;157(3):984-8.
25. Machado MG, Yoo JJ, Atala A. Defunctionalized bladders: effects before and after refunctionalization in an animal model. J Urol. 2000;164(3 Pt 2):1002-7.
26. Queiroz e Silva FA, Borrelli M, Prado MJ, Campos Freire G. Válvula de uretra posterior: tratamento peri-natal. J Bras Urol. 1984;10(2):73-4.
27. Nielsen OH. Errors and dangers of various valve resection technics. Z Kinderchir. 1990;45(1):40-2.
28. Zaontz MR, Firlit CR. Percutaneous antegrade ablation of posterior urethral valves in premature or underweight term neonates: an alternative to preliminary vesicostomy. J Urol. 1985;134(1):139-41.
29. Liard A, Seguier-Lipszyc E, Mitrofanoff P. Temporary high diversion for posterior urethral valves. J Urol. 2000;164(1):145-8.
30. Heikkilä J, Rintala R, Taskinen S. Vesicoureteral reflux in conjunction with posterior urethral valves. J Urol. 2009;182(4):1555-60.
31. Bauer SB, Dieppa RA, Labib KK, Retik AB. The bladder in boys with posterior urethral valves: a urodinamic assessment . J Urol. 1979;121(6):769-73.
32. Koff SA, Mutabagani KH, Jayanthi VR. The valve bladder syndrome: pathophysiology and treatment with nocturnal bladder emptying. J Urol. 2002;167(1):291-7.
33. Podesta M, Ruarte AC, Gargiulo C, Medel R, Castera R, Herrera M, et al. Bladder function associated with posterior urethral valves after primary valve ablation or proximal urinary diversion in children and adolescents. J Urol. 2002;168(4 Pt 2):1830-5.
34. Kim YH, Horowitz M, Combs A, Nitti VW, Libretti D, Glassberg KI. Comparative urodynamic findings after primary valve ablation, vesicostomy or proximal diversion. J Urol. 1996;156(2 Pt 2):673-6.
35. De Gennaro M, Capitanucci G, Mosiello G, Caione P, Silveri M. The changing urodynamic pattern from infancy to adolescence in boys with posterior urethral valves. BJU Int. 2000;85(9):1104-8.
36. Misseri R, Combs AJ, Horowitz M, Donohue JM, Glassberg KI. Myogenic failure in posterior urethral valve disease: real or imagined? J Urol. 2002;168(4 Pt 2):1844-8.
37. Glassberg KI. The valve bladder syndrome: 20 years later. J Urol. 2001;166(4):1406-14.
38. Nguyen MT, Pavlock CL, Zderic SA, Carr MC, Canning DA. Overnight catheter drainage in children with poorly compliant bladders improves post-obstructive diuresis and urinary incontinence. J Urol. 2005;174(4 Pt 2):1633-6.
39. DeFoor W, Clark C, Jackson E, Reddy P, Minevich E, Sheldon C. Risk factors for end stage renal disease in children with posterior urethral valves. J Urol. 2008;180(4 Suppl):1705-8.
40. Sarhan O, El-Dahshan K, Sarhan M. Prognostic value of serum creatinine levels in children with posterior urethral valves treated by primary valve ablation. J Pediatr Urol. 2010;6(1):11-4.

Hipospadia: conceitos, classificação e tratamento 11

Amilcar Martins Giron

Após ler este capítulo, você estará apto a:

1. Descrever e diagnosticar os diferentes tipos de hipospadia.
2. Identificar anomalias endócrinas e genéticas associadas.
3. Orientar pais com relação à idade ideal para correção cirúrgica.

INTRODUÇÃO

A hipospadia é uma das anomalias congênitas mais comuns no sexo masculino, sendo definida como hipoplasia no desenvolvimento da circunferência ventral do pênis. Dessa forma, o meato uretral pode estar situado desde a extremidade peniana até o períneo. É possível que coexista curvatura ventral do pênis. Outro aspecto da anomalia é a distribuição anormal do prepúcio, um excesso de pele dorsal denominado capuchão.

A incidência da hipospadia é variável: de 1:300 nascimentos a 1:1.000, com aumento em 1:80/100 quando existe história familiar. É comum a frequência maior entre irmãos e parentes de uma mesma família, com aumento de incidência de 1:80 a 100 quando existir história familiar[1].

O desenvolvimento embriológico da genitália externa se inicia na membrana cloacal ao redor da 4ª semana do embrião. Na 6ª semana, os tubérculos genitais podem ser identificados e a membrana cloacal forma a calha uretral entre as faces ventrais dos tubérculos. Várias teorias diferem quanto à formação da uretra peniana. Johnston[2], por exemplo, considera que a uretra é formada pela simples aproximação medial e pela fusão das bordas laterais da calha uretral. A uretra glandar parece ter origem ectodérmica, com penetração da placa até a extremidade do pênis. Posteriormente, a placa se fecha e fica em continuidade com a uretra peniana. Entretanto, a morfogênese da uretra não está claramente evidente, pois, desde que a ráfia peniana é o resultado da fusão medial da calha uretral, frequentemente a ráfia é assimétrica, demonstrando que a patogênese uretral deve ser mais complexa. O desenvolvimento peniano termina na 14ª semana: a gonadotrofina coriônica placentária estimula os testículos a produzir testosterona, a qual se desdobra em di-hidrotestosterona, que é hormônio ativo para atuar na morfogênese peniana.

ETIOLOGIA

A hipospadia, caracterizada pela falha na formação da uretra, deve ocorrer por eventual bloqueio do estímulo hormonal descrito, falha de receptores hormonais periféricos no pênis ou administração de progesterona durante a gestação. A etiologia é discutível:

- Fatores endócrinos e genéticos: a incidência de hipospadia em recém-nascidos com reprodução assistida *in vitro* é 5 vezes maior do que na população normal, podendo estar relacionada à administração materna de progesterona ou anomalias fetais[3,4]. Mutações genéticas foram detectadas em pacientes com hipospadia[5,6].
- Fatores ambientais: contato materno com substâncias que contêm produtos com estrogênios, água, pesticidas e fungicidas[7].
- Deficiência de fatores de crescimento epidérmico na face ventral do pênis: talvez esse fato possa ter relação com efeitos negativos na reconstrução cirúrgica da hipospadia, como presença de fístulas e deiscências na neouretroplastia[8].
- Defeitos enzimáticos na biossíntese da testosterona, descrita principalmente em hipospadias proximais: a resposta à administração de gonadotrofina coriônica é menor nas hipospadias proximais e proporcional às demais formas (hipospadias penianas e distais)[9].

ANATOMIA DA HIPOSPADIA

O defeito anatômico da hipospadia constitui um triângulo que tem como base a placa uretral glandar e como ápice a divisão dos corpos esponjosos da uretra, localizado no nível do meato uretral hipospádico. Lateralmente, esse triângulo é delimitado pela junção mucosa e por corpos esponjosos da uretra.

O cirurgião deve, portanto, estar atento a anormalidades anatômicas que podem estar presentes nas várias formas de hipospadia:

- Placa uretral: avaliar o quanto está comprometida com a curvatura peniana. A qualidade e a extensão têm implicação na escolha da técnica cirúrgica. A filosofia atual é preservar a placa uretral sempre que possível[10].
- Prepúcio: comumente é bem desenvolvido. Pode ser completo e apresentar aspecto normal em 1 a 2% dos casos, principalmente associado à hipospadia distal com megameato.
- Meato: a estenose é comum nas hipospadias distais, ao contrário do megameato associado com grande fenda na glande e prepúcio normal. Também é comum a presença de ponte de tecido entre o meato hipospádico e a impressão meática glandar, o que deve ser corrigido no ato operatório.
- Glande: a configuração da glande facilita a escolha da técnica cirúrgica. A glande pode ser cônica, com meato estenótico e placa fibrosa, ao contrário da glande fendida ventralmente e com placa uretral saudável.
- Corda venérea (*chordee*): avaliada corretamente com ereção artificial. Com anestesia, pode diferir da avaliação inicial ambulatorial. Deve-se analisar a verdadeira extensão e associá-la com pele disgenética. Às vezes, a curvatura pode estar relacionada com transposição penoescrotal.

CLASSIFICAÇÃO

Muitas classificações de hipospadia são descritas de acordo com a posição do meato uretral, algumas antes e outras após liberação da corda venérea. Outras classificam as hipospadias relevando aspectos mais práticos que envolvem a escolha da técnica cirúrgica[9].

- Distais (50%): glandar e coronal.
- Penianas (30%): peniana distal, mediopeniana e penoescrotal.
- Proximais (20%): escrotal e perineal.

A hipospadia glandar apresenta o meato uretral na base da glande, estrutura essa praticamente com aspecto normal. A coronal é mais comum. O meato uretral está no nível do sulco coronal, podendo ser estenosado ou envolvido por uretra hipoplásica. O meato está sempre em continuidade com sulco glandar que termina na glande, na impressão meática (*dimple* uretral), onde deveria originalmente estar o meato uretral.

A hipospadia distal não apresenta corda venérea e consequentemente não tem curvatura peniana associada (Figura 11.1).

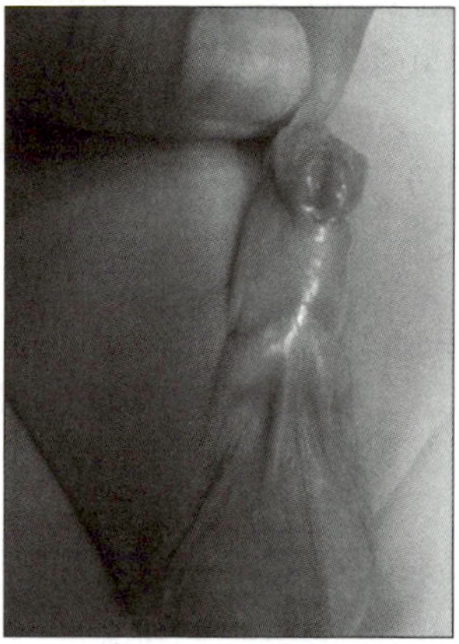

Figura 11.1 Hipospadia distal e meato uretral localizado no sulco coronal. Observar a glande aberta e a presença de prepúcio (ou capucho) dorsal. (Veja imagem colorida no encarte.)

A hipospadia peniana distal apresenta-se com ou sem curvatura ventral, e as demais (média e proximal) têm curvatura associada por causa de encurtamento relativo da uretra, insuficiência de pele distal ao meato ou aderência da pele a esse nível. A posição do meato pode encobrir a presença de uretra totalmente hipoplásica (aspecto membranáceo), o que dificulta a reconstrução cirúrgica (Figura 11.2).

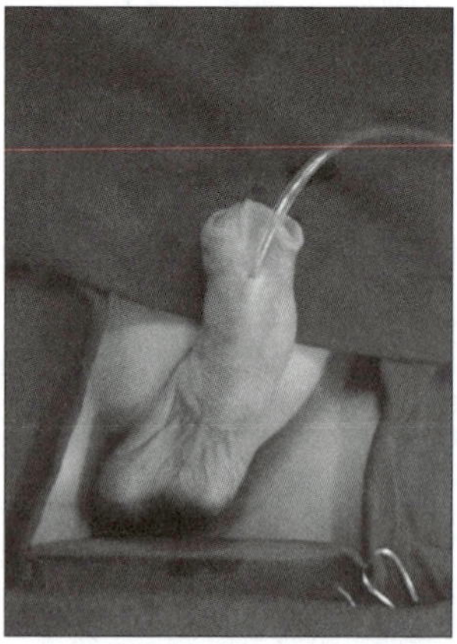

Figura 11.2 Meato uretral ventral com ectopia peniana distal. Geralmente, esse tipo de hipospadia não apresenta curvatura peniana. (Veja imagem colorida no encarte.)

As hipospadias proximais (20% dos casos) são mais raras e mais severas, com reconstrução cirúrgica mais complexa. A corda venérea (*chordee*) é fibrosa e com curvatura acentuada, estendendo-se desde o meato uretral até a extremidade da glande. Na maioria dos casos, o corpo esponjoso está ausente, mas ocasionalmente pode aparecer até a extremidade da glande. A bolsa escrotal é bífida e as duas hemibolsas escrotais se estendem até a base do pênis, podendo circundá-lo (transposição penoescrotal).

O diagnóstico diferencial constitui uma fronteira que dependerá de avaliações laboratoriais: deve ser feito com genitália ambígua (pseudo-hermafrodita masculino), sempre que possível, logo após o nascimento, em face de emergência social na definição do sexo. A avaliação laboratorial radiológica (genitografia) se impõe para a definição diagnóstica (Figura 11.3).

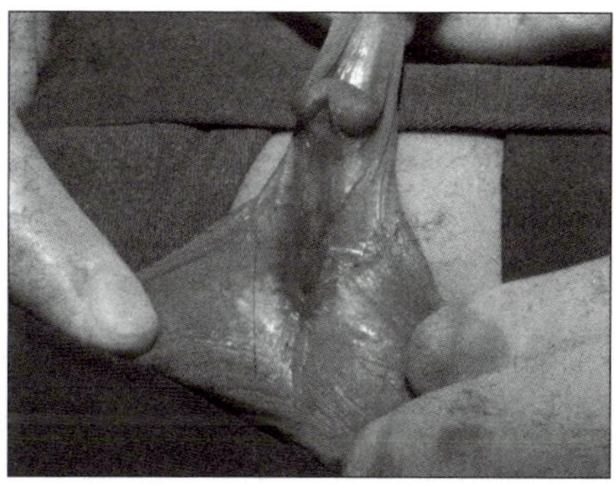

Figura 11.3 Hipospadia proximal (meato escrotal) e presença de curvatura ventral peniana acentuada e bifidez da bolsa escrotal. (Veja imagem colorida no encarte.)

1. Anomalias associadas:
   - A criptorquidia ocorre em 10% dos casos, o que também pode sugerir envolvimento endócrino na etiopatogenia desses eventos.
   - Cisto de utrículo prostático nas hipospadias proximais, em 50% dos casos, também tem conotação na esfera hormonal[11].
2. Outras associações: transposição penoescrotal, malformações gonadais, disgenesia gonadal, hérnia inguinal e torção do eixo axial do pênis em 50% dos casos[11].

AVALIAÇÃO CLÍNICA

Recomenda-se que a criança com hipospadia seja examinada logo ao nascer ou, no máximo, nas primeiras semanas de vida. Deve ser avaliada a história sobre antecedentes maternos na gestação, a administração de hormônios e medicamentos, além de antecedentes familiares. O exame físico demonstrando a presença de testículos na bolsa escrotal pode excluir formas de pseudo-hermafroditismo. Criptorquidia unilateral com hipospadia proximal deve necessariamente exigir investigação para afastar possíveis estados intersexuais ou síndromes sistêmicas.

A avaliação do tamanho do pênis e da posição do meato uretral, a presença de curvatura ventral, a conformação da glande (cônica ou fendida) e a quantidade de pele prepucial são aspectos importantíssimos na definição da reconstrução cirúrgica. As crianças com essas características devem retornar à avaliação clínica com 6 e 12 meses de idade. Em situações especiais, poderá ser administrado hormônio (25 mg de testosterona), 3 meses antes da cirurgia, com a finalidade de aumentar o pênis e, dessa forma, facilitar o ato cirúrgico[12].

É fundamental que os pais recebam informações sobre a patologia. Devem estar cientes de que se trata de uma anomalia comum, que o filho não é o único com tal problema e que atualmente a hipospadia é bem conhecida pelo cirurgião, o qual poderá abordá-la com sucesso na época adequada.

A decisão quanto à aplicação da técnica cirúrgica se faz na sala operatória, quando a criança está anestesiada e em condições de ser examinada adequadamente. Nesse sentido, pode-se avaliar a dimensão exata da curvatura peniana ou mesmo identificar a uretra membranosa ou hipoplásica, ineficaz para reconstrução cirúrgica, e eventualmente mudar a estratégia cirúrgica.

RECONSTRUÇÃO CIRÚRGICA

Independentemente do tipo da hipospadia, os objetivos cirúrgicos são:

- Reposição do meato uretral na extremidade glandar.
- Reconstrução simétrica da glande e da uretra. A glandoplastia, parte integrante da reconstrução de qualquer tipo de hipospadia, é a grife do cirurgião.
- Retificação completa do pênis: atenção à presença de curvatura ventral. A reconstrução com ortofaloplastia inadequada condenará o paciente a futuros problemas funcionais na esfera sexual (dificuldade na penetração vaginal).
- Distribuição de pele prepucial. Sempre que possível, recomenda-se postoplastia que cubra parcialmente a glande.
- Neouretra com calibre uniforme e sem pelos – neouretroplastia, preferencialmente com manutenção da placa uretral.
- Escrotoplastia: necessária nas hipospadias proximais em que o escroto é bífido.
- Micção e ereção "normais".

Sugerem-se atributos técnicos que se correlacionem com o bom resultado cirúrgico. O uso de lupas torna o ato cirúrgico menos traumático e facilita o manuseio de fios delgados (6-0 ou 7-0). Atualmente, a drenagem de urina se restringe ao uso de cateter uretral de silicone ou *sylastic*, multiperfurado, de forma continente ou incontinente. Nos lactentes, recomendam-se o cateter até a bexiga (incontinente) e o uso de duas fraldas: a primeira é perfurada e dá passagem ao cateter, que molha a segunda fralda externa, evitando assim maceração da pele. Em crianças maiores com controle esfincteriano, esse tubo de silicone não se estende à bexiga e a criança urina através ou ao redor do cateter. Em média, os cateteres são retirados após 7 a 10 dias, período em que o paciente permanece fora do hospital. O curativo também deve ser contensivo e não compressivo. A primeira bandagem ao redor do pênis pode ser feita com faixa de tecido *rayon* (que não adere à pele), levemente umedecida com vaselina líquida ou pomada antibiótica. O pênis também pode ser envolvido com curativo autoaderente (*opsite*), mantendo a visualização do órgão.

Outro recurso técnico importante é a ereção artificial com solução salina durante o ato cirúrgico, sempre que existir dúvida sobre a presença de curvatura peniana. Após clampear ou comprimir a base do pênis, deve-se utilizar agulha fina que será introduzida na glande ou no corpo cavernoso.

Até a metade do século XX, predominavam os procedimentos em vários estágios para a reconstrução da hipospadia. Atualmente, dominam reconstruções em tempo único ou em dois estágios, dependendo do grau da patologia e da preferência, do conhecimento ou da habilidade do cirurgião. Recomenda-se a utilização de cinco ou seis técnicas associadas aos princípios gerais anteriormente descritos.

A técnica cirúrgica deve ser definida em campo operatório. A configuração da glande (cônica ou fendida) pode definir a técnica nas hipospadias distais, em 70% dos casos. Em geral, indica-se a reconstrução em etapa única.

Baskin e Duckett[13] defendem a correção em etapa única com preservação da placa uretral, mesmo sendo necessária a plicatura dorsal dos corpos cavernosos: a placa tem suporte de tecido esponjoso e irrigação adequada, é saudável, é capaz de prevenir fístulas e comprovadamente pode não ser causa de manutenção de curvatura. Atualmente, a reconstrução da hipospadia prevê a preservação da placa uretral e, se possível, correção em um tempo (Quadro 11.1).

Quadro 11.1 – Hipospadia: técnicas terapêuticas

Patologia	Técnica
Hipospadia distal sem curvatura (placa flexível e móvel)	*Magpi/Snodgrass*
Hipospadia distal sem curvatura (com megameato)	*Lowell King/Mathieu*
Peniana distal	*Snodgrass/Mathieu/Onlay*
Peniana sem curvatura	*Onlay/Snodgrass*
Hipospadia proximal com curvatura:	
▪ Preservando a placa	*Nesbit* + *Onlay* (retalho prepucial)
▪ Ressecando a placa	*Nesbit* + *Onlay* (retalho prepucial tubulizado)

TÉCNICAS CIRÚRGICAS COMUNS

- *Magpi* (avanço do meato e glandoplastia incorporada): incisão medial profunda e longitudinal de 3 a 5 mm entre o meato e a impressão meática na glande. A sutura é feita transversalmente com fio fino nº 6-0, ampliando o meato uretral. Após circuncisão, o lábio ventral da mucosa é tracionado em direção à glande, permitindo a rotação medial das asas da glande, seguida de sutura com pontos separados. A técnica não realiza neouretroplastia e o meato, na verdade, fica escondido, com a ilusão de que foi para a extremidade glandar[14]. Essa técnica já foi muito utilizada, mas atualmente é substituída por outras que conferem aspecto plástico mais satisfatório à glande (Figura 11.4).

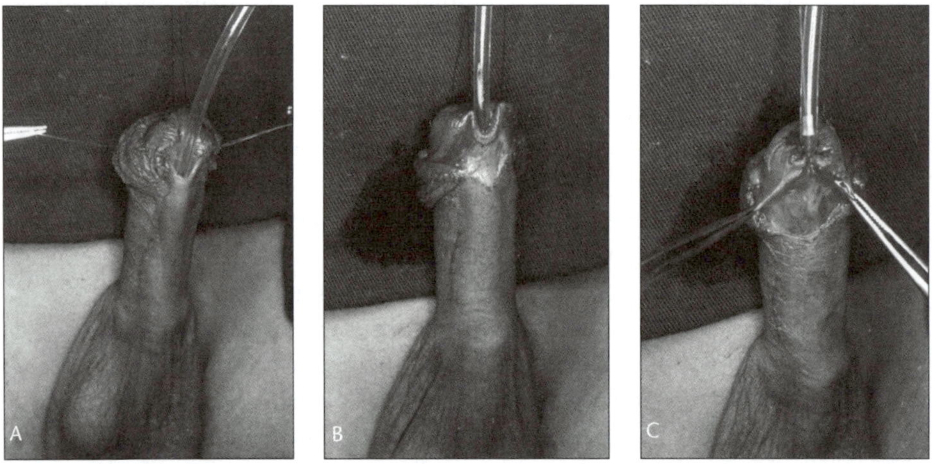

Figura 11.4 A: técnica de *Magpi*, hipospadia distal sem curvatura; B: após avanço do meato uretral e circuncisão preservando 1 cm de mucosa prepucial, a glande é dissecada lateralmente; C: aspecto final após glandoplastia. (Veja imagem colorida no encarte.)

- *Snodgrass* (tubularização da placa uretral): a placa uretral é incisada longitudinalmente desde o meato uretral até a extremidade da glande. A seguir, os limites da neouretra são demarcados lateralmente e a placa é, então, tubulizada ao redor do cateter uretral, procedimento seguido de glandoplastia. Essa técnica deixa área cruenta na placa uretral para futura epitelização. Até recentemente, havia dúvidas sobre a estenose da área cruenta, mas parece que não ocorre tal complicação. A técnica é sugerida inclusive para reoperações de hipospadias distais que falharam primariamente[15,16]. Indicação: quando a placa é muito aderida para ser tubulizada (Figura 11.5).

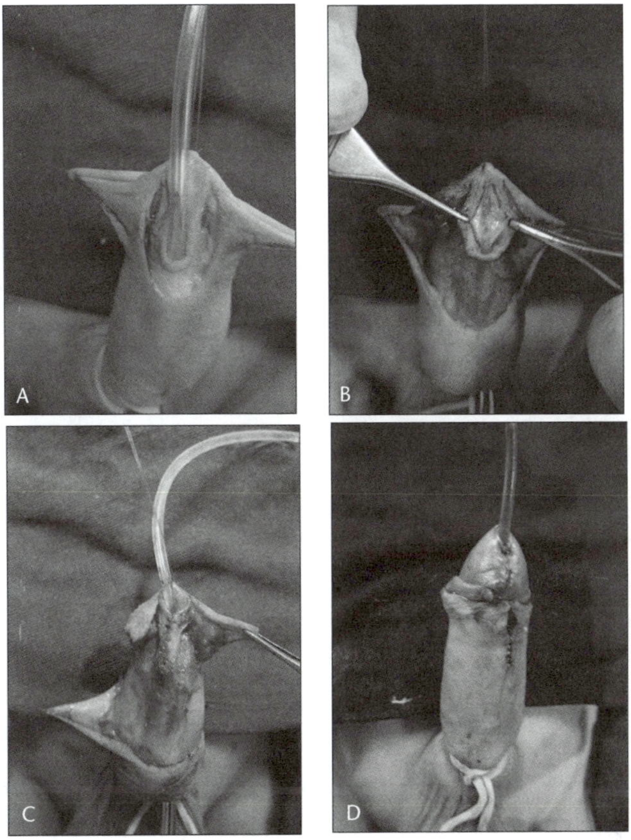

Figura 11.5 A: preparando a placa uretral; as asas glandares foram liberadas dos corpos cavernosos; B: incisão longitudinal da placa uretral com o objetivo de aumentar o diâmetro da uretra; C: uretroplastia sobre cateter uretral; D: glandoplastia e distribuição do prepúcio configurando aspecto plástico satisfatório. (Veja imagem colorida no encarte.)

- *Mathieu*: essa técnica preconiza a confecção de neouretra distal por meio do *flip-flap* (jogar retalho para cima) e é indicada para os casos de hipospadia distal e peniana distal sem curvatura e com glande fendida. São demarcadas duas linhas paralelas na placa uretral desde a extremidade da glande, ultrapassando o meato uretral e seguindo na mucosa prepucial. A incisão deve ser profunda, alcançando os corpos cavernosos. O retalho de mucosa prepucial é dissecado suavemente do plano subjacente e dobrado sobre o meato. As suturas laterais com o retalho da placa glandar são feitas com sutura contínua (PDS 6-0) sobre cateter uretral modelador de silicone ou *sylastic*. As asas glandares anteriormente dissecadas são unidas medialmente (glandoplastia)[17]. Complicações mínimas podem ocorrer (estenose e fístulas), mas é importante estar atento para o aspecto plástico do meato uretral (Figura 11.6).

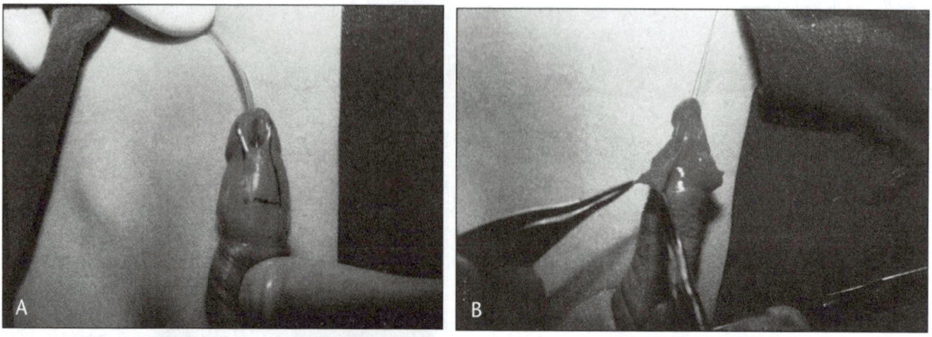

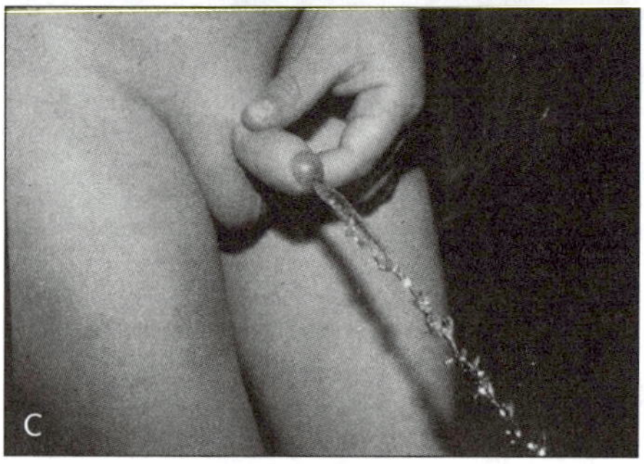

Figura 11.6 A: glande fendida com megameato uretral; B: marcação de retalho de pele inferior ao meato, mantendo a base fixa no nível do retalho, o qual deslocado para cima (*flip-flap*) constituirá a neouretra; C: pós-operatório tardio com meato na extremidade da glande e jato direcionado para frente. (Veja imagem colorida no encarte.)

HIPOSPADIA PROXIMAL

Na maioria dos casos de pacientes com hipospadia proximal, o pênis apresenta curvatura ventral em graus variáveis por causa da presença da corda venérea. A correção cirúrgica poderá ser planejada em uma única etapa (ortofaloplastia/neouretroplastia/glandoplastia) ou em duas etapas (ortofaloplastia com distribuição de pele ventral e neouretroplastia/glandoplastia) (Figura 11.7).

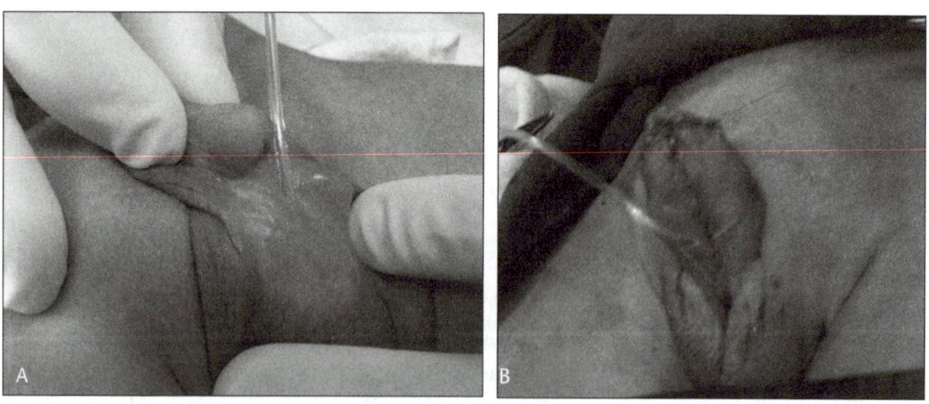

Figura 11.7 A: hipospadia penoescrotal com acentuada curvatura peniana ventral e prepúcio pouco desenvolvido. Correção cirúrgica proposta em duas etapas cirúrgicas; B: ortofaloplastia com ressecção da corda peniana ventral e distribuição de prepúcio dorsal cobrindo a face ventral e preparando para a futura neouretra. (Veja imagem colorida no encarte.)

Uretroplastia

A partir de 1970, a cirurgia de hipospadia iniciou novo rumo por meio da introdução de retalhos pediculados de prepúcio, reconstrução em uma etapa e preservação da placa uretral[18-22].

Na hipospadia proximal com curvatura, o procedimento se inicia com demarcação da placa uretral circundando o meato uretral. O pênis é totalmente desenluvado de pele até a sua base, liberando assim a corda (*chordee*) cutânea. Procede-se à ereção artificial e, quando necessário, adiciona-se a plicatura dorsal, com o objetivo de retificar a haste peniana e preservar a placa uretral.

A uretroplastia à Onlay consiste na utilização de retalho dorsal prepucial transversal e pediculado para completar a circunferência da neouretra (180º ventral). A placa uretral que constitui o teto da neouretra recebe o retângulo de mucosa prepucial com suturas laterais de fios finos e monofilamentares (PDS 6-0 ou 7-0). O cateter uretral permanece por 7 a 10 dias.

As vantagens da preservação da placa uretral nas uretroplastias são conhecidas: a placa e o corpo esponjoso ficam intactos e com vascularização preservada, permitindo suturas laterais com a mucosa doadora; a uretra é fixa, simétrica e sem dobras; as complicações ocorrem em 6% dos casos, comparados com 15% quando a uretra tem sutura circunferencial[23].

Quando não é possível preservar a placa uretral, ela é ressecada e a retificação do pênis é conferida com ereção artificial. A face anterior do retalho transversal prepucial (face mucosa) é tubulizada, incorporando o tubo uretral desde a base do pênis até sua extremidade na glande. A fase final da reconstrução é feita com glandoplastia, já descrita anteriormente (Figura 11.8).

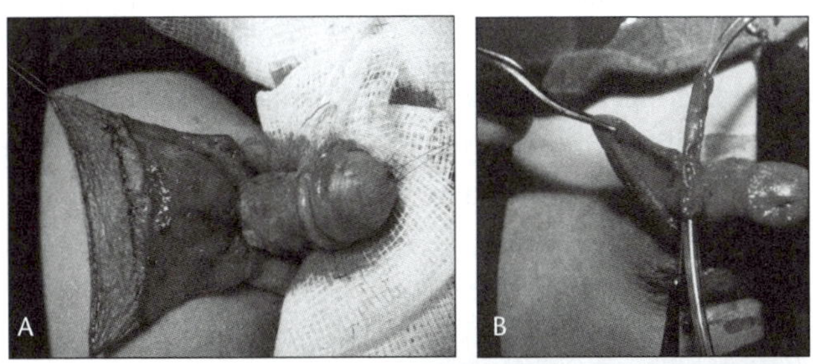

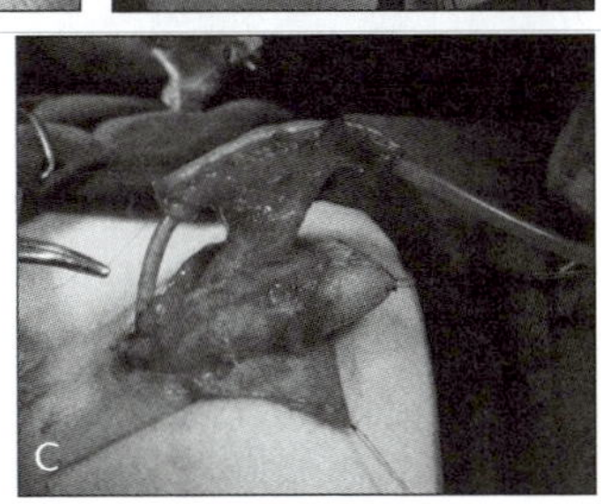

Figura 11.8 A: após dissecção do prepúcio, demarca-se um retângulo na face ventral; B: o retângulo é tubulizado sobre cateter uretral, mantendo pedículo vascularizado; C: rotação do tubo prepucial para a face ventral, constituindo a neouretra. (Veja imagem colorida no encarte.)

HIPOSPADIAS MULTIOPERADAS

As condutas são pontuais e decididas no ato operatório: identificação de curvatura residual, de fístulas, assimetria e perda de pele dificultando a confecção de neouretra. Reconstruções de uretras distais podem ser feitas com técnicas mistas e/ou com o avanço da uretra peniana.

Em situações extremas em que não existe opção de tecido para neouretroplastia, o enxerto livre de retalho de mucosa bucal ou albugínea testicular pode ser a solução, embora com maior incidência de complicações (fístulas, retrações teciduais com curvatura peniana e deiscências). Esses casos podem exigir derivação urinária do tipo cistostomia para diminuir complicações[24,25].

COMPLICAÇÕES

- Fístulas uretrocutâneas são as complicações mais comuns e geralmente precoces. As pequenas podem regredir espontaneamente. No entanto, quando persistem, a correção deve ocorrer após 6 meses do ato cirúrgico. A incidência será tanto maior quanto mais complexa for a correção da hipospadia (de 4 a 20%)[25]. É importante avaliar concomitantemente a presença de estenose uretral ou meato.
- Estenose de uretra: no nível do meato ou das anastomoses com a neouretra. A maioria pode ser tratada com dilatação da uretra e uretrotomia interna. A cirurgia aberta também pode resolver a complicação[26].
- Curvatura dorsal residual: geralmente ocorre por falha na técnica cirúrgica. Deve ser tratada cirurgicamente com plicatura dorsal. Se for necessário, deve-se desfazer a neouretra, com interposição de retalhos de mucosa bucal e neouretroplastia em outra etapa. A complicação é importante e pode interferir na futura atividade sexual do paciente.
- Pelos e incrustação de cálculo urinário: pacientes tratados com técnicas antigas que utilizavam pele escrotal. Nesse caso, recomenda-se a neouretroplastia.
- Aspecto plástico desfavorável.

CONCLUSÕES

A hipospadia constitui malformação peniana comum e com alta incidência diagnóstica no período neonatal. O diagnóstico deve ser precoce tanto nas hipospadias distais como nas apresentações mais complexas ou proximais. Os pais devem ser informados que o tratamento será sempre cirúrgico e que, nos casos complexos, haverá necessidade de exames laboratoriais específicos para determinação de eventuais estados intersexuais[27].

A correção cirúrgica pode ser feita a partir de 6 meses de idade por especialistas treinados para realizar essas intervenções. As etapas cirúrgicas caminham bem quando a técnica escolhida é adequada e quando o cirurgião já dispõe de curva de aprendizado suficiente tanto para o ato cirúrgico como para o tratamento das complicações.

REFERÊNCIAS BIBLIOGRÁFICAS

1. Borer JS. Hypospadias. In: Kavoussi LR, Novick AC, Partin AW, Peters CA, editors. Campbell-Walsh Urology. 9th ed. Philadelphia: Saunders Elsevier; 2007. p.3707-44.
2. Johnston JH. Abnormalities of the penis. In: Williams DI, Johnston JH, editors. Pediatric urology. 2nd ed. London: Butterworth Scientific; 1982. p.435.
3. Silver RI, Rodriguez R, Chang TS, Gearhart JP. In vitro fertilization is associated with a increased risk of hypospadias. J Urol. 1999;161(6):1954-7.
4. McNab AJ, Zouves C. Hypospadias after assisted reproduction incorporating in vitro fertilization and gamete intraffallopian transfer. Fertil Steril. 1991;56(5):918-27.
5. Yamada G, Satoh Y, Baskin LS, Cunha GR. Cellular and molecular mechanisms of development of the external genitalia. Differentiation. 2003;71(8):445-60.
6. Petiot A, Perriton CL, Dickson C, Cohn MJ. Development of the mammalian urethra is controlled by Fgfr2-IIIb. Development. 2005;132(10):2441-50.
7. Boisen KA, Chellakooty M, Schmidt IM, Kai CM, Damgaard IN, Suomi AM, et al. Hypospadias in a cohort of 1072 Danish newborn boys: prevalence and relationship to placental weight, anthropometrical measurements at birth, and reproductive hormone levels at three months of age. J Clin Endocrinol Metab. 2005;90(7):4041-6.
8. El-Galley RES, Smith E, Cohen C, Petros JA, Woodard J, Galloway NT. Epidermal growth factor (EGP) and EGP receptor in hypospadias. Br J Urol. 1997;79(1):116-9.
9. Mouriquand PDE, Mure P-I. Hypospadias. In: Gearhart JP, Rink RRC, Mouriquand PDE, editors. Pediatric urology. Philadelphia: W. B. Saunders; 2001. p.713.
10. Erol A, Baskin LS, Li YW, Liu WH. Anatomical studies of the urethral plate: why preservation of the urethral plate is important in hypospadias repair. BJU Int. 2000;85(6):728-34.
11. Shima H, Yabumoto H, Okamoto E, Orestano L, Ikoma F. Testicular function in patients with hypospadias associated with enlarged prostatic utricle. Br J Urol. 1992;69(2):192-5.
12. Elmore JM, Baker LA, Snodgrass WT. Topical steroid therapy as an alternative to circumcision for phimosis in boys younger than 3 years. J Urol. 2002;168(4 Pt 2):1746-7.
13. Baskin LS, Duckett JW. Dorsal tunica albuginea plication for hypospadia curvature. J Urol. 1994;151(6):1668-71.
14. Duckett JW. Magpi (meatoplasty and glanuloplasty): a procedure for subcoronal hypospadia. Urol Clin North Am. 1981;8(3):513-9.
15. Snodgrass W. Tubularized, incised plate urethroplasty for distal hypospadias. J Urol. 1994;151(2):464-5.
16. Snodgrass WT, Nguyen MT. Current technique of tubularized incised plate hypospadias repair. Urology. 2002;60(1):157-62.
17. Mathieu P. Treatment en un temps de hypospade balanique et juxta-balanique. J Chir. 1932;39:481.
18. Asopa HS, Elhence EP, Atria SP, Bansal NK. One stage correction of penile hypospadias using a foreskin tube. A preliminary report. Int Surg. 1971;55(6):435-40.
19. Ducket JW. Transverse prepucial island flap technique for repair of severe hypospadias. Urol Clin North Am. 1980;7(2):423-31.

20. Baskin LS, Ducket JW, Veoka K, Subold J, Snyder HM. Changing concepts of hypospodias curvature lead to more only island flap procedures. J Urol. 1994;151(1):191-6.
21. Snodgrass WT. Tubularized incised plate (TIP) hypospadias repair. Urol Clin North Am. 2002;29(2):285-90.
22. Snodgrass WT, Lorenzo A. Tubularized incised-plate urethroplasty for proximal hypospadias. BJU Int. 2002;89(1):90-3.
23. Duckett JW. The island flap technique for hypospadias repair. Urol Clin North Am. 1981;8(3):503-11.
24. Patel RP, Shukla AR, Leone NT, Carr MC, Canning DA. Split onlay skin flap for the salvage hypospadias repair. J Urol. 2005;173(5):1718-20.
25. Snodgrass WT, Lorenzo A. Tubularized incised-plate urethroplasty for hypospadias reoperation. BJU Int. 2002;89(1):98-100.
26. Lorenzo AJ, Snodgrass WT. Regular dilatation is unnecessary after tubularized incised-plate hypospadias repair. BJU Int. 2002;89(1):94-7
27. Baskin LS. Hypospadias and urethral development. J Urol. 2000;163(3):951-6.

Síndrome de *prune belly* 12

Francisco Tibor Dénes

Após ler este capítulo, você estará apto a:

1. Identificar pacientes com a síndrome nos seus variados quadros.
2. Fazer a avaliação clínica correta dos pacientes.
3. Orientar o tratamento adequado dos pacientes.

INTRODUÇÃO

A síndrome de *prune belly* (SPB) é uma afecção congênita caracterizada por flacidez abdominal, criptorquidia bilateral e dilatação variável do trato urinário, com incidência de 1 em 29.000 a 50.000 nascimentos e etiologia desconhecida. Foi descrita pela primeira vez por Frohlich em 1839, porém a denominação *prune belly* (barriga de ameixa seca) foi criada por Osler, ao descrever um menino de 6 anos com as características da doença. Em 1950, Eagle e Barret descreveram nove casos e identificaram a doença como uma síndrome. A predominância masculina sugere uma herança recessiva ligada ao sexo, mas a ocorrência de 3 a 5% de casos em meninas descarta esta possibilidade. O termo *pseudoprune* é empregado para meninos com as características incompletas da síndrome ou para as raras pacientes do sexo feminino[1-3].

A etiologia permanece desconhecida. A maioria dos casos é de ocorrência esporádica, apresentando cariotipo normal. A predominância masculina da síndrome foi inicialmente associada a uma herança recessiva ligada ao sexo. Contudo, a ocorrência rara, mas bem documentada, de casos no sexo feminino não favorece essa teoria. Alguns estudos têm revelado anormalidades cromossômicas que sugerem formas de herança genética, porém sua análise cuidadosa sugere que esses achados são independentes e aleatórios, não sendo possível estabelecer relação de causa e efeito no aparecimento da SPB[3].

Os eventos embriológicos que produzem as manifestações da SPB permanecem indeterminados, embora tenham sido apresentadas algumas teorias para explicá-los. A primeira sugere uma obstrução transitória do colo vesical ou da uretra posterior durante o período gestacional, causando uma dilatação maciça a montante no trato urinário[4]. Também sugeriu-se a possibilidade de obstrução funcional da uretra, por causa da hipoplasia prostática[1]. Nessas hipóteses, a falta da descida testicular é explicada pelo bloqueio provocado pela bexiga distendida, enquanto a atrofia da musculatura da parede abdominal seria consequência da dilatação maciça do trato urinário e de eventual ascite associada.

A segunda teoria postula a ocorrência de uma disembriogênese mesenquimatosa que compromete o mesoderma entre a 3ª e a 10ª semana de gestação, resultando em alterações estruturais no aparelho urinário, na parede abdominal e nos testículos[2]. No aparelho urinário, provoca a dilatação pielocalicial, ureteral e vesical característica da síndrome. O rim é comprometido durante a sua diferenciação, resultando em graus variados de displasia[1,2]. Na parede abdominal, ocorre comprometimento da diferenciação e da migração das células da musculatura estriada, resultando na sua escassez, em hipoplasia ou atrofia, com consequente flacidez abdominal[5]. As anormalidades no mesênquima do gubernáculo tornam-no refratário ao estímulo hormonal, dificultando a migração testicular. Além disso, a pressão intra-abdominal, diminuída pela flacidez da musculatura, e a possível obstrução pela bexiga volumosa favorecem a criptorquidia intra-abdominal[6]. Por causa da disembriogênese, também ocorre hipoplasia prostática[1-3].

Outra teoria foi proposta por Stephens, na qual a síndrome ocorre por um mau desenvolvimento do saco vitelínico e do alantoide, comprometendo a formação da bexiga e da uretra, as quais adquirem a dilatação típica, que prejudica a drenagem do trato urinário superior[1,2].

CARACTERÍSTICAS CLÍNICAS E ANATOMOPATOLÓGICAS

O aspecto abaulado e flácido do abdome, com rugas e dobras cutâneas semelhantes à superfície da ameixa seca, é o mais evidente e característico da SPB, porém varia em sua intensidade e extensão de paciente a paciente (Figura 12.1). A fraqueza da parede abdominal, decorrente da deficiência muscular, não é simétrica, havendo áreas de maior flacidez que outras, particularmente os segmentos mediais e inferiores do abdome[5]. Além do comprometimento cosmético, a fraqueza da musculatura acarreta dificuldade para o paciente sentar-se diretamente na posição supina e retardo no início da deambulação, além de vícios posturais[5]. Também contribui para uma maior incidência de infecção do trato respiratório por falta de suporte abdominal para a tosse. O gradeado costal também sofre deformidades decorrentes da falta de fixação da musculatura do abdome anterior, com ocorrência frequente de *pectus escavatus* ou *carinatus*. A obstipação intestinal, como consequência da falta de tônus da musculatura abdominal, também é descrita[5].

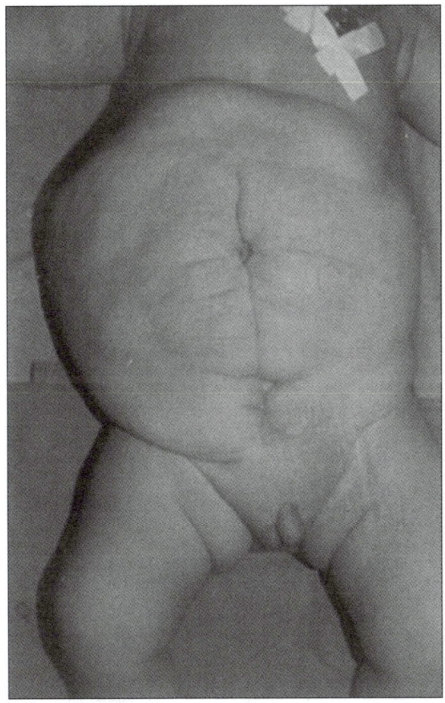

Figura 12.1 Paciente com síndrome de *prune belly*, em que se nota o aspecto flácido, saliente e enrugado do abdome, bem como escroto vazio. (Veja imagem colorida no encarte.)

A criptorquidia bilateral é um componente essencial da SPB e, invariavelmente, os testículos são intra-abdominais, sendo facilmente localizados junto aos ureteres dilatados, na altura dos vasos ilíacos. Em lactentes, a histologia testicular sugere uma parada no desenvolvimento testicular; durante o período pré-puberal, contudo, a histologia é indistinguível de testículos imaturos[1-3,7]. Após a puberdade, os pacientes não tratados são azoospérmicos e a biópsia testicular mostra ausência de espermatogênese, estando os túbulos seminíferos revestidos por células de Sertoli[6]. Os níveis de testosterona são normais e os dos hormônios folículo-estimulante e luteinizante estão elevados nos adultos, com libido e ereção preservadas[4,6]. Atualmente, não existe relato de pacientes férteis naturalmente, porém há raros casos de fertilidade assistida[8].

Embora os rins possam ser normais, é frequente o achado de hidronefrose variável, associada eventualmente à displasia do parênquima renal. O grau de dilatação pielocalicial está relacionado à deficiência intrínseca da musculatura lisa do sistema coletor, assim como à eventual presença de obstrução ureteral ou refluxo vesicoureteral (RVU)[4]. Em rins sem displasia importante, a função pode manter-se estável, a menos que ocorram episódios de pielonefrite decorrentes da obstrução ou do RVU[4,9]. Entretanto, na presença de rins displásicos, o comprometimento funcional pode evidenciar-se já no período neonatal[1-3]. É grande a variação anatômica e funcional tanto entre os portadores da síndrome assim como entre os rins de um mesmo paciente. Tampouco há proporcionalidade entre o grau de flacidez abdominal e a dilatação do trato urinário[10].

Os ureteres apresentam dilatação e tortuosidade de graus variáveis. Os segmentos distais dos ureteres são mais comprometidos, sendo até possível a palpação deles, principalmente em recém-nascidos com grande flacidez abdominal (Figura 12.2)[1-3,10]. O peristaltismo é ineficiente em toda a extensão do ureter, principalmente nos segmentos inferiores, mais dilatados. Embora seja raro o achado de estenose intrínseca, alguns casos apresentam obstrução decorrente da tortuosidade excessiva dos ureteres[1]. RVU é observado em 70% dos casos[2,3,10]. O estudo anatomopatológico demonstra espessamento da parede ureteral por aumento do tecido conectivo em substituição à musculatura lisa, havendo também uma diminuição do número de células ganglionares[11].

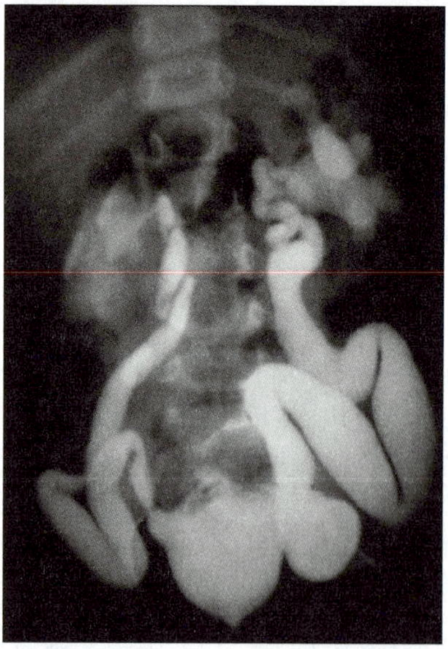

Figura 12.2 Cistografia evidenciando refluxo vesicoureteral bilateral de alto grau, com aspecto característico da dilatação e tortuosidade ureteral nos pacientes de síndrome de *prune belly*.

A bexiga é geralmente de grande capacidade e apresenta paredes espessas, porém não trabeculadas, sendo facilmente palpada no hipogástrio. A cúpula vesical, em geral, apresenta um pseudodivertículo, resquício do úraco, que se fixa na cicatriz umbilical. Ocasionalmente, o úraco se mantém permeabilizado na cicatriz umbilical, constituindo uma fístula uracal[1-3]. Estudos urodinâmicos podem demonstrar micção com pressão vesical e fluxo normais, no entanto, na maioria dos casos, ocorre redução do fluxo e de resíduo importante por contração vesical ineficiente, bem como pela presença do divertículo uracal hipocontrátil ou eventual obstrução infravesical. Com o tempo, podem ocorrer tanto melhora como piora no padrão de esvaziamento vesical[2-4,10]. Histologicamente, observam-se, na bexiga, áreas com células musculares lisas normais intercaladas com outras, nas quais predominam fibrócitos e colágeno, o que causa espessamento da parede. A enervação da bexiga e a distribuição de células ganglionares são normais[11,12].

Na maioria dos pacientes, existe hipoplasia prostática, com ausência de seus elementos epiteliais[2,3]. Em consequência da falta de sustentação pelo tecido prostático, a uretra posterior tem aspecto dilatado, afunilando-se na uretra membranosa, no nível do diafragma urogenital. A parede posterior desse segmento é maior que a anterior, o que pode causar angulação da uretra durante a micção, com consequente obstrução funcional por efeito valvar. A sondagem retrógrada também pode ser dificultada por essa angulação[2,3,10]. A hipoplasia prostática contribui para a infertilidade, tanto por causa da falta de tecido secretor da próstata como pela ejaculação retrógrada decorrente do colo vesical aberto[6].

A uretra anterior e o pênis são normais na maioria dos pacientes, ocorrendo casos com atresia ou hipoplasia da uretra anterior, em geral associados à dilatação mais acentuada do trato urinário superior ou à persistência de fístula uracal. Os casos obstruídos apresentam pior prognóstico pela incidência de displasia renal[10]. Também descreve-se megalouretra do tipo escafoide ou fusiforme no segmento peniano[1-3].

O comprometimento de outros órgãos também é frequente e heterogêneo. As anomalias pulmonares são as mais comuns, sendo a mais grave a hipoplasia pulmonar associada ao oligoidrâmnio. É importante recordar que este é causado pela oligúria fetal, decorrente da obstrução do trato urinário e da displasia renal. Na sua forma mais intensa, a hipoplasia pulmonar é incompatível com a vida, estando presente em 30% de todas as autópsias neonatais de casos de SPB[1]. Cerca de 55% dos pacientes que sobrevivem aos primeiros anos também apresentam outras pneumopatias clinicamente importantes como consequência das dificuldades ventilatórias[13].

Na cavidade abdominal, é característica a presença de mesentério universal que mantém os segmentos colônicos, o baço e até o fígado sem fixação ao retroperitônio. Essa alteração, observada em mais de 40% dos casos de necropsia, permite a má rotação intestinal, com ocasional obstrução e volvo[2-4,10,11]. Há também relatos de ânus imperfurado, atresia intestinal, gastrósquise, doença de Hirschprung, extrofia cloacal e onfalocele[2-4,10].

As anomalias cardiovasculares ocorrem em 10% dos casos, com relatos de defeitos septais atriais e ventriculares, persistência do ducto arterioso e tetralogia de Fallot[2-4].

As anomalias musculoesqueléticas ocorrem em até 75% dos casos. Mesmo não interferindo na sobrevida, podem ser significativas em 45% dos casos, predominando nos membros inferiores (*talipes equinovarus*) e no tórax (*pectus escavatus* ou *carinatus*) e, mais raramente, na coluna vertebral e no crânio[2-4,10,11].

Conforme o grau de comprometimento anatômico e funcional do aparelho urinário e dos pulmões ao nascimento, os pacientes da SPB são classificados em três grupos[2-4,10]:

- Grupo 1: trata-se dos casos mais graves que, além do comprometimento da parede abdominal e criptorquidia, apresentam displasia renal acentuada e hipoplasia pulmonar, em decorrência do oligoidrâmnio fetal. Com frequência, há atresia uretral, fístula uracal e anomalias musculoesqueléticas importantes. Correspondem a cerca de 20% dos casos, dos quais os mais graves são natimortos ou falecem no período perinatal imediato por causa de insuficiência respiratória e renal.
- Grupo 2: os pacientes têm as características somáticas da SPB, além de uretero-hidronefrose na sua maior intensidade, porém não apresentam perigo imediato de morte ao nascimento porque não há hipoplasia pulmonar. A função renal pode estar preservada por serem os rins apenas parcialmente displásicos e por não haver obstrução significativa, mesmo com dilatação pieloureteral importante. No entanto, pode haver deterioração precoce e progressiva com a contaminação do trato urinário e pielonefrite recorrente. Nessa circunstância, ocorre óbito em cerca de 30% dos casos nos 2 primeiros anos, em decorrência de insuficiência renal ou sepse.
- Grupo 3: os pacientes apresentam as manifestações clínicas e os estigmas somáticos mais discretos da SPB, com o trato urinário preservado, com função renal estável, apesar da presença de dilatação variável ou RVU. Via de regra, a sobrevida é boa, mas a pielonefrite associada à disfunção miccional e a infecção urinária recorrente podem comprometer essa evolução.

DIAGNÓSTICO

A ultrassonografia antenatal pode diagnosticar a SPB em fetos do sexo masculino com uretero-hidronefrose bilateral associada a megabexiga. Mesmo com grande dilatação do trato urinário, a obstrução pode não estar presente, havendo esvaziamento vesical fetal regular, com volume amniótico normal. No entanto, nos casos de oligoidrâmnio associado, o prognóstico é sombrio. Após o nascimento, os exames físico e de imagem confirmam a hipótese antenatal.

TRATAMENTO

Durante a gestação, a drenagem cirúrgica do trato urinário fetal não beneficia a função renal ou a sobrevida neonatal, sendo indicada apenas para evitar distocia de parto. Alternativamente, tampouco se justifica a interrupção da gestação, praticada com frequência na Europa, pois a função renal pode estar preservada mesmo com importante dilatação do trato urinário. No nascimento, o prognóstico depende do grau da displasia renal e da hipoplasia pulmonar. No grupo 1, mesmo com drenagem urinária precoce, ocorre a insuficiência renal por causa da displasia. A insuficiência respiratória, provocada pela hipoplasia pulmonar, é a causa mais frequente de óbito. No grupo 3, as anomalias do trato urinário e dos pulmões são discretas, não sendo necessário nenhum tratamento emergencial. Já no grupo 2, a maioria dos pacientes tem os rins e os pulmões suficientemente preservados para assegurar a sobrevida inicial, mas apresenta dilatação urinária eventualmente associada com obstrução que provoca infecção e pielonefrite frequentes, com consequente deterioração da função renal.

Os partidários do tratamento conservador consideram que, mesmo com grande dilatação do trato urinário e presença de RVU, não haverá prejuízo funcional renal nem risco para o desenvolvimento da criança se a drenagem adequada do trato urinário estiver assegurada, protegendo-o contra a infecção. Para tal, recomendam-se o cateterismo intermitente e a profilaxia antibacteriana. Apenas na descompensação funcional progressiva ou infecção grave, indicam-se vesicostomia ou ureterostomia cutâneas[1,2,10].

Por sua vez, os partidários do tratamento intervencionista consideram que o tratamento conservador, além de necessitar de cuidados intensivos e constantes que se estendem por toda a infância, está associado à elevada morbidade decorrente da displasia renal congênita, bem como da pielonefrite causada pela estase urinária e RVU, com desenvolvimento de insuficiência renal em até 30% dos casos[9]. A cirurgia preconizada engloba a reconstrução do trato urinário e da parede abdominal, bem como a correção da criptorquidia, que podem ser realizados em apenas um ato[14-16]. No abdome, resseca-se o segmento cutâneo redundante, mantendo-se a camada musculoaponeurótica, que é ressuturada ao término da cirurgia com reforço mediano pela técnica de jaquetão, observando-se uma nítida melhora no tônus da parede abdominal em longo prazo[5,16] (Figuras 12.3 e 12.4). No trato urinário, realiza-se a exérese dos rins displásicos e não funcionantes, enquanto nas unidades funcionantes os segmentos ureterais distais mais dilatados e tortuosos são ressecados, retificando-se e reimplantando-se os segmentos proximais mais afilados na bexiga com técnica antirrefluxo, a fim de eliminar a estase e o RVU que propiciam a infecção[14-16]. A cúpula da bexiga, incluindo o divertículo ou a fístula uracal, também é ressecada para diminuir a capacidade vesical e melhorar sua eficiencia contrátil (Figura 12.5). O seguimento das crianças operadas demonstra, na maioria dos casos, estabilização anatômica e funcional do trato urinário, com normalização do fluxo ureterovesical e correção do refluxo vesicoureteral (Figura 12.6). Apesar da inequívoca melhora inicial no esvaziamento vesical e na incidência de infecção nos primeiros anos, a cistoplastia redutiva nem sempre traz estabilização definitiva da capacidade ou da dinâmica vesical, podendo ocorrer perda de seus benefícios iniciais em longo prazo[16]. Ainda assim, é possível observar o efeito benéfico da cistoplastia redutiva por alguns anos, o que representa uma vantagem para a criança pequena que ainda não aprendeu a realizar manobras de Valsalva ou Credé. Em casos com claras evidências de falta de contratilidade vesical, a cistoplastia pode ser associada à confecção de um acesso ao cateterismo intermitente, utilizando-se a técnica de Mitrofanoff com o apêndice[17].

A orquipexia é realizada simultaneamente, tanto para efeito cosmético como para controle de eventual neoplasia e eventual preservação da capacidade germinativa, esta ainda não documentada. Procura-se preservar os deferentes e os vasos espermáticos, que são cuidadosamente dissecados (Figura 12.7). Ressalta-se que, quando não realizada precocemente, a orquipexia pode ser mais difícil nas crianças maiores, sendo então necessária a secção do pedículo vascular para fixação do testículo no escroto[18].

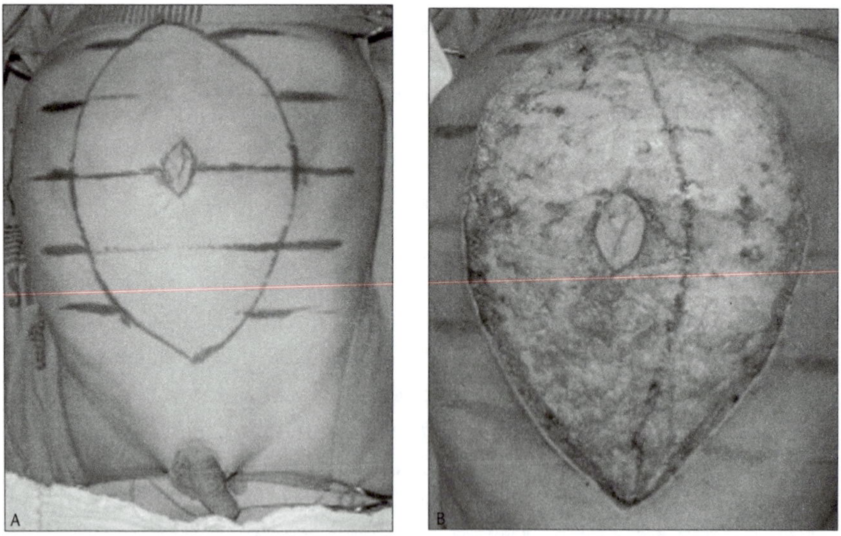

Figura 12.3 A: demarcação de tecidos cutâneo e subcutâneo a serem ressecados, preservando-se a cicatriz umbilical; B: exposição da camada musculoaponeurótica, com a linha traçada que representa o local da incisão que, ao término da cirurgia, será fechada com a técnica de jaquetão. (Veja imagem colorida no encarte.)

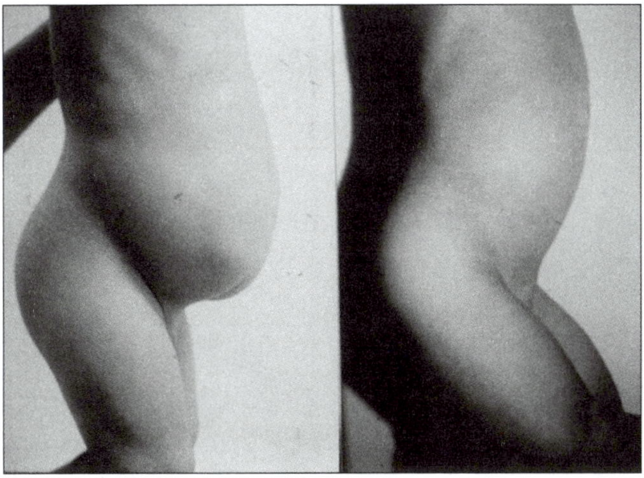

Figura 12.4 Resultado tardio da abdominoplastia evidenciando a melhora do tônus da parede abdominal à direita.

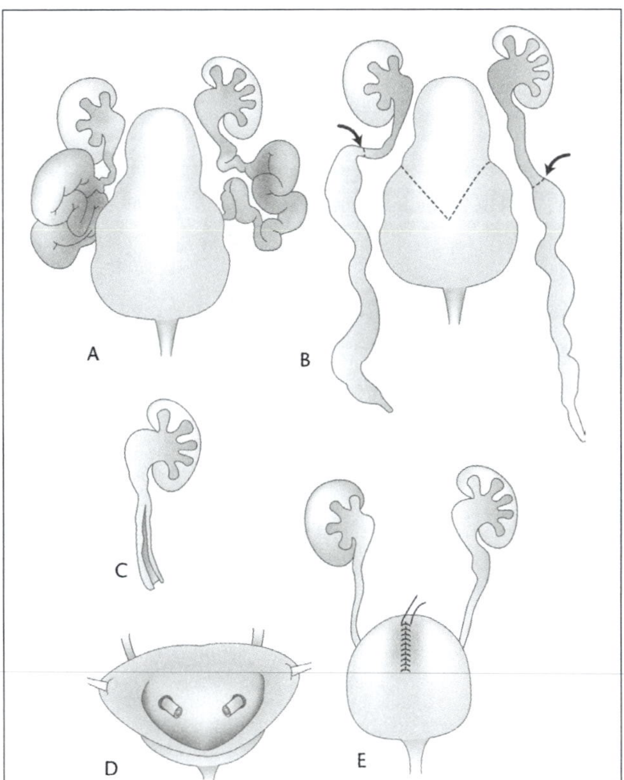

Figura 12.5 Técnica de reconstrução do trato urinário, com ressecção dos segmentos dilatados e tortuosos dos ureteres, bem como da cúpula vesical[3].

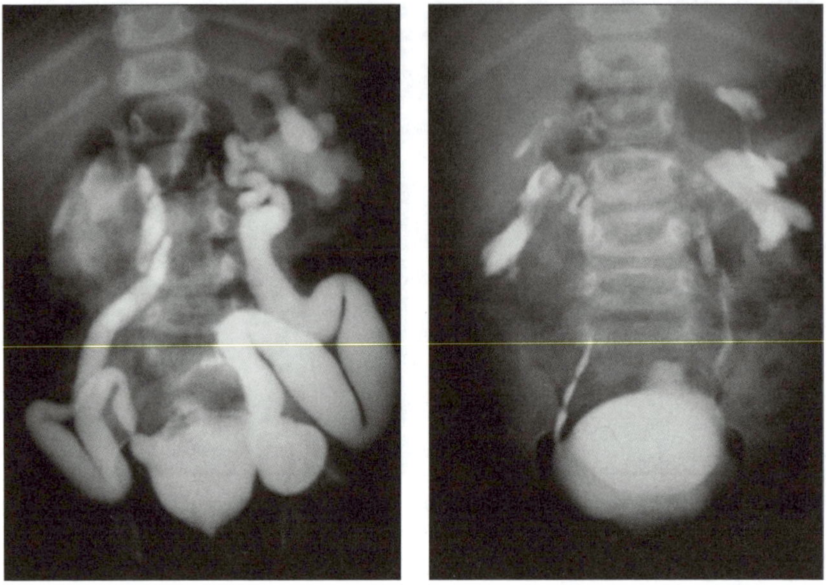

Figura 12.6 Resultado tardio da reconstrução do trato urinário, com ressecção dos segmentos ureterais distais e reimplante ureterovesical bilateral, evidenciando normalização anatômica do trato urinário superior.

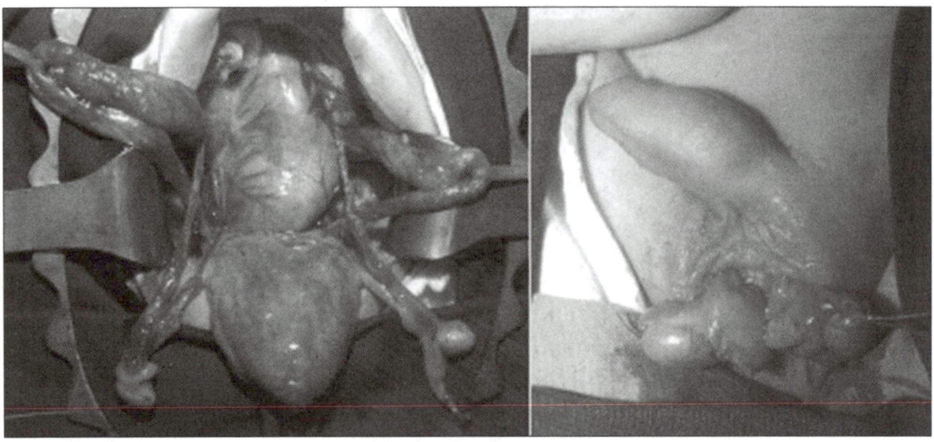

Figura 12.7 Dissecção dos ureteres e dos testículos, preservando o pedículo vascular e deferencial (à direita). Testículos levados ao escroto, antes de sua fixação definitiva (à esquerda). (Veja imagem colorida no encarte.)

CONCLUSÕES

Embora o tratamento dos casos de SPB deva ser individualizado, a avaliação cuidadosa desses pacientes desde o nascimento permite o planejamento adequado da intervenção cirúrgica, possibilitando a reconstrução do trato urinário no mesmo ato cirúrgico que a abdominoplastia e a orquipexia. A experiência confirma que essa cirurgia é factível em qualquer idade, com bons resultados em longo prazo, havendo estabilização anatômica e funcional do trato urinário, melhora da parede abdominal e preservação testicular na maioria dos pacientes. Pela facilidade na orquipexia, a cirurgia deve ser realizada preferencialmente entre 6 e 12 meses de idade. A baixa incidência de complicações pós-operatórias e as vantagens psicológicas e econômicas do tratamento cirúrgico radical em um único tempo recomendam ser essa a melhor forma de tratamento dos pacientes com SPB.

REFERÊNCIAS BIBLIOGRÁFICAS

1. Greskovich FJ, Nyberg LM. The prune belly syndrome: a review of its etiology, defects, treatment and prognosis. J Urol. 1988;140(4):707-12.
2. Snow BW, Duckett JW. Prune belly syndrome. In: Gillenwater JY, Gryhack JT, Howard SS, Duckett JW, editors. Adult and pediatric urology. 3rd ed. St. Louis: Mosby Year Book; 1991. p.1921-38.
3. Woodard JR. Prune belly syndrome. In: Walsh P, Retik AB, Stamey TA, Darracoth-Vaughan Jr, editors. Campbell's urology. 8th ed. Philadelphia: W. B. Saunders; 1992. p.1851-71.
4. Williams DI. Prune-belly syndrome. In: Harrison JH, Campbell MF, editors. Campbell's urology. 4th ed. Philadelphia: W. B. Saunders; 1979. p.1743-55.
5. Monfort G, Guys JM, Bocciardi A, Coquet M, Chevalier D. A novel technique for reconstruction of the abdominal wall in the prune belly syndrome. J Urol. 1991;146(2 Pt 2):639-40.
6. Woodhouse CR, Snyder III HM. Testicular and sexual function in adults with prune belly syndrome. J Urol. 1985;133(4):607-9.
7. Orvis BR, Bottles K, Kogan BA. Testicular hystology in fetuses with prune belly syndrome and posterior urethral valves. J Urol. 1988;139(2):335-7.
8. Kolettis PN, Ross JH, Kay R, Thomas Jr AJ. Sperm retrieval and intracytoplasmic sperm injection in patients with prune belly syndrome. Fertil Steril. 1999;72(5):948-9.
9. Reinberg Y, Manivel JC, Pettinato G, Gonzalez R. Development of renal failure in children with the prune belly syndrome. J Urol. 1991;145(5):1017-9.
10. Duckett Jr JW. The prune belly syndrome. In: Kelalis PP, King LR, Belman AB, editors. Clinical pediatric urology. Philadelphia: W. B. Saunders; 1976. p.615-35.
11. Saldanha LB, Dénes FT, Arap S, Silva FAQ, Góes GM. Agenesia da musculatura abdominal, com atresia uretral completa, estudo necroscópico. Rev Hosp Clin Fac Med S Paulo. 1977;32(3):186-9.
12. Schneider-Monteiro ED, Dénes FT, Hampel C, Leite KR, Thüroff JW, Srougi M. Immunoexpression of adrenergic receptors in detrusor from patients with prune belly syndrome: a digital quantification. J Pediatr Urol. 2010;6(3):282-7.
13. Geary DF, MacLusky IB, Churchill BM, McLorie G. A broader spectrum of abnormalities in the prune belly syndrome. J Urol. 1986;135(2):324-6.
14. Williams DI, Parker RM. The role of surgery in the prune belly syndrome. In: Johnston JH, Goodwin WE, editors. Reviews in pediatric urology. Amsterdam: Excerpta Medica; 1974. p.315-31.
15. Woodard JR, Zucker I. Current management of the dilated urinary tract in the prune belly syndrome. Urol Clin North Am. 1990;17(2):407-18.
16. Dénes FT, Arap MA, Giron AM, Silva FAQ, Arap SA. Comprehensive surgical treatment of prune belly syndrome: 17 years experience with 32 patients. Urology. 2004;64(4):789-93.

17. Liguori R, Barroso Jr U, Matos JT, Ottoni SL, Garrone G, Demarchi GT, et al. Elective appendicovesicostomy in association with Monfort abdominoplasty in the treatment of prune belly syndrome. Int Braz J Urol. 2006;32(6):689-94.
18. Patil KK, Duffy PG, Woodhouse CR, Ransley PG. Long-term outcome of Fowler-Stephens orchiopexy in boys with prune belly syndrome. J Urol. 2004;171(4):1666-9.

Seção III

Genitália externa

Distúrbios do desenvolvimento sexual 13

Francisco Tibor Dénes
Elaine Costa
Frederico Arnaldo de Queiroz e Silva

Após ler este capítulo, você estará apto a:

1. Identificar pacientes com distúrbio de desenvolvimento sexual.
2. Descrever as principais causas desses distúrbios.
3. Orientar os procedimentos diagnósticos corretos para portadores da afecção.
4. Orientar e acompanhar os procedimentos terapêuticos.

INTRODUÇÃO

O sexo de um indivíduo é, habitualmente, definido pelo aspecto dos seus genitais externos. A diferenciação sexual é um processo complexo que se inicia no momento da concepção e que, sob condições ideais, completa-se, definindo o que se conceitua como sexo masculino e feminino. Indivíduos que não se diferenciaram de forma sequencial e harmônica em razão de algum defeito no processo de diferenciação sexual, com ou sem ambiguidade sexual, são considerados portadores de "estado intersexual". Essa nomenclatura, no entanto, está, atualmente, em desuso pelo seu caráter pejorativo e recomenda-se, então, a utilização de "distúrbios do desenvolvimento sexual" (DDS). A etiologia e o espectro de apresentação desses pacientes são muito variáveis, admitindo-se que, entre os extremos do masculino e do feminino normais, há uma grande variação nos graus de indiferenciação, tanto nos genitais internos como nos externos.

PATOGÊNESE

O sexo cromossômico é definido no momento da fecundação e determina o padrão genético do embrião (normalmente 46,XX ou 46,XY). Em razão desse cariótipo e dos genes contidos tanto nos cromossomos sexuais quanto nos autossômicos, desenvolvem-se as gônadas (testículos ou ovários). Os testículos produzem hormônios (andrógenos e antimüllerianos) que atuarão sobre matrizes indiferenciadas, transformando-as em órgãos genitais masculinos ou femininos. Os estrogênios não participam do processo de diferenciação sexual.

Por conceito, são considerados genitais os órgãos que, direta ou indiretamente, participam do processo da reprodução, isto é, as gônadas com seus ductos, as glândulas anexas e os órgãos da cópula. No sexo masculino, são considerados genitais os testículos, as vias espermáticas, a vesícula seminal e o pênis; no feminino, os ovários, as trompas, o útero, a vagina e a vulva.

Com exceção das gônadas e dos seus ductos, os órgãos genitais definitivos derivam do desenvolvimento do seio urogenital primitivo, do tubérculo genital, das lâminas uretrais e das eminências labioescrotais. Essas estruturas são matrizes organogênicas indiferenciadas e ambivalentes que se diferenciam em órgãos masculinos ou femininos definitivos, em um processo complexo que, nos portadores de DDS, não se completa. Dessas matrizes, a diferenciação mais complexa é aquela do seio urogenital, que, na sua conformação primitiva, tem a forma de um Y, em que o braço anterossuperior corresponde à uretra; o posterossuperior, aos derivados müllerianos; e a base, a um acesso único para os dois. No desenvolvimento para o sexo masculino, os derivados müllerianos se atrofiam por ação do hormônio antimülleriano, ou seja, o braço posterossuperior do Y primitivo desaparece, enquanto o anterossuperior e a base se alongam para, com o tubérculo genital e as lâminas uretrais, formarem o pênis e a uretra. Já no desenvolvimento para o sexo feminino, ambos os braços do Y praticamente são preservados, constituindo a uretra e a vagina, mas a sua base se alarga e se encurta, formando o vestíbulo vaginal, até um ponto em que a uretra e a vagina tenham aberturas independentes[1] (Figura 13.1).

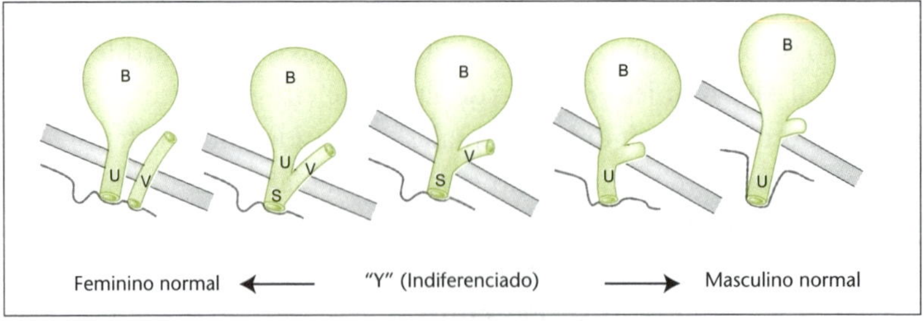

Figura 13.1 Estágios de diferenciação dos genitais internos e externos: o da extrema esquerda é o feminino normal e o da extrema direita, o masculino normal[1]. B: bexiga; U: uretra; V: vagina; S: seio urogenital.

MANIFESTAÇÕES CLÍNICAS

Independentemente da etiologia, nos portadores de DDS, o processo de diferenciação sexual é incompleto e, ao nascimento, a maioria apresenta genitais externos indiferenciados ou ambíguos, isto é, que lembram tanto os masculinos quanto os femininos (Figura 13.2). Há, contudo, um grupo que pode apresentar genitais de aspecto muito próximo da normalidade de um dos sexos (Figura 13.3). Enquanto o primeiro grupo é avaliado e diagnosticado precocemente, os do segundo, quando não corretamente identificados ao nascimento, procuram tratamento médico tardiamente, em geral na puberdade, quando há aparecimento de caracteres sexuais secundários contraditórios ao sexo social (pilificação, crescimento dos genitais externos, ausência de menstruação, ejaculação e desenvolvimento de mamas), ocasião em que é feito o diagnóstico de DDS (Figura 13.4).

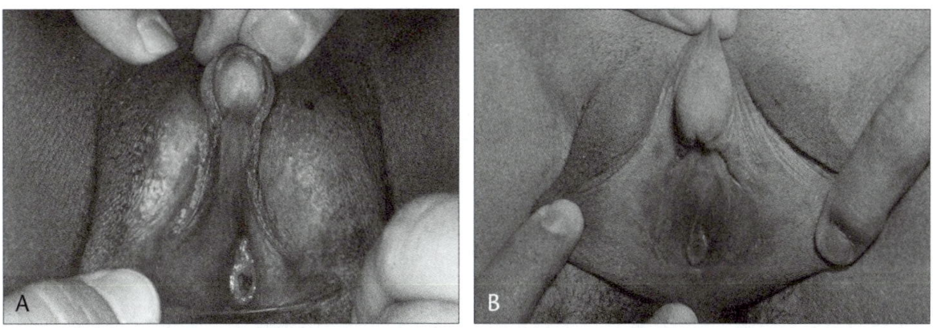

Figura 13.2 Dois exemplos de genitália ambígua por DDS 46,XY, com grau discreto de masculinização e persistência de orifício perineal com aspecto ginecoide (o da direita com sexo social masculino; o da esquerda, feminino). (Veja imagem colorida no encarte.)

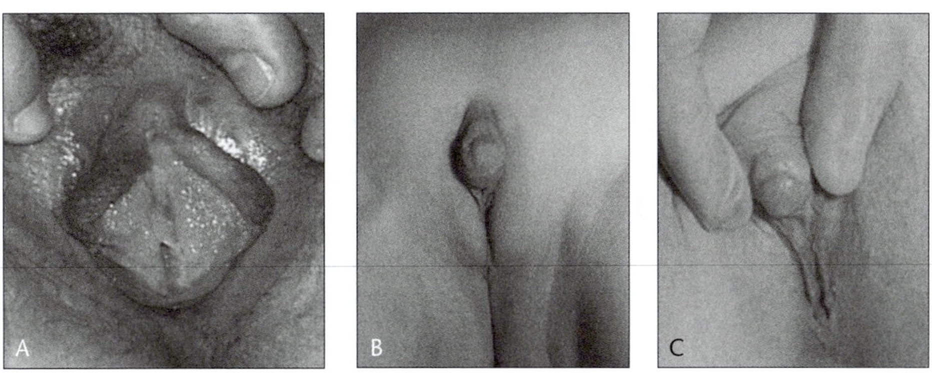

Figura 13.3 DDS 46,XY por insensibilidade androgênica. A: forma completa (*complete androgen insensitivity syndrome* – CAIS) com genitália feminina adulta normal; B,C: formas parciais (*partial androgen insensitivity syndrome* – PAIS) com genitália ambígua com graus diferentes de virilização e pelos pubianos rarefeitos. (Veja imagem colorida no encarte.)

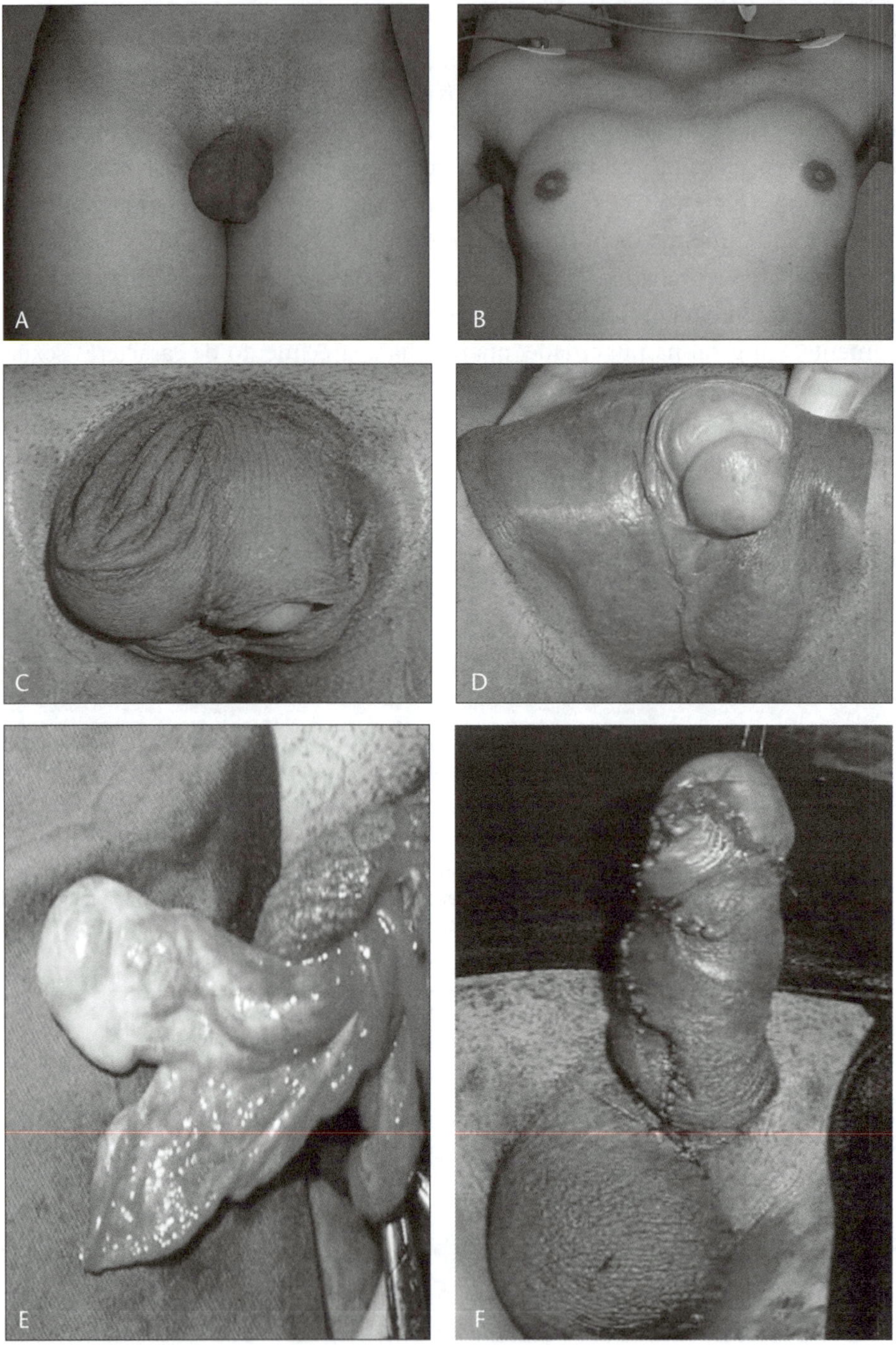

Figura 13.4 A,B,C,D: paciente com distúrbios do desenvolvimento sexual ovariotesticular e sexo social masculino, genitais externos com masculinização incompleta, com aspecto de hipospadia perineal e gônada esquerda na região inguinal, que desenvolveu ginecomastia na puberdade; E: na exploração gonadal direita, identificação de tecido ovariano e testicular; F: aspecto genital após ortofaloplastia, ressecção do tecido ovariano e orquipexia direita. (Veja imagem colorida no encarte.)

Não deve haver precipitação para caracterizar o tipo da anomalia, mas impõe-se identificá-lo corretamente tão cedo quanto possível para facilitar a orientação terapêutica. Errar nessa etapa é tão desastroso quanto impor a reversão de uma identidade sexual já assumida.

DIAGNÓSTICO

Para firmar o diagnóstico e a etiologia de DDS, bem como instituir o correto tratamento dos pacientes, há necessidade de uma equipe multidisciplinar adequadamente preparada e apoiada em uma estrutura laboratorial que permita um diagnóstico seguro. A agilidade e a eficiência desse tratamento se iniciam com um criterioso exame físico feito no berçário, que inclui os genitais externos do recém-nascido. Além disso, é necessário realizar exames complementares laboratoriais (dosagens dos eletrólitos, hormônios e realização do cariótipo), de imagem (ultrassonografia, tomografia, ressonância magnética e genitografia), endoscópicos (genitoscopia, uretrocistoscopia e laparoscopia) e, eventualmente, histopatológicos.

Um psicólogo especializado deve atuar durante todo o processo da investigação, avaliando o paciente e a sua família. A determinação correta do sexo social deve considerar a etiologia, o tamanho do falo, as características morfológicas e funcionais das gônadas, bem como, nos casos de diagnóstico mais tardio, a identidade sexual do paciente, a aceitação pelos pais do sexo designado e as tradições culturais e étnicas do grupo social a que o paciente pertence. Nos recém-nascidos com DDS com ambiguidade genital, a decisão do sexo de criação deve basear-se no potencial para uma função normal da genitália externa. Nenhuma decisão de mudança do sexo social poderá ser tomada sem uma avaliação psicológica criteriosa da identidade sexual do paciente e da aceitação desse fato pela família. A criança e sua família devem ser seguidas até a fase adulta com a finalidade de ajustar o paciente ao seu sexo social.

Recentemente, as sociedades americana e europeia de endocrinologia revisaram a classificação dos DDS, o que gerou a publicação de um consenso sobre os diferentes diagnósticos etiológicos e seu tratamento[2]. O Quadro 13.1 apresenta as principais causas etiológicas dos DDS e de seus respectivos tratamentos. A avaliação isolada de cada uma das etiologias é exaustiva e foge ao escopo dessa publicação, sendo recomendada a leitura de textos especializados[2,3].

Quadro 13.1 – Classificação dos distúrbios do desenvolvimento sexual[2]

Distúrbios do desenvolvimento sexual associados às anormalidades do sexo cromossômico

- 45,X: disgenesia gonadal 45,X e suas variantes (síndrome de Turner)
- 45,X/46,XY: disgenesia gonadal mista
- 47,XXY: disgenesia dos túbulos seminíferos (síndrome de Klinefelter)
- 46,XX/46,XY: DDS ovariotesticulares

Distúrbios do desenvolvimento sexual 46,XY (DDS 46,XY)

Distúrbios do desenvolvimento gonadal

- Agenesia testicular
- Regressão testicular embrionária
- Disgenesia gonadal 46,XY
  - Forma completa e parcial
  - Associada ou não à mutação/deleção do *SRY*
- Disgenesia gonadal 46,XY associada a quadros sindrômicos
  - Duplicação gênica: *locus DSS* e *WnT4*
  - Haploinsuficiência dos genes *WT1, SOX9, DMRT, ATRX, DHH, SF1*
- DDS ovário-testiculares 46,XY

Distúrbios da produção, da ação ou da metabolização dos hormônios testiculares

Defeitos na produção de testosterona

- Defeito no receptor de LH (*LHCGR*) (hipoplasia das células de Leydig)

Defeitos na síntese de testosterona

- Defeitos que afetam a esteroidogênese adrenal e testicular
  - Deficiência da proteína reguladora da esteroidogênese (*StAR*)
  - Deficiência da P450 scc (*CYP11A*)
  - Deficiência da 3-beta-hidroxiesteroide desidrogenase tipo II (HSD3B2)
  - Deficiência da 17-alfa-hidroxilase e 17-20 liase (CYP17)
- Defeitos que afetam a esteroidogênese testicular
  - Deficiência da 17-20 liase (CYP17)
  - Deficiência da 17-beta-hidroxiesteroide desidrogenase 3 (17-beta-SD3)
- Defeitos em proteínas doadoras de elétrons
  - Deficiência da P450 oxidorredutase (POR)
  - Defeito no citocromo b5 (CYB5)

Defeito na ação da testosterona

- Defeito no receptor androgênico (AR) (síndrome de insensibilidade aos andrógenos)
  - Forma completa e parcial

Defeito na metabolização da testosterona

- Deficiência da 5-alfa-redutase-2 (SRD5A2)

(continua)

Quadro 13.1 – Classificação dos distúrbios do desenvolvimento sexual (continuação)

DDS 46,XY por defeito na síntese ou na ação do hormônio inibidor dos ductos de Müller (AMH e AMHR) (síndrome da persistência dos ductos müllerianos)

DDS 46,XY associados ao baixo peso no nascimento

DDS 46,XY decorrentes da exposição materna a estrogênios e progestogênios

DDS 46,XY indeterminados

Distúrbios do desenvolvimento sexual 46,XX (DDS 46,XX)

Distúrbios do desenvolvimento gonadal

- Disgenesia gonadal 46,XX
- Forma completa e parcial
- DDS ovariotesticulares 46,XX
- DDS testiculares (associados à presença do SRY ou duplicação do SOX9)

Induzidos por excesso de andrógenos

Origem fetal

- Hiperplasia adrenal congênita virilizante
  - Deficiência da 21-hidroxilase (CYP21A2)
  - Deficiência da 11-beta-hidroxilase (CYP11B1)
  - Deficiência da 3-beta-hidroxiesteroide desidrogenase do tipo II (HSD3B2)
- Resistência aos glicocorticoides (GR)

Origem fetoplacentária

- Deficiência da P450 oxidorredutase (POR)
- Deficiência da aromatase (CYP19)

Origem materna

- Andrógenos de origem materna (luteoma, tumores virilizantes, exógeno)
- DDS 46,XX indeterminados

Formas não classificadas

No sexo masculino

- Micropênis de origem indeterminada
- Hipospadia de origem indeterminada

No sexo feminino

- Ausência congênita da vagina (síndrome de Rokitansky-Küster-Hauser) (inativação do WnT4)

Em ambos os sexos

- Ambiguidade genital associada a malformações intestinais e urinárias
- Disforia de gênero

TRATAMENTO

O tratamento pode ser clínico, cirúrgico ou ambos. Em qualquer circunstância, o tratamento clínico será orientado pelo endocrinologista, auxiliado pelo psicólogo ou psiquiatra. Considerando-se as variáveis etiológicas dos DDS e suas nuanças terapêuticas, a premissa mais importante na definição do sexo de criação baseia-se no potencial para uma futura função normal da genitália externa. Também deve-se considerar a viabilidade funcional das gônadas, que serão preservadas quando normais e não contraditórias à identidade sexual do paciente. Na hipótese de o portador de DDS procurar tratamento após ter definido sua identidade sexual, o que ocorre com frequência, deve-se respeitar a opção do paciente.

Tratamento Hormonal

O propósito da terapia hormonal é o desenvolvimento dos caracteres sexuais secundários do sexo escolhido, simulando uma puberdade normal.

Sexo social feminino

O tratamento simula uma puberdade normal, introduzindo-se baixas doses de estrogênios conjugados (de 0,07 a 0,15 mg/dia) diariamente entre os 10 e 11 anos de idade, dependendo da avaliação psicológica da paciente. Mantida essa dose, avalia-se, bimensalmente, o desenvolvimento dos caracteres sexuais. Se o desenvolvimento da mama não for satisfatório, deve-se dobrar a dose de estrogênio.

Após o desenvolvimento completo das mamas, mantém-se a dose de estrogênio conjugado de 0,3 a 0,625 mg continuamente, associa-se acetato de medroxiprogesterona (de 5 a 10 mg do 1º ao 12º dia/mês) para induzir a menstruação. Nas pacientes que não têm útero, não é necessário o uso de progesterona.

Quando o diagnóstico é feito mais tardiamente e a paciente não apresenta retardo de crescimento, inicia-se a terapêutica com 0,625 mg de estrogênios conjugados por 6 meses e, em seguida, associa-se a progesterona no mesmo esquema. Durante o tratamento de reposição hormonal, todas as pacientes devem ser acompanhadas anualmente com exame ginecológico de rotina, ultrassonografia de mamas e densitometria óssea.

A terapia moderna de reposição estrogênica utiliza estrogênios naturais, como o 17-beta-estradiol, nas suas diversas formas farmacêuticas (oral, transdérmica ou injetável), na dose de 1 a 2 mg ao dia. O etinil estradiol é um estrogênio sintético de alta potência com maior correlação com fenômenos tromboembólicos e, por essa razão, não deve ser utilizado na terapia de reposição hormonal, limitando sua utilidade na anticoncepção[3,4].

Sexo social masculino

Quando o diagnóstico é realizado em idade pré-puberal, inicia-se a reposição de testosterona entre os 10 e 11 anos, dependendo da avaliação psicológica, simulando a puberdade normal. Inicia-se com a dose mensal de 25 a 50 mg de ésteres de testosterona, aplicados com seringa de insulina, já que as medicações comercialmente disponíveis são apresentadas em 1 ou 2 mL, contendo 250 ou 200 mg de ésteres de testosterona, o que torna difícil a aplicação de doses menores com seringa normal. O desenvolvimento dos caracteres sexuais secundários e a velocidade de crescimento são avaliados a cada 3 meses e a evolução da idade óssea, anualmente. Em geral, dobra-se a dose a cada 6 meses, passando a aplicar a cada 2 semanas após 1 a 2 anos de tratamento.

A dose de manutenção no paciente adulto é de 200 a 250 mg de ésteres de testosterona a cada 2 semanas. Após a aplicação da medicação, observa-se uma grande elevação da testosterona sérica que permanece por 24 a 48 horas (1.500 a 2.800 ng/dL), com declínio progressivo que atinge níveis no limite inferior da normalidade no 14º dia após a injeção (200 a 500 ng/dL).

Geralmente, não se observam efeitos colaterais com uso o crônico de ésteres de testosterona, no entanto alguns pacientes apresentam edema transitório de membros inferiores após as primeiras doses. A incidência de ginecomastia discreta é de quase 100%, exceto nos pacientes com deficiência de 5-alfa-redutase-2, porém todos apresentam regressão espontânea do quadro.

A terapia moderna de reposição androgênica utiliza novas formulações e vias de administração, como as formulações de depósito, os géis e os adesivos de testosterona, porém a utilização crônica desses recursos eleva, significativamente, o custo do tratamento[3,4].

Tratamento Cirúrgico

O objetivo do tratamento cirúrgico é adequar a genitália externa ao sexo social e remover as estruturas a ele incompatíveis. Deve ser realizado, de preferência, antes dos 2 anos de idade, época em que a criança toma consciência dos seus genitais e do seu sexo social.

Como já mencionado, o tratamento cirúrgico depende de vários fatores que incluem a etiologia dos DDS, o grau de desenvolvimento do falo, a identidade sexual do paciente, quando já definida, e o desejo da família. Todos os aspectos são importantes, porém, na escolha do sexo social masculino, o grau de desenvolvimento do falo é o mais decisivo.

Nos pacientes com genitais externos "normais", o tratamento cirúrgico se resume, em tese, na remoção dos órgãos contraditórios ao sexo social. Também devem ser removidas as gônadas disgenéticas, particularmente na presença de cromossomo Y, que, quando em posição intra-abdominal, tem elevado potencial de malignização. A via de acesso para removê-los depende de sua localização, sendo os profundos retirados por videolaparoscopia – um procedimento minimamente invasivo que permite uma boa visualização dos genitais internos e das gônadas e não deixa cicatrizes[5]. Os superficiais ou palpáveis são removidos por cirurgia aberta convencional. Naqueles pacientes que foram identificados como masculinos e que desenvolveram mamas, impõe-se a mastectomia. Inversamente, para aquelas com identificação feminina e nas quais não houve desenvolvimento mamário, indicam-se hormonoterapia e eventual inserção de uma prótese.

Os pacientes com genitais ambíguos devem iniciar o tratamento tão cedo quanto possível, mas só depois de colhidas e interpretadas todas as informações (morfológicas, genéticas, metabólicas, endócrinas e, eventualmente, histopatológicas) e definida a orientação que será dada ao caso. Feito isso, impõe-se a feminização ou a masculinização dos genitais externos, pois a condição de ambiguidade genital é incompatível com o desenvolvimento sexual harmônico.

As cirurgias são, genericamente, denominadas genitoplastias masculinizantes ou feminizantes. Em suma, na masculinização, objetivam-se a retificação com aumento do tamanho do falo para transformá-lo em pênis (ortofaloplastia), a extensão da uretra até o ápice glandar (neouretroplastia), a plástica da bolsa escrotal e a orquipexia. Na feminização, deve-se reduzir o tamanho do falo (clitoroplastia), bem como ampliar o seio urogenital, a fim de permitir a exposição em separado da cavidade vaginal e da uretra. O tratamento tem de ser individualizado e depende de muitas variáveis, tais como época do diagnóstico, tipo de estado intersexual, aspecto dos genitais e potencial de desenvolvimento destes. A proposta das genitoplastias é completar o que a natureza não completou; elas são fundamentais, mas devem ser entendidas como apenas uma das etapas do tratamento[6,7].

Genitoplastia feminizante

Nos casos de DDS com sexo social feminino e ambiguidade genital, a genitoplastia feminizante visa à reversão da virilização dos genitais, evidenciada por hipertrofia clitoridiana e persistência do seio urogenital, com orifício perineal único.

A maioria dos indivíduos que necessita dessa cirurgia é portadora de hiperplasia adrenal congênita (HAC), cujo diagnóstico é, frequentemente, feito nos primeiros dias de vida, pela frequente associação com a desidratação pela perda de sal. Enquanto os genitais externos dos portadores de HAC são menos ou mais virilizados, os internos são praticamente normais. Dependendo do grau de virilização, é possível que os genitais externos de alguns indivíduos sejam confundidos como sendo masculinos, embora não haja gônadas palpáveis no escroto. Em alguns desses casos, se o sexo social for masculino, deve-se completar a masculinização dos genitais (Figura 13.5).

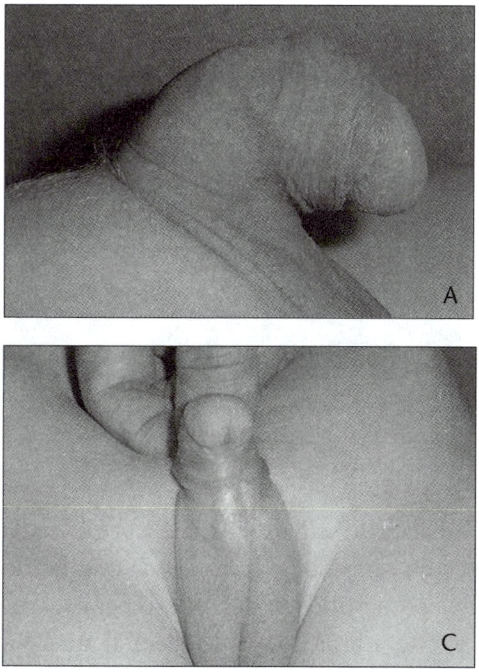

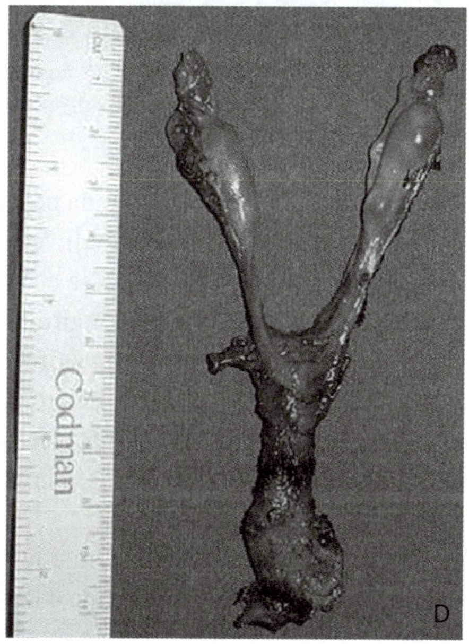

Figura 13.5 A,B,C: paciente com cariótipo XX, com hiperplasia adrenal congênita e masculinização acentuada da genitália externa (pênis e escroto bem formados, gônadas impalpáveis). Sexo social masculino; D: produto de gonadectomia bilateral e histerectomia laparoscópica, submetido posteriormente à ortofaloplastia e à inserção de prótese testicular. (Veja imagem colorida no encarte.)

A genitoplastia feminizante consiste, basicamente, na redução do clitóris (clitoroplastia redutiva) associada à ampliação do seio urogenital até um ponto em que a uretra e a vagina tenham aberturas independentes. A clitoroplastia deve ser realizada com a ressecção do tecido erétil dos corpos cavernosos e com a redução parcial da glande, preservando-se a integridade do seu feixe vasculonervoso dorsal e a mucosa da sua região ventral, que asseguram a vascularização e a sensibilidade. A glande, já então reconfigurada como clitóris, é então fixada próximo aos cotos proximais dos corpos cavernosos e os retalhos cutâneos, obtidos pela incisão do prepúcio dorsal do falo, são distribuídos e suturados de tal forma que, na face dorsal, mimetizem o prepúcio do clitóris e, na ventral, os pequenos lábios (Figura 13.6).

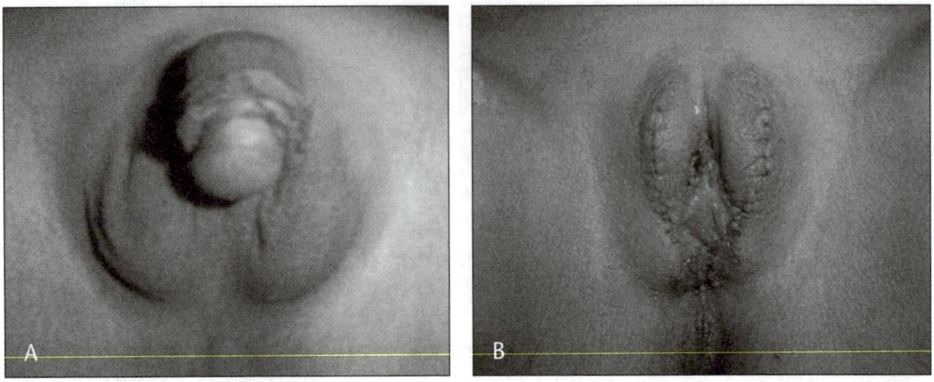

Figura 13.6 A: paciente com DDS 46,XY, com sexo social masculino e genitália masculinizada; B: aspecto após feminização dos genitais (clitoroplastia e ampliação do seio urogenital). (Veja imagem colorida no encarte.)

A genitoplastia é completada pela ampliação do seio urogenital. Esta é iniciada com uma incisão perineal em V invertido, cujo vértice se situa na borda inferior do orifício perineal único. Libera-se o retalho assim obtido, mantendo-o bem vascularizado. A seguir, incisa-se, longitudinalmente, a base do seio urogenital até além do ponto em que a uretra e a vagina sejam identificadas com aberturas independentes. O vértice do retalho cutâneo perineal é levado à extremidade da incisão do seio urogenital, sendo os bordos desta suturados aos do retalho. Dessa forma, à maneira de uma cunha, o retalho cutâneo alarga a base do seio, configurando um vestíbulo vaginal.

Recordando a analogia com a letra Y, descrita anteriormente para o seio urogenital primitivo, na hipótese de a base do Y ser curta e o braço posterossuperior (vagina) ser comprido e amplo, a genitoplastia é simples e gratificante tanto no aspecto cosmético quanto no funcional. Inversamente, se a base do Y for longa, a vagina será menos desenvolvida, sendo o resultado da genitoplastia menos gratificante[9]. Muitas pacientes que realizaram genitoplastia feminizante necessitam submeter-se à dilatação do vestíbulo vaginal na puberdade com moldes vaginais[10]. Aquelas com vagina com implantação muito alta e cavidade virtual podem necessitar de neovaginoplastia, com utilização de segmento intestinal.

Nas pacientes com DDS 46,XX por hiperplasia adrenal congênita virilizante, a correção do hiperandrogenismo permite fertilidade normal. Raros são os casos em que as pacientes necessitarão de tratamento específico para que possam obter fertilidade.

Genitoplastia masculinizante

A genitoplastia masculinizante pretende acentuar a virilização da genitália ambígua. Com base na mesma analogia com a letra Y, alonga-se sua base para que o pênis tenha um tamanho tão satisfatório quanto possível[6,7].

O maior contingente dos que necessitam desse tipo de cirurgia é representado pelos pacientes com DDS 46,XY, ou seja, aqueles com sexo social masculino que têm genitais externos ambíguos, com falo hipospádico e seio urogenital, mas apresentam testículos na bolsa ou criptorquídicos. A cirurgia é feita, geralmente, em duas fases, com um intervalo de 6 meses entre cada uma delas. A primeira corresponde à ortofaloplastia, com retirada da corda ventral do falo, permitindo sua retificação e seu alongamento, associada à neouretroplastia proximal. As hipospadias posteriores, geralmente, fazem-se acompanhar de divertículos müllerianos em fundo cego menos ou mais desenvolvidos, que correspondem ao componente vaginal do seio urogenital (braço posterossuperior do Y), cujo tamanho pode ser estimado pela genitografia ou genitoscopia. Esses divertículos, quando necessário, devem ser ressecados nessa etapa, uma vez que podem dificultar um eventual cateterismo uretral e causar infecção e/ou perdas urinárias pós-miccionais (ver Figura 13.4).

A segunda fase corresponde à neouretroplastia distal, associada à plástica da bolsa escrotal bífida e à correção da criptorquidia, quando presente. Os testículos, se forem extra-abdominais, deverão ser acessados pela via inguinal convencional; se intra-abdominais, pela videolaparoscopia[5].

A infertilidade é muito frequente nos casos de DDS 46,XY. Os pacientes apresentam lesão dos túbulos seminíferos secundária à criptorquidia, o que resulta em oligo ou azoospermia, frequentemente associada à ejaculação retrógrada pela malformação uretral. Também pode haver lesão dos ductos deferentes quando da ressecção do seio urogenital, com consequente obstrução deles. Atualmente, com o desenvolvimento das técnicas *in vitro,* é possível obter a fertilidade em alguns pacientes com DDS 46,XY, como na deficiência de 5-alfa-redutase-2.

Na hipótese de estar indicada a colocação de prótese testicular, discute-se a época: o certo é que, se colocadas na infância, deverão ser substituídas após a puberdade. Se houver transposição penoescrotal ou bolsa bífida, deverá ser transposta para a face inferior do pênis ou desfeita a bifidez, respectivamente.

O tratamento cirúrgico visa obter a adequação genital do ponto de vista estético e funcional, permitindo uma atividade sexual e reprodutiva satisfatória para os pacientes. O resultado da genitoplastia masculinizante será tanto mais gratificante quanto maior o falo e menor o vício de migração testicular. Inversamente, se o falo for pequeno e as gônadas não forem palpáveis, o resultado cirúrgico pode não gratificar, embora desapareça qualquer sinal de ambiguidade. Em situações excepcionais, quando o falo for excessivamente pequeno, lembrando um clitóris, e estiver associado a uma hipospadia posterior que lembra a abertura perineal de uma vulva e a uma bolsa testicular bífida e, além disso, se as gônadas não forem palpadas, a genitoplastia masculinizante deverá ser questionada, porque o seu resultado pode ser decepcionante. Nesses casos, a mudança de sexo social é uma opção radical, que, no entanto, só pode ser proposta no primeiro ano de vida, após cuidadosos estudos funcionais e psicológicos que envolvem não apenas o paciente, mas seus familiares.

CONCLUSÕES

Como regra geral, os pacientes com DDS e genitais ambíguos necessitam de avaliação precoce e tratamento individualizado. Aqueles que se submeteram a genitoplastias precisam receber acompanhamento urológico, endocrinológico e psicológico. Além de eventuais complicações inerentes às cirurgias, particularmente aquelas relacionadas com a neouroplastia (fístulas e estenoses), em alguns pacientes ocorrem crises de identidade e insatisfação despertadas por várias causas, como adaptação familiar e social, aspecto e tamanho dos genitais, desempenho e satisfação sexual. O atendimento para esses indivíduos terá de ser integrado e interdisciplinar, o que pressupõe ter à disposição profissionais qualificados em cada uma das áreas envolvidas.

REFERÊNCIAS BIBLIOGRÁFICAS

1. Queiroz e Silva FA. In: Embriologia urogenital – organogênese normal e patológica. São Paulo: Sarvier; 1997. p.61-96: Organogênese do trato genital.
2. Hughes IA, Houk C, Ahmed SF, Lee PA. Consensus statement on management of intersex disorders. Arch Dis Child. 2006;91(7):554-63.
3. Domenice S, Costa EMF, Mendonca BB. Distúrbios do desenvolvimento sexual. In: Arruda MM, Carrilho FJ, Alves VAF, Castilho EA, Cerri GG, Wen CL. Clínica médica do HCFMUSP. São Paulo: Manole; 2009. p.6-31.
4. Mendonca BB, Domenice S, Arnhold IJP, Costa EMF. 46,XY disorders of sexual development. Endotext.org. Pediatric Endocrinology. 2009 Feb. Available from: http://www.endotext.org.
5. Dénes FT, Cocuzza MA, Schneider-Monteiro ED, Silva FA, Costa EM, Mendonca BB, et al. The laparoscopic management of intersex patients: the preferred approach. BJU Int. 2005;95(6):863-7.
6. Lodovici O, Queiroz e Silva FA. Tratamento cirúrgico dos estados intersexuais. In: Lodovici O, Salvatore CA. Anomalias urogenitais congênitas. Cirurgia plástica reconstrutora. São Paulo: Sarvier; 1986. p.59-73.
7. Pellerin D, Nihoul-Fékété C, Lortat-Jacob S. La chirurgie de l´ambiguïté sexuelle: expérience de 298 cas. Bull Acad Natl Med. 1989;173(5):555-63.
8. Lodovici O. Princípios básicos do tratamento cirúrgico. Feminização. In: Bagnoli V, Fonseca AM, Halbe HW, Pinotti JA. Malformações genitais congênitas. São Paulo: Roca; 1993. p.205-16.
9. Sircili MH, Mendonça BB, Dénes FT, Madureira G, Bachega TA, Silva FA. Anatomical and functional outcomes of feminizing genitoplasty for ambiguous genitalia in patients with virilizing congenital adrenal hyperplasia. Clinics (São Paulo). 2006;61(3):209-14.
10. Costa EMF, Mendonça BB, Inacio M, Arnhold IJP, Queiroz e Silva FA, Lodovici O. Fertil Steril. 1997;67(2):229-32.
11. Queiroz e Silva FA. Princípios básicos do tratamento cirúrgico. Masculinização da genitália ambígua. In: Bagnoli V, Fonseca AM, Halbe HW, Pinotti JA. Malformações genitais congênitas. São Paulo: Roca; 1993. p.216-37.

Anomalias da genitália externa 14

Carlo Camargo Passerotti

Após ler este capítulo, você estará apto a:

1. Reconhecer e diagnosticar as anomalias mais comuns da genitália externa.
2. Orientar familiares quanto à prevenção e às complicações.
3. Promover tratamento clínico e indicar eventuais procedimentos cirúrgicos.

INTRODUÇÃO

A presença de aderências da pele do prepúcio à glande, assim como a presença de fimose e a aderência labial no sexo feminino são discutidas há muito tempo, desde antes de Cristo. A prática da circuncisão apresenta relatos de mais de 5.000 anos, realizada como um protocolo religioso[1,3]. No século XVI, observou-se que a presença da fimose, que até então era considerada vergonhosa, era prejudicial à saúde e introduziu indicações medicinais para seu tratamento. Foi quando o anatomista William Harvey descreveu que em alguns homens a glande não permanecia coberta o tempo todo, não mencionando a necessidade de uma correção cirúrgica; o conceito de fimose, como uma condição patológica que necessita de tratamento cirúrgico, surgiu realmente no final do século XVII, possivelmente como resultado da epidemia de sífilis, pois nessa doença, as feridas causavam aderência do prepúcio com a glande[1,3]. Essas aderências balanoprepuciais têm a mesma fisiopatologia das sinéquias vulvares e, portanto, esse tópico também será comentado neste Capítulo.

FIMOSE

O prepúcio é uma proteção para a glande. Ele se forma durante a 20ª semana de gestação como uma prega epitelial que cresce em direção à base da glande do pênis. O epitélio pavimentoso da superfície interna do prepúcio é contínuo com o epitélio que reveste a glande. O prepúcio protege física e imunologicamente a glande e o orifício externo da uretra. Ao nascimento, está fundido à glande, não sendo possível retraí-lo (fimose congênita ou fisiológica). Com o passar do tempo, as células epiteliais da superfície interna do prepúcio descamam e formam o esmegma, uma substância pastosa branca. A presença de esmegma é uma etapa normal do processo de separação do prepúcio da glande. As adesões gradualmente vão sendo separadas por causa das influências hormonais e das ereções intermitentes.

Epidemiologia

Apenas 4% dos neonatos apresentam retração do prepúcio ao nascimento. Durante o crescimento essa pele vai se liberando das aderências com a glande, e aos 6 meses, 20% conseguem retrair-se. A maioria das crianças apresentam a completa exposição da glande, 90% aos 3 anos e quase todos na adolescência (99,9%).

Em 1989, a Associação Americana de Pediatria (AAP) concluiu que o recém-nascido circuncisado tem potenciais benefícios e vantagens, que deveriam ser explicados anteriormente à família para definir o tratamento.

Acredita-se que a circuncisão seja importante para prevenir o câncer de pênis, as infecções urinárias, as doenças sexualmente transmissíveis, incluindo a síndrome da imunodeficiência adquirida (HIV) e também a diminuição do risco de balanite.

Diversos trabalhos publicados demonstraram que o aparecimento de um carcinoma peniano em pessoas circuncisadas é extremamente incomum. Apenas 2% dos homens que apresentaram tumores eram circuncisados[4].

Também com relação ao risco de infecções urinárias, a circuncisão parece diminuir sua incidência em até 20 vezes em relação às crianças não circuncisadas[5,6]. Apesar dessas vantagens, a incidencia do carcinoma de pênis é bastante ínfima para que seja necessário preveni-la por meio da circuncisão. Além disso, seria preciso realizar 111 circuncisões para prevenir apenas uma infecção urinária[7].

Tratamento

O tratamento da fimose na maioria das vezes é apenas observacional, sem a necessidade de intervenção cirúrgica. A retração normalmente indicada por pediatras deve ser desencorajada, já que pode causar novas cicatrizes e aderências que podem dificultar o tratamento posterior.

Mais recentemente, a AAP atualizou sua posição e reforçou a importância da anestesia local para esse procedimento. É importante frisar que a AAP não recomenda a circuncisão rotineira[8,9].

O tratamento cirúrgico deve ser realizado normalmente após a retirada das fraldas, já que aproximadamente 90% das crianças já tiveram retração natural até essa idade. O tratamento cirúrgico (Figura 14.1) envolve anestesia geral e possui algumas complicações[10]. O tratamento inicial pode ser clínico por meio do uso tópico de creme com corticosteroides (betametasona 0,1%), com sucesso de até 70 a 80% em 6 semanas[11].

A complicação cirúrgica mais comum da postectomia é a estenose de meato, sendo que as complicações cirúrgicas são bastante incomuns, ao redor de 0,2 a 3%. Elas podem ainda apresentar-se como sangramentos, infecções, aderências e até lesões penianas[12].

PARAFIMOSE

Constitui uma das complicações naturais da fimose; acontece quando o prepúcio é retraído até a base glandar, causando estrangulamento e edema do prepúcio distal. A parafimose é uma queixa incomum em serviços de emergência, na população pediátrica. O fator predisponente principal é a presença de fimose, e normalmente a retração tipicamente ocorre durante a higienização; outras situações em que podem ocorrer são com indivíduos que se esquecem de recolocar o prepúcio sobre a glande após urinarem ou após a higienização; durante procedimentos geniturinários como citoscopias, em que o médico não recoloca o prepúcio em sua posição original; atividade sexual; trauma peniano. Além dessas situações, a parafimose também pode se desenvolver em casos de infecção por *Plasmodium falciparum*.

Em casos de parafimose, a redução é indicada assim que identificada. A ação principal para a correção da parafimose consiste na recolocação do prepúcio em

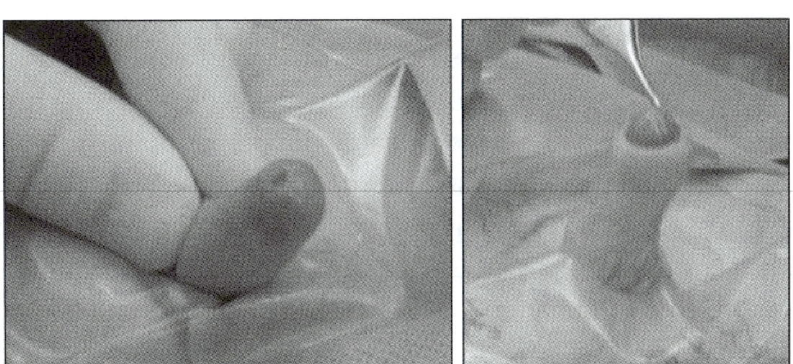

Figura 14.1 Pênis de uma criança apresentando fimose, antes e após o término da correção cirúrgica. (Veja imagem colorida no encarte.)

volta da glande e requer controle apropriado da dor e da redução do edema. Gelo e anestesia tópica são geralmente aplicados antes da redução manual. A parte distal do pênis é comprimida com um anel formado pela mão do médico até que o edema diminua o suficiente para o prepúcio se recolocar sobre a glande. Se houver sinais de comprometimento arterial da glande do pênis (consistência mais firme que o normal e coloração azul ou preta), faz-se necessária a redução imediata e uma consulta urológica. A maioria dos pacientes se recupera da parafimose sem sequelas. No entanto, em casos de impossibilidade de redução, o tratamento cirúrgico é imperioso.

BALANITE XERÓTICA OBLITERANTE

Outra alteração e anomalia do prepúcio é a balanite xerótica obliterante (BXO), que se caracteriza como uma cicatrização anormal da pele e do orifício prepucial. Histologicamente caracteriza-se por uma fibrose inespecífica da derme. Sua etiologia é desconhecida, apesar de existir uma predisposição familiar.

A BXO é uma doença rara, que incide em torno de 0,6% nos pacientes do sexo masculino; é também conhecida como líquen escleroatrófico. Atinge a pele do prepúcio e as regiões glandar e uretral, produzindo, além de fimose, uma estenose do meato uretral. A BXO também pode afetar a uretra até a porção bulbar, aparentando uma isquemia de todo esse segmento. Portanto, pode apresentar estenose uretral concomitante[13,14].

O tratamento da BXO pode ser feito com cremes tópicos à base de corticosteroides, testosterona e, se necessário, vaporização com *laser* de CO_2 e postectomia, sendo que o paciente sempre deve ser avisado pela alta taxa de recidiva da estenose de meato, ao redor de 25% dos casos. A postectomia nestes casos tem indicação absoluta.

SÍNDROME ADIPOSO-GENITAL

A síndrome adiposo-genital é um dos motivos mais frequentes para a visita ao consultório urológico. Com a incidência aumentada da obesidade na infância, essa síndrome tem chamado cada vez mais a atenção dos pais e dos médicos por se tratar de uma questão de saúde pública. Essa enfermidade manifesta-se pela presença de adiposidade intensa e órgãos genitais embutidos na gordura, comprometendo as características genitais secundárias. Apesar de aparentemente diminuído, normalmente ele se apresenta de tamanho normal ao exame, mas camuflado pela adiposidade pré-púbica.

A síndrome adiposo-genital deve ser tratada como uma patologia generalizada, como a obesidade, e não apenas como uma doença localizada. E, dessa forma, a criança deve ser acompanhada por outros especialistas, como endocrinologistas.

Se na inspeção clínica o tamanho peniano se apresentar normal e houver exposição completa da glande, fica sob julgamento do cirurgião e da família a necessidade de um procedimento cirúrgico.

Inúmeras técnicas foram descritas para aumentar a exposição do pênis[15,17]. As indicações e o tempo ideal para sua realização ainda são consideradas controversas e devem ser reservadas para casos moderados a severos. Normalmente na adolescência essas crianças perdem a gordura pré-púbica e passam a ter uma aparência melhor, não necessitando de reconstruções cirúrgicas.

SINÉQUIAS VULVARES

A sinéquias vulvares acontecem nas meninas pré-púberes com a mesma frequência que a aderência balanoprepucial. Essas aderências vulvares, além de causarem uma impressão ruim na criança, podem ser fonte de infecções urinárias e de vulvovaginites. A flora bacteriana vaginal é predominantemente aeróbica, sendo que os lactobacilos produtores de peróxido de hidrogênio são as bactérias mais comumente observadas. Normalmente em crianças pré-púberes essas aderências estão relacionadas à atrofia vaginal, à ausência de coxin adiposo vulvar e à ausência de pelos pubianos, em virtude da ausência do estrógeno.

A aderência labial, na sinéquia vulvar, evolui como a própria aderência balanoprepucial, evoluindo com o tempo para a liberação completa, e isso normalmente ocorre por meio do aumento do estrógeno na puberdade. Em alguns casos, como infecções urinárias ou vulvovaginites recorrentes, recomenda-se a lise das aderências, que pode ser feita ambulatorialmente, com a utilização de anestésicos tópicos e, posteriormente, de cremes à base de estrógeno para manutenção até a cicatrização. Caso não funcione, existe a necessidade de tratamento cirúrgico, com a lise das sinéquias e posterior sutura da mucosa, com a finalidade de evitar a recidiva.

CONCLUSÕES

As patologias que envolvem a região genital feminina e masculina normalmente demonstram-se muito prevalentes, mas em sua maioria evoluem de maneira natural para resolução espontânea. O tratamento tópico funciona na maioria dos casos e o tratamento cirúrgico deve ser indicado com parcimônia.

REFERÊNCIAS BIBLIOGRÁFICAS

1. Darby RJ. Medical history and medical practice: persistent myths about the foreskin. Med J Aust. 2003;178:178-9.
2. Hodges FM. Phimosis in antiquity. World J Urol. 1999;17:133-6.
3. Patel H. The problem of routine circumcision. Can Med Assoc J. 1966;95:576-81.
4. Tsen HF, Morgenstern H, Mack T, Peters RK. Risk factors for penile cancer: results of a population-based case-control study in Los Angeles County (United States). Cancer Causes Control. 2001;12(3):267-77.
5. Wiswell TE. The prepuce, urinary tract infections and the consequences. Pediatrics. 2000;105(4 Pt 1):860-2.
6. Zorc JJ, Levine DA, Platt SL, Dayan PS, Macias CG, Krief W, et al. Clinical and demographic factors associated with urinary tract infection in young febrile infants. Pediatrics. 2005;116(3):644-8.
7. Singh-Grewal D, Macdessi J, Craig J. Circumcision for the prevention of urinary tract infection in boys: a systematic review of randomised trials and observational studies. Arch Dis Child. 2005;90(8):853-8.
8. American Academy of Pediatrics: Report of the Task Force on Circumcision. Pediatrics. 1989;84(2):388-91.
9. Lannon CM, Bailey A, Fleischman A, Shoemaker C, Swanson J. Circumcision debate. Task Force on Circumcision, 1999-2000. Pediatrics. 2000;105(3 Pt 1):641-2.
10. Kaplan GW. Complications of circumcision. Urol Clin North Am. 1983;10(3):543-9.
11. Lund L, Wai KH, Mui LM, Yeung CK. An 18-month follow-up study after randomized treatment of phimosis in boys with topical steroid versus placebo. Scand J Urol Nephrol. 2005;39(1):78-81.
12. Christakis DA, Harvey E, Zerr DM, Feudtner C, Wright JA, Connell FA. A trade-off analysis of routine newborn circumcision. Pediatrics. 2000;105(1 Pt 3):246-9.
13. Mezzasalma F, Gulino FM, LoPresti MR, Pidoto RR, Gioffre'Florio MA. Acquired phimosis due to lichen sclerosus et atrophicus. 1994;15(6-7):306-7.
14. Neuhaus IM, Skidmore RA. Balanitis xerotica obliterans and its differential diagnosis. J Am Board Fam Pract. 1999;12(6):473-6.
15. Maizels M, Zaontz M, Donovan J, Bushnick PN, Firlit CF. Surgical correction of the buried penis: description of a classification system and a technique to correct the disorder. J Urol. 1986;136(1 Pt 2):268-71.
16. Casale AJ, Beck SD, Cain MP, Adams MC, Rink RC. Concealed penis in childhood: a spectrum of etiology and treatment. J Urol. 1999;162(3 Pt 2):1165-8.
17. Gillett MD, Rathbun SR, Husmann DA, Clay RP, Kramer SA. Split-thickness skin graft for the management of concealed penis. J Urol. 2005;173(2):579-82.

Seção IV

Infecções

Infecção do trato urinário 15

Benita Galassi Soares Schvartsman

Após ler este capítulo, você estará apto a:

1. Descrever a epidemiologia e a etiopatogenia da infecção do trato urinário.
2. Diagnosticar clínica e laboratorialmente a cistite e a pielonefrite aguda.
3. Avaliar a criança com infecção do trato urinário de repetição e bacteriúria assintomática.
4. Orientar o tratamento da infecção do trato urinário em suas várias apresentações clínicas.

INTRODUÇÃO

A infecção do trato urinário (ITU) é uma das infecções bacterianas mais frequentes em pediatria. É responsável por 5 a 14% das visitas anuais ao atendimento de emergência[1] e, nos Estados Unidos, é a 2ª causa de internação hospitalar por doenças infecciosas de lactentes[2]. É definida pelo crescimento significativo de bactérias no trato urinário e pode manifestar-se como cistite, quando limitada à bexiga, ou pielonefrite, quando envolve o parênquima renal. No lactente, comumente se apresenta com sinais clínicos inespecíficos e é a principal causa bacteriana de febre sem sinais aparentes em países desenvolvidos, desde o advento da vacina antipneumocócica[3]. Tem importância na infância devido à morbidade aguda elevada, e também por sinalizar, muitas vezes, a presença subjacente de anormalidades anatômicas ou funcionais do trato urinário, que favorecem ITU de repetição e danos permanentes, como as cicatrizes renais. Evolutivamente, essas lesões podem ocasionar hipertensão, eclâmpsia ou insuficiência renal crônica[4,5]. O diagnóstico e manejo terapêutico adequados são fundamentais na abordagem da ITU e na prevenção das complicações de longo prazo.

EPIDEMIOLOGIA

A incidência de ITU é afetada por diversos fatores, que incluem sexo, idade, presença de prepúcio nos meninos e raça[1]. De forma geral, as meninas são mais predispostas à ITU, com incidência cumulativa antes da puberdade de 3%, contra 1% dos meninos pré-púberes[6,7].

Em departamentos de emergência, os lactentes que se encontram com febre sem sinais aparentes apresentam prevalência global de ITU de 5 a 7%, variando entre 2,1 a 8,7%, conforme a idade e o sexo[1,8]. Até os três meses, a prevalência é maior nos meninos; com incidência cerca de dez vezes maior nos meninos sem circuncisão em relação àqueles com circuncisão[1]. Após os três meses, a prevalência de ITU nos meninos diminui progressivamente durante o 1º ano de vida. Nas meninas, os valores são igualmente elevados antes e após os três meses[1,9]. Em crianças maiores, com sintomas urinários ou febre, a prevalência de ITU é de 8% e envolve principalmente as meninas[1]. Mulheres jovens sexualmente ativas têm taxa de bacteriúria assintomática de 4 a 6%[6]. Crianças da raça branca têm cerca de 1,7 vezes mais risco de desenvolver ITU em relação à raça negra[1].

ETIOLOGIA

As bactérias presentes no trato intestinal normal são habitualmente as responsáveis pela infecção do trato urinário, destacando-se a *Escherichia coli* (*E. coli*), implicada em 60 a 80% das ITU em ambos os sexos, principalmente na primoinfecção e em crianças com trato urinário normal. Outras bactérias, como espécies de *Proteus*, *Klebsiella pneumoniae*, *Streptococcus faecalis*, *Enterobacter* e *Citrobacter* também causam ITU[4,6]. Observa-se maior tendência de *Proteus* sp em meninos e *Staphylococcus saprophyticus* em adolescentes do sexo feminino[7]. Em recém-nascidos (RN), o *Streptococcus* do grupo B é mais implicado que em outras faixas etárias[4]. Em estudo de revisão envolvendo crianças de 1 a 16 anos, a ITU por cepas não *E. coli* foi associada a malformações do trato urinário, idade jovem e antibioticoterapia prévia[10].

Infecção por *Pseudomonas* sp pode ocorrer em imunodeprimidos ou após a manipulação do trato urinário, e raramente é observada na criança normal. Infecções fúngicas são raras na infância e têm como principais fatores de risco antibioticoterapia de amplo espectro prolongada, cateteres urinários e imunossupressão. A infecção viral (vírus do grupo polioma, adenovírus, entre outros) é mais comum em indivíduos imunossuprimidos e pode acometer o parênquima renal e os tecidos uroepiteliais (ver Capítulo 16 – Infecção urinária por fungos e vírus). O adenovírus e o vírus BK (vírus do grupo polioma) podem ocasionar cistite hemorrágica[4,6,11]. O Quadro 15.1 relaciona os agentes infecciosos mais comuns na ITU.

Quadro 15.1 – Agentes infecciosos na ITU[4]

- Bacilos gram-negativos
  - *Escherichia coli*
  - *Klebsiella* spp
  - *Proteus mirabilis*
  - *Serratia* spp
  - *Morganella morganii*
  - *Enterobacter cloacae*
  - *Citrobacter* spp
  - *Pseudomonas aeruginosa*
- Cocos gram-positivos
  - *Enterococcus* spp
  - *Streptococcus group beta*
  - *Staphylococcus aureus*
  - *Staphylococcus saprophyticus*
  - *Streptococcus faecalis*
- Outros patógenos
  - *Candida* spp
  - *Chlamydia trachomatis*
  - Adenovírus

PATOGÊNESE

A maioria das ITU desenvolve-se por via ascendente, a partir da colonização da região perineal e uretral com bactérias provenientes da flora intestinal, que ascendem ao trato urinário por meio do orifício uretral. A via hematogênica tem importância na sepse e no período neonatal, principalmente se houver anomalias obstrutivas do trato urinário. Outras possibilidades incluem infecção por meio de instrumentação do trato urinário e fístulas intestinais ou vaginais[4,6].

Em condições normais, as vias urinárias são estéreis; exceto a uretra terminal, que é contaminada pela flora intestinal, cutânea perineal e genital. O principal mecanismo de defesa é o fluxo urinário contínuo e o esvaziamento vesical completo, que elimina patógenos que ascendem ao espaço urinário. Contribuem nesse processo o pH ácido da urina, a presença de substâncias que inibem a aderência de bactérias, como as glicoproteínas de Tamm-Horsfall, e a descamação celular mucosa[4,6]. Fatores predisponentes, tanto do hospedeiro quanto do agente agressor, estão envolvidos na gênese da ITU.

Fatores do Hospedeiro

Os principais fatores predisponentes são raça branca, sexo feminino, idade inferior a um ano (principalmente RN e menores de três meses), ausência de circuncisão nos meninos e anormalidades anatômicas e funcionais do trato urinário. A hereditariedade e os aspectos raciais podem estar relacionados com a suscetibilidade à ITU[5]. Familiares de crianças com ITU apresentam maior frequência desta, e indivíduos da raça branca são mais propensos à ITU e à ITU de repetição do que os da raça negra, embora não se conheçam os mecanismos envolvidos[1,6,12]. A proximidade do orifício uretral em relação ao anal e o menor comprimento da uretra são considerados os principais fatores predisponentes de ITU no sexo feminino, por favorecem a maior colonização periuretral e a ascensão de bactérias ao trato urinário. Em RN e lactentes com menos de 3 meses e com febre sem sinais aparentes, a prevalência de ITU é de 20,1% nos meninos sem circuncisão; 2,4% naqueles submetidos à circuncisão; e 7,5% nas meninas dessa mesma faixa etária[1,9]. A prega prepucial parece facilitar a colonização periuretral e o aumento local da densidade de bactérias[13], e tem sido considerada responsável pela maior ocorrência de ITU nos meninos dessa faixa etária. RN e lactentes jovens são também mais suscetíveis à ITU por imaturidade imunológica e estão mais protegidos se alimentados pelo leite materno[14]. Nas meninas, a modificação da flora intestinal e vulvovaginal por meio do uso de antibióticos de amplo espectro predispõe a maior colonização com bactérias uropatogênicas e ITU[6,12,15].

A ITU frequentemente está associada a malformações do trato urinário, principalmente o refluxo vesicoureteral (RVU) e as doenças urinárias obstrutivas, que são também mais comumente detectadas no RN e nos lactentes[4,7,12,16,17] (Quadro 15.2).

O RVU nos seus diversos graus (ver Capítulo 8 – Refluxo vesicoureteral) está presente em 25 a 40% das crianças com primoinfecção urinária[12,18]. De acordo com sua intensidade, é classificado em 5 graus pelo sistema internacional de graduação do RVU (Figura 15.1)[18]. Nas formas mais graves (graus IV e V), a dilatação das vias urinárias e a tortuosidade ureteral predispõem à estase urinária e ao resíduo vesical após a micção, fatores associados à maior ocorrência de pielonefrite aguda e ITU de repetição[5,18]. A ITU concomitante ao RVU, especialmente de alto grau, apresenta também risco maior de evolução com cicatrizes renais do que a ITU não associada ao RVU[19]. As formas mais leves de RVU (graus I e II) não parecem predispor à ITU de repetição, segundo diversos estudos[20,21].

Quadro 15.2 – Fatores de risco do hospedeiro para infecção urinária[4,6]

- Recém-nascido e lactente
- Sexo feminino e raça branca
- Presença de prepúcio
- Malformações do trato urinário
  - Estenose de JUP
  - Estenose de JUV
  - Válvula de uretra posterior
  - Refluxo vesicoureteral
- Anormalidades funcionais
  - Bexiga neurogênica
  - Disfunção miccional
- Constipação intestinal
- Imunossupressão
- Atividade sexual
- Predisposição genética
- Colonização periuretral e perineal

JUP: junção ureteropiélica; JUV: junção ureterovesical.

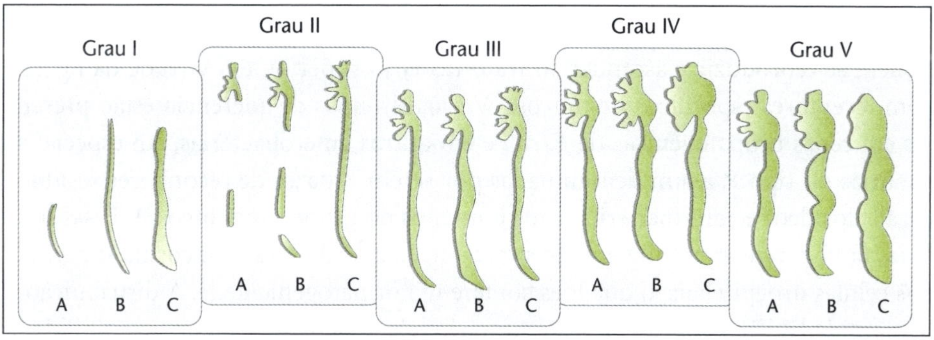

Figura 15.1 Sistema de graduação do refluxo vesicoureteral, de acordo com o estudo internacional do refluxo[18].

As doenças obstrutivas do trato urinário, como a estenose de junção pieloureteral (JUP), estenose de junção ureterovesical, ureterocele, válvula de uretra posterior, entre outras, apresentam em comum a perda do mecanismo de *washout* urinário, com maior estase urinária, o que permite a proliferação bacteriana, facilitando a ocorrência de ITU[5]. Em estudo realizado por Lee et al.[16], a hidronefrose não relacionada ao RVU apresentou incidência de 39% no primeiro ano de vida quando associada à uropatia obstrutiva, e de 11% quando não associada a obstrução[16]. A ITU foi mais frequente na hidronefrose com dilatação ureteral.

Outros fatores associados a ITU são disfunção miccional e constipação intestinal crônica. Distúrbios da micção (micções muito ou pouco frequentes, urgência ou urgeincontinência urinária, enurese, retenção ou incontinência urinária) frequentemente associam-se à ITU de repetição, principalmente cistites em meninas em idade escolar[22]. A disfunção miccional pode ainda induzir ou manter o RVU, especialmente se houver dissinergia vesicoesfincteriana, contribuindo para maior ocorrência de pielonefrite aguda e dano renal permanente. A constipação intestinal dificulta o esvaziamento completo da bexiga e predispõe ao resíduo vesical pós-miccional, em razão da compressão da bexiga e do colo vesical, e fornece um reservatório de patógenos intestinais[23]. Sondagem vesical de demora em crianças e adultos, início de atividade sexual nas adolescentes, presença de corpo estranho e instrumentação do trato urinário (cálculos, cateteres e procedimentos) são fatores predisponentes de ITU[4,11,24].

Fatores Bacterianos

A capacidade de certas enterobactérias de aderirem aos tecidos uroepiteliais (bactérias uropatogênicas) é um passo essencial na ocorrência da ITU e permite compreender a patogênese da pielonefrite aguda em indivíduos com trato urinário normal. Bactérias que possuem adesinas em sua superfície ou em fímbrias, denominadas *pili*, são mais resistentes ao efeito de clareamento pelo fluxo urinário e podem se reproduzir e ascender ao trato urinário superior, em virtude da ligação com receptores específicos de mucosa. Vários sistemas de aderência estão presentes em cepas uropatogênicas de *E. coli* e em outras enterobactérias, em especial as fímbrias do tipo P, assim denominadas por serem capazes de reconhecer resíduos digalactosídeos e aglutinar eritrócitos humanos do grupo sanguíneo P1. Essas fímbrias também podem se ligar a receptores digalactosídeos específicos na superfície das células uroepiteliais, o que lhes confere maior patogenicidade. A distribuição e a quantidade de receptores no trato urinário relacionam-se à maior suscetibilidade às infecções de repetição[5,24,25]. As cepas fimbriadas de *E. coli* são mais comuns em pacientes com pielonefrite do que naqueles com cistite e persistem por mais tempo que outras *E. coli* no trato intestinal[24] (Figura 15.2).

Outros fatores determinantes de virulência bacteriana são a presença de flagelos, necessários para a mobilidade; antígenos K capsulares que dificultam a ligação de anticorpos e, consequentemente, a lise induzida pelo complemento e o reconhecimento pelos fagócitos, impedindo a fagocitose; produção de hemolisinas, que são citotóxicas e induzem a formação de poros na membrana celular do hospedeiro; aerobactina, necessária para a incorporação de ferro, que está pouco presente no ambiente urinário. A *Proteus mirabilis* é ainda produtora de urease, uma enzima que aumenta a produção de amônia a partir da ureia, processo que resulta em alcalinização da urina e precipitação de fosfato, carbonato e magnésio, com formação de cristais e pedras de estruvita. Os cálculos de estruvita contêm as bactérias em seu interior e, além de promover estase urinária, contribuem para a manutenção da infecção e de seu próprio crescimento por favorecer a deposição de novas camadas de estruvita[4,11,24].

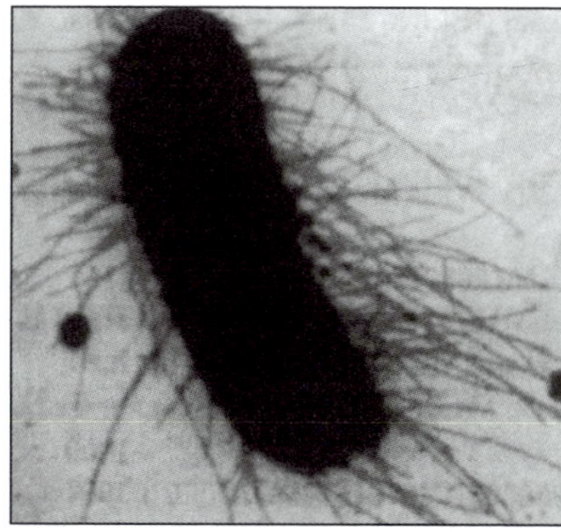

Figura 15.2 *E. coli* com fímbrias[25].

QUADRO CLÍNICO

Em RN, o quadro clínico é inespecífico e pode se manifestar como deficiência de ganho ponderal, irritabilidade ou letargia e anorexia. Outros sintomas, como diarreia, distensão abdominal, vômitos e icterícia podem estar presentes, e sugerem acometimento mais grave. A febre nem sempre está presente. Nessa faixa etária, a ITU é sempre considerada como pielonefrite, sendo por vezes parte de um quadro de sepse. A via de aquisição, mais raramente, pode ser a hematogênica, e até os 3 meses de idade há maior prevalência do sexo masculino, que apresenta de maneira mais comum anomalias do trato urinário[1,4,6].

Em lactentes, a sintomatologia é muito semelhante à dos RN, mas a febre é mais frequente e pode ser o único sinal de ITU. A combinação de achados clínicos, como história prévia de ITU, temperatura maior que 39ºC ou duração da febre superior a 48 horas, ausência de outros sinais localizatórios para a febre, desconforto suprapúbico e ausência de circuncisão nos meninos é mais útil para a suspeita diagnóstica do que analisar cada sintoma individualmente[9]. Sinais como alterações do odor da urina e choro às micções são por vezes referidos. A febre elevada (superior a 39°C) e a queda do estado geral sugerem infecção urinária tipo pielonefrite, mas a ausência desses sintomas não exclui esse tipo de acometimento, da mesma forma que em RN, não é possível diferenciar a pielonefrite aguda da cistite com base na sintomatologia. Estudos clínicos nos quais foi realizada cintilografia renal com DMSA evidenciaram pielonefrite aguda em 53 a 94% dos pacientes com ITU febril[8]. Dessa forma, a ITU deve ser sempre abordada como pielonefrite aguda nessa faixa etária[4,8,9].

Em pré-escolares e escolares, a sintomatologia de ITU é mais evidente e direcionada para o trato urinário. Sintomas como disúria, polaciúria, urgência miccional, incontinência urinária, desconforto suprapúbico e febre baixa (≤ 38ºC) são predominantes nas infecções do trato urinário inferior[4,22]. Comprometimento do estado geral, prostração, inapetência, dor lombar referida ou notada por meio do sinal de Giordano (leve percussão do ângulo costovertebral com o punho fechado), dor abdominal, febre alta (≥ 38,5 a 39°C), calafrios, vômitos, além de disúria e polaciúria, são sintomas mais comumente observados na pielonefrite aguda, que pode ocorrer em qualquer idade[4,9,22].

Ao avaliar uma criança com suspeita de ITU, além dos sintomas e sinais referidos, deve-se pesquisar também dados de história e de exame físico que sugiram predisposição a ITU (Quadro 15.3), como doença renal prévia (incluindo ITU), constipação intestinal, alterações do hábito urinário, presença de massas abdominais e bexiga palpável, secreção vaginal ou peniana, malformações, aderências ou corpos estranhos na região genital, presença de fimose nos meninos, anomalias sacrais e doença renal crônica familiar[24].

Quadro 15.3 – Dados clínicos úteis da criança com suspeita de ITU[24]

História

- Características e frequência das micções (urgência, disúria, incontinência)
- Cor e odor da urina
- Dor abdominal ou lombar
- Frequência e características das evacuações
- Idade de treinamento esfincteriano
- Manobras de contenção urinária
- Febre e episódios anteriores inexplicados de febre
- História familiar de doença renal

Exame físico

- Estado geral, temperatura, pressão arterial sistêmica
- Sensibilidade abdominal e suprapúbica
- Sensibilidade do ângulo costofrênico (sinal de Giordano)
- Exame genital (irritação, secreção, perda urinária)
- Exame retal (tônus esfincteriano e reflexo bulbocavernoso)
- Região sacral (*sinus*, pigmentação, tufo de cabelo, lipoma)

DIAGNÓSTICO

Embora dados clínicos (história prévia de ITU, febre > 39 a 40°C e de duração ≥ 24 horas, dor abdominal, dor lombar ou suprapúbica, incontinência urinária recente, disúria, polaciúria e ausência de outras fontes de infecção), quando presentes, aumentem a probabilidade de ITU, isoladamente não têm sensibilidade ou especificidade que permita diagnosticar ou excluir definitivamente a infecção urinária[9]. Nas crianças e nos adolescentes com sintomatologia sugestiva de ITU e em lactentes com febre aguda sem sinais localizatórios[4,6,8], a ITU deve sempre ser investigada por meio da análise laboratorial de urina. A urocultura semiquantitativa é considerada o padrão de referência para o diagnóstico[6,8]; seu resultado, no entanto, demora de 24 a 72 horas para estar disponível. Os testes rápidos, como a pesquisa de leucocitúria e bacteriúria e os testes com fita de imersão na urina, são amplamente utilizados para orientação terapêutica inicial, enquanto se aguarda a urocultura.

Urocultura

A cultura de urina permite identificar a bactéria, quantificar a bacteriúria e testar sua sensibilidade e resistência aos vários antibióticos, além de ser indispensável para o diagnóstico de ITU. A colonização dos tecidos periuretrais e da uretra terminal por bactérias do reservatório fecal pode, no entanto, contaminar a amostra urinária e dificultar sua interpretação e valorização. Dessa forma, o número de bactérias considerado significativo (UFC – unidades formadoras de colônias/mL) para infecção depende do método de coleta de urina[8] (Tabela 15.1). A American Academy of Pediatrics (AAP) recomendou em seu *guideline* de 1999 que, nos lactentes com febre inexplicada, nos quais o quadro clínico impõe introdução imediata de antibioticoterapia, deve-se preferencialmente realizar a coleta de urina por cateterismo vesical ou punção suprapúbica (PSP)[8]. Esses procedimentos, embora invasivos, são justificados pela elevada prevalência de ITU nessa faixa etária (em torno de 7%) e pela baixa confiabilidade diagnóstica da urina obtida por saco coletor[1,8,15]. Em 2007, a World Health Organization (WHO) fez recomendação semelhante, fundamentada em revisão quanto aos métodos de coleta[26]. Por serem confiáveis para diagnóstico, esses métodos evitam atraso no início da antibioticoterapia e contribuem para menor morbidade aguda, maior prevenção de cicatriz pielonefrítica e evitam tratamentos e investigação desnecessários por diagnóstico incorreto de ITU. Nas crianças que urinam sob comando, a coleta do jato médio após higiene genital é o método de escolha[5,15,26].

Saco coletor

A cultura de urina colhida por saco coletor, em crianças sem controle esfincteriano, apresenta contaminação muito elevada, com taxa de falso-positivo de 50 a 57% e especificidade de 68%[8,26]. Consequentemente, esse método, apesar de não invasivo e de fácil aplicação, não é confiável e não é aceitável para diagnóstico defi-

Tabela 15.1 – Critérios diagnósticos de infecção urinária, conforme método de coleta de urina[8,24,27]

Técnica de coleta de urina	UFC/mL (crescimento puro)	Probabilidade de infecção
Punção suprapúbica	Bacilos gram-negativos – qualquer número	> 99%
	Cocos gram-positivos – > 10^3	> 99%
Cateterismo uretral	> 10^5	95%
	10^4 a 10^5	Provável
	10^3 a 10^4	Suspeita
Jato médio (micção limpa) – ♂	> 10^4	Provável
Jato médio (micção limpa) – ♀	3 amostras > 10^5	95%
	2 amostras > 10^5	90%
	1 amostra > 10^5	80%
	5 x 10^4 a 10^5	Suspeita
	10^4 a 5 x 10^4	Suspeita, se sintomas presentes

UFC: unidades formadoras de colônias.

nitivo de ITU[8,15,26]. Em crianças que não necessitam de tratamento imediato, é uma alternativa para a coleta de urina para análise bioquímica e citológica. Se essa análise estiver alterada (ver adiante), a urina deve ser coletada para cultura por um método mais confiável[8]. Um exemplo são os lactentes febris do sexo masculino > 1 ano, com postectomia prévia, nos quais a prevalência de ITU é muito baixa[8,9], justificando o uso do saco coletor inicialmente, seguida da coleta por métodos invasivos nos casos sugestivos de ITU pela análise da urina. Segundo alguns autores[5,8,15], o resultado de urocultura negativo, em urina colhida por saco coletor, exclui o diagnóstico de ITU em crianças com baixa probabilidade de infecção. Outros autores consideram elevada a taxa de falso-negativo por esse método, em torno de 10%[26].

Cateterismo uretral

A urina obtida por cateterismo uretral, idealmente, deve ter sua porção inicial desprezada, em virtude da contaminação da uretra terminal. A cultura assim obtida é bem confiável, especialmente quando um *cut-off* de >10^5 UFC/mL é utilizado, com sensibilidade de 95% e especificidade próxima de 100%[26]. O cateterismo é considerado um método de fácil execução, cujas principais desvantagens são a possibilidade de introdução de germes na bexiga a partir da uretra terminal contaminada e o seu caráter invasivo[26]. Outras possíveis complicações são a hematúria microscópica e a formação de estenose uretral, complicações que parecem ser muito pouco significativas[26].

Punção suprapúbica

A punção suprapúbica (PSP) é considerada o padrão de referência de método de coleta, embora com evidências limitadas[26]. Os lactentes, especialmente do sexo masculino, são os candidatos a esse método por causa da localização abdominal da bexiga. As principais limitações são o fato de ser invasivo e a taxa variável de sucesso, de 25 a 98%, mas que pode ser melhorada com a utilização de ultrassonografia concomitante. As complicações são hematúria macroscópica (0,5 a 2%) e perfuração intestinal (0,2%)[26]. A Figura 15.3 ilustra a técnica de punção suprapúbica (PSP)[24].

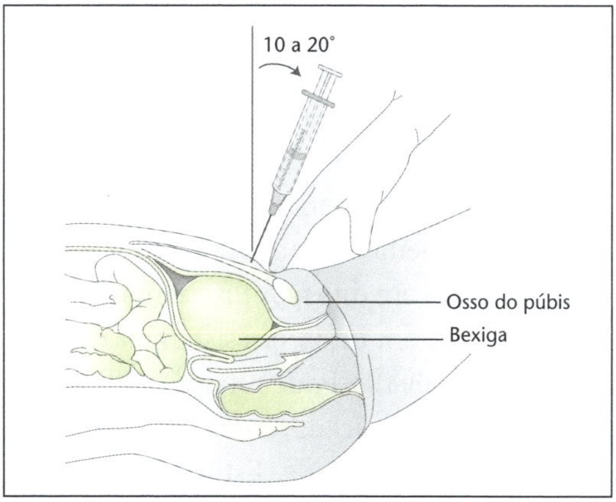

Figura 15.3 Técnica de punção suprapúbica[24].

Jato médio

Em crianças maiores com controle esfincteriano, a coleta do meio do jato urinário, desprezando-se a porção inicial contaminada pela colonização da uretra terminal, apresenta sensibilidade e especificidade próximas de 100%, quando o *cut-off* de $>10^5$ UFC/mL é utilizado. O crescimento intermediário é muito frequente e requer confirmação com mais uma amostra de urina. Em lactentes, os pais podem ser treinados para coleta do jato médio (*clean catch urine*), com boa confiabilidade no método, embora requeira maior tempo e disponibilidade da equipe e dos pais[15,26].

Independentemente do método de coleta, a urina obtida deve ser rapidamente resfriada (0 a 4°C) até a semeadura em meio de cultura.

Valores de UFC/mL em urina inferiores aos especificados na Tabela 15.1, em geral, representam contaminação. Mais raramente, podem ser compatíveis com ITU real em casos de diluição urinária, antibioticoterapia prévia, acidez excessiva da urina, infecções por germes gram-positivos e em uropatias obstrutivas. O crescimento de mais de um germe na amostra é também indicativo de contaminação[15]. Em todos os casos de dúvida diagnóstica, a urocultura deve ser repetida para confirmação.

Análise Urinária

Na ITU, podem ser pesquisados na urina bactérias (bacterioscopia direta ou corada pelo gram), nitrito (formado a partir de bactérias produtoras de redutases que transformam nitratos da urina em nitrito), leucócitos e leucoesterase (enzima leucocitária). Cilindros leucocitários são também sugestivos de ITU.

Leucocitúria

A infecção urinária comumente é acompanhada de leucocitúria, uma resposta normal de defesa contra a infecção bacteriana. A leucocitúria é melhor avaliada em urina não centrifugada, sendo definida piúria quando se observam ≥ 10.000 leucócitos/mL. Sua presença, embora sugestiva, é insuficiente para o diagnóstico de ITU em razão de sua baixa sensibilidade, de 74 a 77% e especificidade de 86 a 89%[8,28]; e não substitui a urocultura. O aumento de leucócitos na urina centrifugada (≥ 5/campo) apresenta ainda menor sensibilidade e não deve ser utilizado como método isolado para suspeita diagnóstica[8,9]. A leucocitúria, além de sinalizar para ITU, pode ocorrer também em diversos processos inflamatórios genitais ou do trato urinário, como na litíase e em infecções sistêmicas, o que lhe confere um baixo valor preditivo positivo (< 50%)[15]. Pode estar ausente em cerca de 10% das ITU ou não ser adequadamente diagnosticada, como em infecções iniciais, em crianças neutropênicas ou em urina muito diluída. Estudo recente de metanálise detectou sensibilidade e especificidade da leucocitúria semelhante à da esterase leucocitária na urina, uma enzima produzida pelos leucócitos. Seus autores argumentam que a pesquisa dessa enzima poderia substituir a pesquisa de leucócitos, a qual é de difícil execução[28].

Nitrito e esterase leucocitária

A pesquisa de nitrito e enzimas leucocitárias (esterase) em fitas reativas para análise da urina, quando positiva, pode sugerir ITU, embora sejam métodos que, isoladamente, têm menor sensibilidade[8,28]. O nitrito, embora apresente boa especificidade (98%) é pouco sensível (49 a 53%)[8,28]. A AAP[8] recomenda considerar ITU se a leucoesterase ou o nitrito forem positivos em lactentes com febre inexplicada. Esta combinação aumenta a sensibilidade para o diagnóstico, e pode orientar o tratamento empírico inicial com antibióticos, com confirmação posterior por urocultura. Estudo recente de metanálise[28] fez observações semelhantes e evidenciou sensibilidade de 88% (82 a 91%) e especificidade de 79% (69 a 87%) para essa associação. Da mesma forma, em crianças maiores, a associação dessas alterações urinárias com sinais e sintomas de ITU aumenta a probabilidade de infecção[9]. Quando nitrito e esterase leucocitária estão negativos, a probabilidade de ITU é baixa[29], porém os testes rápidos são negativos em cerca de 10% das crianças com ITU[28] e não substituem a urocultura, que é indispensável para afastar o diagnóstico quando existe suspeita clínica.

Bacterioscopia e coloração de gram

A bacterioscopia direta, sem coloração prévia, tem sensibilidade de 88% (75 a 94) e especificidade de 92% (84 a 96) para o diagnóstico de ITU[28]. A pesquisa de bactérias por coloração de gram em urina fresca é também considerada um excelente teste, com alta sensibilidade e especificidade[8,28]. A sensibilidade pode ser aumentada quando sua pesquisa é associada à contagem leucocitária em urina não centrifugada (análise urinária ampliada, realizada em hemocitômetro)[30]. Segundo metanálise recente, a bacterioscopia corada é o melhor teste rápido, com sensibilidade de 91% e especificidade de 96%, com *odds ratio* de diagnóstico relativo de 8.7, 14.5 e 22 quando comparado a bacterioscopia não corada, leucocitúria e nitrito, respectivamente[28]. O índice de falso-negativo, no entanto, é de 9%, o que reforça a necessidade de urocultura para não se perder o diagnóstico de ITU em crianças com suspeita de infecção.

De forma geral, a ausência dos elementos sugestivos de ITU (nitrito, esterase leucocitária, leucocitúria e bacteriúria), na análise da urina (coletada por qualquer método) de pacientes sem antibioticoterapia prévia, permite observar evolutivamente o paciente e aguardar o resultado da urocultura[8,15].

Exames Complementares

Exames laboratoriais

Exames gerais como hemograma, velocidade de hemossedimentação e proteína C reativa são úteis para avaliar o estado geral da criança e a gravidade da infecção. Na pielonefrite, esses exames geralmente estão alterados, mas são insuficientes para a localização da ITU no trato urinário. Nos casos de sepse, pode haver pancitopenia e hemocultura positiva. Mais recentemente, a procalcitonina sérica tem sido sugerida como marcador de pielonefrite aguda, por ter maior especificidade para infecção bacteriana que a proteína C reativa[31]. Os níveis de ureia e creatinina podem se elevar discretamente, sendo rara a presença de franca insuficiência renal. Alterações eletrolíticas e acidose metabólica podem estar presentes, conforme a extensão do acometimento parenquimatoso renal[5,9].

Exames de imagem

Na avaliação da infecção urinária, a ultrassonografia (USG) de rins e vias urinárias é o exame de maior facilidade de execução. Na fase aguda da doença é indicada aos pacientes com evolução desfavorável após 48 horas de antibioticoterapia, RN e lactentes jovens, ITU com quadro sistêmico grave, doença renal conhecida, história pregressa de litíase ou cirurgias recentes do trato urinário. É um exame não invasivo e permite visualizar a dilatação do trato urinário, tamanho e posição renal, presença de cálculos, massas e abscessos renais, espessamento vesical e retenção urinária. Alguns autores não preconizam sua realização na fase aguda da primoinfecção em pacientes que possuem avaliação ultrassonográfica antenatal normal[32,33]. No Brasil, a realização de USG no final da gestação ainda não é amplamente difundida e confiável; e, sendo assim, a USG é indispensável na fase aguda da infecção nas indicações mencionadas. Deve-se ressaltar que a USG não tem resolução suficiente para excluir a presença de pielonefrite e, com esse objetivo, não é confiável para decisões terapêuticas[34].

A cintilografia renal com ácido dimercapto-succínico (DMSA), marcado com tecnécio, é considerada o melhor exame para detecção de pielonefrite aguda, com evidência de áreas de hipocaptação do radiofármaco nos locais acometidos (Figura 15.4). Na fase aguda da ITU, é indicada nos casos de dúvida diagnóstica, como antibioticoterapia prévia à coleta de urocultura (dificultando o diagnóstico), em pacientes com bacteriúria assintomática crônica anterior ao processo febril (p. ex., bexiga neurogênica com cateterismo intermitente, habitualmente colonizada por bactérias) ou se houver evolução clínica desfavorável durante o tratamento[34]. A tomografia computadorizada (TC) e urorressonância magnética (URM) são indicadas nos casos sugestivos de complicações como nefronia (pielonefrite aguda focal), abscesso renal e nos raros casos de malformações complexas do trato urinário, que necessitam de elucidação para intervenção cirúrgica em nível emergencial[34].

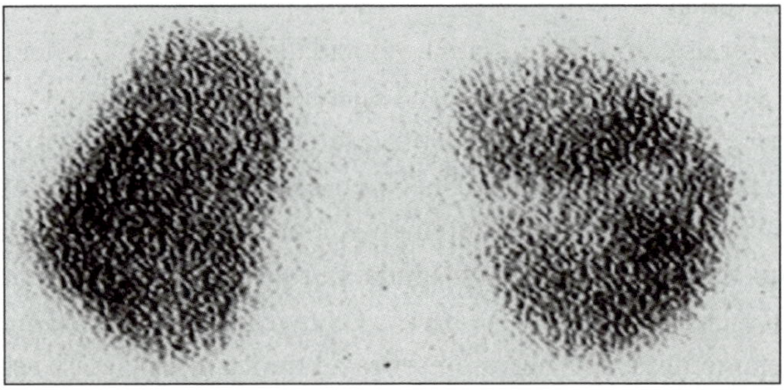

Figura 15.4 Cintilografia renal com DMSA de criança com pielonefrite aguda, evidenciando áreas de hipocaptação (polo superior e mesorrenal do rim D).

TRATAMENTO

Há uma grande variedade de antibióticos para o tratamento da ITU e a escolha deve ser orientada pelo tipo e pela gravidade da infecção, pela capacidade de atingir concentração elevada no sangue e no tecido renal e pela ação bactericida para a bactéria isolada. O tratamento empírico deve ser orientado pela sensibilidade habitual aos antibacterianos da flora local. Outras medidas, como hidratação adequada, micções frequentes, tratamento da obstipação intestinal, controle da febre e analgesia são necessárias para melhor evolução e conforto do paciente[4,8,11]. As drogas mais utilizadas no tratamento da ITU estão relacionadas nas Tabelas 15.2 e 15.3.

Tabela 15.2 – Antibióticos utilizados para tratamento parenteral de ITU[4,8]

Antibiótico	Dosagem diária
Ampicilina	50 a 10 mg/kg/dia, em 4 doses IV
Amicacina	15 mg/kg/dia, em 1 a 3 doses, IV ou IM
Gentamicina	7,5 mg/kg/dia, em 1 a 3 doses, IV ou IM
Tobramicina	5 mg/kg/dia, em 3 doses, IV
Cefazolina	25 a 50 mg/kg/dia, em 3 doses, IV
Cefotaxima	50 a 150 mg/kg/dia, em 3 a 4 doses, IV
Ceftriaxona	70 mg/kg/dia, em 1 a 2 doses, IV ou IM
Cefepime	10 mg/kg/dia, em 2 doses, IV
Ceftazidima	90 a 150 mg/kg/dia, em 2 a 3 doses, IV
Ticarcilina	300 mg/kg/dia, em 4 doses, IV
Ciprofloxacina	20 a 30 mg/kg/dia, em 2 doses IV

IM: intramuscular; IV: intravenosa.

Tabela 15.3 – Antibióticos utilizados no tratamento oral de ITU[4,8]

Antibiótico	Dosagem
Amoxicilina	40 a 50 mg/kg/dia, em 2 a 3 doses
Cefalexina	50 a 100 mg/kg/dia, em 4 doses
Cefadroxila	30 mg/kg/dia, em 2 a 3 doses
Cefixime	8 mg/kg/dia, em 2 doses
Cefuroxima	20 a 40 mg/kg/dia, em 2 doses
Sulfametoxazol (SMZ)/trimetoprim (TMP)	6 a 12 mg TMP ou 30 a 60 mg SMZ/kg/dia, em 2 doses
Ciprofloxacina	20 a 30 mg/kg/dia, em 2 doses
Nitrofurantoína	5 a 7 mg/kg/dia, em 4 doses

Pielonefrite Aguda

Na pielonefrite aguda, o objetivo do tratamento é esterilizar o mais rapidamente possível a urina e o parênquima renal, reduzir a sintomatologia e prevenir a disseminação bacteriana e a evolução com cicatrizes renais. Para tanto, o antibiótico deve atingir boa concentração sérica e intraparenquimatosa renal e o tratamento deve ser precoce, antes mesmo da confirmação diagnóstica pela urocultura e do antibiograma. Alguns estudos mais recentes mostram que retardar o tratamento da ITU febril por mais de 24 horas não repercute negativamente na evolução para cicatrizes[35,36], porém aumenta a ocorrência de pielonefrite[36]. Outros autores consideram necessários mais estudos sobre esse tema e recomendam o tratamento o mais precoce possível[37]. A internação hospitalar e o tratamento parenteral inicial estão sempre indicados em RN e lactentes jovens (≤ 3 meses), em pacientes com comprometimento do estado geral, toxemia, vômitos, desidratação, baixa aderência ou maior suscetibilidade para evolução grave, em patologias urinárias obstrutivas, e em imunodeprimidos (Quadro 15.4)[4,8,15]. Para o tratamento empírico, recomenda-se um antimicrobiano de amplo espectro, como as cefalosporinas de terceira geração. Em RN, associa-se ainda a ampicilina (para cobertura contra estreptococo B e enterococo). Deve-se salientar que os aminoglicosídeos (amicacina, gentamicina), na medida do possível, devem ser evitados por tempo prolongado, em razão de seu elevado potencial nefrotóxico, especialmente em pacientes com diminuição da função renal. São, no entanto, uma opção para o tratamento inicial parenteral e podem ser usados em dose única diária[38]. Alguns antimicrobianos de uso oral não são recomendados no tratamento da pielonefrite, como a nitrofurantoina, por atingir baixa concentração sérica e intraparenquimatosa e a amoxicilina e amoxicilina/clavulonato por não apresentarem um fator preditivo de eficácia suficiente[15]. A amoxacilina e ampicilina são necessárias no tratamento da ITU por enterococo.

O tratamento habitual é de antibioticoterapia parenteral por 2 a 4 dias, seguido de tratamento oral até completar 10 a 14 dias (ver Tabelas 15.2 e 15.3). Estudos, incluindo metanálises, não evidenciaram diferença significativa na eficácia do tratamento oral ministrado por 10 a 14 dias em comparação ao tratamento endovenoso por 3 dias, seguido de tratamento oral complementar[35,38-40]. A evolução clínica e ocorrência de cicatrizes renais foram semelhantes, embora com estratificação insuficiente para definição quanto às cicatrizes em crianças com refluxo vesicoure-

Quadro 15.4 – Indicações de internação na pielonefrite aguda[4,8]

- Idade inferior a 2 meses. Considerar abaixo de 3 meses
- Aderência ao tratamento incerta ou dificuldade de seguimento
- Inabilidade de manter hidratação ou ingerir medicamentos por via oral
- Desidratação
- Suspeita de sepse ou doença grave com comprometimento do estado geral
- Dúvida quanto ao diagnóstico de ITU
- Doenças obstrutivas e malformações do trato urinário
- Insuficiência renal aguda associada
- Imunodeprimidos

teral[35,40]. Nesses estudos, foram incluídos lactentes com primoinfecção urinária e excluídas crianças com doença renal conhecida ou quadro clínico com maior gravidade. Dessa forma, em lactentes (> 3 meses) e crianças maiores com bom estado geral, o tratamento inicial da pielonefrite pode ser oral ou parenteral (IM/EV), seguido de tratamento oral, sempre com reavaliação clínica em 48 horas e reajuste do antibiótico conforme a cultura e o antibiograma. Nos pacientes com ITU febril prévia, doença renal, malformação conhecida do trato urinário ou RVU que dilata as vias urinárias, recomenda-se tratamento inicial parenteral, até cessar a febre[38,40]. Tanto a cefuroxima e a cefadroxila quanto a cefixima têm sido muito usadas por via oral, bem como as cefalosporinas de terceira geração por via parenteral. A pielonefrite aguda é geralmente tratada por 10 a 14 dias, embora não existam estudos definindo o tempo ideal[38]. De forma geral, evolução febril superior a 72 horas, malformações e refluxo vesicoureteral de grau elevado requerem tratamento mais prolongado. A urocultura de controle após 48 a 72 horas de tratamento não deve ser uma rotina. Está indicada se não houver evolução clínica satisfatória nesse período e sempre após 48 a 72 horas do término do tratamento[4,8,9].

Cistite

A cistite em crianças com bom estado geral pode ser tratada, por via oral, por 5 a 10 dias[22] (Tabela 15.3). Estudos de revisão por metanálise mostram eficácia do tratamento curto (2 a 4 dias) semelhante ao tradicional (7 a 14 dias) na ITU afebril não complicada (cistite esporádica em meninas, com trato urinário normal); porém, ainda de forma controversa em razão da baixa qualidade dos estudos, imprecisões estatísticas e indefinição dos medicamentos com maior possibilidade de sucesso[41,42]. As vantagens seriam menor custo e menor resistência bacteriana, menos efeitos adversos e maior aderência. Medicamentos como a associação sulfatrimetropim e a nitrofurantoína são bastante eficazes no tratamento, desde que haja boa sensibilidade no antibiograma. Nas crianças com cistite de repetição, o tratamento por 7 a 10 dias é mais adequado para erradicação bacteriana e diminuição das recidivas[22].

INFECÇÃO URINÁRIA DE REPETIÇÃO

A taxa de recorrência da ITU após a primeira infecção é de 30 a 40%[7] e expõe a criança a risco progressivo de lesões renais permanentes. Em RN de ambos os sexos, a chance da ITU recorrer é de 26%[7]. Após o primeiro mês de vida, a recorrência é maior nas meninas e aumenta de maneira proporcional ao número de infecções precedentes. Nos meninos, as recorrências são raras após o primeiro ano de vida e nas meninas continuam a ocorrer por muitos anos, sendo que são mais frequentes nos primeiros 3 a 6 meses após a ITU[6,7]. São fatores predisponentes a idade, RVU que dilata as vias urinárias, distúrbios miccionais, micções infrequentes, constipação intestinal, baixa ingestão de líquidos, história familiar de ITU e infecções pregressas[27,37,43]. A constipação intestinal pode aumentar o risco de hiperatividade vesical, micção descoordenada, piora do RVU e resíduo vesical pós-miccional[23,43].

As crianças com ITU de repetição (2 em 6 meses ou 3 episódios em um ano) devem ser investigadas quanto à possibilidade de malformações do trato urinário (ver a seguir) e quanto aos hábitos miccionais e intestinais. Nas crianças maiores, geralmente meninas, sintomas como urgência e urgeincontinência urinária, bem como ingestão hídrica e débito urinário baixos e micções infrequentes são mais facilmente reconhecidos por meio de um diário miccional (ver Capítulo 17 – Disfunções miccionais não neurogênicas e distúrbios de eliminação na infância). Um dos aspectos mais importantes na abordagem terapêutica da ITU recorrente é o tratamento dessas alterações predisponentes, bem como um tratamento efetivo da constipação intestinal. O papel da profilaxia das infecções com antibióticos em longo prazo será discutido a seguir.

INVESTIGAÇÃO DO TRATO URINÁRIO

A avaliação do trato urinário após a ITU tem como objetivo identificar anormalidades anatômicas, que são fatores de risco para ITU recorrente, e orientar medidas para prevenção de início e retardo na progressão de lesões crônicas renais, que estão associadas à hipertensão e insuficiência renal crônica em longo prazo. No entanto, tem havido grande controvérsia quanto ao momento ideal e quais as crianças que se beneficiariam dessa investigação, uma vez que a conduta na prevenção de ITU está sendo questionada[12,18,20,21,44], especialmente no RVU, e não há evidências na literatura sobre o real impacto da investigação em crianças com ITU[45]. Os exames mais comumente utilizados em crianças com ITU são USG de rins e vias urinárias, uretrocistografia miccional e cintilografia renal estática. Outros exames, como cintilografia renal dinâmica (renograma), tomografia do trato urinário e urorressonância magnética e urografia excretora são utilizados em casos específicos.

Ultrassonografia dos Rins e das Vias Urinárias

A USG dos rins e das vias urinárias é um exame não invasivo e livre de radiações, portanto útil em crianças com ITU. Permite a identificação de anormalidades de tamanho e forma renal, dilatação do trato urinário (Figura 15.5), duplicidade das vias urinárias, espessamento de parede vesical, presença de resíduo pós-miccional, ureteroceles, entre outras malformações. Quando acoplado ao Doppler pode identificar áreas mais inflamadas, sugestivas de pielonefrite, embora seja pouco específico

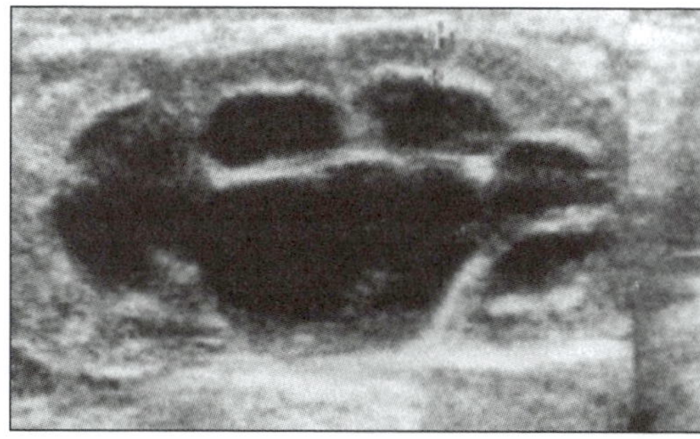

Figura 15.5 Ultrassonografia renal evidenciando dilatação pielocalicinal e afilamento do parênquima renal.

e sensível para essa finalidade[34,45]. Tem como desvantagem ser dependente de profissionais experientes em seu manuseio e não fornecer dados de função renal. A AAP recomenda sua realização em todos os lactentes com ITU[8], porém alguns autores não observaram vantagens adicionais em sua realização na primeira ITU se o USG antenatal é normal, uma vez que a conduta não foi afetada pelo exame[32,33]. O assunto é controverso, sendo que Preda et al.[46] e Huang et al.[47] evidenciaram anormalidades ultrassonográficas em, respectivamente, 41 e 28,7% dos pacientes com primeira ITU, muitas vezes discordando dos achados antenatais. Habitualmente, o exame pode ser realizado logo após o tratamento da ITU[4,8]. As indicações de sua realização na fase aguda já foram comentadas anteriormente (ver Diagnóstico). Além de indicada após a primeira ITU em RN e lactentes, a USG deve ser realizada também em crianças maiores com ITU febril e na ITU de repetição[8,43,45,48,49]. Em crianças maiores, com cistite de repetição, recomenda-se USG incluindo-se a fase pós-miccional para pesquisa de resíduo e espessamento vesical, uma vez que os distúrbios miccionais são achados frequentes como causa de ITU nessa faixa etária[22].

Uretrocistografia Miccional

O exame de escolha para a primeira avaliação morfológica do trato urinário inferior e pesquisa de refluxo vesicoureteral é a uretrocistografia miccional (UCM) convencional (Figura 15.6), por permitir graduação acurada do refluxo e detecção de alterações anatômicas vesicais e uretrais, além de evidenciar anormalidades espinais[34,49]. O caráter invasivo do exame e a exposição à radiação são as principais dificuldades, embora técnicas digitais tenham diminuído a exposição à radiação nos últimos anos[34]. A AAP[8] e o Conselho de Pesquisa Médica da Suécia[48] recomendam sua realização rotineira após a primeira ITU febril em lactentes, no final do tratamento da ITU, ou após 2 a 3 semanas, sob antibioticoterapia profilática. A cistografia isotópica é uma alternativa para o seguimento do RVU. Diversos centros e inclusive estudos de revisão sistemática têm questionado a pesquisa rotineira de RVU na primeira ITU

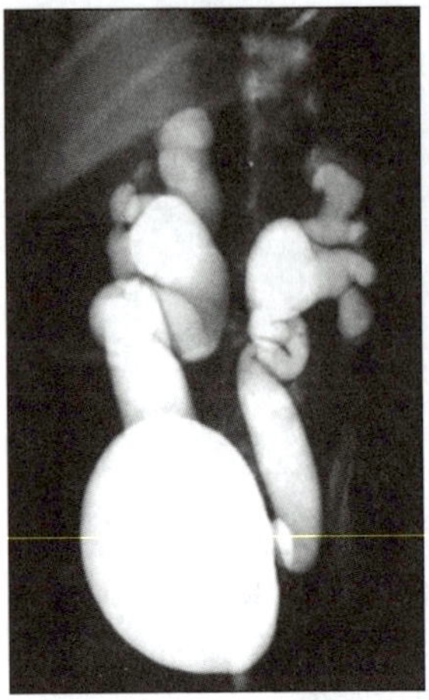

Figura 15.6 Uretrocistografia miccional evidenciando refluxo vesicoureteral grau V.

febril, especialmente em crianças com trato urinário normal à USG e com infecção urinária não complicada, em vista da incerteza quanto à eficácia do tratamento do RVU (profilaxia de ITU com antibióticos ou correção cirúrgica do RVU) em prevenir cicatrizes renais[18,33,34,45,50]. Estudos multicêntricos são necessários para o esclarecimento do real benefício da UCM na primoinfecção urinária em lactentes. Até uma melhor definição da literatura, é prudente considerar sua indicação no 1º ano de vida após a primeira ITU febril, especialmente nos meninos, em crianças com sinais de uropatia (USG alterada, alterações do jato urinário e massas abdominais palpáveis), ITU grave com sepse ou ausência de resposta ao tratamento em 48 a 72 horas e USG antenatal alterada[50]. Nesse caso, a AAP recomenda iniciar profilaxia com sulfametoxazol/trimetropim ou nitrofurantoina logo após o tratamento da ITU, até a sua realização[8]. Infecções recorrentes ou atípicas[50], alterações urinárias na USG ou na cintilografia renal são indicações habituais de UCM.

Cintilografia Renal Estática

A cintilografia renal com ácido dimercapto-succínico marcado com tecnécio-99 (DMSA) é considerada o padrão de referência para a detecção de pielonefrite aguda e cicatrizes pielonefríticas, e é superior à USG e à urografia excretora[4,8,45,49]. O DMSA marcado com tecnécio liga-se às células tubulares após injeção endovenosa e permite identificar a localização e a extensão do processo infeccioso. Áreas de captação diminuída representam áreas de função tubular reduzida ou anormal. Muitas alterações detectadas na pielonefrite aguda podem se resolver. A persistência de áreas de hipocaptação após 5 a 6 meses denota lesões cicatriciais permanentes[4,8,32,34]. Estudo de metanálise evidenciou incidência de 41,6% de cicatrizes renais por meio do DMSA após a primeira pielonefrite aguda[19]. Outros defeitos corticais e diferenças de função entre os rins são também detectados nesse exame[49]. O DMSA raramente é necessário na fase aguda da ITU, mas deve ser realizado cerca de 5 a 6 meses após a ITU febril, para detecção de cicatrizes renais. Outros autores defendem sua realização na fase aguda para evidenciar ou excluir pielonefrite aguda, para seleção dos pacientes que devem realizar UCM.

Outros Exames

Na dilatação do trato urinário à USG, não relacionada a RVU, o renograma ou cintilografia renal dinâmica com ácido dietileno-triamino-penta-acético (DTPA) marcado com tecnécio, permite avaliar a perfusão renal e a drenagem do sistema coletor. Detecta processos obstrutivos com auxílio de diurético endovenoso e verifica quantitativamente a função de cada rim em separado. Outros exames úteis na investigação de ITU complicada, com suspeita de abscesso renal ou perirrenal, cálculos e de malformações urinárias complexas são a TC e a URM. O uso de contraste endovenoso e exposição à radiação, no caso da TC, e a necessidade de sedação para a URM, limitam sua aplicação rotineira na criança, principalmente na fase aguda da infecção[34].

PROFILAXIA ANTIBACTERIANA

A ITU de repetição e o RVU foram associados a cicatrizes renais permanentes, o que conduziu à prática de administrar antibióticos em dose baixa por longos períodos, com o objetivo de esterilizar a urina e prevenir novas infecções e lesões renais adicionais[4,5].

Atualmente diversos autores questionam o benefício dessa administração de antibióticos por longo prazo na ITU de repetição e no RVU. Estudos de metanálise[43,44] evidenciaram que, embora a redução de uroculturas positivas tenha sido significativa com a profilaxia, os estudos eram de baixa qualidade, com casuística pequena e desenho inadequado para dar suporte a esta eficácia, insuficientes para esclarecer redução de infecções sintomáticas, dose necessária e tempo de ideal de profilaxia, surgimento de cepas resistentes e outras questões relevantes. Diversos outros estudos multicêntricos recentes não observaram diferenças significativas na prevenção de pielonefrite e cicatrizes renais em crianças com ITU de repetição associada ou não a RVU, recebendo profilaxia com antibióticos ou nenhum tratamento[20,21,44]. Outros autores, em estudo retrospectivo, detectaram maior ocorrência de infecções por cepas resistentes em pacientes recebendo profilaxia[12]. Em 2009, Craig et al.[51] em estudo multicêntrico e randomizado avaliaram prospectivamente 576 crianças predispostas a ITU recorrente, medicadas com sulfametoxazol-trimetoprim ou placebo durante um ano. A ITU ocorreu em 13% do grupo com antibiótico e em 19% do grupo que recebeu placebo. Os autores pontuaram que a redução do risco de ITU com a profilaxia foi significativa, porém modesta (6%), ocorreu de forma uniforme em todos os subgrupos e o benefício foi maior nos primeiros seis meses. Observaram ainda que a administração prolongada se acompanhou de ITU sintomática por bactérias resistentes a sulfametoxazol/trimetoprim. Os autores ponderaram que a profilaxia poderia ser recomendada em crianças predispostas com alto índice de infecção ou com risco elevado, porém não seria justificável em pacientes de risco que nunca tiveram ITU.

Os medicamentos classicamente utilizados e as dosagens recomendadas são apresentados na Tabela 15.4. A nitrofurantoína, embora mais eficiente e com menor influência na flora fecal, está mais associada a efeitos adversos, principalmente gastrointestinais, com consequente menor aderência ao tratamento[43]. A associação sulfametoxazol/trimetoprim é bem tolerada, porém mais associada a cepas resistentes. Ambos os medicamentos são contraindicados a menores de 3 meses; nessa faixa etária, as cefalosporinas de primeira geração são mais utilizadas.

Em virtude da incerteza do benefício da profilaxia com antibióticos em longo prazo e ao risco potencial de resistência bacteriana e de efeitos adversos, a profilaxia na ITU recorrente idealmente só deve ser considerada ou administrada por curto prazo após a correção dos fatores predisponentes, como distúrbios miccionais, baixa ingestão hídrica ou constipação intestinal (ver ITU de repetição). Novas pesquisas são necessárias para maior definição da eficácia e dos grupos que podem se beneficiar dessa conduta.

Tabela 15.4 – Medicamentos utilizados para profilaxia da ITU

Medicamento	Dosagem diária
Sulfametoxazol/trimetoprim	10 mg/kg de sulfametoxazol e 2 mg/kg de trimetoprim
Nitrofurantoína	1 a 2 mg/kg
Cefalexina	10 a 15 mg/kg

BACTERIÚRIA ASSINTOMÁTICA

O termo bacteriúria assintomática (ABU) refere-se à presença de bacteriúria significativa (> 10^5 UFC/mL) na ausência de sintomatologia sugestiva de infecção do trato urinário superior ou inferior. Geralmente é encontrada por acaso, em *screening* ou no seguimento de crianças após ITU, e o diagnóstico requer o encontro da mesma bactéria em diversas amostras de urina. A bactéria, em geral, apresenta baixa virulência e baixa capacidade de aderência ao epitélio do trato urinário e pode persistir por meses ou anos de forma comensalista com o hospedeiro, sem causar danos renais[4,5,37]. A ABU pode ocorrer em crianças com trato urinário normal ou alterado, como no RVU e na bexiga neurogênica em cateterismo intermitente. Em crianças normais, sem anomalias do trato urinário ou do padrão miccional, existe uma tendência ao clareamento espontâneo e o tratamento com antibióticos não é recomendado pelo maior risco de pielonefrite, com bactérias mais agressivas e resistentes. Nos casos tratados existe ainda uma forte tendência a recorrência. Na presença de RVU, o risco de não se tratar a bacteriúria assintomática ainda não foi estabelecido[5,37].

CONCLUSÕES

A infecção urinária é frequente em pediatria e cursa com morbidade aguda e crônica significativa[1,4]. Pode se apresentar como cistite ou pielonefrite, e no lactente frequentemente evolui com febre sem sinais localizatórios, o que ressalta a necessidade de se considerar seu diagnóstico nessa faixa etária[6,8]. Com exceção dos primeiros meses de vida, é mais prevalente nas meninas[1]. Diversos fatores bacterianos e do hospedeiro predispõem à ITU, destacando-se a aderência bacteriana por meio dos *pili*, as anomalias funcionais ou anatômicas do trato urinário e a presença de prepúcio não retrátil (meninos)[4,24]. Dados de história e de exame físico e a análise urinária, evidenciando inflamação e bacteriúria, permitem a suspeita e o tratamento empírico da ITU. Após confirmação por urocultura, deve-se ajustar o tratamento conforme a sensibilidade antimicrobiana[8,9]. A coleta de urina por saco coletor torna a cultura pouco confiável. Em crianças sem controle esfincteriano, que requerem antibioticoterapia imediata[8,26], é necessária a coleta por punção suprapúbica ou cateterismo vesical. A ultrassonografia de rins e vias urinárias é útil como exame inicial nas crianças em estado grave, em RN, e nos lactentes e crianças maiores com evolução insatisfatória ou atípica. Outros exames úteis são a UCM e a cintilografia renal com DMSA, porém a investigação do trato urinário é controversa. A supervisão clínica pediátrica após a ITU é fundamental para a prevenção de complicações futuras, uma vez que tende a recorrer, especialmente se houver fatores predisponentes[7,8].

REFERÊNCIAS BIBLIOGRÁFICAS

1. Shaikh N, Morone NE, Bost JE, Farrell MH. Prevalence of urinary tract infection in childhood. A meta-analysis. Pediatr Infect Dis J. 2008;27(4):302-8.
2. Yorita KL, Holman RC, Sejvar JJ, Steiner CA, Schonberger LB. Infectious disease hospitalizations among infants in the United States. Pediatrics. 2008;121(2):244-52.
3. Antonyrajah B, Mukundan D. Fever without apparent source on clinical examination. Curr Opin Pediatr. 2008;20(1):96-102.
4. Chang SL, Shortliffe LD. Pediatric urinary tract infections. Pediatr Clin N Am. 2006;53(3):379-400.
5. Rushton HG, Pohl HG. Urinary tract infections in children. In: Belman AB, King LR, Kramer SA. Clinical Pediatric Urology. 4th ed. London: Martin Dunitz; 2002. p.261-330.
6. Ma JF, Shortliffe LMD. Urinary infection in children: etiology and epidemiology. Urol Clin North Am. 2004;31(3):517-26.
7. Winberg J, Andersen HJ, Bergstrom T, Jacobsson B, Larson H, Lincoln K. Epidemiology of symptomatic urinary tract infection in childhood . Acta Pediatr Scand Suppl. 1974;252:1-20.

8. Committee on Quality Improvement. Subcommittee on Urinary Infection. American Academy of Pediatrics. Practice parameter: the diagnosis, treatment, and evaluation of the initial urinary tract infection in febrile infants and young children. Pediatrics. 1999;103(4):843-52.
9. Shaikh N, Morone NE, Lopez J, Chianese J, Sangvai S, D'Amico F, et al. Does this child have a urinary infection? JAMA. 2007;298(24):2895-904.
10. Friedman S, Reif S, Assia A, Levy I. Clinical and laboratory characteristics of non-E coli urinary tract infections. Arch Dis Childhood. 2006;91(10):845-6.
11. Schvartsman BGS, Ramos MF. Pielonefrite aguda. In: Schvartsman S, Schvartsman C. Pronto-socorro de pediatria. 2ª ed. São Paulo: Sarvier; 1999. p.455-9.
12. Conway PH, Cnaan A, Zaoutis T, Henry BV, Grundmeier RW, Keren R. Recurrent urinary tract infections in children: risk factors and association with prophylactic antimicrobials. JAMA. 2007;298(2):179.
13. Cascio S, Colhoun E, Puri P. Bacterial colonization of the prepuce in boys with vesicoureteral reflux who receive antibiotic prophylaxis. J Pediatr. 2001;139:160-2.
14. Marild S, Hansson S, Jodal U, Odén A, Svedberg K. Protective effect of breastfeeding against urinary tract infection. Acta Paediatr. 2004;93(2):164-8.
15. Agence Française de Sécurité Sanitaire des Produits de Santé. Diagnostic et antibiothérapie des infections urinaires bactériennes communautaires du nourrisson et de l'enfant. 2007. Available: http://www.afssaps.sante.fr.
16. Lee JH, Choi HS, Kim JK, Won HS, Kim KS, Moon DH, et al. Nonrefluxing neonatal hydronephrosis and the risk of urinary tract infection. J Urol. 2008;179(4):1524-8.
17. Coelho GM, Bouzada MCF, Lemos GS, Pereira AK, Lima BP, Oliveira EA. Risk factors for urinary tract infection in children with prenatal renal pelvic dilatation. J Urol. 2008;179(1):284-9.
18. Williams G, Fletcher JT, Alexander SI, Craig JC. Vesicoureteral reflux. J Am Soc Nephrol. 2008;19(5):847-62.
19. Faust WC, Diaz M, Pohl H G. Incidence of post-pyelonephritic renal scarring: A meta-analysis of the dimercapto-succinic acid literature. J Urol. 2009;181(1):290-8.
20. Garin EH, Olavarria F, Garcia Nieto V, Valenciano B, Campos A, Young L. Clinical significance of primary vesicoureteral reflux and urinary antibiotic prophylaxis after acute pyelonephritis: a multicenter, randomized, controlled study. Pediatrics. 2006;117(3):626-32.
21. Roussey-Kesler G, Gadjos V, Idres N, Horen B, Ichay L, Leclair MD, et al. Antibiotic prophylaxis for the prevention of recurrent urinary tract infection in children with low grade vesicoureteral reflux: results from a prospective randomized study. J Urol. 2008;179(2):674-9.
22. Azzarone G, Liewehr S, O'Connor K, Adam HM. Cystitis. Pediatr Rev. 2007;28(12):474-6.
23. Neumann PZ, De Domenico IJ, Nogrady MB. Constipation and urinary tract infection. Pediatrics. 1973;52(2):241-5.
24. Svanborg-Eden C, Eriksson B, Hanson LA, Jodal U, Kayser B, Janson GL, et al. Adhesion to normal uroepithelial cells of Escherichia coli from children with various forms of urinary infection. J Pediatr. 1978;93(3):398-403.
25. Klemm P. Fimbrial adhesins of Escherichia coli. Rev Infect Dis. 1985;7(3):321-40.
26. Long E, Vince J. Evidence behind WHO guidelines: Hospital care for children: What are appropriate methods of urine collection in UTI? J Trop Ped. 2007;53(4):221-4.
27. Hellerstein S. Recurrent urinary tract infections in children. Pediatr Infect Dis. 1982;1(4):271-81.
28. Williams GJ, Macaskill P, Chan SF, Turner RM, Hodson E, Craig JC. Absolute and relative accuracy of rapid urine tests for urinary tract infection in children: a meta-analysis. Lancet Infect Dis. 2010;10(4):240-50.
29. Whiting P, Westwood M, Watt I, Cooper J, Kleijnen J. Rapid tests and urine sampling techniques for the diagnosis of urinary tract infection (UTI) in children under five years: a systematic review. BMC Pediat. 2005;5(1):4.

30. Hoberman A, Wald ER, Penchansky L, Reynolds EA, Young S. Enhanced urinalysis as a screening test for urinary tract infection. Pediatrics. 1993;91(6):1196-9.
31. Prat C. Elevated serum procalcitonin values correlate with renal scarring in children with urinary tract infection. Pediat Infect Dis. J 2003;22(5):438-42.
32. Hoberman A, Charron M, Hickey RW, Baskin M, Kearney DH, Wald ER. Imaging studies after a first febrile urinary tract infection in young children. N Engl J Med. 2003;348(3):195-202.
33. Montini G, Zucchetta P, Tomasi L, Talenti E, Rigamonti W, Picco G, et al. Value of imaging studies after a first febrile urinary tract infection in young children: data from Italian renal infection study 1. Pediatrics. 2009;123(2):e239-46.
34. Sty JR, Pan CG. Genitourinary Imaging Techniques. Pediatr Clin North Am. 2006;53:339. 36110-Wald ER- Cystitis and pyelonephritis. In: Feigin RD, Cherry JD, Demmler GS, Kaplan SL- Textbook of pediatric infectious diseases 5th, Philadelphia: Elsevier Inc; 2004. p.541-55.
35. Hoberman A, Wald ER, Hickey RW, Baskin M, Charron M, Majd M, et al. Oral versus initial intravenous therapy for urinary tract infections in young febrile children. Pediatrics. 1999;104(1 Pt 1):79-86.
36. Doganis D, Siafas K, Mavrikou M, Issaris G, Martirosova A, Perperidis G, et al. Does early treatment of urinary tract infection prevent renal damage? Pediatrics. 2007;120(4):e922-e928.
37. Bell LE, Mattoo TK. Update on childhood urinary tract infection and vesicoureteral reflux. Semin Nephrol. 2009;29(4):349-59.
38. Hodson EM, Willis NS, Craig JC. Antibiotics for acute pyelonephritis in children (Review). The Cochrane Database for Systematic Reviews. 2007, Issue 4.
39. Montini G, Toffolo A, Zucchetta P, Dall'Amico R, Gobber D, Calderan A, et al. Antibiotic treatment for pyelonephritis in children: multicentre randomised controlled non-inferiority trial. BMJ. 2007;335(7616):386.
40. Pohl A. Modes of administration of antibiotics for symptomatic severe urinary tract infections (Review). The Cochrane Database for Systematic Reviews. 2007, Issue 4.
41. Keren R, Chan E. A meta-analysis of randomized, controlled trials comparing short- and long-course antibiotic therapy for urinary tract infections in children. Pediatrics. 2002;109(5):1-6.
42. Michael M, Hodson EM, Craig JC, Martin S, Moyer VA. Short versus standard duration of antibiotic therapy for acute urinary tract infection in children. The Cochrane Database for Systematic Reviews. 2003, Issue 1.
43. Williams G, Wei L, Lee A, Craig JC. Long-term antibiotics for preventing recurrent urinary tract infection in children. The Cochrane Database for Systematic Reviews 2006, Issue 3.
44. Hodson EM, Wheeler DM, Smith GH, Craig JC, Vimalachandra D. Interventions for primary vesicoureteric reflux. The Cochrane Database for Systematic Reviews 2007, Issue 3.
45. Westwood ME, Whiting PF, Cooper J, Watt IS, Kleijnen J. Further investigation of urinary tract infection (UTI) in children under five years: a systematic review. BMC Pediatr. 2005;5(1):2.
46. Preda I, Jodal U, Sixt R, Stokland E, Hansson S. Value of ultrasound in evaluation of infants with first urinary tract infection. J Urol Vol. 2010;183(5):1984-8.
47. Huang HP, Lai YC, Tsai IJ, Chen SY, Tsau YK. Renal ultrasonography should be done routinely in children with first urinary tract infections. Urology. 2008;71(3):439-43.
48. Jodal U, Lindberg U. Guidelines for management of children with urinary tract infection and vesico-ureteric reflux. Recommendations from a Swedish state-of-the-art conference. Swedish Medical Research Council. Acta Paediatr Suppl. 1999;88(431):87-9.
49. Bauer R, Kogan BA. New developments in the diagnosis and management of pediatric UTI. Urol Clin N Am. 2008;35(1):47-58.
50. Mori R, Lakhanpaul M, Verrier-Jones K. Diagnosis and management of urinary tract infection in children: summary of NICE guidance. BMJ. 2007;335(7616):395-7.
51. Craig JC, Simpson JM, Williams GJ, Lowe A, Reynolds GJ, McTaggart SJ, et al. Antibiotic prophylaxis and recurrent urinary tract infection in children. N Engl J Med. 2009;361(18):1748-59.

16 Infecção urinária por fungos e vírus

Erika Arai Furusawa

Após ler este capítulo, você estará apto a:

1. Reconhecer o quadro clínico da infecção urinária por fungos e vírus.
2. Identificar os fatores predisponentes e as condições favoráveis a esse tipo de infecção.
3. Solicitar os exames laboratoriais e de imagem que permitam o diagnóstico.
4. Indicar o tratamento precoce aos pacientes de risco.

INTRODUÇÃO

Nas últimas décadas, as doenças fúngicas e virais passaram a ser um importante problema de saúde devido ao uso intenso de drogas antibacterianas e imunossupressoras.

Atualmente, é grande a preocupação com os chamados fungos oportunistas, que atingem indivíduos com o sistema imunológico comprometido ou sob fatores iatrogênicos. São conhecidas aproximadamente 100.000 espécies de fungos, e cerca de 100 delas são causadoras de infecções humanas conhecidas como micoses. Alguns fungos têm importância econômica como patógenos de plantas e animais. Os fungos podem causar uma gama variada de processos infecciosos que vão desde quadros clínicos benignos ou assintomáticos até quadros graves e fatais.

Os poliomavírus causam doença principalmente em indivíduos imunodeprimidos e manifestam-se de maneira diferente de acordo com o órgão acometido. Os vírus BK e JC são específicos da espécie humana.

INFECÇÃO URINÁRIA POR FUNGOS

A infecção do trato urinário (ITU) superior ocorre em muitas micoses sistêmicas, sendo a causada pela *Candida* a mais frequente. A infecção fúngica disseminada causada por *Aspergillus*, *Fusarium* e *Trichosporon* pode levar especificamente à invasão renal. A infecção renal pode ocorrer com a disseminação de outras afecções como histoplasmose, paracoccidioidomicose e blastomicose[1].

Nos últimos 20 anos, houve um aumento significativo na ocorrência nosocomial da infecção causada pela levedura do gênero *Candida*, que é responsável por 7% do total de ITU nosocomial[2]. Aproximadamente 10 a 15% das infecções urinárias hospitalares são causadas pela *Candida* sp[3]. No Brasil, um estudo realizado em quatro hospitais de São Paulo demonstrou que a *Candida* sp correspondeu a 4,3% do total das septicemias[4].

Recentes estudos têm mostrado um aumento de 0,9:1.000 para 2:1.000 pacientes com ITU por fungo[5]. Esse aumento tem sido atribuído à maior sobrevida de recém-nascido (RN) pré-termo em unidade de terapia intensiva e ao maior número de crianças imunodeprimidas, particularmente com neoplasias, que recebem quimioterapia, transplantados e pacientes com síndrome da imunodeficiência adquirida por vírus HIV. Barley et al.[6] reportaram a incidência de candidíase sistêmica em cerca de 4% dos RN pré-termo menores de 1,5 quilogramas e em 10% nos menores de 1,0.

O aumento da sobrevida das crianças imunossuprimidas tem levado ao aumento das infecções fúngicas como a principal causa de morbidade e mortalidade na doença avançada.

Fatores Predisponentes à Infecção Fúngica

As defesas imunológicas contra o fungo são mediadas por fagócitos e linfócitos T. Os pacientes com alteração no número de linfócitos T funcionantes (como aqueles com infecção pelo vírus HIV) ou neutrófilos (pacientes com leucemia) apresentam maior predisposição às infecções fúngicas. A criptococose é mais comum nos pacientes com anormalidades da célula T e a aspergilose ocorre, principalmente, mas não exclusivamente, nos indivíduos neutropênicos[1].

Além das anormalidades imunológicas, há vários fatores de risco associados à infecção, como uso prolongado de antimicrobianos e corticosteroides, nutrição parenteral, presença de cateteres de longa permanência, terapia imunossupressora e quimioterápica e colonização por espécies de *Candida*[1].

Candidíase

A *Candida albicans* é a espécie mais frequente. Uma grande variedade de espécies de *Candida* coloniza habitualmente a pele e os tratos digestivo e geniturinário[1].

Outras espécies não *albicans* podem causar infecção profunda e focal ou superficial, como a *Candida* sp e a *Candida tropicalis*[1]. As infecções fúngicas causadas pela *Candida* não *albicans* são mais comumente encontradas nas formas localizadas de candidíase renal do que nas disseminadas[1].

Nos pacientes tratados previamente com azóis, as espécies *Candida krusei* (resistente ao fluconazol) e *Candida glabrata* (que podem tornar-se sensibilidade-dependente da dose ou resistentes ao fluconazol) têm aumentado sua importância[1,7].

As principais formas clínicas de infecção profunda causada pela *Candida* são: candidemia, candidíase profunda focal (cistite por *Candida* e infecção por *Candida* na pelve renal sem evidência de septicemia) e candidíase disseminada.

A candidemia refere-se ao isolamento da *Candida* na hemocultura sem evidência de infecção local ou invasão renal.

A candidúria pode representar desde a colonização do trato urinário pós-cateterismo vesical até candidíase disseminada, sendo, na maioria das vezes, relacionada a *Candida albicans*. A urocultura positiva para *Candida* em pacientes com sinais de septicemia pode indicar envolvimento renal[8].

A candidíase é a micose oportunista mais comum e a mais importante complicação em pacientes hospitalizados. A candidíase disseminada é definida como uma invasão não contígua de órgãos por *Candida* sp, secundária à infecção sanguínea e ocorre principalmente em pacientes imunossuprimidos[1]. Nos casos em que não há antecedentes de cirurgia prévia, a via hematogênica é a principal forma de disseminação com invasão de diferentes órgãos[1]. A infecção da pelve renal causada pela *Candida* ocorre, geralmente, após a manipulação cirúrgica dos ureteres ou cirurgia na junção ureteropiélica com contaminação intra ou pós-operatória da ureterostomia[8]. Muitos fungos proliferam nos túbulos renais e a invasão pélvica pode representar uma extensão da infecção renal[8].

Quadro Clínico

Infecção do trato urinário superior

Geralmente, os sinais e os sintomas de envolvimento renal são mascarados por outras manifestações de infecção disseminada grave, como febre, perda de peso, linfadenopatia, meningite ou tosse[1].

A presença de cólica renal pode estar associada com a passagem de massa micelial ou "bola fúngica" pelo ureter e é frequente a ocorrência de obstrução ureteral e anúria. Em muitos casos, observam-se sintomas de urossepse. Ocasionalmente, a infecção de longa data pode resultar em obstrução da junção ureteropiélica com o aparecimento de hidro ou pionefrose. Abscesso perinéfrico e necrose papilar renal também podem ocorrer[8].

A septicemia neonatal por *Candida* ocorre mais frequentemente em prematuros menores que 30 semanas de idade gestacional, sendo comum a alta incidência de ventriculite, hemorragia intraventricular, meningite e envolvimento renal. Nesses lactentes prematuros, a obstrução pélvica renal é complicação de candidíase disseminada[1].

Nos casos mais graves, pode ocorrer insuficiência renal decorrente de infecção, choque ou nefrotoxicidade da anfotericina B.

Infecção do trato urinário inferior

A infecção da bexiga é geralmente causada por espécies de *Candida*. Os pacientes afetados comumente apresentam antecedentes de uso de cateter uretral ou ureteral, ou uso prolongado de antibiótico.

Os sintomas são frequentemente mínimos e pode ocorrer dor, disúria, urgência miccional, polaciúria e hematúria microscópica[1].

Diagnóstico

O diagnóstico laboratorial de infecções fúngicas requer a coleta de amostras apropriadas e procedimentos laboratoriais adequados, segundo a indicação clínica.

O laboratório basicamente realiza o exame direto, utilizando ou não métodos de coloração e a cultura do material biológico.

A importância do exame direto é muito maior em materiais biológicos "contaminados", ou seja, aqueles que contêm microbiota normal do paciente, do que em espécies clínicas supostamente estéreis (sangue, medula, líquido cefalorraquiano, etc.). Há, entretanto, limitações e alguns problemas quanto ao exame direto de espécimes. Um exame direto negativo nunca afasta a hipótese de infecção fúngica. A sensibilidade do método varia de acordo com o sítio anatômico, o sítio da infecção, o número de espécimes, o número de organismos e a qualidade da coleta. Também podem ocorrer exames falso-positivos. O resultado do exame direto permite que os meios melhores selecionados para o isolamento do agente etiológico.

Os métodos clássicos requerem um tempo longo para a identificação de leveduras. Mais recentemente, tem-se desenvolvido métodos rápidos que permitem a identificação das espécies mais comuns encontradas no laboratório. Esses métodos rápidos têm se tornado de grande importância, principalmente em leveduras como *C. krusei*, *C. parapsilosis*, *C. lusitaneae*, *C. tropicalis* e *Cryptococcus neoformans*, que são primárias ou potencialmente resistentes à anfotericina e aos novos azólicos. São conhecidos diversos *kits* no mercado nacional e internacional, cujo propósito é identificar gêneros e espécies de levedura e a suscetibilidade às drogas antifúngicas.

Em todos os casos, o diagnóstico é baseado no isolamento e na identificação da *Candida* no sangue ou na urina. O diagnóstico de candidúria é realizado por meio da cultura de urina[8].

Em RN, a urina pode ser obtida por cateterização ureteral ou punção suprapúbica. Nos casos em que houver suspeita de candidíase renal, poderá ser indicada a punção aspirativa renal. Por esses métodos, a contagem de colônias maior que 10.000 col/mL significa infecção[9].

Nas crianças maiores, a urina pode ser obtida por jato médio em meninos ou por cateterismo em meninas. Contagem maior que 15.000 col/mL sugere infecção renal por *Candida*[9].

Até o momento, outras medidas, como a detecção antigênica ou sorológica, têm sido desapontadoras no diagnóstico dessa infecção. Anticorpos contra *Candida* estão frequentemente presentes em título baixo nos indivíduos normais e imunodeprimidos com candidíase.

Testes de aglutinação com partículas de látex para antígenos de *Candida* estão disponíveis comercialmente. Estes testes não são suficientemente sensíveis para o diagnóstico de candidíase sistêmica em pacientes neutropênicos[1].

O diagnóstico de uma doença fúngica também pode ser realizado com base no resultado histopatológico, combinado com isolamento do fungo. No caso da infecção por *Candida*, a confirmação histopatológica muitas vezes não é possível devido à necessidade de métodos invasivos para essa identificação[1].

Tratamento

O tratamento da candidúria depende da extensão da infecção. A candidúria que ocorre em crianças saudáveis após uso prolongado de antibioticoterapia pode melhorar espontaneamente após a suspensão do antibiótico.

As infecções sintomáticas limitadas à bexiga podem ser controladas e erradicadas com a alcalinização urinária e/ou instilação intermitente na bexiga de solução de anfotericina B.

A candidúria presente no trato urinário superior pode necessitar o tratamento com 5-flucitosina ou irrigação com solução de anfotericina pela nefrostomia. A 5-flucitosina (droga não disponível no Brasil) não deve ser usada em crianças com azotemia ou com depressão da medula óssea.

Para o tratamento da candidúria assintomática recomenda-se a modificação dos fatores de risco como controle do diabetes, remoção de cateteres e suspensão de antibioticoterapia (Quadro 16.1).

Quadro 16.1 – Tratamento da infecção fúngica causada pela *Candida*

Condição	Tratamento
Candidúria assintomática	Modificação dos fatores de risco (raramente requer tratamento). Nos casos que necessitarem de tratamento, utilizar fluconazol (5 a 10 mg/kg), dose única diária, via oral, por 7 a 14 dias
Pielonefrite ascendente	Drenagem cirúrgica associada a fluconazol (6 mg/kg/dia por 2 a 6 semanas) ou anfotericina B endovenosa (0,6 a 1 mg/kg/dia por 2 a 6 semanas)
Candidíase sistêmica	Tratamento prolongado (2 a 6 semanas) com fluconazol (6 mg/kg/dia) ou anfotericina B (0,6 mg/kg/dia)

A anfotericina B por via intravenosa é o tratamento de escolha nas micoses sistêmicas causadas por micro-organismos sensíveis. A administração da anfotericina B deve ser feita na dose diária inicial de 0,25 mg/kg (apenas nos RN) a 0,5 mg/kg, diluídos em solução glicosada (5 ou 10%) em infusão intravenosa por no mínimo 2 horas. Nos dias subsequentes, a dose poderá ser aumentada para 1 mg/kg.

A dose da droga e a duração do tratamento vão diferir de um paciente para outro, dependendo da natureza, da extensão, do tipo e do grau de acometimento dos órgãos envolvidos. Para as infecções fúngicas de corrente sanguínea, preconiza-se a dose acumulada de 10 mg/kg e obtenção de duas hemoculturas negativas. Para as infecções com acometimento de órgãos e tecidos, preconiza-se no mínimo de 30 mg/kg de dose total acumulada, devendo se prolongar até o clareamento das imagens radiológicas sugestivas de infecção[8].

Os lactentes com obstrução renal pela "bola fúngica" podem necessitar de remoção cirúrgica por pielotomia ou aspiração percutânea seguida de nefrostomia. A invasão renal em neonatos pode progredir rapidamente e, em alguns casos, o rim pode ser destruído pela infecção antes de o tratamento ser indicado. Por essa razão, o tratamento deve ser precoce na candidíase neonatal[8].

Muitos pacientes apresentam vários tipos de reações indesejáveis durante a administração da droga. Frequentemente ocorre febre, calafrios, náuseas, vômitos, taquicardia e hipotensão. A principal toxicidade é as lesão tubular renal, que pode levar à piora progressiva da função renal e à hipocalemia. Esses pacientes devem ser monitorados com função renal e eletrólitos com frequência durante o tratamento.

É importante observar a necessidade de remoção de cateter intravascular ou do sistema nervoso central, remoção de prótese, ressecção valvar, vitrectomia, intervenção cirúrgica na forma crônica disseminada e limpeza cirúrgica na osteomielite, se necessária[8]. Nas crianças com sonda uretral de demora, é importante a substituição da sonda ou, se possível, a orientação de cateterismo vesical intermitente.

Aspergilose

Aspergilose refere-se a um grupo de doença causada pelo fungo micelial do gênero *Aspergillus*. O agente etiológico mais comum é o *Aspergillus fumigatus*, responsável por aproximadamente 90% das infecções em humanos, porém outras espécies como *A. favus*, *A. niger* e *A. terreus* podem causar a doença, o que é muito comum em pacientes com infecção na pelve renal. Trata-se da segunda infecção fúngica mais comum em crianças imunodeprimidas[8].

O fungo *Aspergillus* é distribuído mundialmente e seus esporos são isolados em óleo e plantas em decomposição. Geralmente, a doença invasiva ocorre em grupos de crianças imunodeprimidas como resultado da exposição aos esporos em grandes construções perto de hospitais. A principal porta de entrada e sítio de infecção é o trato respiratório, o que significa que essa doença pode acometer qualquer órgão[8].

A aspergilose invasiva é a apresentação mais grave da doença e a principal causa de morte entre pacientes com doenças oncológicas. Na forma disseminada, ocorre o acometimento de múltiplos órgãos, como cérebro, rim, coração, pele, olhos, entre outros. A hematúria microscópica ou piúria estão frequentemente presentes. Em alguns casos, pode ocorrer quadro de uropatia obstrutiva como apresentação inicial que evolui com acometimento do parênquima renal, com formação de múltiplos abscessos focais e, ocasionalmente, necrose papilar[9].

Na doença invasiva, o diagnóstico é estabelecido pela presença do fungo em exame histopatológico ou pela cultura positiva em material estéril. A detecção de anticorpos séricos anti-*Aspergillus* por imunodifusão e contraimunoeletroforese pode auxiliar no diagnóstico de formas não invasivas e disseminadas. Para a forma invasiva, a detecção de antígenos em soro, como galctomanana, componente da parede do fungo, por Elisa-sanduíche é, atualmente, o método de maior sensibilidade (de 67 a 100%) e especificidade (de 86 a 98,8%)[8].

Para o tratamento da doença invasiva, indicam-se a anfotericina B na dose de 1 a 1,5 mg/kg/dia, ou formulações lipídicas de anfotericina na dose de 3 a 5 mg/kg/dia, ou voriconazol. O tratamento deve ser mantido até a resolução da neutropenia e o controle da doença. Nos pacientes com "bola fúngica" na pelve renal, indica-se a nefrostomia para a irrigação do trato urinário e, muitas vezes, é necessária a remoção cirúrgica da obstrução do aspergiloma por cirurgia aberta ou via percutânea[8].

Coccidiodomicose

A coccidiodomicose é uma infecção causada pelo fungo dimórfico *Coccidioides immitis*, que é encontrado no solo do hemisfério ocidental e considerado endêmico no Texas, Novo México, Arizona e sudeste da Califórnia[8].

Os estudos de autópsia em pacientes com coccidioidomicose disseminada indicam que o envolvimento renal ocorre em aproximadamente 60% dos casos. O envolvimento do trato geniturinário ocorre com a disseminação da doença e o envolvimento renal é confirmado como granuloma miliar ou microabscessos no córtex. Diferentemente de outras infecções fúngicas, a coccidiodomicose não causa lesões obstrutivas na pelve renal e os achados radiológicos de coccidiodomicose renal avançada são semelhantes à tuberculose renal avançada[8].

Os resultados da cultura de urina infectada frequentemente são inconclusivos e, muitas vezes, são necessárias múltiplas culturas para se ter o diagnóstico.

INFECÇÃO URINÁRIA POR VÍRUS

Os poliomavírus pertencem à família *Papovaviridae* encontrada em um grande número de espécies, incluindo humanos, macacos, roedores e pássaros. São DNA-vírus de dupla hélice, pequenos (diâmetro menor que 40 nm) e não envelopados com cápsula composta por três estruturas proteicas: VP1, VP2 e VP3. Os vírus BK e JC são específicos da espécie humana. O vírus SV 40 foi descrito, inicialmente, entre 1950 e 1960 em humanos, por meio da contaminação da vacina contra poliomielite. Entretanto, a transmissão e a infecção persistente ainda permanecem desconhecidas[10].

Os poliomavírus causam doença principalmente em indivíduos imunodeprimidos e manifestam-se de maneira diferente de acordo com o órgão acometido. O vírus BK tem sido responsável pela doença do trato urinário em paciente com transplante renal ou de medula óssea. O vírus JC é tipicamente um agente envolvido na leucoencefalopatia multifocal progressiva, uma doença do sistema nervoso central que acomete a mielina das fibras nervosas. O vírus SV 40 tem sido descrito no desenvolvimento de certos tumores[10].

A partir de 1990, tem ocorrido um aumento marcante da incidência e das complicações da replicação do poliomavírus em receptor de transplante renal, por causa de nefropatia associada a esse vírus, com disfunção do enxerto e perda prematura do mesmo em mais de 50% dos casos. Isso tem sido associado ao surgimento de drogas imunossupressoras mais potentes, como tacrolimo e micofenolato de mofetil, e ao uso de corticosteroides em altas doses no tratamento da rejeição[11].

Epidemiologia

A infecção primária pelo vírus BK ocorre geralmente durante a infância, com pico de incidência entre os 2 e 5 anos de idade, enquanto a soroconversão pelo vírus JC ocorre próximo à adolescência[10]. Em um recente estudo, a soroprevalência pelo vírus BK ocorreu em 98% dos casos aos 9 anos de idade e a soroprevalência pelo vírus JC, em 72% aos 25 anos de idade. A razão dessa diferença no perfil epidemiológico desses vírus ainda é desconhecida e pode estar relacionada a diferentes vias de transmissão[10].

A transmissão transplacentária do vírus BK tem sido observada. Entretanto, acredita-se que essa via é rara em humanos[10].

Há evidências de que a rápida aquisição de anticorpos contra o vírus BK nos primeiros anos de vida ocorra por via respiratória. Porém, os estudos que utilizaram a técnica por reação de cadeia da polimerase (PCR) ou hibridação do DNA da secreção e do tecido do trato respiratório falharam na detecção do vírus BK. O vírus JC pode replicar-se nos linfócitos B das amígdalas e no estroma celular[10].

Estudos que utilizaram o PCR quantitativo em diferentes regiões do mundo constataram a presença dos vírus BK e JC em esgotos. Em um estudo com crianças internadas, o DNA do vírus BK foi encontrado nas fezes em mais da metade delas[10]. Em pacientes com câncer de cólon submetidos à biópsia, constatou-se o DNA do vírus JC em mucosa intestinal. Esses achados sugerem uma transmissão fecal-oral do poliomavírus. Outra forma de transmissão pode ocorrer por transplante de órgãos, principalmente em pacientes que se submeteram a transplante renal[11].

Em um estudo com 46 pacientes pediátricos com transplante renal, a prevalência da virúria pelo BK foi de 31% (isolado em 20% e associado com viremia em 11%) e da nefropatia pelo vírus BK, de 2,2%[12]. A prevalência de virúria pelo vírus JC ocorreu em 17% das crianças e a presença do vírus JC não foi associada com a disfunção do enxerto ou outras manifestações clínicas. Das cinco crianças com viremia e virúria pelo vírus BK, duas desenvolveram nefropatia por poliomavírus confirmado pela biópsia renal, porém nenhum dos nove pacientes com virúria isolada pelo vírus JC manifestou alteração na função renal. Nesse estudo pediátrico, a viremia foi associada com alta carga urinária em duas crianças que foram seguidas prospectivamente com PCR desde o transplante renal[12]. Observou-se que a carga viral urinária aumentou marcadamente e permaneceu elevada antes de a viremia ser detectada após poucas semanas. Com isso, conclui-se que o mecanismo de ligação da viremia com a virúria ocorreu via circulação dos capilares peritubulares e não por causa da reativação independente do vírus no trato urinário e nas células mononucleares circulantes[12].

No adulto transplantado renal, a virúria pelo vírus BK ocorre em 10 a 45% dos casos e a nefropatia pelo vírus BK em 2 a 3%, o que provoca a perda do enxerto em 45% dos indivíduos afetados[10].

Manifestações Clínicas

Em indivíduos imunocompetentes, a infecção inicial pelo poliomavírus geralmente é assintomática, embora sintomas dos tratos respiratório e urinário, incluindo cistite e síndrome nefrítica, tenham sido relatados[10,13]. O envolvimento neurológico tem sido sugerido pela detecção no líquido cerebrospinal e pela técnica do PCR do DNA do vírus BK em crianças com encefalite[10]. Após a infecção primária, o vírus permanece latente em diferentes locais. O DNA viral é detectado com maior frequência no trato geniturinário, incluindo rins, bexiga, próstata, cérvix, vulva e sêmen[10].

A virúria pelo vírus BK pode ocorrer com o avanço da idade, na gravidez e em pacientes com diabete melito. A imunossupressão é um fator de risco para a reativação viral. A virúria por BK tem sido reportada em 20 a 44% dos indivíduos infectados pelo vírus da imunodeficiência humana (HIV), em 22 a 100% dos indivíduos transplantados de medula óssea, em 0 a 69% dos transplantados renais e em 50% dos receptores de transplante cardíaco. Uma pequena proporção desses indivíduos desenvolve a doença pelo vírus BK[10].

O principal local de reativação do vírus BK é o rim. A virúria pelo vírus BK pode estar presente em mais de 50% dos receptores de transplante renal, que são assintomáticos na maioria dos casos. Em alguns pacientes, a infecção pelo vírus BK pode progredir para estenose do ureter, disfunção transitória do enxerto renal e nefrite túbulo-intersticial, o que pode provocar a rejeição do enxerto[12].

A nefrite pelo vírus BK com piora importante da função renal foi descrita, inicialmente, em paciente com imunodeficiência congênita e nos infectados pelo HIV. Desde 1990, o vírus BK tem sido responsável pela nefrite em 2 a 8% dos adultos transplantados renais, representando a reativação do vírus latente[10].

A nefropatia pelo vírus BK geralmente ocorre após o primeiro ano do transplante renal, mas aproximadamente 1/4 dos casos é diagnosticado mais tardiamente. Essa nefropatia ocorre com maior frequência no rim transplantado por causa da sua maior suscetibilidade à injúria decorrente de toxicidade de drogas, isquemia e rejeição. Clinicamente, ocorre aumento da creatinina sérica com mínimos sinais de rejeição ou toxicidade a drogas e a evolução para perda do enxerto dependerá da função renal na época do diagnóstico[11].

O prognóstico da nefropatia pelo vírus BK é ruim e pode levar à perda do enxerto em 45% dos casos[11].

O vírus JC está mais associado com a leucoencefalopatia multifocal progressiva em pacientes gravemente imunodeprimidos, como nos indivíduos com o vírus da imunodeficiência humana (HIV) ou com a síndrome da imunodeficiência adquirida (aids), e está associado a alguns casos de neuropatia após transplante renal. Até o momento, poucos casos de nefrites têm sido atribuídos ao vírus JC, com poucas informações disponíveis a respeito da replicação desse vírus nos pacientes transplantados renais e de seu impacto na função e sobrevida do enxerto[13].

Muitas vezes, a biópsia renal confirma o diagnóstico da nefropatia pelo poliomavírus. Nos achados histológicos, constam inclusões virais intranucleares nas células epiteliais e necrose focal das células tubulares. As células infectadas pelo poliomavírus podem ser identificadas por várias técnicas, como a análise por imuno-histoquímica.

Assim, por causa do acometimento focal do poliomavírus, a biópsia renal normal não exclui a doença, portanto são necessários outros testes como a análise de urina (pesquisa para *decoy cells*) e PCR do DNA plasmático para auxiliar no diagnóstico[10].

Os *decoy cells* são células epiteliais tubulares que tipicamente contêm o vírus BK, o que é um sinal de ativação do poliomavírus no trato urinário. A pesquisa de *decoy cells* é uma ferramenta diagnóstica amplamente utilizada e de baixo custo, com sensibilidade em torno de 95%, valor preditivo positivo de 27% e valor preditivo negativo de 100%[10].

O DNA do vírus BK pode ser detectável por PCR meses antes da manifestação clínica e do diagnóstico histológico da nefropatia pelo poliomavírus. Apresenta uma sensibilidade de 100%, valor preditivo positivo de 85%, valor preditivo negativo de 100% e especificidade de 100%[10].

O rim transplantado do doador com vírus BK positivo e no receptor com vírus BK negativo tem sido frequente nos pacientes com nefropatia pelo poliomavírus.

Tratamento

O manejo da nefropatia pelo vírus BK permanece particularmente desafiador para o médico.

Até o momento, a conduta inicial é a redução da imunossupressão para controle da infecção. Essa redução requer o monitoramento do paciente por causa do risco de rejeição aguda, pois o aumento da imunossupressão poderá levar à reativação do vírus.

Atualmente, nenhum agente antiviral tem sido uniformemente aceito para o tratamento da nefropatia. O cidofovir tem se mostrado ativo contra o poliomavírus *in vitro*. Recentemente, Vatz et al. reportaram seu sucesso no tratamento da nefropatia pelo vírus BK com baixas doses de cidofovir. Esses autores observaram um clareamento rápido do vírus no plasma e na urina após duas a três doses da medicação. Outros estudos têm utilizado a combinação da leflunomide e da ciprofloxacina com a redução da imunossupressão no manejo da nefrite pelo vírus BK, com resultados encorajadores mas não definitivos[10].

O monitoramento por PCR da carga viral do poliomavírus na urina e no sangue de pacientes é uma ferramenta útil no diagnóstico e no manejo subsequente da infecção. Sempre antes de a viremia estar presente, um importante aumento da carga viral urinária pode chamar a atenção dos médicos para que a imunossupressão seja adequada[10].

A incidência da recorrência da nefropatia pelo vírus BK após um retransplante pode ser maior. O tratamento antes do retransplante (isto é, nefrectomia do enxerto e clareamento da viremia) permanece incerto, porém não é contraindicado[11].

CONCLUSÕES

As infecções fúngicas e virais assumiram grande importância com o advento da aids e de situações de imunodepressão que tornam o hospedeiro bastante suscetível a infecções invasivas, que se disseminam para vários órgãos e tecidos, assumindo características clínicas graves e epidemiológicas e terapêuticas diferentes das observadas em indivíduos previamente hígidos. Muitos fatores de risco tradicionalmente associados às infecções oportunistas por fungos e às virais podem levar à infecção do trato urinário em crianças. Nas últimas décadas, com o uso abusivo de drogas antimicrobianas e com a utilização cada vez maior de drogas imunossupressoras , as infecções fúngicas e virais passaram a ser um importante problema de saúde.

REFERÊNCIAS BIBLIOGRÁFICAS

1. Hay RF. Fungal infections of the urinary tract. In: Cattell WR. Infections of the kidney and urinary tract. Oxford: Oxford University Press; 1996.
2. Brito LR, Guimarães T, Nucci M, Rosas PC, Almeida LP, da Matta DA. Clinical and microbiological aspects of candidemia due to Candida parapsilosis in Brazilian tertiary care hospitals. Med Mycol. 2006;44:261-6.
3. Alvarez-Lerma F, Nolla-Salas J, Leon C, Palomar M, Jordá R, Carrasco N, et al. Candiduria in critically ill patients admitted to intensive car medical units. Intensive Care Med. 2003;29:1069-76.
4. Rentz AM, Halpern MT, Bowden R. The impact of candidemia on length of hospital stay, outcome, and overall cost of illness. Clin Infect Dis. 1998;27:781-8.
5. Oliveira RD, Maffei CM, Martinez R. Infecção urinária hospitalar por leveduras do gênero *Candida* sp. Rev Ass Med Bras. 2001;47:321-5.
6. Barley JE, Annable WL, Kliegman RM. Candida endopthalmitis in the premature infants. J Pediatric. 1981;98:458-61.
7. Silva EH, Ruiz LS, Matsumoto FE, Auler ME, Giudice MC, Moreira D, et al. Candiduria in a Public Hospital of São Paulo (1999-2004): characteristics of the yeast isolates. Rev Inst Med Trop S Paulo. 2007;49(6):349-53.
8. Yasuda MAS, Kono ASG, Correa MCJM, Amorim CL, Yoshida M, Giarolla I, et al. Micoses sistêmicas. In: Martins MA, Carrilho FJ, Alves VAF, Castilho EA, Cerri GG, Wen CL. Clínica médica: alergia e imunologia clínica, doenças da pele, doenças infecciosas. São Paulo: Manole; 2009. p.518-33.
9. Kennedy II WA, Shortliffe LMD. Fungal, parasitic, and other inflammatory diseases of the genitourinary tract. In: Belman AB, King LR, Kramer SA. Clinical pediatric urology: fungal, parasitic, and other inflammatory diseases of the genitourinary tract. London: Martin Dunitz; 2002. p.332-44.
10. Erard V, Limaye AP, Boeckh M. In: Long SS, Pichering LK, Prober CG. Principles and practice of pediatric infectious diseases: human polyomaviruses. London: Saunders, Elsevier; 2008. p.630-49.
11. Puliyanda DP, Toyoda M, Traum AZ, Flores FX, Jordan S, Moudgil A, et al. Outcome of management strategies for BK vírus replication in pediatric renal transplant recipients. Pediatr Transplant. 2008;12(2):180-6.
12. Herman J, Van Ranst M, Snoeck R, Beuselinck K, Lerut E, Van Damme-Lombaerts R. Polyomavirus infection in pediatric renal transplant recipients: evaluation using a quantitative real-time PCR technique. Pediatr Transplantation. 2004;8:485-92.
13. Zhong S, Zheng HY, Suzuki M, Chen Q, Ikegaya H, Aoki N, et al. Age-related urinary excretion of BK polyomavirus by nonimmunocompromised individuals. J Clin Microbiol. 2007;45(1):193-8.

Seção V

Disfunções vesicais

Disfunções miccionais não neurogênicas e distúrbios de eliminação na infância

17

Flavio Eduardo Trigo Rocha
Cristiano Mendes Gomes

Após ler este capítulo, você estará apto a:

1. Descrever o desenvolvimento normal da continência urinária.
2. Diagnosticar e classificar as diferentes disfunções miccionais não neurogênicas.
3. Iniciar tratamento clínico e/ou orientar profissionais especializados.

INTRODUÇÃO

Disfunção miccional não neurogênica da infância (DMNNI) é uma expressão genérica que engloba desde casos leves de alteração do enchimento vesical até disfunções miccionais complexas capazes de provocar deterioração do trato urinário superior. É fundamental o reconhecimento dessas disfunções, pois muitas vezes a criança é levada ao médico por causa de um sintoma predominante. Por exemplo, a enurese noturna é um sintoma presente em muitos pacientes, no entanto, se a criança for diagnosticada e tratada como portadora de enurese noturna monossintomática, o tratamento será ineficaz e o diagnóstico incorreto implicará um retardo do tratamento adequado, podendo resultar em acometimento do trato urinário superior. Assim, pacientes que apresentam sintomas miccionais diurnos, como perdas urinárias, diminuição do jato urinário e frequência miccional significativamente aumentada ou diminuída ou ainda urgência miccional, devem ser mais bem investigados, pois podem ser portadores de uma disfunção miccional mais complexa que exige uma abordagem diferente daquela recomendada para enurese primária. Em 2006, a *International Children Continence Society* (ICCS) desenvolveu uma classificação[1] que ajuda a categorizar os pacientes e a planejar o tratamento de forma mais adequada (Figura 17.1).

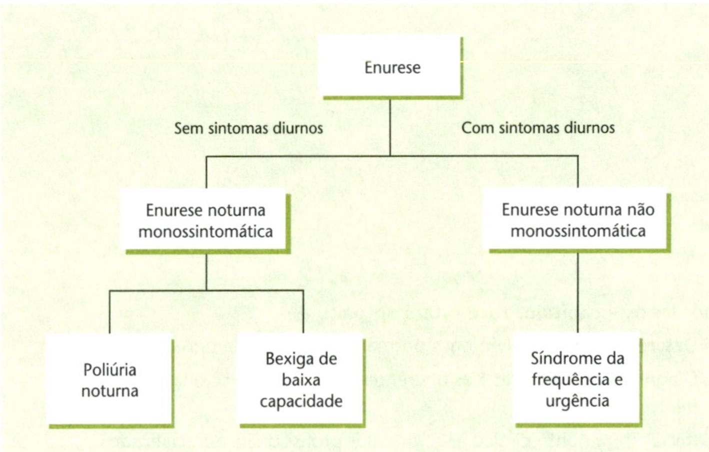

Figura 17.1 Enurese: subtipos. Classificação da *International Children Continence Society*[1].

Crianças portadoras de DMNNI estão incluídas no grupo de enurese noturna não monossintomática. Esse grupo é formado por pacientes que não apresentam malformações anatômicas do trato urinário ou do trato neurológico, mas que apresentam sintomas miccionais, principalmente perdas urinárias diurnas e infecções do trato urinário (ITU) de repetição. A DMNNI decorre de alterações do padrão miccional normal, incluindo as fases de enchimento vesical/reservatório e esvaziamento vesical. A sintomatologia de portadores de DMNNI pode decorrer de diferentes fatores que ocorrem isoladamente ou em associação nesses pacientes, tais como a presença de contrações detrusoras durante o enchimento vesical (hiperatividade detrusora) ou o relaxamento incompleto da musculatura pélvica e do esfíncter urinário externo durante a micção, resultando em aumento de pressão intravesical, esvaziamento vesical incompleto, que propicia o surgimento de incontinência urinária, e infecções do trato urinário de repetição[2].

Para um melhor entendimento das DMNNI, é fundamental rever alguns conceitos básicos do ciclo miccional e do desenvolvimento da continência urinária.

DESENVOLVIMENTO DA CONTINÊNCIA URINÁRIA

Nos primeiros meses de vida, a micção é primariamente um ato reflexo, porém com coordenação entre a contração vesical e o relaxamento esfincteriano. Essa coordenação ocorre em nível da ponte cerebral e resulta em uma micção de fluxo adequado e de baixa pressão. A micção se faz com uma contração mantida e com coordenação entre a contração detrusora e o relaxamento do esfíncter uretral até o esvaziamento completo.

Durante o primeiro ano de vida, o número de micções diárias permanece constante, em torno de 20 por dia. Nos dois anos seguintes, diminui progressivamente até cerca de 11 por dia. Isso parece dever-se a um aumento da capacidade vesical proporcionalmente superior ao volume de urina produzido (os volumes urinados aumentam cerca de quatro vezes nesse período).

Dois fatores são fundamentais na obtenção do controle urinário em crianças: o primeiro é um aumento significativo da capacidade vesical, que ocorre por volta de 2 a 4 anos de idade, e o segundo refere-se ao desenvolvimento da inibição voluntária dos reflexos da micção. A idade de aquisição do controle urinário diurno e noturno pode variar. Aos 4 anos de idade, o controle já estará estabelecido na maioria das crianças. O detrusor é estável durante o enchimento, ocorrendo relaxamento de sua musculatura lisa (Figura 17.2) e, durante o esvaziamento, apresenta contração mantida e coordenada com o relaxamento do esfíncter (Figura 17.3).

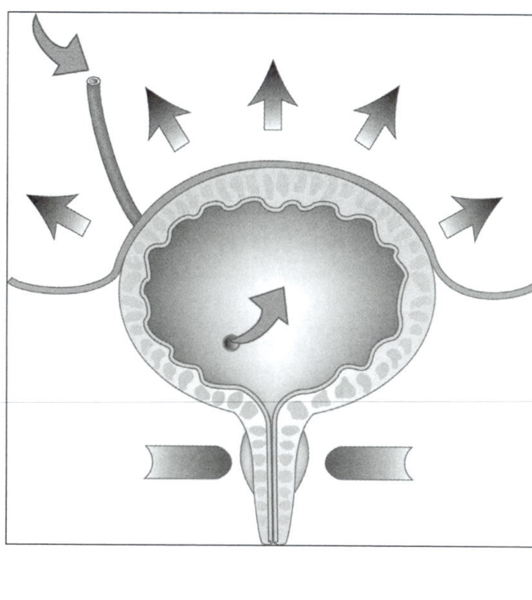

Figura 17.2 Enchimento vesical: nessa fase, a bexiga está relaxada e o esfíncter permanece contraído. O tônus é mantido e evitam-se perdas urinárias[3].

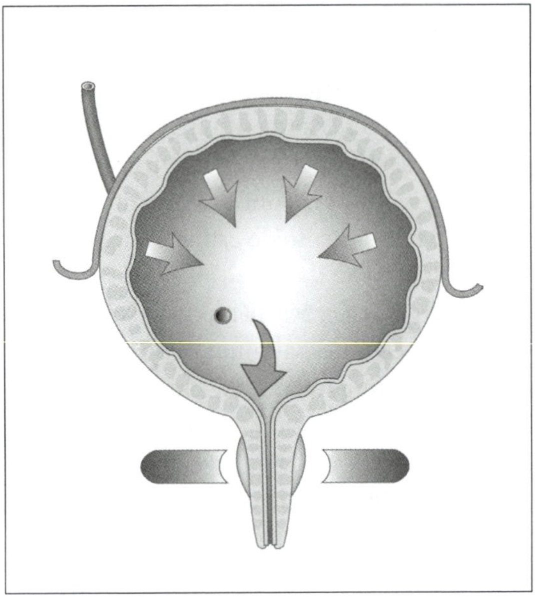

Figura 17.3 Na fase de esvaziamento vesical, a bexiga se contrai e o esfíncter relaxa simultaneamente, gerando micções de baixa pressão e esvaziamento completo da bexiga[3].

A micção pode ser interrompida pela contração voluntária do esfíncter uretral estriado que pode até inibir completamente a contração detrusora. Crianças que apresentam contrações anômalas do detrusor durante a fase de enchimento (hiperatividade detrusora) tendem a inibi-las contraindo o esfíncter urinário. Da mesma forma, crianças que contraem o esfíncter durante a micção urinam como se tivessem um obstáculo e desenvolvem hiperatividade detrusora (Figura 17.4). Em ambas as situações, as crianças podem apresentar quadro clínico semelhante que inclui alterações miccionais diurnas (frequência, urgência e incontinência), além de infecções do trato urinário de repetição. A contração repetida do esfíncter também se acompanha de contração do esfíncter anal, inibindo o peristaltismo intestinal e causando obstipação intestinal, achado frequente em crianças portadoras de disfunção miccional na infância (DMI)[2].

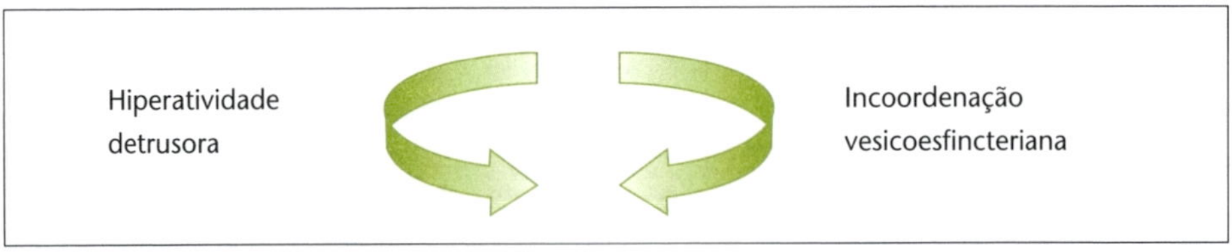

Figura 17.4 Interação entre a hiperatividade detrusora e a incoordenação vesicoesfincteriana. É importante notar que a presença de hiperatividade causa hipertrofia do esfíncter com consequente incoordenação. Além disso, a incoordenação leva a uma obstrução e ao aparecimento de hiperatividade detrusora[2].

A etiologia das DMI não está bem estabelecida, mas acredita-se que determinados fatores, como treinamento precoce de toalete para retirada das fraldas e aspectos emocionais (separação dos pais, nascimento de irmão etc.), estejam envolvidos.

AVALIAÇÃO DAS CRIANÇAS COM SUSPEITA DE DISFUNÇÃO MICCIONAL NÃO NEUROGÊNICA

A avaliação de crianças com distúrbios miccionais é iniciada com história completa, detalhes dos antecedentes obstétricos da mãe, incluindo gestação e exames pré-natais, avaliação ultrassonográfica e dados do parto. Dessa maneira, aspectos importantes como prematuridade, anoxia neonatal, traumatismos de parto, hidronefrose antenatal, alterações renal-ureterais (como bifidez ou duplicidade) e outras anormalidades podem ser identificados.

A história miccional deve ser bem caracterizada desde os primeiros dias de vida. Gotejamento contínuo de urina ou às manobras de Valsalva pode indicar um distúrbio neurogênico. Outras alterações que indicam essa possibilidade são: presença de dermatite genital crônica, jato urinário fraco com utilização de prensa abdominal durante a micção (Valsalva ou Crede) e alterações intestinais (crianças com distúrbios neurogênicos podem apresentar constipação crônica ou outras alterações fecais). A combinação de incontinência urinária e fecal reforça a possibilidade de um distúrbio de causa orgânica, embora possa ocorrer em crianças com distúrbios funcionais. Em crianças após os 2 anos de idade, os pais podem ser orientados a anotar todos os eventos miccionais da criança por alguns dias, construindo um "diário miccional" (Tabela 17.1). Esse diário miccional, em que se anotam a ingestão líquida, o volume urinado e os episódios de perdas urinárias, talvez seja a ferramenta mais importante na caracterização de DMNNI. Ele permite também diagnosticar enurese noturna monossintomática, pois, nesse caso, as micções serão normais e não haverá perdas durante o dia, o que ocorrerá apenas à noite.

Tabela 17.1 – Diário miccional de uma criança de 8 anos com perdas urinárias diurnas, mostrando aumento da frequência miccional, baixos volumes urinados e episódios de urgência e de perdas urinárias por urgência

Horário	Líquidos ingeridos	Volume urinado	Episódios de urgência	Perdas urinárias
6 a 8 h	100 mL	80 + 80 mL	+	
8 a 10 h				
10 a 12 h	150 mL	70 + 100 mL	+	+
12 a 14 h	70 mL	80 mL		
14 a 16 h	210 mL	100 mL		

(continua)

Tabela 17.1 – Diário miccional de uma criança de 8 anos com perdas urinárias diurnas, mostrando aumento da frequência miccional, baixos volumes urinados e episódios de urgência e de perdas urinárias por urgência (continuação)

Horário	Líquidos ingeridos	Volume urinado	Episódios de urgência	Perdas urinárias
16 a 18 h	120 mL	100 mL		
18 a 20 h		80 mL	+	+
20 a 22 h	250 mL	70 mL		
22 a 24 h	150 mL	80 mL		
0 a 2 h				
2 a 4 h		80 mL		
4 a 6 h		60 mL		
Total	1.050 mL	980 mL		

As perdas urinárias devem ser bem caracterizadas quanto a intensidade, período e frequência. Normalmente, os pais referem que a criança "está sempre molhada". Essa afirmação, nem sempre verdadeira, geralmente indica a existência de uma anomalia orgânica. Em meninas, a queixa de gotejamento contínuo associado a micções normais sugere fortemente a existência de uma ectopia ureteral[4].

QUADRO CLÍNICO DE PORTADORES DE DISFUNÇÃO MICCIONAL NÃO NEUROGÊNICA DA INFÂNCIA

Crianças portadoras de DMNNI podem apresentar-se com grande gama de sintomas, porém, via de regra, a associação de perdas urinárias, infecções do trato urinário (ITU) de repetição e antecedentes de cirurgias de refluxo com maus resultados chama a atenção para a possibilidade desse diagnóstico em ambos os sexos. A Tabela 17.2 mostra os principais achados clínicos desses pacientes.

Tabela 17.2 – Quadro clínico de crianças portadoras de DMNNI. A enurese noturna é também um sintoma frequente nesses pacientes

Meninos	62	41%
Meninas	90	59%
Infecção do trato urinário	132	87%
Incontinência	119	78%
Refluxo	76	50%
Creatinina > 1,0	23	15%
Creatinina > 3,0	6	4%
Cirurgias prévias	53	35%

Adaptado de Esteves e Allen, 1996.

O exame físico deve ser dirigido para detectar as condições que, sabidamente, são acompanhadas de alterações anatômicas. Deve-se palpar o abdome à procura de distensão vesical, massa fecal impactada e outras massas. As costas, as nádegas e a região interglútea devem ser examinadas para procurar hemangiomas/teleangiectasias, tufos capilares, alterações da prega interglútea e alterações ósseas. Um exame neurourológico dirigido, incluindo a pesquisa das funções motoras e sensitivas sacrais, e, em alguns casos, do tônus, da sensibilidade perianal e do reflexo bulbocavernoso, praticamente afasta o diagnóstico de disfunção miccional neurogênica, desde que o resultado seja normal.

Alguns dados de exames de imagem, como espessamento de parede vesical, dilatação do trato urinário, resíduo pós-miccional elevado e refluxos que frequentemente variam de grau e de lado, sugerem diagnóstico de DMNNI (Figura 17.5).

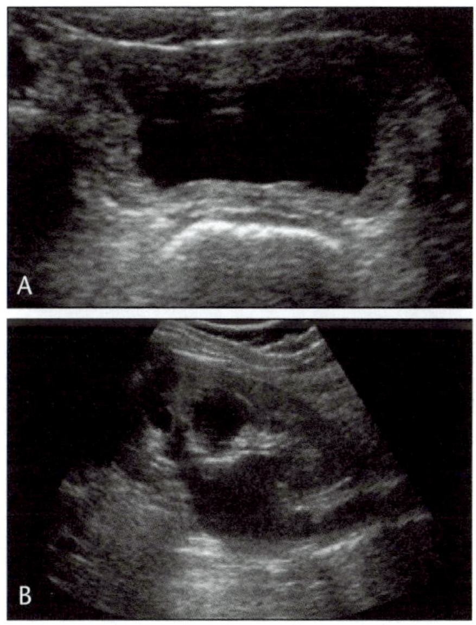

Figura 17.5 Criança com quadro de infecções do trato urinário que surgiram após o controle da micção aos 4 anos de idade. A ultrassonografia mostrou espessamento vesical e uretero-hidronefrose direito. Exames prévios não mostravam essas alterações.

A urofluxometria com medição do resíduo miccional pode também ser de grande utilidade no diagnóstico. A fluxometria livre mede o volume de urina eliminado por unidade de tempo, usualmente expresso em mililitros por segundo, e depende da contração vesical e da resistência uretral à passagem de urina. Em crianças com idade variando de 4 a 12 anos, a fluxometria livre tem maior valor quando o volume total de urina eliminado é maior do que 100 mL. O valor de fluxo máximo considerado adequado em crianças de 4 a 7 anos é de 10 mL/s, em ambos os sexos. De 8 a 13 anos, espera-se fluxo máximo superior a 12 mL/s em meninos e 15 mL/s em meninas.

O resíduo miccional (RM) corresponde ao volume de urina que permanece na bexiga imediatamente após o término da micção. Um volume residual de urina superior a 50 mL é, geralmente, considerado aumentado em adultos. Em crianças de 2 a 8 anos, valores acima de 20 mL já podem ser considerados anormais. O RM pode ser medido por cateterismo ou ultrassonografia.

URODINÂMICA

Urodinâmica é o estudo dos aspectos fisiológicos e fisiopatológicos envolvidos no armazenamento, no transporte e na evacuação da urina. Permite avaliar funcionalmente o trato urinário inferior, ao contrário dos exames imagenológicos e endoscópicos que estudam estruturalmente os órgãos do trato urinário. A urodinâmica documenta a causa dos distúrbios miccionais, estabelece critérios prognósticos e dirige a seleção das alternativas terapêuticas.

Como o exame urodinâmico implica certo desconforto ao paciente por causa da introdução de cateteres por via uretral e retal, devem-se selecionar cuidadosamente as crianças candidatas a esse exame e orientar paciente e família quanto à natureza e à importância do procedimento. Basicamente, esse exame estará indicado nos casos em que a história, o exame físico, o diário miccional, a fluxometria livre e a medida do resíduo pós-miccional não permitirem o correto diagnóstico da disfunção miccional.

CLASSIFICAÇÃO DAS DISFUNÇÕES MICCIONAIS NÃO NEUROGÊNICAS

Didaticamente e com o propósito de facilitar o planejamento terapêutico, podem-se dividir as DMNNI em quatro grupos: síndrome da urgência e urgeincontinência (SIUU), micção incoordenada, síndrome da bexiga preguiçosa (micção infrequente) e síndrome de Hinman (bexiga neurogênica não neurogênica).

Síndrome da Urgência e da Urgeincontinência

Essa síndrome geralmente decorre da presença de contrações detrusoras durante o enchimento vesical, levando a aumento da frequência, urgência miccional e de perdas. A criança contrai o esfíncter externo a fim de evitar perdas e provoca refluxo de urina da uretra média para a bexiga, favorecendo desenvolvimento de ITU. Geralmente, há também perdas noturnas, obstipação intestinal e dificuldade de concentração. Muitas crianças adotam posturas características com o propósito de comprimir a uretra com o calcâneo, de modo a evitar a perda urinária (posição de Vincent) como mostra a Figura 17.6.

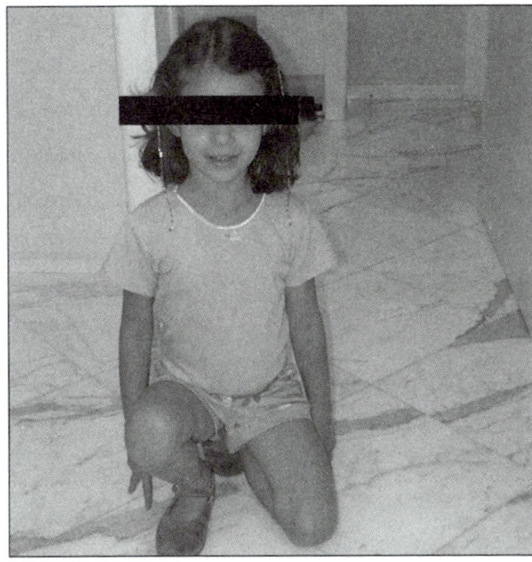

Figura 17.6 Posição típica de contenção da perda urinária em criança de 6 anos portadora de síndrome da urgência e da urgeincontinência. A compressão da uretra com o calcâneo visa evitar perdas urinárias.

O tratamento baseia-se em: orientação e desmistificação, tratamento da obstipação, quimioprofilaxia em casos em que ocorram ITU de repetição, suporte psicológico e uso de anticolinérgicos. A maioria das drogas atualmente disponíveis para o tratamento da hiperatividade detrusora agem bloqueando os receptores colinérgicos muscarínicos da bexiga. Por isso, essas drogas são chamadas de antimuscarínicos. Atualmente, constituem as drogas de primeira escolha para o tratamento da hiperatividade detrusora, segundo a Agência Americana de Política de Saúde e Pesquisa (AHCPR).

O cloridrato de oxibutinina representa um potente antimuscarínico não seletivo e é uma das drogas de primeira escolha no tratamento da hiperatividade detrusora. A dose terapêutica é de 5 mg, administrada 3 vezes ao dia em adultos, e de 0,2 mg/kg/dose, 2 vezes ao dia em crianças. Embora tenha eficácia comprovada no tratamento dessa condição e tenha sido usada ao longo de décadas em crianças, a oxibutinina não possui aprovação específica nessa faixa etária.

O tartarato de tolterodina é outro potente antimuscarínico que demonstrou, em modelos experimentais *in vitro* e *in vivo*, uma afinidade maior pela bexiga em relação às glândulas salivares. Embora possua um perfil de afinidade pelos receptores muscarínicos vesicais semelhante à oxibutinina, sua afinidade por receptores muscarínicos em glândulas salivares é menor, conferindo-lhe um melhor perfil de tolerabilidade. Essa droga já foi avaliada especificamente e se mostrou segura na população pediátrica. A dose varia de 2 a 4 mg e deve ser administrada diariamente.

Em casos de falha do tratamento medicamentoso convencional, pode-se optar pela injeção detrusora de toxina botulínica. Essa droga inibe a liberação de acetilcolina em nível da sinapse, inibindo a contração detrusora, e parece ser eficaz em 70 a 80% dos pacientes com hiperatividade detrusora refratária ao tratamento convencional[9]. A aplicação se faz por meio de uma cistoscopia, realizada com a criança anestesiada, injetando-se a toxina em 20 a 30 pontos da musculatura detrusora (Figura 17.7).

O principal efeito colateral é o desenvolvimento de retenção urinária pós-operatória que ocorre em até 10 a 15% dos pacientes, requerendo a introdução de cateterismo intermitente limpo. Embora não exista uma aprovação específica para o uso de toxina botulínica para o tratamento da hiperatividade detrusora em crianças, ela já tem sido largamente utilizada em crianças portadoras de bexiga neurogênica[10].

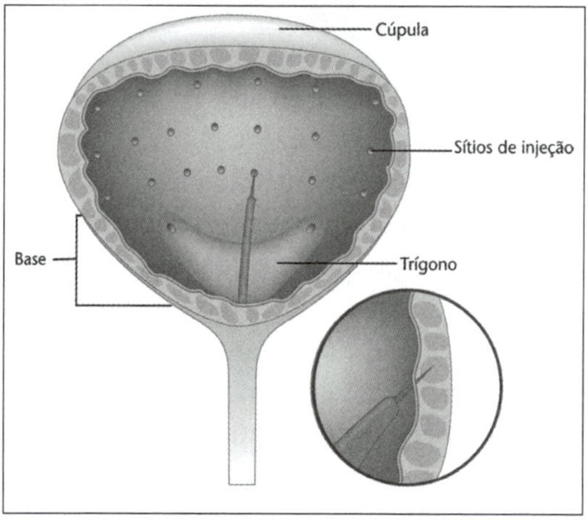

Figura 17.7 Injeção detrusora de toxina botulínica. A injeção é realizada em 20 a 30 pontos da bexiga sob visão endoscópica[9].

Micção Incoordenada

Portadores de micção incoordenada apresentam um relaxamento insatisfatório do esfíncter urinário externo e do assoalho pélvico durante a micção, o que leva ao surgimento de micções de alta pressão e jato urinário diminuído. Posteriormente, a bexiga desenvolve hiperatividade, levando ao aumento da frequência miccional e de episódios de urgência, além de possível aumento do resíduo pós-miccional e de ITU de repetição. Geralmente, também apresentam perdas noturnas, obstipação intestinal e dificuldade de concentração. O tratamento baseia-se em: orientação e desmistificação, tratamento da obstipação, quimioprofilaxia em casos de ITU frequentes, treinamento miccional com *biofeedback* (registro da atividade da musculatura pélvica durante a micção, quando se ensina a criança a relaxar o esfíncter durante a micção) e suporte psicológico. O tratamento por meio de *biofeedback* consiste, inicialmente, na hidratação por via oral da criança. Posteriormente, colocam-se eletrodos de superfície no períneo da criança, os quais são conectados a um computador que permite reproduzir graficamente e de forma lúdica a contração da musculatura pélvica. Isso permite conscientizar a criança dos movimentos de contração e relaxamento dessa musculatura, em um processo de retroalimentação. Posteriormente, a criança urina em um urofluxômetro e o terapeuta vai, gradualmente, ensinando a criança a relaxar a musculatura pélvica de modo a obter o melhor fluxo urinário durante a micção. Embora consista em tratamento de longo prazo, apresenta bons resultados em até 70% dos portadores de micção incoordenada[5].

Síndrome da Bexiga Preguiçosa (Micção Infrequente)

Geralmente, os portadores dessa condição contraem o assoalho pélvico de forma prolongada, inibindo a micção. Apresentam, em geral, jato fraco, resíduos pós-miccionais elevados, perdas urinárias diurnas e noturnas por transbordamento e ITU de repetição. Também apresentam perdas noturnas, obstipação intestinal e dificuldade de concentração. O tratamento baseia-se em: orientação e desmistificação, tratamento da obstipação, quimioprofilaxia das ITU, treinamento miccional com *biofeedback* e, em alguns casos, cateterismo intermitente e suporte psicológico. Alguns autores descrevem bons resultados com o uso de estimulação elétrica para o tratamento dessa condição[8].

Síndrome de Hinman (Bexiga Neurogênica Não Neurogênica)

Constitui o grau extremo da disfunção miccional. As crianças portadoras da síndrome de Hinman não relaxam ou contraem o esfíncter durante a micção, levando a um quadro urinário semelhante ao observado em portadores de bexiga neurogênica com dissinergia vesicoesfincteriana, daí o nome bexiga neurogênica não neurogênica. Geralmente, essas crianças apresentam perdas urinárias diurnas e noturnas, ITU de repetição e acometimento do trato urinário superior com graus variáveis de insuficiência renal. O tratamento baseia-se em: orientação e desmistificação, tratamento da obstipação, quimioprofilaxia das ITU, medicação anticolinérgica para relaxar a bexiga e cateterismo intermitente, além de suporte psicológico. Em muitos casos, a bexiga e o trato superior se encontram tão gravemente comprometidos que são necessárias cirurgias de ampliação vesical para restabelecer a capacidade e a baixa pressão do reservatório vesical (Figura 17.8).

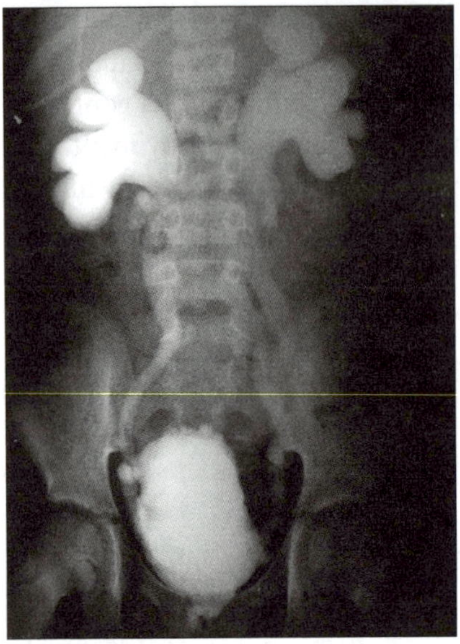

Figura 17.8 Criança portadora de síndrome de Hinman: deve-se observar o grau de comprometimento do trato urinário superior e da bexiga.

CONCLUSÕES

As disfunções miccionais não neurogênicas são frequentes na infância. Geralmente, manifestam-se por perdas urinárias associadas a infecções do trato urinário em crianças sem malformações anatômicas do trato urinário ou do sistema nervoso. É fundamental a identificação dessas disfunções por meio de dados de história, exame físico e diário miccional a fim de direcioná-las para um diagnóstico e tratamento mais adequado que proporcione bons resultados.

REFERÊNCIAS BIBLIOGRÁFICAS

1. Aubert D, Berard E, Blanc JP, Lenoir G, Liard F, Lottmann H. Isolated primary nocturnal enuresis: international evidence based management. Consensus recommendations by French expert group. Prog Urol. 2010;20(5):343-9.
2. Bauer SB. Neurogenic dysfunction of the lower urinary tract in children. In: Walsh PC, Retik AB, Vaughan Jr. ED, Wein AJ, editors. Campbell's urology. Philadelphia: WB Saunders; 1998. p.2019-54.
3. Curran MJ, Kaefer M, Peters C, Logigian E, Bauer SB. The overactive bladder in childhood: long-term results with conservative management. J Urol. 2000;163(2):574-7.
4. Koff SA. Enuresis. In: Walsh PC, Retik AB, Vaughan Jr ED, Wein AJ, editors. Campbell's urology. Philadelphia: WB Saunders; 1998. p.2055-68.
5. Kracochansky M, Koch V, Schneider E, Arap S, Trigo Rocha F. Treatment of vesical sphincter dyssinegya in children using EMG-Biofeedback – Results of a two years follow up study. Proceedings of the International Continence Society Meeting, Neurourology and Urodynamics; 2004.

6. Martín-Crespo Izquierdo R, Luque Mialdea R. Bladder with non-coordinated voiding: urodynamics and clinical correlations. Cir Pediatr. 1999;12(3):99-102.
7. Franco I. Pediatric overactive bladder syndrome: pathophysiology and management. Paediatr Drugs. 2007;9(6):379-90.
8. Yagci S, Kibar Y, Akay O, Kilic S, Erdemir F, Gok F, et al. The effect of biofeedback treatment on voiding and urodynamic parameters in children with voiding dysfunction. J Urol. 2005;174(5):1994-7.
9. Marte A, Borrelli M, Sabatino MD, Balzo BD, Prezioso M, Pintozzi L, et al. Effectiveness of botulinum-A toxin for the treatment of refractory overactive bladder in children. Eur J Pediatr Surg. 2010;20(3):153-7.
10. DasGupta R, Murphy FL. Botulinum toxin in paediatric urology: a systematic literature review. Pediatr Surg Int. 2009;25(1):19-23.

18 Enurese noturna

Simone Nascimento Fagundes

Após ler este capítulo, você estará apto a:

1. Definir enurese noturna de acordo com a padronização internacional.
2. Estabelecer a classificação da enurese de acordo com sintomas, horário e período, antes de iniciar o tratamento.
3. Entender a epidemiologia da enurese e sua importância na faixa etária pediátrica.
4. Reconhecer a condição multifatorial da enurese e identificar os fatores causais.
5. Reconhecer as manifestações clínicas, os sinais, os sintomas e as alterações encontradas em exame físico dos pacientes enuréticos.
6. Identificar os principais métodos de diagnóstico complementar da enurese noturna.
7. Elaborar, pela identificação dos fatores causais, a melhor terapêutica para cada paciente.
8. Estabelecer a importância de medida comportamental e da educação do paciente com enurese.

INTRODUÇÃO

Descrita desde os primórdios, a enurese noturna (EN) é uma doença que compromete seriamente a estrutura familiar sob diversos aspectos e constitui uma queixa frequente nos consultórios pediátricos.

Existem relatos que remetem a EN à época do papiro, no Egito antigo (3.500 a.C.), embora haja registros, em diversas civilizações, da ocorrência dessa doença desde o período do *Homo sapiens*. Em todas as épocas, a EN apresentou-se com muita diversidade de hipóteses sobre sua origem e, por vezes, provocou tratamentos cruéis em diversos povos. Essa variedade de tratamentos demonstra claramente as inúmeras hipóteses patogênicas propostas no decorrer dos séculos, como alterações no sono, do psiquismo ou da diurese[1].

DEFINIÇÃO

Enurese noturna, de acordo com a padronização pela *International Children´s Continence Society* (ICCS), é uma perda involuntária de urina por uma criança normal, sem alterações do trato geniturinário, em idade que já deveria ter adquirido o controle esfincteriano. Na EN, a urina é eliminada no período noturno, com possíveis perdas diurnas. É também chamada de incontinência noturna intermitente que ocorre em indivíduos com 5 ou mais anos de idade, de forma completa e normal[2].

De acordo com a padronização da ICCS para crianças e adolescentes, incontinência urinária significa perda de urina incontrolável; incontinência intermitente é a perda de pequenos volumes de urina em intervalos variáveis; e enurese noturna significa perda de urina enquanto se está dormindo. Essas terminologias só se aplicam para crianças de 5 ou mais anos de vida[2].

A classificação da EN utilizada pela ICCS está baseada em sintomas, horário e período em que o paciente consegue manter-se sem perdas (Quadro 18.1).

Quadro 18.1 – Classificação da enurese noturna[2,3]

De acordo com o horário	De acordo com os sintomas	De acordo com o período de tempo seco
Enurese noturna: perda de urina durante o sono	Monossintomática (não complicada): perdas que ocorrem normalmente durante a noite, em vigência de sono e na ausência de sintomas ligados aos tratos urogenital e gastrintestinal	Primária: quando o paciente nunca consegue se manter seco à noite
Enurese diurna ou incontinência: perdas (escapes) de urina durante o dia	Polissintomática (complicada): perdas noturnas durante o sono associadas com sintomas diurnos, como urgência, frequência, constipação crônica ou encoprese	Secundária*: quando o paciente consegue manter-se seco à noite, por um período mínimo de 6 meses

* Em geral, associada a um componente psicológico importante (separação dos pais, nascimento de irmãos, mudança de escola).

EPIDEMIOLOGIA

No Brasil, não existem estudos epidemiológicos. Nos Estados Unidos, há relatos de que de 5 a 7 milhões de crianças/adolescentes apresentam sintomas enuréticos, com prevalência de três vezes maior no sexo masculino. Destes, apenas um terço das famílias procura assistência médica. Aos 7 anos de vida, idade em que a criança está na escola e em contato com outras crianças não enuréticas, a prevalência de EN é alta, entre 6 e 10%[4].

Como muitos dos estudos epidemiológicos foram realizados antes das padronizações das definições com vários subtipos de categorias de enurese, a incidência verdadeira de enurese noturna não é bem conhecida. Relatos mostram que, até os 5 anos de vida, 15 a 25% das crianças ainda molham a cama. A cada ano, com a maturação neurológica, esses índices declinam 15%. Aos 12 anos de idade, cerca de 8% dos meninos e 4% das meninas ainda se mantêm enuréticos; somente de 1 a 3% dos adolescentes ainda terão perdas noturnas[5,6].

Em geral, o prognóstico da EN é excelente. A resolução espontânea pode ocorrer quando as crianças adentram na adolescência, em uma taxa de 15% por ano. Os adolescentes que persistem com o quadro podem evoluir com baixa autoestima, dificuldades no relacionamento com os colegas e no convívio familiar e autoimagem negativa. É falsa a concepção de que todo enurético cura-se espontaneamente na adolescência, o que é comprovado pelo fato de haver aproximadamente 2,23% adultos jovens (de 19 anos de idade) enuréticos[5]. Essa taxa em adultos pode chegar a índices que variam de 0,5 a 1% e independe de nível cultural[6].

A EN é mais comum no sexo masculino e a incidência em gemelares está em torno de 40%, se um dos pais foi enurético, e 70%, se o casal teve a doença. Isso sugere uma forte chance de existir uma transmissão autossômica com forte penetrância[6-9].

PATOGÊNESE

A enurese noturna monossintomática primária (ENMP) é uma condição multifatorial em que vários fatores causais foram identificados: poliúria noturna, alterações do sono, redução da capacidade vesical ou disfunção da bexiga e obstrução das vias aéreas superiores (Quadro 18.2).

São dois os principais distúrbios básicos: poliúria noturna e capacidade funcional vesical pequena. A poliúria noturna ocorre por falta e/ou inadequação do pico noturno do hormônio antidiurético[10] e pelo aumento da excreção urinária noturna de solutos. A incapacidade funcional vesical ocorre tanto pelo fato de o volume de urina produzido exceder a função vesical, como pelo fato de a repleção vesical não produzir estímulo para despertar a criança. Uma avaliação mais simples identifica os pacientes com enurese noturna monossintomática (ENM), em que ocorre predomínio de poliúria noturna ou de uma redução na capacidade da bexiga. No caso do distúrbio do acordar, pode haver ainda uma associação desses dois fatores[10-12].

Quadro 18.2 – Etiologia da enurese noturna monossintomática[4,6,8,11,13-17]

Genética e familiar	▪ A predisposição genética mais frequente tem etiologia variada com incidência de 77% para filhos de ambos os pais enuréticos, 43% quando apenas um dos pais teve a doença e 15% em famílias sem relatos de enuréticos. O risco relativo para uma criança ser enurética quando o pai foi enurético é de 7,1; quando se trata da mãe, o risco é de 5,2[4] ▪ História familiar positiva: de 65 a 85% de incidência ▪ Estudos cromossômicos mostram uma correlação dos familiares, principalmente nos *loci* 5, 13, 12, 22. Diferentes genes podem carregar um mesmo tipo de enurese noturna (poliúrica/não poliúrica, monossintomática/não monossintomática) e o mesmo gene pode ter diferentes tipos de EN[13]
Alterações vesicais	▪ A redução da capacidade vesical para a idade é o mecanismo fisiopatológico que pode ser constitucional, o que explica os episódios de enurese ▪ Vários estudos urodinâmicos mostram normalidade em bexigas de crianças enuréticas monossintomáticas ▪ No grupo de enuréticos não monossintomáticos, é frequente ocorrer uma hiperatividade detrusora noturna[14] ▪ Em crianças com EN, não se verifica a presença de glucosaminoglicanos, o que é muito comum na urina de crianças com incontinência diurna[15]
Psicológicos	▪ A EN não é proveniente de distúrbios psicológicos, mas causadora de inúmeros problemas de ordem emocional, principalmente ligados à baixa autoestima
Hormônio antidiurético	▪ Crianças enuréticas comprovadamente apresentam atraso do ritmo circadiano, com diminuição da vasopressina e menor produção do hormônio. Além disso, podem ter poliúria noturna, pois a bexiga é incapaz de comportar todo esse volume ▪ Um pequeno grupo de enuréticos poliúricos podem não responder a desmopressina, por apresentarem um aumento na excreção de solutos noturnos[16]
Distúrbios do sono	▪ Ainda está sendo estudada a relação entre sono e enurese. Ainda não se constatou se há uma dificuldade no acordar ou se o sono das crianças com EN é muito profundo e, por isso, elas não conseguem perceber a bexiga cheia[8]
Obstrução das vias aéreas superiores	▪ Trata-se de hipercapnia noturna como a induzida por hipertrofia de adenoide por obstrução das vias aéreas superiores. Nesse caso, a cura por adenoidectomia tem sido relatada[17]

Todo o conjunto de eventos promove o episódio de enurese: a criança enche a bexiga quando está dormindo, não superficializa o sono e desenvolve o esvaziamento vesical involuntário ainda dormindo. Esse processo pode ocorrer inúmeras vezes durante a mesma noite[8].

A poliúria noturna é frequentemente relatada como fator fisiopatológico de enurese noturna: uma produção abundante de urina é normalmente armazenada na bexiga, de acordo com a capacidade vesical para a idade. Os fatores que levam à poliúria noturna podem estar relacionados a uma excessiva ingestão de líquidos no período vespertino pelas crianças e à falta de produção suficiente de hormônio antidiurético (ADH). A excessiva ingestão pode estar relacionada a uma relativa desidratação que as crianças normalmente apresentam no período vespertino, por falta de ingestão adequada desde o despertar até o período da tarde, quando a criança está nas atividades escolares, ou à falta de secreção hipofisária de ADH[9].

Por ser multifatorial, ainda em investigação, também aparecem outros fatores: presença de hipercalciúria[18], disfunção da aquaporina 2 e natriurese noturna. Quanto melhor for a compreensão dos mecanismos fisiopatológicos, melhor será a abordagem terapêutica e o desenvolvimento de novos tratamentos.

A ENM pode estar associada a doenças neuropsiquiátricas, como desordens do transtorno do déficit de atenção e hiperatividade (TDAH). Estudos mostram crianças com TDAH e distúrbios do sono, os quais também são fatores que provocam hiperatividade e déficit de atenção. Assim, questiona-se se esse distúrbio do sono pode levar a uma associação da enurese com TDAH[3].

AVALIAÇÃO CLÍNICA, DIAGNÓSTICO E EXAMES COMPLEMENTARES

A consulta médica será, sem dúvida, o principal momento de traçar a terapêutica do paciente. É importante uma anamnese cuidadosa, incluindo questionário completo. Coletar informações sobre condição socioeconômica, condição psicológica (principalmente do paciente e perceber, ao longo da consulta, a da família), qualidade do sono e presença de constipação intestinal.

A realização do diário miccional, calendário de noites secas, e a aferição da diurese noturna (por meio da pesagem da fralda pela manhã) são importantes nas consultas.

O diário miccional é um método de avaliação não invasivo dos sintomas urinários, com grande importância em todos os pacientes com história clínica e sintomas do trato urinário inferior (Quadro 18.3). É importante que a família e/ou paciente preencha corretamente esse diário durante a avaliação inicial da ENM, por pelo menos três dias consecutivos e/ou alternados[19]. Esse diário também fornece outros dados importantes, como ingestão hídrica diária, capacidade vesical funcional e volume urinário diário.

Quadro 18.3 – Diário miccional (exemplo)

Nome do paciente:

Data	Horário	Ingestão hídrica (quantidade de água, sucos, chás, refrigerantes etc. ingerida durante o dia)	Volume urinário (quantidade de urina)	Observações (sintomas como perdas diurnas, dor, disúria etc.)

No caso de paciente que não consegue se manter seco por nenhuma noite antes de iniciar o acompanhamento, é importante realizar o "teste da fralda". Esse teste consiste em colocar fralda no paciente por uma noite antes da consulta e fazer a pesagem da fralda molhada no dia seguinte ao acordar, para determinar com precisão o volume urinário noturno.

No exame físico cuidadoso, deve-se observar palpação abdominal, pesquisar disrafismo espinhal e perdas urinárias nas roupas íntimas e inspecionar genitália, meato uretral, trofismo muscular e reflexos.

Nos casos típicos de ENM, não é necessária a realização de exames complementares, desde que a anamnese e o exame físico sejam realizados com bastante precisão. Exames complementares são importantes para descartar quaisquer condições associadas. São importantes exames laboratoriais (hemograma, cálcio urinário, urina I e urocultura) e de imagem (ultrassonografia de rins e vias urinárias, com medidas de capacidade vesical e resíduo pós-miccional).

A EN complicada necessita ser avaliada por meio de outros exames, com o propósito de estudar aspectos anatômicos e funcionais das vias urinárias, de acordo com a sintomatologia e os achados dos exames físicos.

TRATAMENTO

Algumas modalidades de tratamento são usadas, cada uma com índice de cura maior que o de cura espontânea de 15% ao ano, após os 6 anos. Os fatores que mais favorecem o tratamento após os 7 anos de idade são experiências noturnas durante os anos escolares, fazendo com que os pacientes procurem auxílio.

A terapia antienurética deve ser direcionada para um ou mais mecanismos. Como parte do tratamento, são muito importantes o aconselhamento motivacional, o alarme noturno e o medicamentoso propriamente dito.

O aconselhamento motivacional é a abordagem mais comum e envolve:

- Posição ativa da criança: incentivar o calendário de "estrelas" para marcar noites secas e molhadas.
- Urinar antes de ir para cama.
- Evitar líquidos em um período de duas a três horas antes de a criança deitar.
- Trocar as roupas e os lençóis molhados.
- Os pais devem evitar punições e optar por reforço positivo com incentivos e premiações para as noites secas.
- Manter o hábito intestinal diário.

Questionar sobre os hábitos de ingestão hídrica e micção diárias é importante para a qualidade de vida dos pacientes com enurese noturna monossintomática primária. Ferramentas pedagógicas, como folhetos com desenhos, são usadas durante essa etapa com excelente eficácia. No caso de crianças enuréticas, o melhor a aconselhar é insistir com a ingestão de uma boa quantidade de líquido no desjejum e depois regularmente durante o dia, até o período de duas a três horas antes de dormir[8].

A ENMP com redução da capacidade vesical pode ser bem manuseada com uso de dispositivos como os alarmes. Estes provaram ser um tratamento bem eficaz atualmente disponível, quando descartados outros fatores, como poliúria noturna por deficiência hormonal. O alarme é acionado quando a primeira gota de urina entra em contato com a roupa íntima. Nas primeiras semanas desse sistema, é comum a família despertar com o toque do alarme e o paciente não. Nesse início, a criança acorda após micção completa e, nas semanas seguintes, consegue a inibição parcial da micção até total treinamento. Eventualmente, a criança acorda com uma resposta condicionada de despertar às contrações vesicais antes que ocorra a micção, pela associação com a distensão da bexiga. O exato mecanismo de funcionamento do alarme ainda é desconhecido, mas supõe-se que haja um efeito no despertar do paciente, na produção de urina e na capacidade vesical noturna. Falhas nesse tipo de abordagem ocorrem em 10 a 30% dos casos, em razão de um contexto familiar instável. O alarme deve ser usado por mais três semanas após o último episódio de enurese, antes da retirada[20].

A ENMP associada com poliúria noturna deve ser tratada com *desmopressina*, que reduz a produção noturna de urina. Trata-se de um análogo do hormônio antidiurético com duas modificações em sua molécula, fazendo com que a desmopressina fique mais potente, estável na degradação enzimática e, consequentemente, com uma ação maior do que o ADH. A desmopressina é administrada por via oral. É muito importante lembrar aos pacientes e aos responsáveis que, após o uso da medicação, deve-se restringir a ingestão hídrica por risco de intoxicação. A resposta ao tratamento está relacionada à redução de pelo menos 50% das noites molhadas. Durante a continuidade ao tratamento, uma resposta parcial é a redução de 50 a 90% das noites molhadas e a resposta completa representa uma redução de 90%. A prescrição deve ocorrer por um período de três meses, seguido de acompanhamento da evolução do paciente. A cura permanente está relacionada a uma adaptação e descontinuidade da droga no final de cada período de tratamento. Uma boa resposta da desmopressina é encontrada em crianças com uma capacidade vesical maior. Um pequeno grupo de enuréticos poliúricos pode não responder à desmopressina, por apresentar um aumento na excreção de solutos noturnos[16,21].

O tratamento medicamentoso é paliativo, sem certeza de cura. As recidivas podem ocorrer após suspensão das medicações. O índice de cura atinge níveis bem aceitáveis quando se associa ao tratamento medicamentoso uma terapia comportamental.

Outras terapias para EN citadas são:

- Oxibutinina: um fármaco com propriedades anticolinérgicas que teoricamente não é indicado para o tratamento de ENMP, exceto para um pequeno subgrupo de pacientes que apresenta uma bexiga hiperativa apenas durante o sono. Nesses casos refratários, a oxibutinina pode ser testada como monoterapia ou em um tratamento combinado para pacientes resistentes e com pequena capacidade vesical[22].
- Imipramina: fármaco muito utilizado na década de 1970, mas atualmente em desuso, pelo alto risco de cardiotoxicidade e reincidência da ENM (após suspensão)[22].
- Outras terapias utilizadas como tratamento, mas ainda sem estudos randomizados, são relatadas em algumas publicações[8,22,23].

Por ser a ENM provavelmente o resultado de uma associação de fatores fisiopatológicos diferentes (como poliúria noturna com uma pequena capacidade vesical) e muitos ainda desconhecidos, uma combinação de tratamentos pode ser mais eficaz do que a monoterapia. Várias combinações terapêuticas podem ser propostas para melhorar as taxas de cura.

CONCLUSÕES

A enurese noturna é muito comum e, em muitos casos, pode ser a causa de baixa autoestima em crianças e adolescentes enuréticos, com impacto emocional negativo. O tratamento tem sido orientado, mas dificultado pela multifatoriedade da EN.

A patogênese da enurese é ainda incompletamente compreendida, podendo estar associada à poliúria noturna ou à hiperatividade detrusora. O paciente com ENM costuma ter grande dificuldade para despertar do sono, mas a natureza e a razão dessa baixa capacidade do acordar são obscuras.

O alarme e a desmopressina compreendem a primeira linha de terapia, podendo ser usados em separado ou em conjunto.

REFERÊNCIAS BIBLIOGRÁFICAS

1. Lottmann HB. Enuresis treatment in France. Scand J Urol Nephrol Suppl. 1999;202(1):66-9.
2. Nevéus T, Gontard A von, Hoebeke P, Hjälmås K, Bauer S, Bower W, et al. The standardization of terminology of lower urinary tract function in children and adolescents: report from the Standardisation Committee of the International Children's Continence Society. J Urol. 2006;176(1):314-24.
3. Néveus T. The diagnosis and management of nocturnal enuresis. Curr Opin Pediatr. 2009;21(2):199-202.
4. Thiiedke CC. Nocturnal enuresis. Am Fam Physician. 2003;67(7):1499-506.
5. Yeung CK, Sreedhar B, Sihoe JD, Sit FK, Lau J. Differences in characteristics of nocturnal enuresis between children and adolescents: a critical appraisal from a large epidemiological study. BJU Int. 2006;97(5):1069-73.
6. Hjalmas K, Arnold T, Bower W, Caione P, Chiozza LM, Gontard A von, et al. Nocturnal enuresis: an international evidence based management strategy. J Urol. 2004;171(6 Pt 2):2545-61.
7. Gontard A von, Schaumburg H, Hollmann E, Eiberg H, Rittig S. The genetics of enuresis: a review. J Urol. 2001;166(6):2438-43.
8. Lottmann HB, Alova I. Primary monosymptomatic nocturnal enuresis in children and adolescents. Int J Clin Pract Suppl. 2007;(155):8-16.
9. Kamperis K, Rittig S, Radvanska E, Jørgensen KA, Djurhuus JC. The effect of desmopressin on renal water and solute handling in desmopressin resistant monosymptomatic nocturnal enuresis. J Urol. 2008;180(2):707-13.
10. Djurhuus JC, Rittig S. Current trends, diagnosis, and treatment of enuresis. Eur Urol. 1998;(33 Suppl 3):30-3. Review.
11. Valenti G, Laera A, Pace G, Aceto G, Lospalluti ML, Penza R, et al. Urinary aquaporin 2 and calciuria correlate with the severity of enuresis in children. J Am Soc Nephrol. 2000;11(10):1873-81.
12. Rittig S, Knudsen UB, Jonler M, Norgaard JP, Pedersen EB, Djurhuus JC. Adult enuresis. The role of vasopressin and atrial natriuretic peptide. Scand J Urol Nephrol Suppl. 1989;125(1):79-86.
13. Schaumburg HL, Kapilin U, Blåsvaer C, Eiberg H, Gontard A von, Djurhuus JC, et al. Hereditary phenotypes in nocturnal enuresis. BJU Int. 2008;102(7):816-21.
14. Tafuro L, Montaldo P, Iervolino LR, Cioce F, Del Gado R. Ultrasonographic bladder measurements can replace urodynamic study for the diagnosis of non-monosymptomatic nocturnal enuresis. BJU Int. 2010;105(1):108-11.
15. Ferrara P, Marrone G, Mastrangelo A, Nicoletti A, Emmanuele V, Fasano A. Increased excretion of glycosaminoglycans in children with urinary incontinence compared to those with monosymptomatic nocturnal enuresis. Scand J Urol Nephrol. 2007;41(3):218-22.
16. Raes A, Dehoorne J, Laecke E van, Hoebeke P, Vande Walle C, Vansintjan P, et al. Partial response to intranasal desmopressin in children with monosymptomatic nocturnal enuresis is related to persistent nocturnal polyuria on wet nights. J Urol. 2007;178(3 Pt 1):1048-51.
17. Cinar U, Vural C, Cakir B, Topuz E, Karaman MI, Turgut S. Nocturnal enuresis and upper airway obstruction. Int J Pediatr Otorhinolaryngol. 2001;59(2):115-8.
18. Kamperis K, Hagstroem S, Rittig S, Djurhuus JC. Urinary calcium excretion in healthy children with primary monosymptomatic nocturna enuresis.J Urol. 2006;176(2):770-3.
19. Groutz A, Blaivas JG, Chaikin DC, Resnick NM, Engleman K, Anzalone D, et al. Noninvasive outcome measures of urinary incontinence and lower urinary tract symptoms: a multicenter study of micturition diary and pad tests. J Urol. 2000;164(3 Pt 1):698-701.

20. Gim CS, Lillystone D, Caldwell PH. Efficacy of the bell and pad alarm therapy for nocturnal enuresis. J Paediatr Child Health. 2009;45(7-8):405-8.
21. Duarte RJ, Bruschini H, Mitre AI, Giron AM, Arap S. Uso da desmopressina para o controle de enurese em crianças. J Bras Urol. 1995;21(3):113-8.
22. Nevéus T. Oxybutynin, desmopressin and enuresis. J Urol. 2001;166(6):2459-62.
23. Lundmark E, Neveus T. Reboxetine in therapy-resistant enuresis: a retrospective evaluation. Scand J Urol Nephrol. 2009;43(5):365-8.

19 Bexiga neurogênica na criança

Cristiano Mendes Gomes
Jean Felipe Prodocimo Lestingi

Após ler este capítulo, você estará apto a:

1. Distinguir as principais causas de bexiga neurogênica em crianças e suas possíveis consequências.
2. Interpretar os principais exames para diagnosticar o tipo de bexiga neurogênica e os fatores de risco associados.
3. Interpretar o exame urodinâmico como fundamental para o diagnóstico e tratamento.
4. Entender os princípios de tratamento e acompanhamento das crianças com bexiga neurogênica.

INTRODUÇÃO

O termo bexiga neurogênica refere-se a todos os tipos de distúrbios miccionais causados por interrupção/lesão da inervação vesicoesfincteriana normal. Lesões ou doenças do sistema nervoso são causas frequentes de distúrbios vesicoesfincterianos em crianças, e têm um importante impacto no crescimento e na qualidade de vida dos seus portadores, pois podem determinar o aparecimento de complicações como incontinência urinária, infecções do trato urinário (ITU), retenção e deterioração do trato urinário inferior e superior[1].

EPIDEMIOLOGIA

A causa mais comum de disfunção neurogênica em crianças é a espinha bífida, condição na qual ocorre um defeito congênito de desenvolvimento, que resulta no fechamento incompleto do tubo neural embrionário. Nos casos mais simples, ocorre apenas um desenvolvimento incompleto dos arcos vertebrais de uma vértebra (L5 ou S1), sem consequências danosas para o sistema nervoso. Nos casos mais graves, o tubo neural posterior não se fecha, e há exposição e lesão da medula ou de suas raízes. Dependendo das estruturas envolvidas, caracteriza-se a meningocele ou a mielomeningocele. A deficiência de folatos está relacionada aos disrafismos. Sua reposição, durante os estágios iniciais da gestação, reduz o risco dessas malformações. A mielomeningocele (MMC) é responsável por mais de 90% dos casos. O diagnóstico é feito logo ao nascimento com a visualização do defeito da coluna. A malformação é lombar na maioria dos casos, mas pode ocorrer em qualquer segmento da coluna[2].

Outra causa frequente de distúrbios miccionais neurogênicos em crianças são as malformações anorretais. Anomalias do trato urinário podem ocorrer associadamente em até 20% das crianças com malformações anorretais baixas e até 59% nas anomalias altas. O refluxo vesicoureteral é a anomalia mais comum[3]. Também são frequentes nessas crianças as malformações da coluna lombosacra e as consequentes alterações da inervação vesicoesfincteriana. Malformações sacrais, como agenesia sacral, trauma raquimedular e doenças inflamatórias ou neoplásicas do sistema nervoso central são outras possíveis causas de bexiga neurogênica em crianças.

ETIOLOGIA E FISIOPATOLOGIA

A avaliação de pacientes com distúrbios miccionais neurogênicos requer um bom entendimento da fisiologia da micção, bem como das alterações fisiopatológicas que podem ocorrer em virtude de variadas doenças neurológicas.

Função Vesicoesfincteriana Normal – Neurofisiologia

O trato urinário inferior (TUI) realiza duas funções básicas, enchimento/reservatório de urina e esvaziamento. Para que essas funções possam ocorrer adequadamente, é necessário que ocorra o relaxamento da musculatura lisa vesical (detrusor) e o aumento coordenado do tônus esfincteriano uretral durante a fase de enchimento da bexiga, e o oposto durante a micção. A coordenação das atividades da bexiga e do esfíncter uretral envolve uma complexa interação entre os sistemas nervosos (central e periférico) e os fatores regulatórios locais, e é mediada por vários neurotransmissores.

O funcionamento da bexiga é coordenado em diferentes níveis do sistema nervoso central (SNC), localizados na medula, ponte e centros superiores, através de influências neurológicas excitatórias e inibitórias que se dirigem aos órgãos do TUI e da aferência sensitiva desses órgãos. Perifericamente, o TUI é inervado por três tipos de fibras:

1. Parassimpáticas: a inervação vesical parassimpática origina-se de neurônios localizados na coluna intermediolateral dos segmentos S2 a S4 da medula e é conduzida pelo nervo pélvico até os gânglios localizados no plexo pélvico. Este se localiza lateralmente ao reto e origina as fibras parassimpáticas pós-ganglionares, que se dirigem para a bexiga.
2. Simpáticas: a inervação eferente simpática é originada no segmento toracolombar da medula, de T10 a L2, e direciona-se, através da cadeia simpática, ao plexo hipogástrico superior (pré-aórtico). A subdivisão caudal deste plexo forma o nervo hipogástrico, contendo os eferentes pós-ganglionares simpáticos para a bexiga e uretra.
3. Somáticas: a inervação da musculatura estriada do esfíncter uretral é predominantemente somática. Origina-se no núcleo de Onuf, localizado no corno anterior de um ou mais segmentos da medula espinhal sacral (S2-S4). Fibras somatomotoras originadas deste núcleo inervam o esfíncter uretral, através dos nervos pudendos, sem conexão em gânglios periféricos.

Há evidências de que o esfíncter uretral também receba influência simpática e parassimpática, a partir de ramos dos nervos hipogástrico e pélvico. Vias aferentes, partindo de receptores localizados na bexiga e na uretra, são responsáveis pela transmissão de informações vindas dos referidos órgãos para o SNC. Dirigem-se para o plexo pélvico, de onde partem para a medula através dos nervos pélvico, hipogástrico e pudendo. Na medula, fazem sinapse com neurônios localizados no corno dorsal.

A atividade dos centros medulares é controlada por centros superiores, através de tratos descendentes cefaloespinhais. A micção é coordenada no tronco encefálico, especificamente na substância pontinomesencefálica, denominado centro pontino da micção (CPM), que é a via final comum para os motoneurônios da bexiga, localizados na medula espinhal. Em circunstâncias normais, a micção depende de um reflexo espino-bulbo-espinhal liberado pelo CPM. Este recebe influências do córtex cerebral, do cerebelo, dos gânglios da base, do tálamo e do hipotálamo (influências suprapontinas), em sua maior parte inibitórios.

Resumidamente, pode-se descrever o ciclo miccional normal da seguinte maneira:

1. Enchimento: a distensão da bexiga leva à ativação progressiva dos nervos aferentes vesicais. Essa ativação é acompanhada pela inibição reflexa da bexiga, através do nervo hipogástrico e simultânea estimulação do esfíncter externo via nervo pudendo. O CPM é continuamente monitorado sobre as condições de enchimento vesical, mantendo sua influência inibitória sobre o centro medular sacral, que inerva a bexiga, e liberando progressivamente a ativação do esfíncter externo.
2. Esvaziamento: após alcançar um nível crítico de enchimento vesical e sendo a micção desejada naquele momento, o CPM interrompe a inibição sobre o centro sacral da micção (parassimpático), que ativa a contração vesical através do nervo pélvico. Ao mesmo tempo, a influência inibitória sobre a bexiga, feita pelo sistema simpático através do nervo hipogástrico, é interrompida e ocorre simultânea inibição da ativação somática do esfíncter, relaxando o aparelho esfincteriano e garantindo a coordenação da micção.

Pode-se descrever o ciclo miccional normal como um simples processo de liga-desliga, em que, em um primeiro momento, ocorre inibição dos reflexos da micção (inibição vesical através da estimulação simpática e inibição da estimulação parassimpática) e ativação dos reflexos de enchimento vesical (estimulação esfincteriana pudenda). Esse mecanismo é alternado para ativação dos reflexos da micção (estimulação vesical parassimpática) e inibição dos reflexos de enchimento (inibição da ativação esfincteriana) e as duas fases vão se alternando seguidamente.

O conhecimento da neuroanatomia e da neurofisiologia envolvida no controle da micção permite antecipar que tipos de distúrbios miccionais podem ocorrer em decorrência de patologias que acometem diferentes estruturas do sistema nervoso. O fator mais importante, nesse sentido, é a localização das estruturas afetadas pela neuropatia:

a. Doenças acometendo estruturas do sisterma nervoso localizadas acima do tronco cerebral, geralmente resultam em contrações detrusoras involuntárias, com coordenação vesicoesfincteriana mantida. Os sintomas associados geralmente são aumento da frequência miccional, urgência, urgeincontinência e nictúria. Raramente há deterioração do trato urinário inferior ou superior já que a coordenação vesicoesfincteriana é preservada e as pressões vesicais são mantidas em níveis baixos. Entre as patologias neurológicas mais frequentes nesse segmento destacam-se acidentes vasculares, traumatismos e tumores cerebrais e mal de Parkinson.
b. Nas doenças que acometem a medula espinhal acima do segmento sacral, o padrão mais frequente é de hiperreflexia detrusora com dissinergismo vesicoesfincteriano. A interrupção da inibição do arco reflexo da micção associa-se à perda

da coordenação do relaxamento esfincteriano, já que o CPM também está desconectado dos centros medulares da micção. A principal causa de lesões nesse nível, em crianças, são as mielodisplasias toracolombares (mielomeningocele). Nesses pacientes, os sintomas mais frequentes são a incontinência urinária e a dificuldade miccional. Na maioria dos casos, a sensibilidade vesical está abolida ou diminuída. A maioria dos pacientes apresenta elevação da pressão detrusora pela hiperatividade detrusora associada ao dissinergismo. O resíduo miccional também é elevado. Muitos podem evoluir com perda da complacência vesical e infecções de repetição. A associação de elevadas pressões vesicais e ITU de repetição, se não tratada, leva à deterioração progressiva da bexiga e do trato urinário superior, podendo determinar a falência renal.

c. Nas lesões medulares acometendo segmentos abaixo de S2, a arreflexia detrusora é o padrão mais frequente, uma vez que o centro parassimpático da micção é lesado. O mecanismo esfincteriano pode ser afetado de várias maneiras, mas geralmente mantém um tônus moderado. Os pacientes com lesões nesse nível geralmente apresentam sintomas de dificuldade miccional associados à perda total ou parcial da sensibilidade vesical. Podem apresentar também incontinência por transbordamento. Por vezes, pode haver lesão predominante do núcleo de Onuf, responsável pela inervação do rabdoesfíncter uretral. Nessas circunstâncias, pode ocorrer deficiência esfincteriana. As patologias que mais frequentemente acometem esse segmento da medula são as mielodisplasias, como a mielomeningocele lombossacral e as malformações sacrais.
d. As lesões que acometem estruturas periféricas podem ser bastante semelhantes às lesões dos segmentos medulares sacrais inferiores. Frequentemente, entretanto, o tônus esfincteriano pode ser muito baixo, e pode ocorrer deficiência esfincteriana severa. São causadas por traumatismos pélvicos severos e cirurgias pélvicas radicais.

Não é possível prever com exatidão o padrão de disfunção vesicoesfincteriana de um paciente com base exclusivamente no conhecimento do nível da lesão neurológica[4].

AVALIAÇÃO CLÍNICA

A avaliação clínica detalhada é a principal parte da investigação médica de crianças com suspeita de bexiga neurogênica. Ela precisa caracterizar os sintomas miccionais assim como o estado geral de saúde da criança, incluindo a saúde mental, a história prévia de tratamentos urológicos e o impacto dos sintomas urinários sobre a qualidade de vida.

A avaliação é iniciada com história completa, detalhes dos antecedentes obstétricos da mãe, incluindo gestação e exames pré-natais, avaliação ultrassonográfica e dados do parto. Dessa maneira, aspectos importantes como prematuridade, anoxia neonatal, traumatismos de parto, hidronefrose antenatal, alterações renais-ureterais (como bifidez ou duplicidade) e outras anormalidades podem ser identificadas. Além disso, pacientes submetidos a cirurgias reconstrutivas podem desenvolver distúrbios miccionais em virtude de lesão dos nervos pélvicos ou de lesão uretral.

A história miccional deve ser bem caracterizada desde os primeiros dias de vida. Gotejamento contínuo de urina ou às manobras de Valsalva podem indicar um distúrbio neurogênico. Outras alterações que indicam essa possibilidade são: presença de dermatite genital crônica, jato urinário fraco com utilização de prensa abdominal durante a micção (Valsalva ou Credé) e alterações intestinais (crianças com distúrbios neurogênicos podem apresentar constipação crônica ou outras alterações fecais). A combinação de incontinência urinária e fecal reforça a possibilidade de um distúrbio de causa orgânica, embora possa ocorrer em crianças com distúrbios funcionais. Em crianças com mais de 2 anos, os pais podem ser orientados a anotar todos os eventos miccionais da criança por alguns dias, construindo um diário miccional.

Outro dado importante é a história de infecções do ITU. Elas podem ser causadas por alterações orgânicas (refluxo vesicoureteral, uropatia obstrutiva) que precisam ser descartadas.

O exame físico é fundamental para avaliar a presença de globo vesical, anormalidades genitais e da região sacral e deficits neurológicos. Deve ser dirigido para detectar as condições que sabidamente acompanham-se de alterações anatômicas. Inicia-se com a palpação do abdome à procura de distensão vesical, massa fecal impactada e outras massas. As costas, as nádegas e o interglúteo devem ser examinados rigorosamente, procurando-se hemangiomas/teleangiectasias, tufos capilares, alterações da prega interglútea e alterações ósseas. No exame da genitália feminina, a inspeção traz dados importantes e deve ser feita com a criança em decúbito dorsal horizontal com flexão de articulações do quadril e joelhos. Os grandes lábios devem ser separados pela mãe ou pela própria criança, e qualquer palpação ou manipulação de genitália deve ser exaustivamente explicada aos pais e à criança. Deve-se atentar para a posição do meato uretral (identificar epispádia), existência de ectopia ureteral, aderência dos lábios menores, imperfuração do hímen e anomalias do seio urogenital (uretra e vagina devem ter aberturas separadas). Além disso, deve ser feito um exame neurourológico dirigido, incluindo a pesquisa das funções motoras e sensitivas sacrais e, em alguns casos, do tônus e da sensibilidade perianal e do reflexo bulbocavernoso[5] (Figura 19.1).

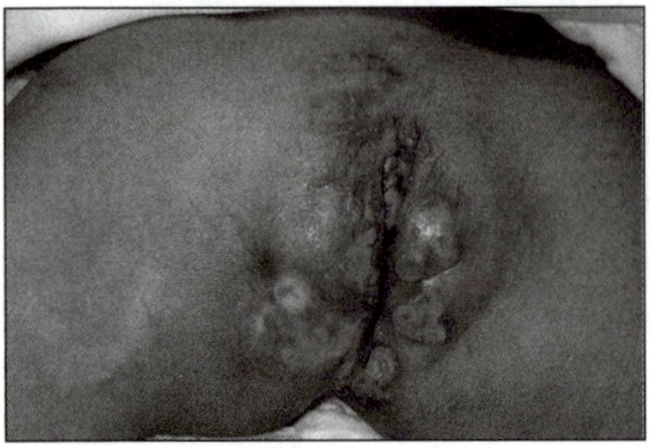

Figura 19.1 Exame físico genital em menina com malformação sacral, incontinência urinária e infecções urinárias de repetição demonstra intensa dermatite com áreas de ulceração. (Veja imagem colorida no encarte.)

EXAMES COMPLEMENTARES

A avaliação urológica deve incluir exames laboratoriais para pesquisa de infecção do trato urinário, hematúria e função renal. São fundamentais os exames de urina I, urocultura e ureia/creatinina. Nos pacientes com micção espontânea, a medida do fluxo e do resíduo oferece informações preciosas quanto ao padrão miccional da criança. Idealmente, um diário miccional de 2 a 3 dias deve ser obtido para auxiliar a caracterizar o padrão habitual de ingestão de líquidos, frequência miccional e severidade da incontinência (quando presente).

A avaliação radiológica deve ser individualizada podendo incluir uma simples ultrassonografia de rins e bexiga ou requerer uretrocistografia miccional/retrógrada (UCM/R), urografia intravenosa (UIV), estudos radioisotópicos ou tomografia computadorizada. As crianças com bexiga neurogênica estão mais propensas a desenvolver diversas complicações do trato urinário como estenose uretral, hidronefrose (Figura 19.2), refluxo vesicoureteral (Figura 19.3), litíase e deterioração do trato urinário. Até 15% das crianças apresentam alterações estruturais do trato urinário na avaliação inicial, e essa proporção tende a aumentar no seguimento radiológico.

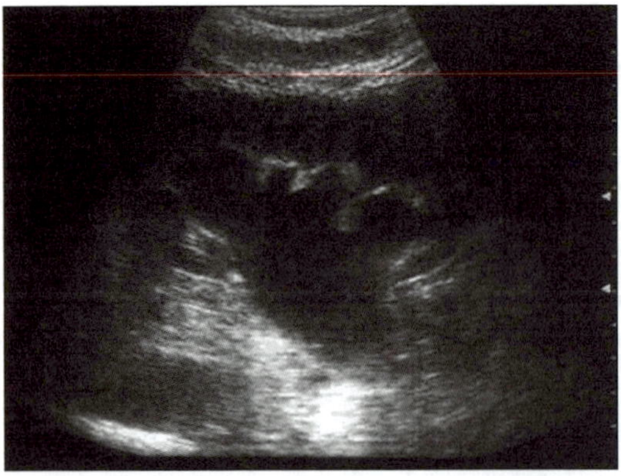

Figura 19.2 Ultrassonografia renal mostra hidronefrose acentuada em criança com bexiga neurogênica por mielomeningocele e elevadas pressões vesicais confirmadas em exame urodinâmico.

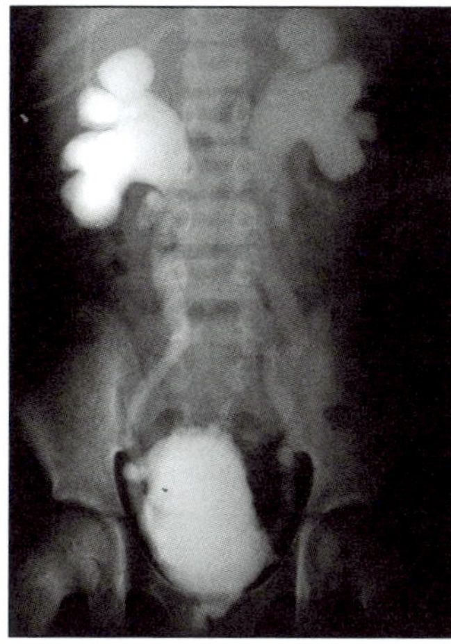

Figura 19.3 Uretrocistografia demonstrando bexiga com divertículos e refluxo vesicoureteral bilateral.

Os exames urodinâmicos representaram um grande avanço na avaliação de pacientes com bexiga neurogênica. Vários autores contribuíram para isso, destacando-se os trabalhos do Dr. Edward McGuire[6], que demonstrou que a presença de elevadas pressões vesicais em crianças com mielomeningocele associa-se com maior chance de piora da função do trato urinário superior. A urodinâmica assumiu um papel importante na avaliação, pois permite identificar as crianças que podem ser apenas acompanhadas, aquelas que devem ser tratadas preventivamente e as que estão sob risco de alterações do trato urinário alto. Dessa forma, medidas terapêuticas podem ser implementadas antes do aparecimento de complicações urológicas (Figura 19.4). A urodinâmica pode documentar a causa dos distúrbios miccionais, estabelecer critérios prognósticos e dirigir a seleção das alternativas terapêuticas. Deve-se lembrar que alterações vesicais podem ocorrer durante o curso da doença, mudando o padrão miccional. O Quadro 19.1 resume as principais localizações das lesões, dos sinais e dos sintomas e os achados de urodinâmica[7-9]. Para maiores detalhes sobre esse exame, consultar o Capítulo 4 – Avaliação urodinâmica na criança. A Figura 19.5 ilustra a abordagem inicial da criança com bexiga neurogênica.

TRATAMENTO

A principal preocupação do médico envolvido no tratamento de crianças com bexiga neurogênica deve ser a de reduzir os episódios de infecção urinária e impedir a deterioração da função vesical e do trato urinário superior. Com base nos exames laboratoriais, de imagem e urodinâmicos, algumas crianças não requerem nenhum tratamento inicial[10], enquanto outras necessitam de intervenções que variam de tratamento farmacológico com anticolinérgicos a derivação urinária externa (vesicostomia). O cateterismo vesical intermitente é introduzido como forma de

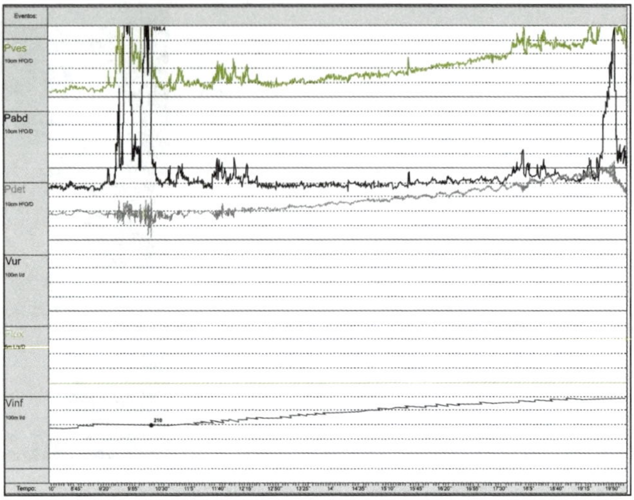

Figura 19.4 Exame urodinâmico em criança com bexiga neurogênica por mielomeningocele apresentando elevação progressiva da pressão detrusora com o enchimento vesical, caracterizando má complacência. Nessa paciente, medidas para redução das pressões vesicais devem ser implementadas.

Quadro 19.1 – Principais doenças que causam bexiga neurogênica em crianças: sinais, sintomas e achados de urodinâmica

Localização das lesões	Exemplos	Sinais e sintomas	Achados de urodinâmica
Sistema nervoso central, localizadas acima do tronco cerebral	Traumatismos e tumores cerebrais	Aumento da frequência miccional, urgência, urge-incontinência e nictúria	Contrações detrusoras involuntárias, com coordenação vesicoesfincteriana mantida
Medula espinhal acima do segmento sacral	Traumatismos raquimedulares e mielomeningocele toracolombar	Incontinência urinária, dificuldade miccional e infecções do trato urinário de repetição	Hiper-reflexia detrusora com dissinergia vesicoesfincteriana, sensibilidade vesical abolida, resíduo miccional Muitos podem evoluir com perda da complacência vesical
Medulares acometendo segmentos abaixo de S2	Mielomeningocele lombossacral e malformações sacrais	Perda total ou parcial da sensibilidade vesical e incontinência por transbordamento	Arreflexia detrusora, perda total ou parcial da sensibilidade vesical

esvaziamento vesical em muitas dessas crianças, sendo geralmente realizado pelos pais nesta fase.

Os objetivos do tratamento estão demonstrados na Quadro 19.2, e a Figura 19.6 resume as principais alternativas no tratamento das crianças com bexiga neurogênica[11-13].

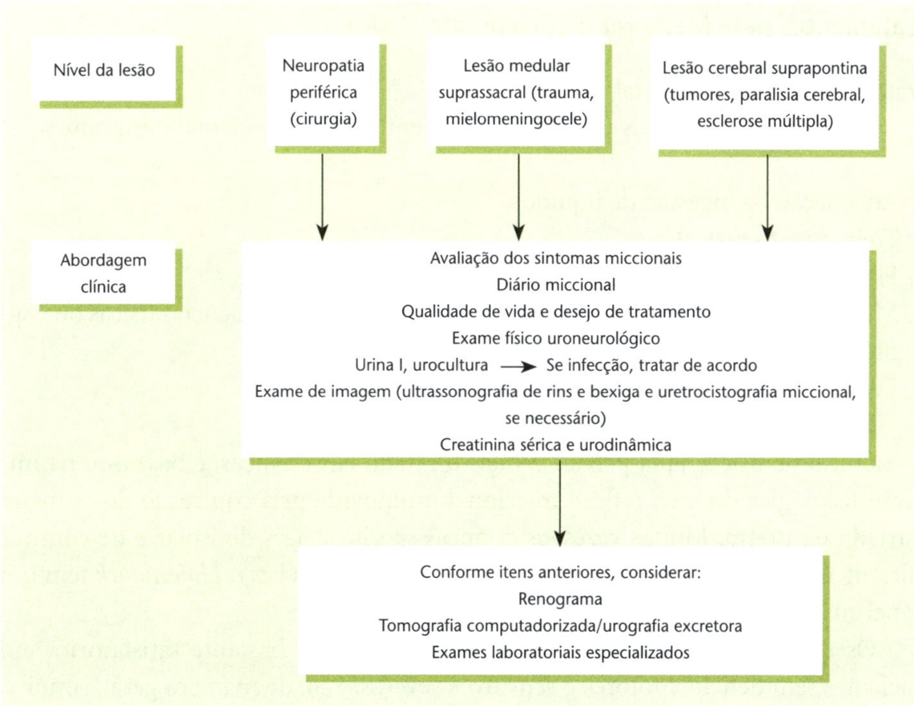

Figura 19.5 Abordagem inicial da criança com bexiga neurogênica.

Quadro 19.2 – Objetivos do tratamento da criança com bexiga neurogênica

- Preservar ou recuperar o trato urinário superior
- Minimizar os episódios de infecção do trato urinário
- Permitir o enchimento vesical com baixa pressão
- Permitir esvaziamento vesical completo e com baixa pressão
- Promover a continência urinária

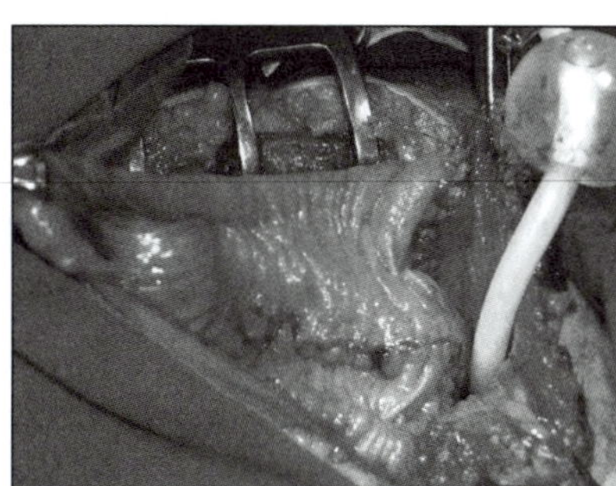

Figura 19.6 Ampliação vesical com segmento ileal detubulizado e reconfigurado. (Veja imagem colorida no encarte.)

Tratamentos para Melhorar o Enchimento Vesical

Tratamento comportamental

Entre os métodos mais usados de tratamento comportamental destacam-se:

1. Adequação da ingestão de líquidos.
2. Treinamento vesical.
3. Fisioterapia pélvica.
4. Micção de horário, ou comandada para pacientes com deficiências físicas ou cognitivas.
5. Evitar potenciais irritantes vesicais (cafeína, refrigerantes).

O uso de fisioterapia pélvica é mais limitado em crianças, e baseia-se na inibição fisiológica do arco reflexo miccional promovida pela contração do esfíncter estriado da uretra. Muitas vezes, as crianças são incapazes de isolar e de contrair eficientemente a musculatura pélvica. Nessas circunstâncias, o *biofeedback* tem um papel auxiliar.

Os resultados do tratamento comportamental são bastante satisfatórios em pacientes sem déficits motores e sensitivos severos. São, de maneira geral, simples, baratos, isentos de efeitos colaterais e eficientes.

Tratamento farmacológico

A maioria das drogas utilizadas nesse grupo se destina ao tratamento da hiperatividade detrusora. Sabe-se que a contração das fibras musculares lisas da bexiga é mediada predominantemente pela estimulação colinérgica de receptores muscarínicos. Entretanto, como os receptores muscarínicos estão presentes no organismo em diversos outros órgãos além da bexiga (como glândulas salivares, trato intestinal, coração e olhos), drogas que atuam nesses receptores podem afetar a função desses órgãos, explicando dois dos mais frequentes efeitos colaterais resultantes do uso de drogas antimuscarínicas: boca seca e constipação.

As principais drogas anticolinérgicas usadas na prática clínica em crianças são a oxibutinina e a tolterodina. Em crianças que não tolerem o uso desses medicamentos por via oral, outras alternativas de administração, como a via retal e a instilação vesical (em crianças que realizam cateterismo vesical intermitente), são propostas e usadas com relativo sucesso. O advento de novas alternativas para o tratamento da hiperatividade detrusora refratária, como a injeção de toxina botulínica no detrusor, diminuiu o entusiasmo pelo uso dessas vias de administração.

Tratamentos invasivos

A injeção de toxina botulínica no detrusor tem sido usada há mais de 10 anos para o tratamento da hiperatividade detrusora neurogênica refratária no lugar do tratamento conservador. Seu uso inicial em adultos, com grande sucesso, levou à sua utilização em crianças, nas quais os bons resultados foram reproduzidos por vários autores. O procedimento é feito por via endoscópica e o urologista realiza a injeção de uma solução contendo a toxina botulínica em diversos pontos da bexiga, na profundidade de sua musculatura detrusora. Geralmente isso é feito sob sedação, em caráter ambulatorial. Dessa forma, a injeção de toxina botulínica no detrusor estabeleceu-se como uma alternativa atraente para casos de hiperatividade detrusora refratária, oferecendo uma possibilidade minimamente invasiva de tratamento, no lugar das cirurgias mais invasivas que ofereciam resultados convincentes, como as ampliações vesicais.

As cirurgias de ampliação vesical têm sido utilizadas apenas em crianças com hiperatividade detrusora severa e com comprometimento da capacidade e complacência vesicais. A maior parte dos candidatos a essas cirurgias é portadora de doenças medulares, como mielomeningocele. A maioria das cirurgias de ampliação é feita com uso de segmentos intestinais, notadamente o íleo e o colo (Figura 19.7). A ampliação vesical, associada ou não ao cateterismo vesical intermitente, apresenta bons resultados com relação à preservação da função renal e à continência urinária. A longo prazo, pode apresentar complicações, como litíase urinária, distúrbio metabólico (acidose hipocalêmica) e possível neoplasia; sua indicação estaria limitada a pacientes com função renal já comprometida (creatinina > 2,5 mg/mL)[14].

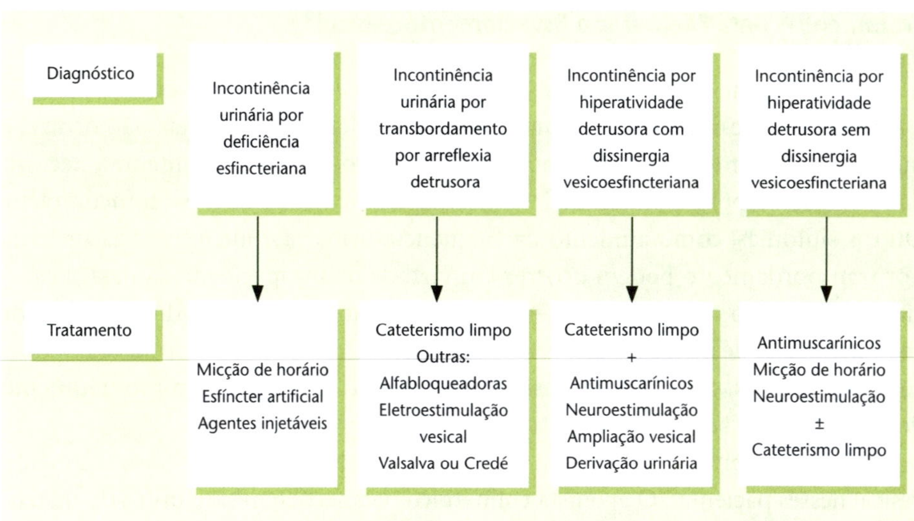

Figura 19.7 Alternativas terapêuticas em crianças com bexiga neurogênica.

A ampliação deve ser realizada apenas depois da confirmação de que a família ou o responsável pela criança fará o cateterismo intermitente de forma adequada, já que as consequências podem ser piores que a própria doença, caso a criança não faça o cateterismo de forma adequada.

Tratamentos para Aumentar a Resistência Uretral

O comprometimento do mecanismo esfincteriano do trato urinário inferior pode decorrer de distúrbios em um ou mais dos seus componentes:

1. Inervação do esfíncter e assoalho pélvico.
2. Propriedades estruturais do músculo liso e/ou estriado esfincteriano.
3. Elementos intrínsecos da uretra.
4. Estruturas do assoalho pélvico.

Entre as crianças com distúrbios neurogênicos, os tratamentos farmacológicos para aumento da resistência uretral são raramente utilizados, como a implantação do esfíncter artificial, a injeção de substâncias como colágeno ou silicone no colo vesical, e as cirurgias de *sling* para pacientes do sexo feminino (nesses casos, faz-se *sling* obstrutivo, com o objetivo de tornar a paciente retencionista). Quando são necessários procedimentos invasivos para garantir a continência, eles geralmente são adiados até que a criança atinja a adolescência, e possa assumir a responsabilidade pelo cateterismo vesical (muitas vezes necessário).

Tratamentos para Melhorar o Esvaziamento Vesical

Um dos principais aspectos necessários para o esvaziamento vesical adequado é a capacidade vesical de gerar uma contração eficiente. Quando ela não ocorre, a micção é ineficiente e ocorrem sintomas (como jato fraco e intermitente), necessidade de uso de prensa abdominal e sensação de esvaziamento vesical incompleto. Outros sintomas, como aumento da frequência urinária e incontinência urinária por transbordamento podem ocorrer em virtude da incapacidade da bexiga esvaziar-se. O quadro clínico dos pacientes com contratilidade vesical diminuída pode acompanhar-se de infecções urinárias de repetição, litíase vesical e outras complicações progressivas, como fibrose vesical, refluxo vesicoureteral e comprometimento do trato urinário superior.

Não há tratamentos medicamentosos eficazes para melhorar o esvaziamento vesical nesses pacientes. O agonista colinérgico betanecol tem sido utilizado na tentativa de aumentar a força de contração vesical e os alfabloqueadores (doxazosina, tansulosina), na tentativa de abrir o colo vesical. Nenhum, entretanto, demonstrou utilidade em crianças com bexiga neurogênica.

Compressão externa e/ou manobra de Valsalva

As manobras de Credé (compressão manual externa) e Valsalva (uso de prensa abdominal) podem ser eficientes em pacientes capazes de gerar uma pressão abdominal significativamente elevada (acima de 50 cmH_2O) e que possuam resistência uretral diminuída. As crianças candidatas a esse tratamento são as que possuem algum grau de incontinência urinária e comprometimento esfincteriano associado à falência da contração vesical.

Cateterismo vesical intermitente

Um avanço importante foi a introdução do cateterismo intermitente[11]. Essa técnica contribuiu muito para diminuir a morbidade associada ao uso crônico de cateteres uretrais, além de melhorar a qualidade de vida das crianças. Consiste no tratamento atual de escolha para a maioria dos pacientes com falência da contração vesical de qualquer etiologia. Entretanto, o cateterismo vesical intermitente não é isento de complicações, como mostra o Quadro 19.3.

Quadro 19.3 – Dificuldades e complicações relacionadas ao cateterismo limpo intermitente

- Infecção urinária
- Lesão uretral
- Maior gasto de tempo e necessidade de material para as micções
- Piora da autoestima e da imagem corporal ou outros distúrbios psicológicos
- Dor ou desconforto para a passagem do cateter nas crianças sem alteração da sensibilidade uretral
- Necessidade de ajuda para realizar o cateterismo nas crianças com limitações motoras e/ou cognitivas

Tratamento invasivo

Em alguns pacientes é necessário tratar a hipertonia do esfíncter uretral, responsável pelas altas pressões vesicais e seus efeitos deletérios sobre a bexiga e o TUS. A esfincterotomia é um procedimento endoscópico de secção das fibras musculares do esfíncter uretral. Por ser um procedimento potencialmente irreversível, raramente é indicado em crianças. Nessa população, a injeção de toxina botulínica no esfíncter pode promover adequado relaxamento esfincteriano em caráter reversível.

A vesicostomia consiste na derivação urinária diretamente da bexiga para a pele. Trata-se de um procedimento cirúrgico relativamente simples responsável por uma redução adequada das pressões vesicais, e geralmente promove melhora clínica e radiológica em crianças que apresentem infecções urinárias graves e deterioração do trato urinário (Figura 19.8).

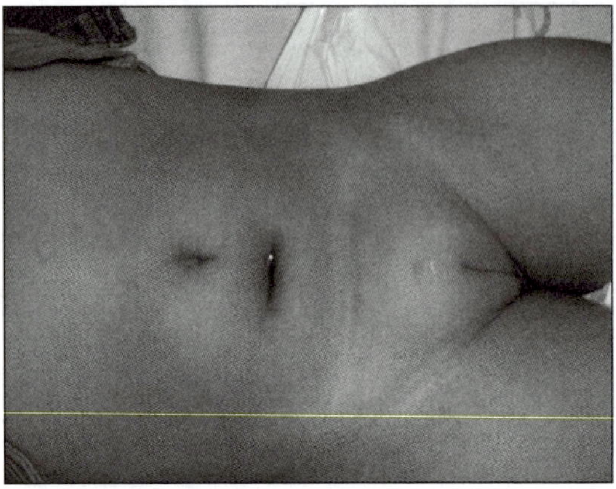

Figura 19.8 Menina com bexiga neurogênica submetida a vesicostomia após apresentar vários episódios de infecções urinárias febris e sequelas de pielonefrites. (Veja imagem colorida no encarte.)

CONCLUSÕES

Distúrbios miccionais de causa neurogênica são relativamente frequentes em crianças e têm como principal causa a mielomeningocele. A avaliação clínica detalhada com história, exame físico e exames complementares é fundamental para entender as repercussões clínicas da bexiga neurogênica e a fisiopatologia da disfunção miccional e para estabelecer o planejamento terapêutico. O exame urodinâmico é parte integral dessa avaliação e oferece informações diagnósticas e prognósticas. O tratamento dessas crianças tem como principais objetivos a preservação da função renal e do trato urinário, a minimização do número e da gravidade das infecções urinárias e o restabelecimento da continência urinária.

REFERÊNCIAS BIBLIOGRÁFICAS

1. Wein AJ. Neuromuscular dysfunction of the lower urinary tract and its management. In: Walsh PC, Retik AB, Vaughan ED Jr, Wein AJ. Campbell's Urology. 9th ed. Philadelphia: W.B. Saunders Company; 2007. p.931-1026.
2. Bauer SB. Neurogenic dysfunction of the lower urinary tract in children. In: Walsh PC, Retik AB, Vaughan ED Jr, Wein AJ. Campbell's Urology. 9th ed. Philadelphia: WB Saunders Company; 2007. p.2019-54.
3. Boemers TM, de Jong TP, van Gool JD, Bax KM. Urologic problems in anorectal malformations. Part 2: functional urologic sequelae. Journal of Pediatric Surgery. 1996;31(5):634-7.
4. Trigo-Rocha F, Gomes CM, Mitre AI, Arap S. Traumatismo raquimedular: disfunção vesicoesfincteriana. In: Greve J, Casalis M, Barros Filho TEP, editors. Diagnóstico e tratamento da lesão da medula espinal. 1ª ed. São Paulo: Editora Roca; 2001. p.269-92.
5. Tanagho EA, Lue TF. Neuropathic Bladder Disorders. In: Tanagho EA, McAninch JW, editors. Smith's General Urology. 16th ed. New York: Lange Medical Books/The McGraw-Hill Companies; 2004. p.435-52.
6. McGuire FJ, Fitzpatrick CC, Wan JBD, Sanvordenker J. Clinical assessment of urethral sphincter function. J Urol. 1993;150:1452-4.

7. Wyndaele JJ, Castro D, Madersbacher H, Chartier-Kastler E, Igawa Y, Kovindha A, et al. Neurologic Urinary and Fecal Incontinence. In: Abrams P, Andersson KE, Brubaker L, Cardozo L, Cottenden A, Denis J, et al. 3rd International Consultation on Incontinence. Monaco: International Continence Society; 2005. p.1059-162.
8. Boone TB. Urodynamics I. Urol Clin North Am; 1996;23(2):171-331.
9. Boone TB. Urodynamics II. Urol Clin North Am; 1996;23(3):337-516.
10. Curran MJ, Kaefer M, Peters C, Logigian E, Bauer SB. The overactive bladder in childhood: long-term results with conservative management. J Urol. 2000;163(2):574.
11. Cass AS, Luxenberg M, Johnson CF, Gleich P. Incidence of urinary tract complications with myelomeningocele. Urology. 1985;25(4):374.
12. Kaefer M, Pabby A, Kelly M, Darbey M, Bauer SB. Improved bladder function after prophylactic treatment of the high risk neurogenic bladder in newborns with myelomeningocele. J Urol. 1999;162(3 Pt 2):1068.
13. Lewis MA, Shaw J, Sattar TM, Bannister CM. The spectrum of spinal cord dysraphism and bladder neuropathy in children. Eur J Pediatr Surg. 1997;7 Suppl 1:35-7.
14. Yeung CK, Sihoe JDY, Bauer SB. In: Walsh PC, Retik AB, Wein AJ. Campbell's Urology 9th ed. Philadelphia: W.B. Saunders; 2007. p.3604-24.

Seção VI

Doenças testiculares

Criptorquidia, hidrocele e varicocele 20

Edison Daniel Schneider-Monteiro

Após ler este capítulo, você estará apto a:

1. Identificar e classificar criptorquidia.
2. Indicar a forma e o momento adequado de tratamento da criptorquidia.
3. Conceituar e diagnosticar hidrocele.
4. Reconhecer e classificar varicocele.
5. Discutir a necessidade e o momento do tratamento da varicocele.

INTRODUÇÃO

Criptorquidia, hidrocele e varicocele são doenças comuns na infância e na adolescência e o pediatra deve estar familiarizado com suas manifestações clínicas, com a evolução da doença e com possíveis tratamentos, devendo encaminhar as crianças ao urologista no momento adequado para avaliação e tratamento cirúrgico, quando necessário.

A criptorquidia pode implicar em infertilidade e risco aumentado de câncer de testículo e deve ser tratada a partir dos 9 meses de vida, quando não houver a descida do testículo à bolsa escrotal. A hidrocele pode ser incômoda para a criança e pode estar associada à hérnia inguinal. A varicocele, por sua vez, também pode implicar em infertilidade e necessidade de correção cirúrgica; nesses pacientes, está indicada uma avaliação urológica.

CRIPTORQUIDIA

A criptorquidia, também chamada de distopia ou ectopia testicular, é definida como falha na descida do testículo ao escroto. O testículo pode ser palpável ou não e classificado como retrátil, com descida incompleta, ectópico ou ainda não palpável, podendo este ser intra-abdominal ou ausente. Como o tratamento dos bebês com criptorquidia está relacionado com a fertilidade futura e com o risco de tumores de testículos, o pediatra deve realizar diagnóstico precoce e encaminhar o paciente para tratamento no primeiro ano de vida.

Epidemiologia

A criptorquidia unilateral é a condição cirúrgica mais comum em urologia pediátrica, presente em 3 a 5% dos nascidos vivos (15% bilateral). A maioria dos testículos criptorquídicos desce à bolsa até os 9 meses de vida, restando então de 0,7 a 1% dos meninos de 1 ano com testículo fora da bolsa escrotal. Em 20% dos meninos com criptorquidia, o testículo não é palpável ao exame físico, porém apenas 20% destes não têm testículos à exploração cirúrgica[1,2].

Patogênese

As causas da falha de descida do testículo ainda não estão totalmente estabelecidas. Dentre as hipóteses, pode-se citar anormalidades do gubernáculo, defeito testicular intrínseco e deficiência no estímulo hormonal gonadotrópico[1]. O gubernáculo é uma estrutura em forma de cordão que, na fase embriológica, estende-se do polo inferior do testículo até o escroto; assim, anormalidades nesse cordão podem determinar a criptorquidia. Um defeito gonadal congênito pode tornar o testículo insensível ao estímulo da gonadotropina, determinando criptorquidia, geralmente unilateral. Concentração inadequada de gonadotropina materna também pode ser causa de descida incompleta, possivelmente relacionada à criptorquidia bilateral.

Manifestações Clínicas

A criptorquidia é caracterizada pela ausência do testículo na bolsa escrotal ao nascimento, porém nem sempre o diagnóstico é realizado nessa fase. No diagnóstico, deve-se questionar aspectos relacionados à história da gestação e familiar.

No exame físico, deve-se realizar inspeção do escroto, notando-se que, quando da ausência do testículo na bolsa, esta se encontra vazia, hipodesenvolvida. Caso a hemibolsa testicular encontre-se bem desenvolvida, isso sugere que o testículo está presente abaixo do anel inguinal interno. À palpação, pode-se ratificar a ausência do testículo na bolsa, procurando palpá-lo nas regiões inguinal, perineal, pré-pubica ou femoral/crural (Figura 20.1). Vale ressaltar que esse exame deve ser realizado de forma gentil, com a criança bem calma, e com mãos aquecidas, podendo-se utilizar de algum gel deslizante para facilitar a palpação e minorar o desconforto do exame. Um artifício que ajuda no exame físico consiste em, com uma das mãos, comprimir o anel inguinal externo e, com a outra mão espalmada, palpar a região pré-pubiana, de medial para lateral. Nesse procedimento, é possível verificar que o testículo "pula" após a passagem da mão. Pode acontecer de se palpar o testículo em uma ocasião e em outra não, o que dependerá da calma do paciente, temperatura da sala e experiência do examinador[3-5].

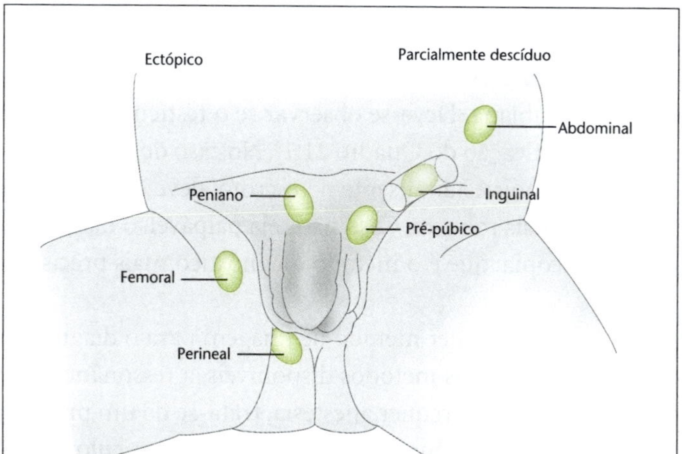

Figura 20.1 Possível localização do testículo criptorquídico.

A criptorquidia pode ser classificada conforme a localização do testículo ao exame físico (Quadro 20.1).

Quadro 20.1 – Exame físico e classificação

Localização do testículo		Descrição
Palpável	Retrátil	Geralmente palpável na região inguinal, tem uma posição extraescrotal intermitente em razão do reflexo cremastérico
	Ectópico	Testículo que desce fora do canal inguinal, posicionando-se no períneo, pré-peniano ou femoral/crural (na face interna da coxa)
	Inguinal	Testículo com descida incompleta, posicionando-se no canal inguinal ou junto ao anel inguinal externo (pré-escrotal)
Não palpável	Intra-abdominal	O testículo encontra-se no retroperitônio, no trajeto dos vasos espermáticos
	Ausente	Pode-se observar os vasos gonadais em fundo cego, próximos ao anel inguinal interno ou esses vasos podem estar ausentes, denotando agenesia testicular
	Vanishing testis	Resultante de possível torção perinatal. À laparoscopia, pode-se identificar vestígio testicular junto ao trajeto dos vasos gonadais ou observar os vasos gonadais entrando no canal inguinal, porém, ao se explorar a região inguinal, não se encontra testículo

Diagnóstico e Exames Complementares

O diagnóstico é realizado pelo exame físico e, idealmente, deve ser realizado antes dos 6 meses de vida. Isso porque, nessa fase, o reflexo cremastérico é fraco e há menos gordura pré-pubiana. Deve-se observar se o testículo é palpável e a posição dele, conforme a classificação do Quadro 21.1[4]. No caso de um testículo ser palpável antes dos 6 meses e depois estar ausente no escroto, deve estar retrátil por causa do reflexo cremastérico mais robusto. Caso não seja palpável, o diagnóstico é realizado por meio da laparoscopia, que é o método diagnóstico mais preciso para um testículo não palpável[1].

Não há lugar para qualquer método de imagem para o diagnóstico de criptorquidia não palpável. Dentre os métodos disponíveis, a ressonância nuclear magnética seria mais precisa, porém requer anestesia, trata-se de um procedimento caro e não evita a cirurgia. Portanto, quando se identifica um testículo não palpável, indica-se a exploração cirúrgica com a laparoscopia.

A criptorquidia bilateral com testículos não palpáveis requer exame de cariótipo para se definir o sexo, visto que meninas com hiperplasia de adrenal podem ser totalmente virilizadas[6]. A associação com outros distúrbios de desenvolvimento sexual também deve ser avaliada.

Dosagens hormonais de LH e FSH elevadas com testosterona baixa e ausência de resposta com administração de HCG podem indicar anorquia (ausência de testículos), mas a investigação laparoscópica não pode ser dispensada[1].

Tratamento

O tratamento da criptorquidia é imperativo por vários motivos: risco de infertilidade, maior risco de neoplasias malignas de testículo, além de maior risco de torção, trauma e transtornos psicológicos[3]. Além disso, há uma associação comum entre criptorquidia e patência do conduto peritoneovaginal (hidrocele comunicante ou hérnia inguinal).

Tratamento hormonal

Pode ser indicado em casos de testículos virgens de tratamento, não ectópicos e sem hérnia inguinal ipsilateral. É eficaz em cerca de 20% dos pacientes. Porém, naqueles com testículo retrátil, a eficácia gira em torno de 100%[1,2].

Dois esquemas são utilizados, conforme Tabela 20.1, mas, na Divisão de Urologia do HC-FMUSP, opta-se pelo HCG intramuscular. Não há na literatura um esquema de dosagem específico para o HCG, mas utiliza-se um dos inseridos na Tabela 20.1[1].

Tabela 20.1 – Esquema para o tratamento hormonal

Droga	Via	Dosagem
HCG (Choragon®, Pregnyl®)	IM	< 10 kg: 1.000 UI/semana por 4 semanas 10 a 20 kg: 1.500 UI/semana por 4 semanas > 20 kg: 2.500 UI/semana por 4 semanas ou 1.500 UI 1x/semana por 4 a 6 semanas, para qualquer peso
GnRH	*Spray* nasal	1,2 mg/dia por 4 semanas

IM: intramuscular.

O tratamento com GnRH ou ainda LHRH é mais utilizado na Europa e a taxa de sucesso parece ser equivalente.

Cirurgia

A idade ideal para o tratamento cirúrgico é entre 9 e 18 meses, após a idade de possível descida espontânea do testículo e antes de se aumentar o dano testicular pela temperatura elevada da cavidade abdominal[1-3,5].

A técnica cirúrgica envolvida depende da localização testicular, conforme demonstra o Quadro 20.2.

Quadro 20.2 – Tratamento cirúrgico de acordo com a localização testicular

Localização testicular	Acesso	Achados	Conduta
Retrátil	Escrotal	Testículo retrátil	Fixação testicular no escroto, confeccionando-se uma bolsa subdártica, onde o testículo é fixado
Ectópico ou inguinal	Inguinal	Testículo adequado	Dissecção dos vasos espermáticos e deferente, de modo a permitir a descida do testículo até o escroto
		Testículo atrófico	Orquiectomia*
Não palpável	Laparoscopia	Vasos em fundo cego	Nenhuma
		Cordão espermático entrando pelo anel inguinal interno	Exploração inguinal
		Testículo intra-abdominal	Orquidopexia laparoscópica**

* A orquiectomia é realizada em testículos atróficos ou pode ser indicada em crianças maiores de 10 anos com testículo contralateral normal.

** Conforme avaliação laparoscópica, podem-se realizar a dissecção dos vasos/deferente e a mobilização do testículo até o escroto ou, se não houver mobilidade suficiente na avaliação inicial, a incisão dos vasos espermáticos, sem mobilização testicular. Após 6 meses, deve-se realizar a reabordagem cirúrgica (técnica de Fowler-Stephens).

Complicações e Prognóstico

Dentre as possíveis complicações, podem-se citar orquiectomia inadvertida do testículo (por tração excessiva do pedículo durante a cirurgia), atrofia testicular no pós-operatório (por comprometimento da vascularização testicular durante a dissecção) ou posicionamento inadequado do testículo ou retração, determinando a necessidade de um segundo procedimento.

Cerca de 20% dos homens com criptorquidia unilateral permanecem inférteis mesmo que a correção tenha sido adequada e em idade apropriada. A criptorquidia bilateral, mesmo quando tratada, determina baixas taxas de fertilidade na idade adulta. A criptorquidia unilateral não tratada, além de determinar aumento do risco de câncer de testículo, também implica em menor capacidade reprodutiva[6].

HIDROCELE

Hidrocele é definida como um acúmulo de líquido ao redor do testículo, localizado entre as túnicas vaginais parietal e visceral. Quando o conduto peritoneovaginal permanece patente, chama-se hidrocele comunicante e sua patogênese envolve o mesmo princípio da hérnia inguinal, porém com abertura menor, que impede a passagem de alças intestinais, passando apenas o líquido peritoneal. Esse defeito é congênito[4,5].

A hidrocele não comunicante é rara em crianças e ocorre, predominantemente, em adolescentes e adultos, sendo decorrente de infecção do testículo/epidídimo, trauma, torção ou tumores.

A hidrocele comunicante acomete 6% dos recém-nascidos vivos[3].

Embriologia e Patogênese

No terceiro trimestre da gestação, o peritônio se invagina, protruindo-se pelo anel inguinal interno, formando o processo vaginal. Ao final da gestação, os testículos descem ao longo da mesma via no canal inguinal, a partir do retroperitônio, posteriormente ao processo vaginal. Próximo ao nascimento, o processo vaginal se oblitera. Quando isso não ocorre, esse processo permanece patente, podendo implicar hidrocele comunicante. Por causa dessa patogênese, os prematuros apresentam patência do processo vaginal mais frequentemente que bebês de termo[4].

Manifestações Clínicas

Geralmente, os pais observam aumento do escroto que pode ser intermitente, intensificando-se ao final do dia, ou em situações de aumento da pressão abdominal (como choro). Isso indica hidrocele comunicante.

Em crianças maiores, pode-se notar a bolsa testicular com volume aumentado, e, à palpação, observa-se conteúdo líquido. Nos casos de hidrocele não comunicante, o volume não é redutível pelo canal inguinal[5].

Diagnóstico e Exames Complementares

O diagnóstico é realizado por uma história clínica atenta, corroborada com o exame físico. Não necessariamente o exame físico mostrará alterações, reforçando assim a necessidade de uma história cuidadosa.

Em casos específicos, a ultrassonografia pode confirmar o diagnóstico, porém o exame normal não exclui o diagnóstico.

Tratamento

O tratamento da hidrocele é inicialmente conservador e, no primeiro ano de vida, a maioria dos casos evolui para cura espontânea, com fechamento do processo vaginal. Após o primeiro ano de vida, a correção cirúrgica está indicada e realiza-se o fechamento do processo vaginal em nível do anel inguinal interno[5].

Complicações e Prognóstico

Podem-se citar algumas complicações: um diagnóstico equivocado de hérnia inguinal, que deve ser abordada cirurgicamente, e, mais raramente, a secção inadvertida do canal deferente juntamente com a ligadura do processo vaginal.

VARICOCELE

Varicocele é a dilatação do plexo pampiniforme e da veia espermática interna. É uma malformação comum que atinge de 15 a 26% dos meninos adolescentes. Noventa por cento dos casos localizam-se do lado esquerdo[4,7].

Patogênese

Valvas venosas incompetentes (mais comuns do lado esquerdo) associadas à ação da gravidade determinam uma drenagem deficiente do plexo pampiniforme, levando à dilatação da veia espermática (Figura 20.2). Essa dilatação piora a drenagem sanguínea testicular, podendo levar ao acúmulo de sangue pouco oxigenado. Além disso, há um aumento de radicais livres de oxigênio no local, o que pode, na idade adulta, determinar alterações no espermograma, constituindo-se a causa mais comum de infertilidade passível de correção[4]. Pode haver diminuição do volume testicular ipsilateral, principalmente nos casos mais graves.

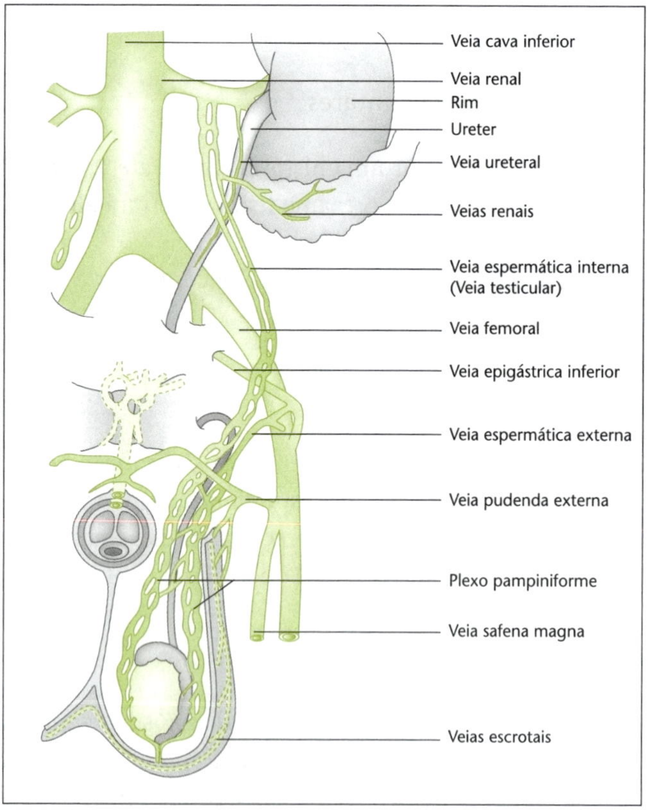

Figura 20.2 Drenagem venosa testicular.

Manifestações Clínicas

Os pacientes podem referir a presença de veias dilatadas ou o aumento de volume adjacente ao testículo esquerdo, notado após a puberdade. Na maioria dos casos, constatam-se essas ocorrências de forma incidental no exame físico. Poucos indivíduos referem dor local. Ocasionalmente, pode ocorrer diminuição do volume testicular ipsilateral.

O exame físico apresenta o chamado "saco de vermes" junto ao testículo esquerdo ou bilateral. A varicocele é mais proeminente com o paciente em pé, com manobras de Valsalva, e diminui em decúbito dorsal horizontal (Figura 20.3).

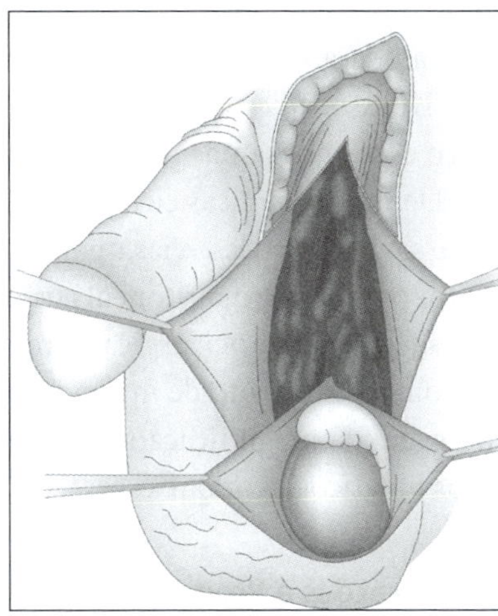

Figura 20.3 Varicocele.

Classifica-se a varicocele em graus no exame físico, de acordo com o Quadro 20.3[7].

Quadro 20.3 – Classificação da varicocele ao exame físico

Grau	Achado
I	Dilatação palpável com manobra de Valsalva
II	Dilatação palpável sem manobras
III	Dilatação visível sem manobras (saco de vermes)

Diagnóstico e Exames Complementares

Na ultrassonografia com Doppler colorido, observam-se as veias dilatadas. Além disso, esse exame pode demonstrar refluxo venoso com manobra de Valsalva, além de diminuição ocasional do volume testicular ipsilateral. Caso o exame clínico tenha sido normal e o Doppler evidencie dilatação, classifica-se como varicocele subclínica.

O espermograma é um excelente parâmetro para definição de tratamento, porém, no adolescente, nem sempre é possível obter amostra adequada. Alterações na concentração e na motilidade dos espermatozoides são comuns e podem indicar a correção cirúrgica[6].

Tratamento

O tratamento da varicocele depende de alguns parâmetros: tamanho dos testículos, espermograma e, raramente, presença de dor local. Atrofia testicular quando comparada ao testículo contralateral indica tratamento cirúrgico. A presença do grau III associado à atrofia testicular é indicativo de tratamento cirúrgico, mesmo sem o espermograma.

Dentre as técnicas cirúrgicas para o tratamento, classicamente se realizam a ligadura e a secção das veias dilatadas no canal inguinal (técnica de Ivanissevitch) ou em topografia retroperitoneal (técnica de Palomo). Mais recentemente foi introduzida a técnica microcirúrgica, com uma incisão menor, junto ao anel inguinal externo, com instrumento de microcirurgia e magnificação com lupa ou microscópio. A vantagem da magnificação é a identificação mais precisa da artéria testicular e dos vasos linfáticos, sem que estes sejam seccionados, o que reduz as complicações[6].

Complicações e Prognóstico

As complicações mais comuns do tratamento cirúrgico são a recorrência ou a persistência da varicocele. Atrofia testicular, por ligadura inadvertida da artéria testicular, e hidrocele são raras.

Em adolescentes, a parada do desenvolvimento testicular pode ser reversível após a correção cirúrgica. Apresenta-se melhoria dos parâmetros seminais em 60 a 70% dos casos, geralmente entre 3 e 12 meses após a cirurgia[8].

CONCLUSÕES

O pediatra deve estar atento ao diagnóstico clínico e à condução das crianças portadoras de doenças testiculares, tendo em vista os possíveis riscos e sabendo que o tratamento adequado, em idade apropriada, pode minimizar as futuras complicações de infertilidade e tumores, entre outras.

Considerando os riscos de infertilidade e neoplasia maligna relacionados à criptorquidia, o pediatra deve procurar ativamente o diagnóstico e não hesitar em encaminhar o paciente precocemente ao urologista para aconselhamento dos pais e programação do tratamento em idade apropriada.

A hidrocele no recém-nascido geralmente é comunicante e muitas vezes identificada pela família como um aumento de volume escrotal intermitente, sendo que, na maioria dos casos, cura-se espontaneamente. O tratamento cirúrgico com ligadura do processo vaginal fica reservado para crianças maiores de 1 ano de idade. Deve-se lembrar também que pode estar associada à hérnia inguinal.

Adolescentes com varicocele devem ser avaliados por um urologista para se definir o tratamento. Assimetria testicular com hipotrofia esquerda, varicocele grau III e alterações do espermograma, quando for possível a coleta, são indicativos de tratamento cirúrgico. A cirurgia apresenta resultados satisfatórios e baixo índice de complicação, permitindo o resgate do crescimento testicular e da fertilidade.

REFERÊNCIAS BIBLIOGRÁFICAS

1. Baskin LS. Undescended testes. In: Baskin LSK, Barry A, Duckett JW, editors. Handbook of pediatric urology. Philadelphia: Lippincott-Raven; 1997. p.65-75.
2. Miles-Thomas J. Developmental abnormalities of genitalia: intersex, hypospadias and cryptorquidism. In: Parsons JKW, James E, editors. The Brady Urology Manual. Abingdon: Informa Healthcare; 2006. p.221-31.
3. Sökeland Jr H. Fehlbildungen und urologiesche Erkrankungen im Kindesalter. In: Sökeland J, Herbert R, editors. Urologie. 14th ed. Sttuttgart: Thieme; 2007. p.146-212.
4. McAninch JW. Disorders of the testis, scrotum & spermatic cord. In: Tanagho EAM, Jack W, editors. Smith's general urology. Connecticut: Prentice-Hall; 1995. p.6681-90.
5. Snodgrass W. Intersex, hypospadias, cryptorchidism, hernias and hydroceles, epyspadias and exstrophy. AUA Annual Review Course. 2005. p.97-157.
6. Schneck FXB. Abnormalities of the testes and scrotum and their surgical management. In: Walsh PCR, Vaughan ED, Wein AJ, editors. Campbell´s Urology. 8th ed. Pennsylvania: Saunders; 2002. p.2353-94.
7. DiSandro M. Adolescent urology, testicular torsion, varicoceles and gynecological problems. In: Baskin LSK, Barry A, Duckett JW, editors. Handbook of pediatric urology. Philadelphia: Lippincott-Raven; 1997. p.57-63.
8. Pompeo ACLE, Martello R. Varicocele. II Consenso brasileiro de Infertilidade masculina. Int Braz J Urol. 2003;29(Suppl 5):29.

21 Orquites e torção testicular

Edison Daniel Schneider-Monteiro

Após ler este capítulo, você estará apto a:

1. Reconhecer a urgência do diagnóstico e do tratamento da dor testicular aguda no adolescente.
2. Entender os principais aspectos clínicos das orquites e da torção testicular.
3. Realizar o diagnóstico diferencial de orquites, epididimites e torção testicular.
4. Entender as opções de tratamento de orquites e torção testicular.

INTRODUÇÃO

No adolescente, dor testicular de início súbito é um sintoma crucial que deve chamar a atenção imediata do médico, visando a um diagnóstico rápido e preciso. Esse sintoma pode necessitar de uma avaliação urgente do urologista nos casos suspeitos de torção testicular.

Cerca de 60% dos adolescentes com esse sintoma têm torção testicular e a melhor chance de salvar o tecido é restaurar o fluxo sanguíneo nas primeiras 6 a 8 horas. Haverá uma incidência elevada de atrofia testicular se a isquemia ultrapassar esse período[1].

Nos casos de dor de início insidioso e progressivo, a principal suspeita é de orquite/epididimite e, após a avaliação e a conduta inicial, o encaminhamento pode se dar em nível ambulatorial. No adolescente, geralmente a orquite é de origem viral (caxumba) e se inicia em um período de 3 a 4 dias após o desenvolvimento da parotidite.

ORQUITES

A inflamação do testículo pode ocorrer por disseminação hematogênica de várias infecções sistêmicas.

A orquite viral ocorre em 20 a 35% dos doentes com caxumba, sendo bilateral em 10% dos casos[2].

Caxumba é a causa infecciosa mais comum de orquite. Ocorre somente em meninos após a puberdade. À macroscopia, o testículo fica aumentado e os cortes histológicos demonstram reação intersticial, edema e dilatação dos vasos saguíneos. Observa-se abundância de neutrófilos, macrófagos e linfócitos. As células tubulares evidenciam graus variados de degeneração[2].

Manifestações Clínicas

A orquite resultante da caxumba tem início repentino e ocorre, geralmente, 3 a 4 dias após o início da parotidite. O escroto se torna hiperemiado e edemaciado. Ao contrário do que ocorre nos casos de epididimite, não há sintomas urinários associados. Podem ocorrer febre alta (até 40°C) e prostração.

No exame físico, pode-se encontrar a parotidite ou ainda a evidência de outros locais de infecção. Um ou os dois testículos estão edemaciados, tensos e dolorosos à palpação. Essa dor geralmente melhora com a gentil elevação dos testículos (sinal de Prehn positivo), fato que não ocorre na torção testicular. Em geral, não se consegue distinguir o epidídimo do testículo à palpação. O indivíduo pode desenvolver hidrocele associada[3,4].

Diagnóstico e Exames Complementares

Pode-se encontrar leucocitose no hemograma. Em geral, o exame de urina é normal, mas é possível encontrar proteinúria e micro-hematúria. Nos episódios agudos de orquite viral, pode-se encontrar o agente etiológico na urina. Na ultrassonografia com Doppler, há aumento do fluxo sanguíneo testicular.

Diagnóstico Diferencial

Quando o indivíduo é examinado precocemente, a epididimite aguda pode ser distinguida da orquite, pois somente o epidídimo apresenta o processo inflamatório. Com o passar do tempo, torna-se difícil distinguir, pelo exame físico, a orquite da epididimite, dada a congestão local. Corrimento uretral e piúria, exame de urina do tipo 1 alterado e cultura de urina e sêmen positiva sugerem o diagnóstico de epididimite, que ocorre predominantemente no adulto jovem, com vida sexual ativa.

A torção testicular apresenta início súbito da dor, sem alterações laboratoriais ou sinal de infecção sistêmica. Ao exame, pode-se notar o epidídimo em posição anterior e não ocorre melhora da dor ao se elevar o testículo. A ultrassonografia com Doppler auxilia no diagnóstico definitivo, pois mostra a diminuição ou a ausência de fluxo sanguíneo na torção e, ao contrário, aumento do fluxo sanguíneo nos quadros inflamatórios.

Deve-se distinguir ainda da orquite a rotura pós-traumática de testículo, com hemorragia aguda, resultante de um trauma menor sobre o testículo.

Tratamento

A prevenção da orquite viral pode ser realizada com vacinação das crianças contra o vírus da caxumba. Não há tratamento específico para orquite viral e realizam-se apenas medidas gerais e de suporte.

Nos casos em que a orquite já está instalada, devem-se orientar algumas medidas gerais, tais como: repouso no leito (na fase aguda da orquite), calor local sobre o testículo acometido e elevação do escroto por meio de suspensório escrotal ou com a colocação de uma toalha sob o escroto, dentro da cueca[3,4].

Pode-se administrar anti-inflamatórios, visando a melhora sintomática, ou realizar bloqueio anestésico do cordão espermático acima do testículo acometido com 20 mL de lidocaína de 1%. Isso serve tanto para alívio temporário da dor como protege a espermatogênese, por melhorar a irrigação sanguínea testicular.

Nos casos de orquite bacteriana, antibióticos como a vibramicina e a azitromicina são indicados, conforme a história clínica e os exames complementares.

Complicações e Prognóstico

A espermatogênese é irreversivelmente danificada em 30% dos testículos acometidos por orquite viral. Geralmente, o testículo afetado evolui com atrofia e, se a infecção é bilateral, ela pode resultar em esterilidade permanente, porém a função androgênica permanece mantida.

A fase aguda da orquite viral dura cerca de uma semana e pode levar à atrofia testicular em um período que varia de 1 a 2 meses.

TORÇÃO TESTICULAR

Torção testicular é uma urgência médica e deve ser diagnosticada e tratada no menor tempo possível. Lesões parenquimatosas decorrentes da isquemia podem ocorrer precocemente (após 4 horas).

A torção pode ser definida como um ou vários giros do testículo e cordão espermático no eixo vertical, resultando em obstrução venosa, edema progressivo, comprometimento arterial, isquemia testicular e, eventualmente, infarto tecidual[5].

A dor escrotal é frequente queixa nos pronto-atendimentos e pode atingir até 0,5% de todas as queixas. Estima-se a incidência de torção testicular em 1 a cada 4.000 homens antes dos 25 anos, perfazendo 25 a 35% das doenças escrotais agudas[6].

Patogênese

Podem-se diferenciar dois tipos de torção testicular: extravaginal e intravaginal. A torção extravaginal ocorre em neonatos, frequentemente intraútero, e está associada a uma inserção incompleta do gubernáculo e da túnica testicular na parede escrotal, deixando o testículo, o epidídimo e a túnica vaginal livres para girar dentro do escroto. Ocorre em aproximadamente 10% dos casos de torção.

A torção intravaginal ocorre dentro da túnica vaginal. É resultante de uma fixação defeituosa do testículo e do epidídimo à fáscia e da camada muscular, que recobre o cordão no escroto[6].

Manifestações Clínicas

A torção extravaginal apresenta testículo endurecido, fixo à pele escrotal adjacente do neonato. A pele aderida do escroto encontra-se hipocorada.

A torção intravaginal ocorre, classicamente, em adolescentes e se apresenta com dor escrotal de início súbito e edema. Pode, entretanto, apresentar início gradual dos sintomas e em qualquer idade. Geralmente, ocorre espontaneamente, inclusive durante o sono noturno, mas pode ocorrer em associação com trauma ou atividade física. Pode estar associada a náuseas e vômitos e irradiar para a fossa ilíaca ipsilateral. Os pacientes podem referir episódios prévios de dor testicular severa e edema escrotal, que pode corresponder à torção intermitente, com destorção espontânea.

Ao exame físico, observam-se os seguintes aspectos:

- Escroto em posição elevada – resultante do encurtamento do cordão espermático pela torção, em situação transversa.
- Epidídimo pode estar anteriorizado.
- Pode haver edema escrotal e hidrocele.
- Ausência do reflexo cremastérico (estímulo na face medial da coxa não produz contração do testículo afetado).
- A elevação do escroto não alivia a dor, como ocorre na epididimite (sinal de Prehn).
- "Sinal do ponto azul" é um pequeno ponto azul escuro na pele que pode ocorrer quando da torção de apêndice testicular (não existe na torção testicular).

Torção intermitente é um tipo de torção intravaginal caracterizada por dor testicular aguda, associada a edema escrotal e hipersensibilidade local, com períodos assintomáticos entre as crises.

Diagnóstico e Exames Complementares

A principal ferramenta diagnóstica é a história e o exame físico.

A ultrassonografia com Doppler é o exame complementar mais realizado para a confirmação diagnóstica. O achado característico é de diminuição ou ausência do fluxo arterial no testículo afetado. Entretanto, deve-se considerar que existem falso-negativos, com fluxo arterial presente mesmo na vigência de torção, nos casos de torção parcial. O fluxo arterial pode também não refletir adequadamente a perfusão total testicular[7].

A cintilografia testicular é um exame acurado e preciso, porém difícil de ser realizado, principalmente quando se considera, nos casos de torção, a necessidade de diagnóstico urgente[8].

Diagnóstico Diferencial

Deve-se considerar a possibilidade de torção do apêndice testicular ou epididimário. A epididimite também deve ser considerada. O Quadro 21.1 apresenta a diferenciação entre torção testicular e epididimite[1]. Outros diagnósticos diferenciais incluem trauma, hérnia inguinal e tumor testicular[6].

Quadro 21.1 – Diferença entre epididimite e torção testicular

	Torção testicular	Epididimite
Incidência	50 a 60% dos casos de escroto agudo nos adolescentes	20% dos casos de escroto agudo em adolescentes e < 1% em meninos pré-púberes
História	Dor escrotal de início súbito O paciente consegue referir o exato momento do início da dor Os pacientes podem ou não ter vida sexual ativa Não apresentam corrimento uretral Geralmente não associado a queixas miccionais	Sintomas de início insidioso Vida sexual ativa O agente etiológico mais comum é a *Chlamydia trachomatis* Pode haver corrimento uretral Pode apresentar sintomas irritativos miccionais Nem todos os casos são associados a algum agente infeccioso e esses sintomas podem não estar presentes
Exame físico	Paciente agitado e desconfortável Dor que pode estar associada a náuseas e vômitos Testículo doloroso mais elevado Ausência do reflexo cremastérico	Precoce: massa posterior indurada e dolorosa, distinta do testículo Tardio: testículo inteiro indurado e entumecido, sem distinguir testículo de epidídimo

(continua)

Quadro 21.1 – Diferença entre epididimite e torção testicular (continuação)

	Torção testicular	Epididimite
Exames laboratoriais	Exame de urina normal	Leucocitúria *Swab* uretral pode revelar o agente etiológico
Ultrassonografia com Doppler	Fluxo sanguíneo testicular ausente ou muito diminuído	Fluxo sanguíneo epidídimo e/ou testicular aumentado

Tratamento

Após o diagnóstico de torção testicular, a cirurgia deve ser realizada o quanto antes. Alguns centros preconizam a tentativa de destorção manual após bloqueio do cordão. Na clínica urológica do HCFMUSP, essa prática não é defendida por ser uma tentativa "às cegas", podendo, em alguns casos, comprometer ainda mais a vascularização testicular.

A cirurgia é realizada por via escrotal, com incisão na linha média e abordagem bilateral. O testículo comprometido é destorcido e observado por cerca de 30 minutos. O testículo deve ser envolvido com compressas com soro fisiológico aquecido. Nesse tempo, realiza-se a fixação do testículo contralateral, pelo risco de torção inerente. Após esse período, se ocorrer boa vascularização testicular, ele pode ser preservado e fixado na bolsa. Caso contrário, realiza-se a orquiectomia[9].

Nos casos de torção intermitente com destorção espontânea, deve-se agendar cirurgia eletiva para orquidopexia bilateral.

A torção de apêndices testiculares ou epididimários pode ser tratada clinicamente com repouso, anti-inflamatórios e observação. Entretanto, quando há dúvida diagnóstica, a exploração cirúrgica deve ser realizada e, caso a torção seja de apêndice, este deve ser removido.

Complicações e Prognóstico

Estudos de longo prazo evidenciam que pacientes submetidos à destorção testicular e à fixação do testículo viável nas primeiras 8 horas têm testículos de tamanho normal e discreta mudança na morfologia testicular. Entretanto, outros estudos sugerem que, mesmo aqueles submetidos à cirurgia e à fixação nas primeiras 4 horas, terão a função exócrina do testículo afetado, o qual pode diminuir em até 50% dos casos[6].

CONCLUSÕES

No adolescente, dor testicular aguda é um sintoma que requer atendimento urgente, diagnóstico preciso e conduta adequada no menor tempo possível, visando à preservação testicular. A infecção testicular mais prevalente no adolescente é a orquite viral secundária à caxumba, em um período de 3 a 4 dias após a parotidite. Naqueles com vida sexual ativa, a epididimite por *chlamydia* também é comum e, em uma fase precoce, observa-se, no exame físico, o epidídimo ingurgitado, edemaciado e dolorido, estendendo-se a inflamação para o testículo com o passar do tempo. Pode haver sintomas urinários associados.

A torção testicular requer idealmente tratamento cirúrgico nas primeiras 8 horas e, no adolescente com dor testicular, deve-se ter alto índice de suspeição de torção. A dor tem, classicamente, início súbito. O exame físico pode apresentar sinais característicos como testículo elevado e epidídimo anteriorizado, sem melhora com a elevação (que ocorre nas dores de origem inflamatória). A ultrassonografia com Doppler pode demonstrar ausência ou diminuição de vascularização testicular e o tratamento cirúrgico deve ser realizado o mais rápido possível. O testículo contralateral deve ser fixado ao escroto no mesmo ato cirúrgico.

REFERÊNCIAS BIBLIOGRÁFICAS

1. DiSandro M. Adolescent urology, testicular torsion, varicoceles and gynecological problems. In: Baskin LSK, Barry A, Duckett JW, editors. Handbook of pediatric urology. Philadelphia: Lippincott-Raven; 1997. p.57-63.
2. Meares EM. Nonspecific infections of the genitourinary tract. In: Tanagho EAM, Jack W, editors. Smith's general urology. Connecticut: Prentice-Hall; 1995. p.201-44.
3. Davis NF, McGuire BB, Mahon JA, Smyth AE, O'Malley KJ, Fitzpatrick JM. The increasing incidence of mumps orchitis: a comprehensive review. BJU Int. 2010 Jan 11.
4. Masarani M, Wazait H, Dinneen M. Mumps orchitis. J R Soc Med. 2006;99(11):573-5.
5. Schneck FXB. Abnormalities of the testes and scrotum and their surgical management. In: Walsh PCR, Vaughan ED, Wein AJ, editors. Campbell's urology. 8th ed. Pennsylvania: Saunders; 2002. p.2353-94.
6. Hernandez DJ. Testicular torsion. In: Parsons JKW, James E, editors. The Brady Urology Manual. Abingdon: Informa Healthcare; 2006. p.279-83.
7. Allen TD, Elder JS. Shortcomings of color Doppler sonography in the diagnosis of testicular torsion. J Urol. 1995;154(4):1508-10.
8. Levy OM, Gittelman MC, Strashun AM, Cohen EL, Fine EJ. Diagnosis of acute testicular torsion using radionuclide scanning. J Urol. 1983;129(5):975-7.
9. Pinto KJ, Noe HN, Jerkins GR. Management of neonatal testicular torsion. J Urol. 1997;158(3 Pt 2):1196-7.

Seção VII

Litíase urinária

Litíase urinária em crianças 22

Ricardo Jordão Duarte
Lilian Maria Cristofani

Após ler este capítulo, você estará apto a:

1. Descrever os fatores envolvidos na formação de cálculos urinários.
2. Conduzir uma investigação sobre a origem dos cálculos urinários.
3. Propor alternativas de tratamento medicamentoso.
4. Instruir os familiares do paciente sobre as medidas preventivas para evitar a formação de novos cálculos.

INTRODUÇÃO E EPIDEMIOLOGIA

Os cálculos urinários são muito frequentes e causam grandes problemas aos pacientes e custos elevados à sociedade. Considera-se que a prevalência de litíase urinária no Brasil seja de, pelo menos, 5%[1]. Em alguns países, como os Estados Unidos, até 12% da população é acometida durante a vida. Considera-se que 2 a 3% dos pacientes com litíase são representados por crianças e estudos recentes demonstram que a incidência em crianças vem aumentando por causa de mudanças dietéticas[2].

A incidência de litíase urinária na criança varia segundo alguns fatores, como a região geográfica estudada, o sexo, a idade e a etnia. Esses fatores influenciam também a composição e a localização mais incidentes dos cálculos no trato urinário[3].

Quanto ao aspecto geográfico, no sudeste asiático e no norte da África, há grande incidência de litíase urinária infantil. Por isso, alguns estudiosos denominam essas regiões de cinturão do cálculo, que apresenta 1 caso em cada 76 admissões hospitalares, constituindo importante fator de morbidade infantil[3]. Nos Estados Unidos, a incidência varia de 1:1.000 a 1:7.600 admissões hospitalares, sendo a região sudeste a mais atingida[3].

Em relação ao sexo, os meninos são mais atingidos do que as meninas, variando de 2 meninos para 1 menina a 1,5:1. Além disso, os meninos costumam ser acometidos mais precocemente, ao redor de 5,2 anos, e as meninas ao redor de 6,9 anos. As crianças de etnia branca são mais afetadas do que as negras. Estudos demonstram que dois terços das crianças com um episódio de litíase urinária apresentarão nova crise em 5 anos[4,5].

A composição dos cálculos urinários em crianças também varia com a idade e a região do planeta. Os cálculos urinários podem ser compostos de: oxalato ou fosfato de cálcio, ácido úrico, fosfato amoníaco magnésio (cálculo de infecção também chamado de estruvita), cistina ou mistos. Os cálculos de infecção ocorrem mais nos meninos com idade próxima de 4 anos e são mais frequentes nos países europeus. Nos Estados Unidos, são mais frequentes os cálculos de oxalato de cálcio, geralmente a partir dos 5 anos de idade[3,5,6] (Tabela 22.1).

Tabela 22.1 – Composição dos cálculos urinários e sua respectiva frequência na infância[6]

Composição	Frequência (%)
Oxalato de cálcio	70
Fosfato de cálcio	5 a 10
Ácido úrico	5 a 10
Estruvita	5 a 10
Cistina	1 a 5

No que se refere à localização, observa-se predominância dos cálculos de bexiga nas crianças dos países em desenvolvimento, com maior incidência em meninos, e os cálculos localizados nos rins são mais frequentes nos países industrializados[6].

FISIOPATOLOGIA DA FORMAÇÃO DOS CÁLCULOS URINÁRIOS

A formação dos cálculos urinários é consequência da combinação de fatores físico-químicos e anatômicos. A formação ou o crescimento de um cristal depende da relação entre as taxas de excreção renal de água e eletrólitos, do pH urinário favorecedor da nucleação, do balanço entre fatores promotores e inibidores da cristalização e do fluxo urinário, este influenciado pela anatomia do trato urinário[2,7].

A urina é uma solução em trânsito, na condição de saturação e frágil equilíbrio. Um fator alterado poderá permitir a formação de cristais, os quais servirão para agregação de outros componentes presentes na urina, favorecendo o crescimento de um cálculo[2,7].

A cristalização pode ocorrer por falta de solvente (a água) ou pelo excesso de soluto (frequentemente cálcio, oxalato, fosfato e uratos). Outro fator importante é a falta de componentes da urina, chamados de inibidores da cristalização, envolvidos na litogênese. Os fatores inibidores mais importantes são o citrato, o pirofosfato, os glicosaminoglicanos e as glicoproteínas. As alterações de pH, as forças iônicas ou a urina excessivamente saturada também são condições que predispõem à formação dos cálculos urinários[7].

A urina deve estar em constante fluxo para que sua estase, decorrente da obstrução anatômica, permita a precipitação dos cristais e sirva de início para o desenvolvimento de cálculos. Cateteres ou corpos estranhos também podem ser fatores desencadeadores, pois favorecem a adesão de cristais e a formação de cálculos[7,8].

As bactérias presentes nas infecções urinárias promovem a formação de cálculos urinários. Algumas bactérias, especialmente as gram-negativas *Proteus, Providencia, Klebsiella* e alguns tipos de *E. coli,* hidrolisam a ureia presente na urina e produzem amônia e dióxido de carbono, os quais, em solução aquosa, favorecem a produção de amônio e bicarbonato, alcalinizando a urina. A alcalinização permite a precipitação de fosfatos e a destruição dos fatores inibidores (glicosaminoglicanos), o que favorece a cristalização e a formação dos cálculos de infecção, compostos especialmente por fosfato, amônio, magnésio, carbonato apatita e restos bacterianos (estruvita). Esses cálculos costumam ser grandes, ocupam a pelve renal e os cálices, e são denominados cálculos coraliformes (forma de coral)[8].

A formação dos cálculos endêmicos de bexiga, presentes nas populações de baixo nível socioeconômico, está relacionada a fatores metabólicos e dietéticos. A suspensão precoce do aleitamento materno e a introdução de dieta rica em cereais e pobre em proteínas e minerais causam baixa excreção urinária de fosfato e magnésio, aumentando a eliminação de oxalato, cálcio, ácido úrico e amônia, que, associada a frequentes diarreias e desidratações, favorece a formação de cálculos de amônio-urato-oxalato de cálcio na bexiga das crianças[7,8].

DIAGNÓSTICO

A investigação diagnóstica da criança com hipótese de litíase está apoiada em anamnese, exame clínico e laboratorial – com análise de urina e cultura, hemograma, ureia, creatinina e coagulograma – e, sobretudo, exames de imagem[6-9].

Na história, investiga-se o início e a evolução dos sintomas, com atenção para antecedentes de litíase e cirurgias no trato urinário, presença de hematúria macroscópica e ocorrência de infecção urinária. Na anamnese, devem-se investigar composição da dieta, ingestão hídrica, uso de medicamentos – como vitaminas A e D, anticonvulsivantes, corticosteroides e diuréticos (furosemida) –, imobilização prolongada, história familiar de litíase, insuficiência renal, consanguinidade, doença inflamatória do colo e fibrose cística[6-9].

Os sinais e os sintomas em crianças com cálculos urinários costumam ser diferentes dos observados nos adultos. A típica dor em cólica raramente ocorre em crianças. Em estudo realizado em 140 crianças com litíase urinária, o sinal mais encontrado foi hematúria em 33% dos casos, seguido por dor abdominal difusa em 28%, associação dor e hematúria em 22%, infecção urinária em 6% e dor tipo cólica em apenas 5%[10]. Cálculos de bexiga provocam sintomas irritativos e micção interrompida. Entretanto, esses sinais e sintomas também podem variar, dependendo da idade da criança[10].

Os métodos diagnósticos por meio de imagem, como ultrassonografia, radiografia simples, urografia excretora e tomografia computadorizada (Figuras 22.1, 22.2, 22.3 e 22.4), são imprescindíveis no diagnóstico e no planejamento do tratamento dos casos de litíase na infância. A ultrassonografia do trato urinário apresenta alta sensibilidade para o diagnóstico de cálculos urinários renais e ureterais proximais e distais; entretanto, pode não demonstrar a presença de cálculos ureterais localizados no terço médio. A radiografia simples de abdome pode revelar os cálculos urinários nas diferentes localizações; no entanto, é falha nos casos de litíase pouco radiopaca, como nos casos de cálculo de cistina ou ácido úrico. A associação de ultrassonografia do trato urinário e radiografia simples de abdome permite o diagnóstico de até 90% dos casos. Embora a urografia excretora tenha a vantagem de permitir a avaliação anatômica da via urinária e oferecer informações sobre a função renal, a cintilografia renal é o exame mais apropriado para avaliar essa função. Já a tomografia computadorizada de abdome é considerada o exame de imagem com maior sensibilidade para diagnóstico de litíase urinária e, por esse motivo, o método de escolha. Pode ser realizada sem preparo intestinal e não necessita de administração de contraste, a não ser que se deseje informações sobre a função e detalhes da anatomia renal. Além disso, o uso de medição das unidades Hounsfield (UH) pela tomografia computadorizada permite inferir sobre a composição e avaliar a densidade dos cálculos, informação útil para orientar o tratamento a ser proposto. Cálculos com UH superiores a 1.000 são muito resistentes e não costumam fragmentar-se quando tratados por meio de litotripsia extracorpórea[11-13].

TRATAMENTO

A estratégia do tratamento depende da condição clínica e das características de cada caso. A condição clínica da criança deve ser cuidadosamente avaliada. Os fatores que mais interferem no tratamento dos cálculos são dor, obstrução, infecção urinária e doenças associadas.

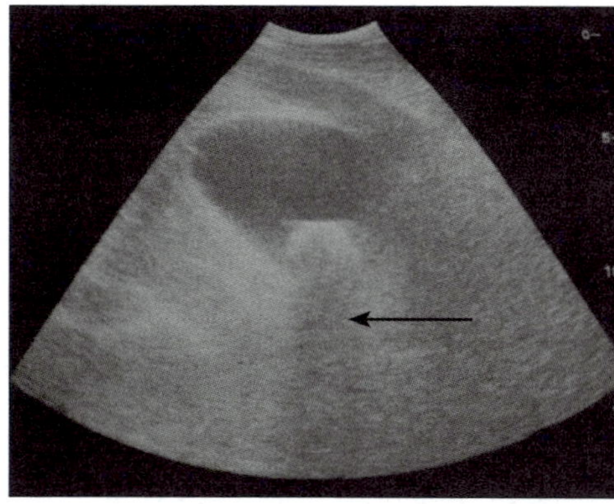

Figura 22.1 Ultrassonografia demonstrando cálculo no interior da bexiga. Observar a sombra acústica (seta).

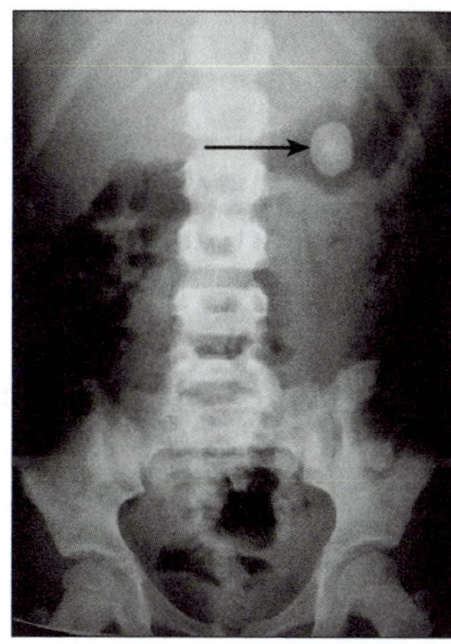

Figura 22.2 Radiografia simples de abdome demonstrando cálculo renal (seta).

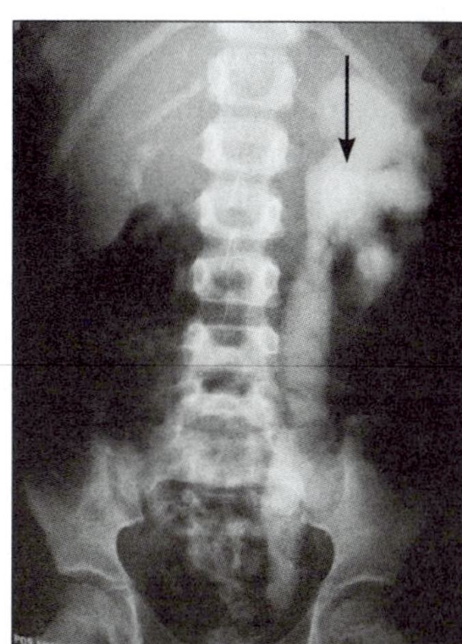

Figura 22.3 Urografia excretora demonstrando dilatação do sistema pielocalicinal e ureter esquerdo. Nota-se a presença de cálculo no interior da pelve renal (seta).

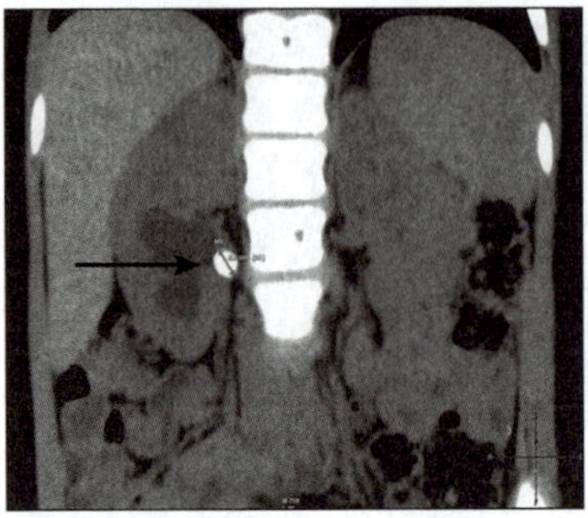

Figura 22.4 Tomografia computadorizada de abdome (exposição frontal) demonstrando cálculo piélico (seta).

Nas crises dolorosas, deve-se iniciar o tratamento com medidas de controle clínico, como hidratação, analgesia e avaliação diagnóstica. Estabelecido o diagnóstico de litíase urinária, a estratégia do tratamento dependerá das características do cálculo, da anatomia do trato urinário da criança e de suas repercussões. Quanto ao cálculo, os fatores que mais interferem na conduta são seu tamanho, sua localização e sua composição. O tratamento conservador, ou seja, aguardar a eliminação espontânea para cálculos pequenos, pode ser aplicado. Estudos demonstraram que cálculos ureterais de 4 a 5 mm têm chance de 40 a 50% de eliminação espontânea e a maioria desses cálculos é eliminada no período de 6 semanas. Os cálculos maiores costumam necessitar de tratamentos intervencionistas[7].

As características anatômicas do trato urinário poderão direcionar a estratégia do tratamento. Estreitamentos, como o da junção ureteropiélica, poderão representar uma obstrução mecânica à eliminação dos cálculos ou dos fragmentos e as alternativas de tratamento podem ser limitadas.

Os cálculos de ácido úrico costumam ser radiotransparentes ou pouco radiopacos, assim como os cálculos de cistina. Sabe-se que a alcalinização da urina por meio de drogas orais, citrato de potássio ou bicarbonato de cálcio pode promover a dissolução de cálculos de ácido úrico[14,15], ou seja, medicamentos podem solucionar esses casos. Entretanto, esses cálculos representam apenas 5 a 10% do total[10].

AVALIAÇÃO METABÓLICA

A investigação diagnóstica do fator predisponente para formação de cálculos em crianças é de grande importância.

Alguns autores dividem a origem de cálculos em causas urológicas e metabólicas[9,14,15]. As causas urológicas estão relacionadas a fatores anatômicos obstrutivos ou que promovem estase urinária e, consequentemente, precipitação dos componentes que evoluem para a formação da litíase. Fatores anatômicos estão presentes em até 30% dos casos de litíase em crianças[7]. As causas metabólicas podem estar presentes em até 75% das crianças[7], das quais 65% terão recorrência[9,11,14].

As causas metabólicas da litíase são hipercalciúria (50%), hiperoxalúria (de 10 a 20%), hiperuricosúria (de 2 a 8%), hipocitratúria (10%) e cistinúria (5%)[3]. A hidratação adequada é fundamental na prevenção e no tratamento de todos os cálculos urinários e a ingestão deve ser o suficiente para manter o volume urinário de 24 horas, como demonstra a Tabela 22.2.

Tabela 22.2 – Valores mínimos de diurese de 24 horas para crianças, de acordo com a faixa etária[5,7]

Lactentes	≥ 750 mL
Crianças < 5 anos	≥ 1.000 mL
Crianças de 5 a 10 anos	≥ 1.500 mL
Crianças > 10 anos	≥ 2.000 mL

Portanto, a avaliação metabólica para crianças com litíase urinária inclui, como medidas iniciais, níveis sanguíneos de cálcio, fósforo, ácido úrico, hormônio paratireóideo (PTH), gasometria venosa, sódio, potássio, ureia e creatinina. Na urina colhida por 24 horas, são quantificados os níveis de cálcio, ácido úrico, fosfato, citrato, cistina, oxalato, magnésio, creatinina, sedimento e cultura com antibiograma. Com essas medidas, pode-se obter a avaliação dos fatores relacionados com a origem do cálculo (Tabela 22.3). Pesquisa mais detalhada poderá ser solicitada mediante achados dos exames iniciais para o diagnóstico de distúrbios mais específicos relacionados com a formação de cálculos. Vale salientar que esses exames costumam ser repetidos 2 ou 3 vezes por causa da oscilação nos resultados em diferentes situações, como a época do ano, a dieta ou a hidratação[7].

Tabela 22.3 – Valores normais de eletrólitos em urina de 24 horas de crianças[14]

Componente químico	Valor (24 h)
Cálcio	< 4 mg/kg
Sódio	< 3 mEq/kg
Potássio	> 3 mEq/kg
Magnésio	> 88 mEq/1,73 m²
Citrato	> 180 mg/g creatinina (amostra)
Oxalato	< 2 mg/kg
Cistina	< 60 mg/1,73 m²
Ácido úrico	< 35 mg/kg

Os cálculos eliminados ou obtidos por meios cirúrgicos representam um indicador das alterações metabólicas envolvidas na origem desse problema. Por isso, a análise química do cálculo é importante.

HIPERCALCIÚRIA

A hipercalciúria é caracterizada por uma excreção de cálcio na urina em quantidade igual ou superior a 4 mg/kg/dia. Pode-se classificar a hipercalciúria em primária e secundária. A primária, ou idiopática, apresenta níveis de cálcio sanguíneo normais e pode ser subdividida em renal ou absortiva. A hipercalciúria renal pode estar relacionada com a incapacidade dos túbulos renais de reabsorver adequadamente o cálcio. Não sofre interferência da ingestão de cálcio da dieta, não se normaliza com restrição dietética de cálcio e associa-se a aumento de níveis de hormônio da paratireoide (PTH). A hipercalciúria absortiva pode ser consequência de uma absorção exagerada de cálcio pelos intestinos, por níveis elevados de vitamina D e calciferol, e varia com a ingestão de cálcio, normalizando-se com sua restrição. Os níveis de PTH nos pacientes acometidos são normais. Estudos indicam que, para diferenciar-se a calciúria renal e a absortiva, é necessária a avaliação por meio de dieta de restrição de cálcio e sódio por, pelo menos, 1 semana, comparando-se a calciúria pré e pós-dieta. Entretanto, os mesmos pacientes podem apresentar padrões de característica renal e absortiva em até 50% dos casos, sugerindo tratar-se de manifestações diferentes de uma mesma doença. Além disso, não se recomenda restrição dietética de cálcio por mais de uma semana em crianças. Aproximadamente 50% das crianças com hipercalciúria idiopática têm antecedente familiar de litíase, o que favorece a hipótese de que fatores genéticos possam estar relacionados à formação de cálculos de cálcio[3-5].

O tratamento da hipercalciúria idiopática ainda é controverso. A restrição de cálcio por períodos prolongados na alimentação não é recomendada para crianças, mas pode ser útil para avaliar a influência do cálcio da dieta na hipercalciúria. Medidas dietéticas são indicadas, como hidratação adequada, restrição de sódio e ingestão adequada de proteína de origem animal. Drogas para redução do cálcio urinário, como a hidroclortiazida na dose de 1 a 2 mg/kg/dia, podem ser eficientes. A associação com citrato de potássio na dose de 0,5 a 1,5 mEq/kg/dia pode ser útil. É relevante lembrar que estudos recentes demonstram elevada incidência de osteopenia em crianças com hipercalciúria familiar; por isso, a avaliação por meio de densitometria óssea está indicada[4,15].

A causa de hipercalciúria secundária mais frequente em crianças é a acidose tubular renal distal. Essa doença é caracterizada por acidose metabólica hiperclorêmica na ausência de insuficiência glomerular. A acidose intracelular promove hipocitratúria, hipercalciúria e pH urinário alcalino, que favorecem a precipitação intratubular difusa de cálcio (nefrocalcinose) e a nefrolitíase. O hiperparatireoidismo primário é raro em crianças, mas pode ser observado em adolescentes. O diagnóstico pode ser obtido com a avaliação do cálcio sanguíneo, dos níveis séricos de PTH e/ou da dosagem de AMP-cíclico urinário. A hipercalciúria secundária pode ser consequência, também, de imobilização prolongada ou excesso de vitamina D e furosemida. As medidas terapêuticas na hipercalciúria secundária são relacionadas com o diagnóstico e o tratamento da doença específica[2,4,15].

HIPEROXALÚRIA

A hiperoxalúria pode ser primária ou secundária. A primária, dos tipos I e II, frequentemente é muito mais grave e está relacionada com distúrbios genéticos. O diagnóstico precoce e o tratamento com hidratação, dieta e administração de piridoxina visam reduzir as consequências da formação de oxalato endógeno. Entretanto, o manejo é desafiador e deve ser conduzido por especialistas, pois a maioria das crianças acometidas evolui para insuficiência renal. A hiperoxalúria secundária, ou absortiva, pode ser idiopática ou secundária a doenças entéricas, principalmente às síndromes de má absorção de gorduras, às doenças inflamatórias ou às ressecções intestinais extensas. O tratamento consiste em adequar a ingestão hídrica, oferecer citrato às refeições (suco de limão e laranja) e reduzir a ingestão de oxalato (beterraba, folhas verdes, morango, batata-doce, chocolate, chá, pimenta, germe de trigo, salsa, espinafre e nozes). Também deve-se evitar o consumo excessivo de vitamina C. Além disso, recomenda-se dieta pobre em gordura e aporte adequado de cálcio, suplementação de magnésio e pirofosfato. Uma nova abordagem da hiperoxalúria inclui a colonização oral e intestinal com *Oxalobacter formigenes*, que degrada o oxalato intestinal e aumenta a excreção de oxalato pelo colo, diminuindo os níveis séricos e urinários de oxalato. O cálcio suplementar é oferecido para compensar o cálcio eliminado junto com as gorduras e, dessa forma, fica disponível para se ligar ao oxalato, agindo como quelante[14].

HIPERURICOSÚRIA

A hiperuricosúria está relacionada à formação de cálculos em 5 a 10% das crianças. O ácido úrico é pouco solúvel no pH ácido urinário e, quando em excesso, pode precipitar-se. As principais causas de excesso de ácido úrico são: hiperuricemia familiar, doenças inflamatórias intestinais, doenças genéticas, disfunção renal, anormalidades dietéticas, alterações congênitas do metabolismo das purinas e doenças mielo ou linfoproliferativas. O tratamento consiste em hidratação, restrição alimentar de purinas, administração de alopurinol e alcalinização urinária. Esta pode promover a dissolução do cálculo de ácido úrico, sendo realizada com administração oral de citrato de potássio ou bicarbonato de sódio[4,6].

CISTINÚRIA

A cistinúria é uma doença autossômica recessiva que atinge de 5 a 10% das crianças com cálculos urinários. O aumento da excreção urinária está relacionado com a deficiência na absorção dos túbulos renais proximais de cistina. A baixa solubilidade da cistina favorece a sua precipitação e a formação de cálculos recorrentes. O tratamento consiste em reduzir a concentração de cistina urinária pela hidratação e a solubilidade da cistina com alcalinização com citrato de potássio ou bicarbonato de sódio. Algumas drogas, como D-penicilinamina, captopril e alfa-mercaptopropionil glicina (Thiola®), podem ser úteis em crianças com cistinúria. Entretanto, esses medicamentos produzem sérios efeitos colaterais[4,5,14] (Tabela 22.4).

Tabela 22.4 – Drogas mais usadas no tratamento da litíase urinária em crianças: dosagens e indicações[14]

Droga	Dosagem	Indicação
Alopurinol	10 mg/kg/dia, dividido em 2 ou 3 vezes	Hiperuricosúria
Captopril	0,5 a 1,5 mg/kg/dose; administrar de 2 a 4 vezes/dia	Cistinúria
Clorotiazida	10 a 20 mg/kg/dia; dividida em 1 ou 2 vezes	Hipercalciúria/hiperuricosúria
Hidroclorotiazida	1 a 2 mg/kg/dia; dividida em 1 ou 2 vezes	Hipercalciúria/hiperuricosúria
Citrato de potássio	0,5 a 1,5 mEq/kg/dia; dividido em 2 ou 3 vezes	Hipocitratúria/hipercalciúria/hiperuricosúria/cistinúria
Piridoxina (vitamina B6)	25 a 200 mg/dia; 1 vez	Hiperoxalúria primária
D-penicilamina	30 mg/kg/dia; dividida em 4 vezes	Cistinúria

CÁLCULOS DE INFECÇÃO (ESTRUVITA)

Os cálculos de infecção costumam ser volumosos, ocupando a pelve e os cálices renais, e adquirem o aspecto de um coral e, por isso, são chamados de coraliformes. O tratamento dos cálculos de infecção é obtido com a remoção completa do cálculo, a esterilização da urina e a correção de fatores obstrutivos[4].

Cálculos urinários em crianças podem ser também decorrentes do uso de medicamentos como sulfadiazina, indinavir ou ceftriaxone[6,7]. Além disso, outras formas ainda mais raras de cálculos são descritas em crianças, como cálculos de xantina e di-hidroxiadenina[6].

Em suma, as crianças com cálculos urinários, pelo elevado índice de recorrência, pela intensidade dos sintomas e pelo potencial de dano à função renal, necessitam de cuidados especiais e tratamentos específicos.

CONCLUSÕES

A litíase urinária nos primeiros anos de vida indica situação de risco que merece intervenção cuidadosa e investigação persistente para prevenir complicações renais.

A avaliação metabólica e o estudo da anatomia do trato urinário são necessários para o diagnóstico correto e a conduta adequada.

REFERÊNCIAS BIBLIOGRÁFICAS

1. Ancao MS, Novoa CG, Coelho STSN, Laranja SM, Sigulem D, Heilberg IP, et al. Brazilian multicentric study of nephrolithiasis (Multilit). In: Ryall RL, Bais R, Marshall VR, Rofe AM, Smith LH, Walker VR, editors. Urolithiasis. New York: Plenum Press; 1994. p.480-4.
2. Kroovand RL. Urinary calculi in childhood. In: O'Donnell B, Koff AS, editors. Pediatric urology. 3rd ed. Oxford: Butterwoth-Heinemann; 1997. p.629-45.
3. Stapleton FB. Clinical approach to children with urolithiasis. Semin Nephrol. 1996;16(5):389-97.
4. Nicoletta JA, Lande MB. Medical evaluation and treatment of urolithiasis. Pediatr Clin North Am. 2006;53(3):479-91.
5. Bartosh SM. Medical management of pediatric stone disease. Urol Clin North Am. 2004;31(3):575-87.
6. Hulton SA. Evaluation of urinary tract calculi in children. Arch Dis Child. 2001;84(4):320-3.
7. Lottmann H, Gagnadoux MF, Daudon M. Urolithiasis in children. In: Gearhart JP, Rinik RC, Mouriquand PDE, editors. Pediatric urology. Philadelphia: W. S. Saunders; 2001. p.828-59.
8. Drach GW. Metabolic evaluation of pediatric patients with stones. Urol Clin North Am. 1995;22(1):95-100.
9. Heilberg IP, Schor N. Renal stone disease: causes, evaluation and medical treatment. Arq Bras Endocrinol Metab. 2006;50(4):823-31.
10. Perrone HC, Koch VH. Nefrolitíase na infância. In: Barata HS, Carvalhal GF. Urologia: princípios e prática. Porto Alegre: Artmed; 1999. p.573-7.
11. Hesse A, Straub M. Rational evaluation of urinary stone disease. Urol Res. 2006;34(2):126-30.
12. Perks AE, Gotto G, Teichman JM. Shock wave lithotripsy correlates with stone density on preoperative computerized tomography. J Urol. 2007:178(3 Pt 1);912-5.
13. Duarte RJ, Mitre AI, Dénes FT, Giron AM, Koch V, Arap S. Extracorporeal lithotripsy for treatment of urolithiasis in children. J Pediatr (Rio J). 2002;78(5):367-70.
14. Alon US. Medical treatment of pediatric urolithiasis. Pediatr Nephrol. 2009;24(11):2129-35.
15. Dogan HS, Terkgul S. Management of pediatric stone disease. Curr Urol Rep. 2007;8(2):163-73.

23 Tratamento intervencionista da litíase urinária na infância

Ricardo Jordão Duarte
Francisco Tibor Dénes

Após ler este capítulo, você estará apto a:

1. Descrever os métodos de tratamento intervencionista para cálculos urinários.
2. Propor o tratamento intervencionista para os cálculos urinários nas diferentes condições de tamanho, localização, variações anatômicas e outras características específicas.
3. Discutir com os familiares do paciente as condutas e as perspectivas do tratamento dos cálculos urinários.
4. Identificar as possíveis complicações de cada tratamento e adotar os procedimentos adequados para preveni-las e resolvê-las.

INTRODUÇÃO

O tratamento intervencionista dos cálculos urinários era realizado exclusivamente por meio de cirurgia convencional (técnica "aberta") até a década de 1980. A partir disso, foram introduzidas na prática médica novas alternativas de tratamento, chamadas de minimamente invasivas, que mudaram radicalmente a abordagem dos casos de litíase urinária. Nesse conceito de tratamento, são realizados procedimentos com menor agressão ao organismo dos pacientes e com elevados índices de resolução. Nessas técnicas, incluem-se: litotripsia extracorpórea (LECO), ureteroscopia (UR), nefrolitotripsia percutânea (NP) e laparoscopia (LP). As técnicas minimamente invasivas têm a vantagem de reduzir a morbidade do tratamento, provocando menos dor, internação e convalescença mais breves[1], de modo que, na atualidade, a cirurgia convencional tem indicação muito restrita para o tratamento dos cálculos urinários.

LITOTRIPSIA EXTRACORPÓREA POR ONDAS DE CHOQUE

A litotripsia extracorpórea por ondas de choque (LECO) mudou radicalmente o tratamento dos cálculos urinários em adultos e crianças. A LECO utiliza o princípio das ondas de choque acústicas, um tipo de energia que se propaga na água, inclusive a presente no corpo humano, sem causar danos às células, aos tecidos ou aos órgãos[2]. Essas ondas acústicas de choque podem ser refletidas e focalizadas, promovendo força compressiva intermitente e fragmentação do cálculo urinário. Os cálculos urinários fragmentados ou pulverizados são eliminados com o fluxo urinário. As ondas de choque causam sobre o cálculo, principalmente, um efeito chamado de cavitação, que pode ser entendido como uma pressão intermitente nas bolhas microscópicas presentes no interior do cálculo até provocar a sua ruptura. A ruptura das bolhas resulta em uma força de desintegração no cálculo[2-4].

As ondas de choque são geradas dentro de uma estrutura cilíndrica preenchida com água, em equipamentos denominados litotritores externos ou aparelhos de litotripsia, que geram ondas de pressão de diferentes maneiras: por movimento vibratório de uma membrana metálica, vibração piezoelétrica de cerâmica ou faíscas elétricas (Figura 23.1). São refletidas em estruturas semielipsoides e concentradas no local onde se encontra o cálculo. A onda de choque gerada no aparelho é transmitida para o corpo do paciente pela água, por meio de uma bolsa de silicone colocada em contato com o paciente, sem perda de energia. A direção, ou focalização, das ondas de choque no cálculo pode ser realizada utilizando-se fluoroscopia ou ultrassonografia[2-4].

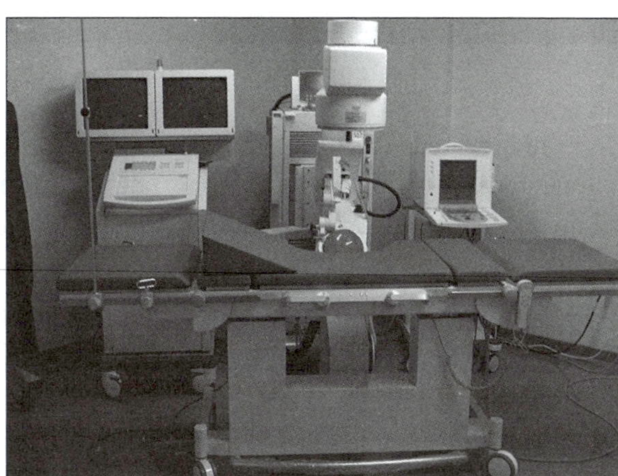

Figura 23.1 Equipamento de litotripsia extracorpórea.

As crianças são acomodadas em posição supina sobre a mesa do litotritor e em contato com a bolsa de silicone (Figura 23.2). Em geral, o paciente recebe anestesia ou sedação, porque o uso da anestesia durante o procedimento permite mantê-lo imóvel, o que costuma favorecer os resultados[5-8]. Após a sessão de LECO, que dura aproximadamente 45 minutos e durante a qual são aplicados regularmente de 2 a 3 mil impulsos em intensidade de 17 kV[2,6,9], a criança pode ir para casa e os familiares são orientados a filtrar a urina para controle da eliminação de fragmentos. Esses fragmentos deverão ser recolhidos e enviados para análise química, o que é muito importante para indicar a provável origem do cálculo. O controle do resultado da LECO é obtido por método de imagem (ultrassonografia e radiografia simples de abdome), que costuma ser realizado duas semanas após a sessão[9], embora ocorra a eliminação de fragmentos até três meses depois do procedimento[9]. Reaplicações podem ser realizadas em casos de fragmentação parcial e, se necessário, com intervalos de uma semana entre a primeira e segunda aplicações[2,6,9].

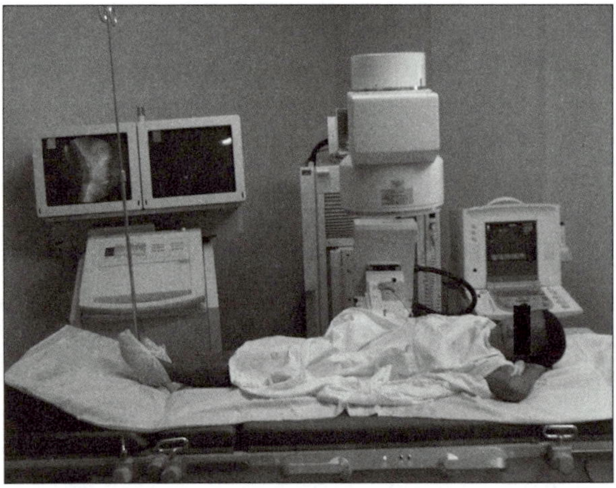

Figura 23.2 Criança em posição para realizar litotripsia extracorpórea.

A indicação de LECO em crianças é mais abrangente que em adultos. Esse procedimento é indicado para cálculos de 5 mm até os mais volumosos, como os coraliformes. Entretanto, o uso de LECO para cálculos acima de 2 cm é controverso e limitado, conforme estudos recentes[6-9].

Quanto à restrição para a LECO, destacam-se coagulopatia não tratada, obstrução anatômica do trato urinário e vigência de infecção urinária e febre, de modo que, previamente ao tratamento de litíase urinária, solicitam-se análise e cultura de urina, coagulograma, hemograma, dosagens séricas de ureia e creatinina. Cálculos com densidade elevada à tomografia computadorizada, medida por unidades

Hounsfield (UH), são mais resistentes à litotripsia, por isso, quando o cálculo apresenta 1.000 UH ou mais, as chances de fragmentação são muito reduzidas e outros métodos de tratamento devem ser indicados[9]. De forma semelhante, os cálculos de cistina e oxalato monoidratado de cálcio costumam ser muito resistentes ao tratamento por meio de LECO, por isso não se indica esse procedimento nesses casos[9].

Quanto aos resultados, na Clínica Urológica do HC-FMUSP, no período de 1991 a 2000, foram tratados 93 cálculos em crianças com a LECO. Dessa casuística, observou-se resolução (cálculos considerados elimináveis ou menores que 5 mm) em 91,8% dos cálculos piélicos, 89% dos calicinais superiores e médios e 70% dos cálculos calicinais inferiores[10]. Os cálculos ureterais, nessa análise retrospectiva, foram todos eliminados após a LECO. Entretanto, os cálculos vesicais só foram solucionados em 60% dos casos. Nesse estudo, de três cálculos coraliformes, maiores que 2 cm, somente um (33%) foi solucionado por meio de LECO. Deve-se salientar que alguns autores defendem a LECO como primeira opção de tratamento também em cálculos coraliformes em crianças, mas, como já apontado, essa indicação vem sendo questionada[2,3]. Quanto aos cuidados especiais, a LECO em crianças é realizada com proteção do tórax com plástico do tipo "bolha", o qual cria uma camada de ar que impede a propagação de ondas de choque nos pulmões, o que pode causar hemoptise transitória após as sessões. Discutem-se os riscos de lesão renal ou de outros órgãos, como as gônadas; porém, não foi demonstrado nenhum efeito adverso definitivo com uso de LECO em crianças, apesar de intensamente investigado[9,11]. Pelo fato de as crianças apresentarem ureter mais elástico e distensível, a facilidade de eliminar fragmentos de cálculos faz com que a colocação de cateteres, como o duplo J, seja muito restrita, indicados em casos de rim único e com cálculo maior que 1,5 cm[2,6,9].

As complicações da LECO em criança estão relacionadas à eliminação de fragmentos de cálculos. Esses fragmentos podem causar obstrução do trato urinário e dor. Obstrução por vários fragmentos de cálculo no ureter distal, fenômeno chamado de "rua de cálculo", é rara em crianças e pode ser tratada com medidas clínicas por curto período ou aplicação de nova LECO nesses fragmentos. Febre, pielonefrite e sepse ocorrem em 18, 6,8 e 1,5% dos casos, respectivamente, e requerem internação e cuidados especiais. Nos raros casos de obstrução persistente, está indicada drenagem da via excretora por meio de cateter ureteral ou nefrostomia[2,6,9].

URETEROSCOPIA

Os instrumentos de endoscopia para o trato urinário estão em constante aperfeiçoamento e são muito úteis no tratamento de cálculos urinários. Atualmente, aparelhos ópticos de calibre muito reduzido permitem o acesso retrógrado, ou seja, pela uretra, bexiga, ureter e rim, também em crianças. Os aparelhos dispõem de três recursos: um óptico para visualização; outro canal para fluxo de soluções, geralmente soro fisiológico, o qual permite manter o campo de visão transparente; e um terceiro canal, chamado de canal de trabalho, o qual permite a introdução de pinças, instrumentos cortantes, de cauterização, ou que quebram cálculos urinários, os chamados litotritores internos. A uretra dos meninos é naturalmente mais longa, estreita e delicada e possui ao nascimento o calibre de 8 Fr, equivalente a 2,4 mm (Fr significa unidade francesa e três unidades francesas equivalem aproximadamente a 1 mm)[12]. Os instrumentos ópticos disponíveis, chamados de uretrocistoscópios, podem ter diâmetro de 6,9 Fr e são utilizados para procedimentos através da uretra. As meninas têm uretra mais calibrosa e curta, o que facilita os procedimentos por via uretral e reduz os riscos de iatrogenias, como lesões de uretra que podem evoluir com estenose, especialmente nos meninos[12].

Para acesso ao ureter, os aparelhos ópticos, chamados de ureteroscópios, podem ser rígidos ou flexíveis, com diâmetro de 6,9 a 7,5 Fr (Figura 23.3) e comprimento que varia de 11 a 60 cm. São introduzidos, sob anestesia, via uretral até a bexiga e daí pelo ureter até o rim (Figuras 23.4 a 23.6).

Em crianças, a ureteroscopia permite a visualização, fragmentação e remoção de cálculos ureterais. Para quebrar os cálculos, estão disponíveis os litotritores internos. Esses aparelhos promovem fragmentação utilizando diferentes fontes de energia que causam impacto sobre os cálculos. Trata-se de energia balisticopneumática, ultrassônica ou a *laser*[13,14] (Figura 23.7).

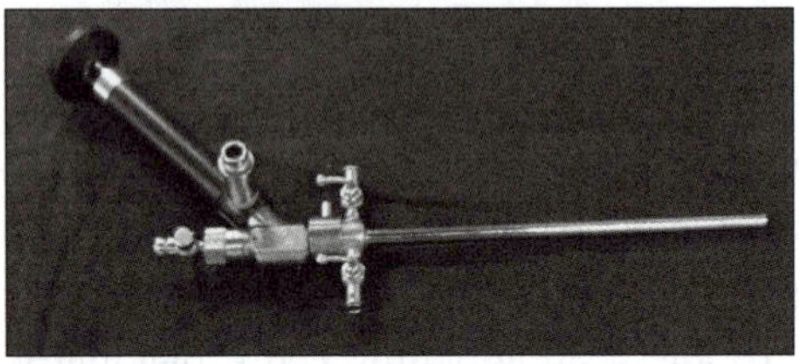

Figura 23.3 Cistoscópio infantil.

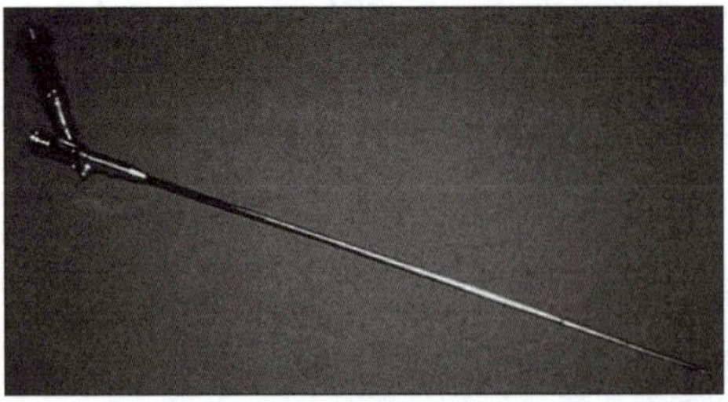

Figura 23.4 Ureteroscópio.

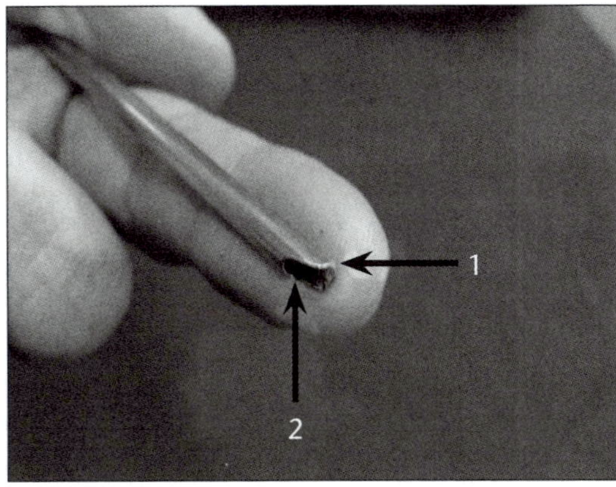

Figura 23.5 Extremidade do ureteroscópio demonstrando os recursos. Seta 1: óptica e iluminação (visualização); seta 2: canais para fluxo de água e para introdução dos instrumentos de trabalho (pinças ou extremidade dos litotritores internos).

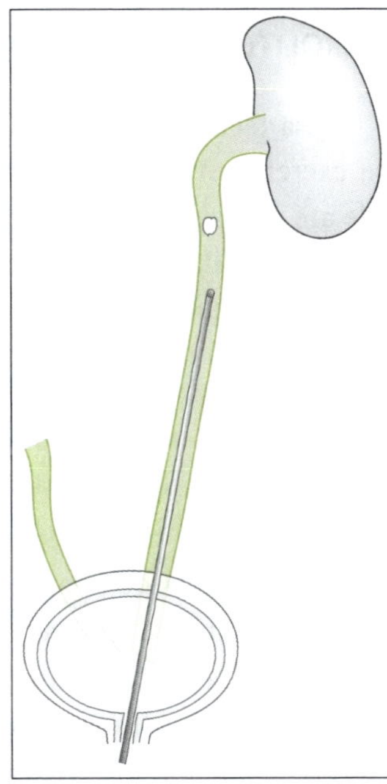

Figura 23.6 Esquema didático demonstrando ureteroscópio dentro do trato urinário para fragmentação e remoção de um cálculo ureteral.

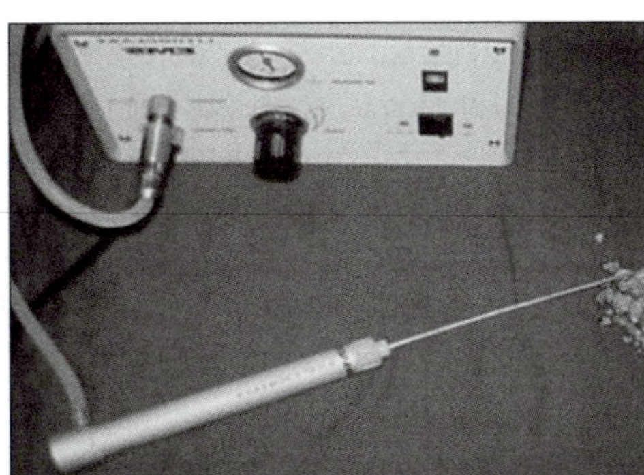

Figura 23.7 Litotritor interno: balisticopneumático.

Medidas preventivas para evitar complicações, como o uso profilático de antibióticos e de soro aquecido para a irrigação, cobertores e campos impermeáveis para proteger da hipotermia, são importantes para a realização da ureteroscopia[2,6]. Entre as complicações, são descritas a ocorrência de refluxo vesicoureteral frequentemente transitório e sem consequências. Outra complicação é o retorno do cálculo para o rim durante a ureteroscopia, principalmente nos casos de cálculos ureterais proximais. Para o tratamento desse cálculo, pode ser necessária a ureteroscopia flexível ou a mudança de tática cirúrgica para nefrolitotripsia percutânea ou a colocação de duplo J, para posterior realização de LECO. Estenoses ureterais são muito raras atualmente. As perfurações de ureter e o extravasamento de contraste são também pouco frequentes e a colocação de cateter duplo J costuma solucionar esses casos[2,6].

NEFROLITOTRIPSIA PERCUTÂNEA

Essa técnica é realizada por meio da obtenção de um trajeto entre a pele e a via excretora urinária. Para isso, usa-se uma punção com agulha longa desde a pele até o interior do rim (cálices e depois pelve renal), seguida de sondas ou cateteres que dilatam o trajeto produzido pela agulha, até que se possa colocar um tubo de diâmetro entre 8 e 10 mm. Esse método demonstrou ser uma valiosa alternativa para drenagem de urina infectada ou nos casos de obstruções urinárias de difícil tratamento. O mesmo princípio evoluiu e, atualmente, é considerado importante opção no tratamento de cálculos volumosos, a chamada nefrolitotripsia percutânea (NP).

O procedimento é realizado após a localização da via excretora urinária, por meio de métodos de imagem como a radioscopia ou fluoroscopia. Para isso, pode ser usado contraste endovenoso ou, mais frequentemente, com a injeção retrógrada de contraste através de um cateter previamente colocado no ureter por meio de cistoscopia, procedimento denominado pielografia retrógrada.

Para a pielografia retrógrada, o paciente é colocado em decúbito dorsal (posição de litotomia) sob anestesia geral, o cistoscópio é introduzido através da uretra até a bexiga, localiza-se o meato ureteral e introduz-se o cateter, pelo qual se faz a injeção retrógrada de contraste que permite a localização exata do rim por meio da radioscopia e também os detalhes da anatomia da via excretora. Depois disso, o paciente é reposicionado em decúbito ventral (Figura 23.8) e uma agulha é introduzida através da pele até a via excretora, dirigida por radioscopia ou, mais frequentemente, por fluoroscopia (Figura 23.9) ou ultrassonografia. Quando a agulha atinge a via excretora, é possível observar a saída de urina pelo lúmen da agulha (Figura 23.10). Através do orifício da agulha, é introduzido um fio-guia até o interior da via excretora, suficientemente resistente e rígido, permitindo direcionar os cateteres di-

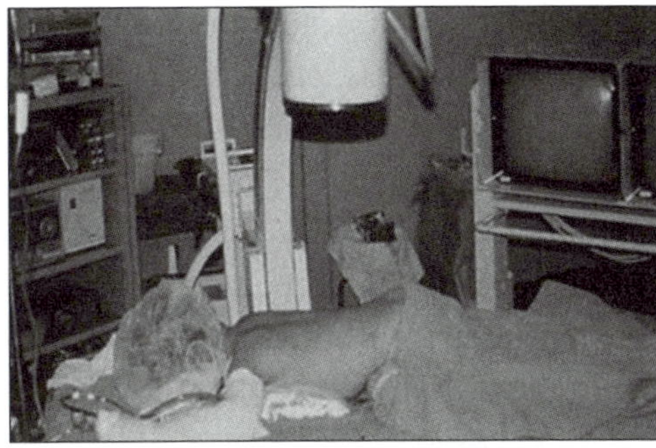

Figura 23.8 Criança em posição para nefrolitotripsia percutânea.

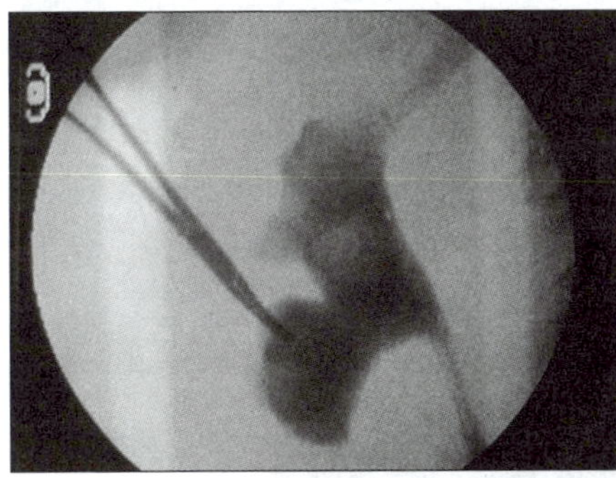

Figura 23.9 Imagem obtida por meio de fluoroscopia com injeção de contraste retrógrado e pinça demonstrando local em que será realizada a punção.

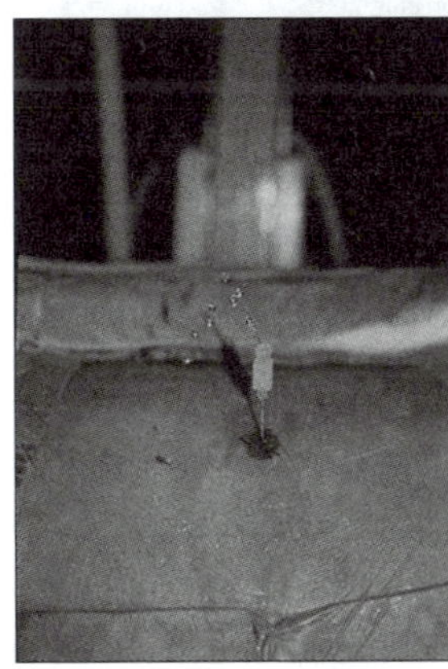

Figura 23.10 Agulha ao atingir a via excretora. (Veja a imagem colorida no encarte.)

latadores plásticos ou metálicos, até obter um trajeto entre a pele e a via excretora que possibilite a introdução de tubo (chamado de Amplatz) (Figura 23.11). Através desse tubo, insere-se um instrumento óptico, chamado de nefroscópio, de 17 Fr (aproximadamente 6 mm), que dispõe de recursos para iluminação e visibilização de um canal para fluxo de soro fisiológico, a fim de manter o campo de visão, e de um outro para introdução de litotritores internos (já descritos) e pinças (Figuras 23.12 a 23.14).

A NP tem indicação específica na população pediátrica. Até recentemente, os cálculos nas crianças, por serem considerados mais frágeis e eliminados com mais facilidade, eram tratados quase que exclusivamente por meio da LECO, mas estudos recentes demonstram que cálculos maiores que 2 cm são mais adequadamente tratados por meio da técnica percutânea[2,3,7,9]. A NP também está indicada nos casos em que a litotripsia extracorpórea não fragmenta o cálculo ou quando há outros procedimentos a serem realizados também por acesso percutâneo, como a dilatação de estenose de infundíbulo calicinal ou estenose de junção pieloureteral.

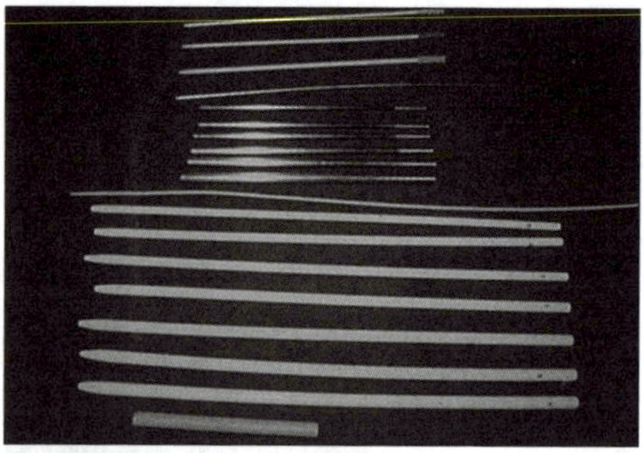

Figura 23.11 Dilatadores fasciais e axiais que promovem a dilatação do trajeto obtido pela agulha até o diâmetro de 30 Fr (10 mm).

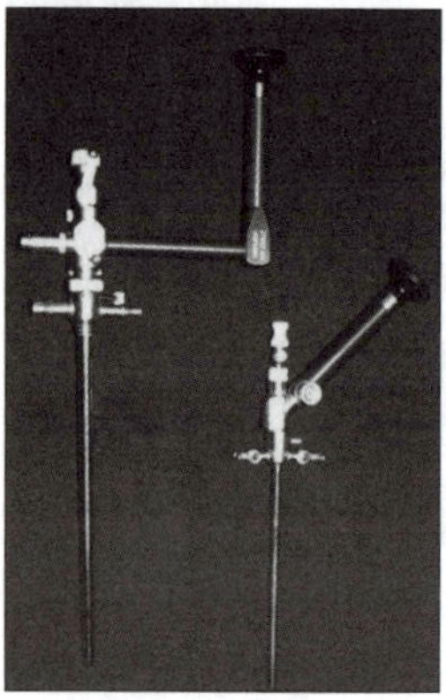

Figura 23.12 Nefroscópio 26 Fr e pediátrico 17 Fr.

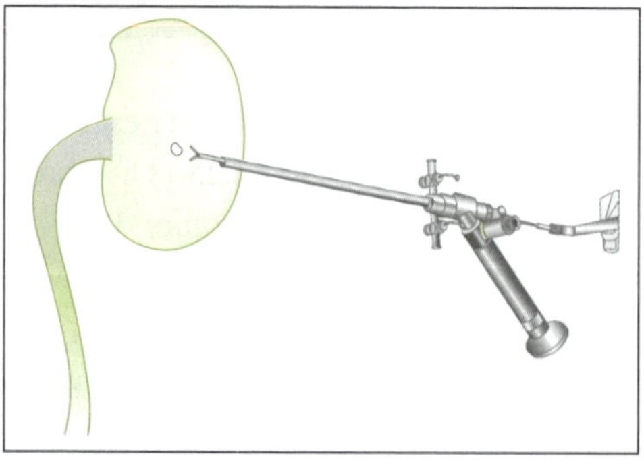

Figura 23.13 Esquema didático demonstrando nefroscópio dentro do trato urinário para fragmentação e remoção de um cálculo renal.

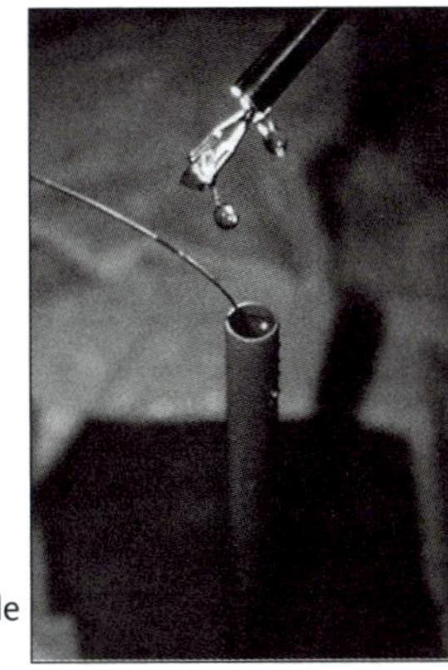

Figura 23.14 Retirada de fragmento de cálculo através da bainha de Amplatz.

A coagulopatia não solucionada é contraindicada. Recomenda-se uso de soro aquecido durante o procedimento, cobertores e campos impermeáveis, além de antibiótico profilático[2,6,9].

Os resultados com remoção completa dos cálculos ocorrem em 68 a 90% dos casos, variando conforme a complexidade. Fragmentos residuais podem ser tratados com LECO para complementação do tratamento. Conversão para cirurgia aberta é descrita em aproximadamente 5% dos casos[2,6,9,11,12].

As complicações relacionadas à NP são: sangramento que necessita de transfusão (1%), fístula arteriovenosa que exige arteriografia e embolização (1%), lesão de órgãos próximos (colo, fígado e baço) (0,6%), hidropneumotórax (4%), nos casos em que a punção renal foi realizada acima da 12ª costela, e febre (8,3%). A colocação de duplo J durante o procedimento por transfixação renal ocorre em 2,5%[11,12].

A técnica de punção percutânea pode ser indicada para acesso à bexiga, para a retirada e a fragmentação de cálculos. Os cálculos vesicais são endêmicos em determinados países ou ocorrem como consequência de ampliação cirúrgica da bexiga com uso de segmentos intestinais. Nesses casos, a punção com a agulha é realizada na região suprapúbica e procede-se à dilatação do trajeto conforme descrito anteriormente. Com essa técnica, evita-se passagem de cistoscópio pela uretra. A fragmentação de cálculos, através do cistoscópio, é realizada com o uso de litotritores internos. A indicação dessa técnica ocorre, principalmente, em meninos para evitar acesso pela uretra e quando há antecedente de cirurgia para correção de incontinência urinária, como nos casos de extrofia de bexiga ou reconstrução cirúrgica da uretra.

LAPAROSCOPIA CONVENCIONAL E LAPAROSCOPIA AUXILIADA POR ROBÓTICA

Centros especializados apresentam estudos aplicando a técnica de laparoscopia convencional ou a laparoscopia com auxílio de robótica em casos de litíase urinária[2,3]. Entretanto, essas séries são consideradas de aplicação em situações muito específicas, mais adequadas a centros especializados.

CIRURGIA ABERTA

A opção pela cirurgia convencional ou aberta teve redução no tratamento dos cálculos urinários. A cirurgia aberta está indicada nos casos de falha dos procedimentos minimamente invasivos ou quando outras cirurgias para correção de alterações anatômicas também estão indicadas[15]. A falta de equipamentos adequados é outro motivo para a utilização da técnica aberta.

Em casos de cálculos volumosos associados à necessidade de correção anatômica, a cirurgia aberta ainda é uma opção válida. Nesses casos, o acesso ao rim é feito classicamente por lombotomia. Para o acesso ao ureter baixo, utiliza-se uma incisão no flanco e, para o acesso à bexiga, uma incisão suprapúbica.

CONCLUSÕES

Com o avanço das técnicas minimamente invasivas, o tratamento da litíase urinária em crianças teve um grande avanço nos últimos 30 anos e, atualmente, a cirurgia aberta é uma alternativa excepcional. Na Tabela 23.1, são resumidas as condutas intervencionistas para o tratamento da litíase na infância. É importante que o pediatra tenha conhecimento das diversas alternativas minimamente invasivas para promover adequadamente o tratamento de seus pacientes.

Tabela 23.1 – Resumo de condutas intervencionistas nos cálculos urinários, conforme tamanho e localização[3,5,10]

Cálculo	LECO	Ureteroscopia	Nefrolitotripsia percutânea
Renal			
< 1 cm	Mais comum	Opcional	Rara
1 a 2 cm	Mais comum	Opcional	Opcional
> 2 cm	Opcional	Rara	Mais comum
Ureteral			
Proximal	Mais comum	Opcional	Ocasional
Distal	Opcional	Mais comum	–
Vesical			
< 2 cm	Uretrolitotripsia Mais comum	–	Cistolitotomia aberta ou percutânea Ocasional
> 2 cm	Aberta Mais comum		Ocasional

REFERÊNCIAS BIBLIOGRÁFICAS

1. Docimo SG, Peters CA. Pediatric endourology and laparoscopy. In: Walsh PC, Retik AB, Vaughan ED, Wein AJ, editors. Campbell's urology. Philadelphia: Saunders; 2002. p.2564-92.
2. Durkee CT, Balcom A. Surgical management of urolithiasis. Pediatr Clin North Am. 2006;53(3):465-77.
3. Wignall GR, Canales BK, Denstedt JD, Monga M. Minimally invasive approaches to upper urinary tract urolithiasis. Urol Clin North Am. 2008;35(3):441-54.
4. Esen T, Krautschick A, Alken P. Treatment update on pediatric urolithiasis. World J Urol. 1997;15(3):195-202.
5. Tanaka ST, Pope IV JC. Pediatric stone disease. Curr Urol Rep. 2009;10(2):138-43.
6. Lingeman JE, Lifshitz DA, Evan AP. Surgical managemant of urinary lithiasis. In: Walsh PC, Retik AB, Vaughan ED, Wein AJ, editors. Campbell's urology. Philadelphia: Saunders; 2002. p.3361-451.
7. Dogan HS, Tekgul S. Management of pediatric stone disease. Curr Urol Rep. 2007;8(2):163-73.
8. Horn AC van, Hollander JB, Kass E J. First and second generation lithotripsy in children: result, comparison and follow up. J Urol. 1995;153(6):1969-71.
9. Lottmann H, Gagnadoux MF, Daudon M. Urolithiasis in children. In: Gearhart JP, Rink RC, Mouriquand PDE, editors. Pediatric urology. Philadelphia: W. S. Saunders; 2001. p.828-59.
10. Duarte RJ, Mitre AI, Dénes FT, Giron AM, Koch V, Arap S. Extracorporeal lithotripsy for treatment of urolithiasis in children. J Pediatr. 2002;78(5):367-70.
11. Kroovand RL. Pediatric urolithiasis. Urol Clin North Am. 1997;24(1):173-84.
12. Barone FF. The urethra. In: O'Donnel B, Koff SA, editors. Pediatric urology. Oxford: Butterworth-Heinemann; 1997. p.526-36.
13. Savage JG van, Palanca LG, Andersen RD, Rao GS, Slaughenhuopt BL. Treatment of distal ureteral Stones in children: similarities of the american urological association guidelines in adults. J Urol. 2000;164(3 Pt 2):1089-93.
14. Skoff SJ. Endoscopic intrumentatation. In: Smith's AD, editor. Smith's Textbook of endourology. St Louis: Quality Medical Publishing; 1996. p.1307-22.
15. Zargooshi J. Open stone surgery in children: is it justified in the era of minimally invasive therapies? BJU Int. 2001;88(9):928-31.

Seção VIII

Neoplasias

Tumores renais na infância 24

Ricardo Jordão Duarte
Lilian Maria Cristofani

Após ler este capítulo, você estará apto a:

1. Ponderar a respeito de prováveis diagnósticos diferenciais de massas renais.
2. Conduzir a investigação diagnóstica de massas renais na infância.
3. Propor alternativas de tratamento de tumores renais.
4. Abordar com familiares e especialistas as condutas e as perspectivas do tratamento dos tumores renais.

INTRODUÇÃO

Entre os tumores renais da infância, o melhor exemplo de evolução significativa está nos resultados terapêuticos ao longo das últimas décadas, paradigma representado pelo tumor de Wilms, cujos portadores tinham perspectiva de cura ao redor de 20% na década de 1960 e, atualmente, esse índice ultrapassa 90%. Ao mesmo tempo, alguns tumores, embora raros, ainda são um desafio, como o tumor rabdoide renal e o carcinoma renal avançado[1]. A Tabela 24.1 mostra os principais tumores renais da infância e suas frequências[2].

Tabela 24.1 – Tumores renais da infância: tipos histológicos e frequência[2]

Neoplasia renal	Frequência
Tumor de Wilms sem anaplasia	80%
Tumor de Wilms com anaplasia	5%
Nefroma mesoblástico	5%
Sarcoma de células claras	4%
Tumor rabdoide	2%
Miscelânea (carcinoma de células claras, adenoma, lipoma, linfoma, nefroma cístico e angiomiolipoma)	4%

TUMOR DE WILMS

Epidemiologia

O tumor de Wilms ou nefroblastoma é a neoplasia maligna geniturinária mais comum na infância. A incidência nos Estados Unidos é de 7 casos por milhão de crianças abaixo de 15 anos de idade, com pico de incidência entre 2 e 3 anos. A maioria dos casos é esporádica, embora a transmissão familiar seja observada em 1 a 2% dos pacientes[3].

História

A primeira referência a essa neoplasia foi feita por Runce, em 1814, e descrita detalhadamente, em 1899, por Max Wilms. Ao longo das décadas, o tratamento desse tumor passou por diversas fases: exclusivamente cirúrgica, radioterapia combinada com a cirurgia e adição da quimioterapia.

Genética

Algumas síndromes correlacionam-se com um maior risco de desenvolvimento do tumor de Wilms, como síndromes de Beckwith-Wiedemann e Denys-Drash, WAGR (Wilms, aniridia, malformações geniturinárias e retardo mental) e hemi-hipertrofia corporal[4]. A genética molecular do tumor de Wilms vem sendo elucidada ao longo dos anos. Mutações nos genes WT1 (no cromossomo 11p13) e WT2 (no cromossomo 11p15.5) estão presentes na minoria dos casos, e o gene WTX apresenta mutação em 29% dos espécimes de tumor de Wilms. A perda da heterozigozidade (LOH) do cromossomo 1p e/ou 16q é um fator adverso de prognóstico[5].

Patologia

O tumor de Wilms clássico apresenta-se como uma massa renal heterogênea que destrói a arquitetura do órgão, composta de necrose, hemorragia e neoplasia viável. A maioria dos tumores de Wilms caracteriza-se por ter histologia trifásica, na qual se constatam os seguintes componentes: blastematoso (composto por aglomerados de células pequenas e azuis), epitelial (em que as células formam pseudotúbulos) e estromal. A predominância epitelial é mais frequente em lactentes com doença localizada e tem bom prognóstico. O fator histológico mais importante no prognóstico do tumor de Wilms é a presença de anaplasia, encontrada em 5% dos casos, e caracterizada por múltiplas figuras mitóticas: aumento de tamanho e hipercromasia do núcleo. Sua presença, tanto focal quanto difusa, indica maior agressividade da neoplasia, mesmo em tumores localizados (estádios I e II)[6].

Diagnóstico

Geralmente, o tumor de Wilms se apresenta como massa abdominal assintomática, casualmente palpada pelos familiares em 90% dos casos (Figura 24.1). Hematúria macroscópica como primeiro sinal ocorre em 25% dos casos. Dor abdominal inespecífica é descrita em 30% dos pacientes e hipertensão arterial em 60%[7]. Os pacientes são avaliados por meio de história clínica, exame físico, exames laboratoriais, como hemograma, dosagem de ureia e creatinina, análise de urina e cultura. A ultrassonografia do abdome pode ser o exame de imagem inicial a confirmar a presença de massa renal, mas a tomografia computadorizada fornecerá uma imagem mais precisa para o diagnóstico desse tumor (Figura 24.2). A ultrassonografia com Doppler permite a avaliação quanto à presença de trombo na veia renal ou cava. A tomografia de tórax é necessária para a detecção de metástases pulmonares ao diagnóstico (Figura 24.3). O Quadro 24.1 mostra o sistema de estadiamento utilizado para o tumor de Wilms.

Quadro 24.1 – Sistema de estadiamento para o tumor de Wilms (SIOP e COG)[7]

I.	Tumor restrito ao rim, completamente ressecado, cápsula intacta, vasos do seio renal livres
II.	Tumor estendido além do rim acometendo a cápsula renal, mas sem ultrapassá-la, seio renal e trombo na veia cava, mas completamente removido
III.	Tumor residual local incluindo margens positivas, linfonodos intra-abdominais com sinais de infiltração pela neoplasia, implantes peritoneais ou ruptura tumoral pré ou intraoperatória, biópsia prévia
IV.	Metástases hematogênicas (pulmão, fígado etc.) ou linfonodos extra-abdominais
V.	Tumor bilateral

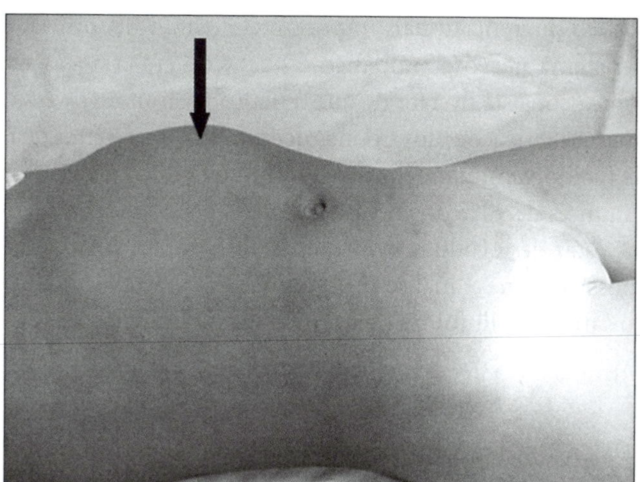

Figura 24.1 Abaulamento em flanco esquerdo notado em exame clínico de rotina, em criança portadora de tumor de Wilms.

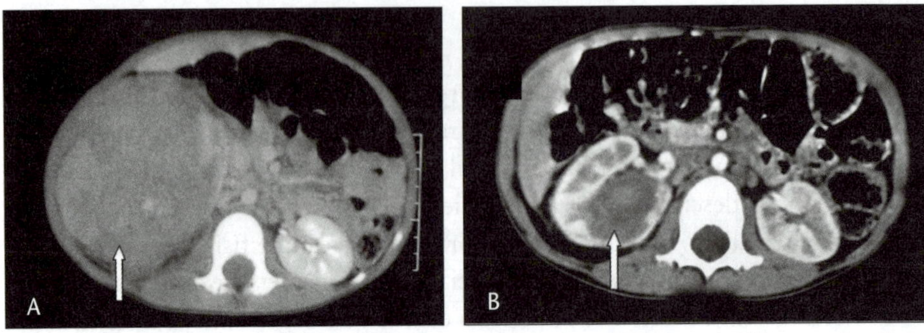

Figura 24.2 Tomografia computadorizada de abdome demonstrando tumor de Wilms em rim direito, antes da quimioterapia pré-operatória (A) e após esse procedimento (B).

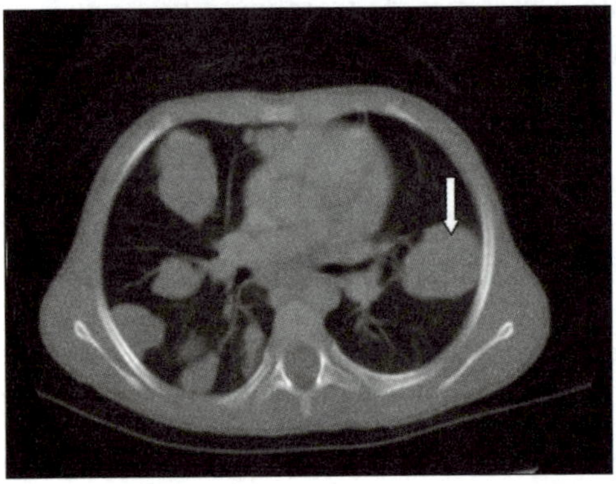

Figura 24.3 Tomografia computadorizada de tórax revelando metástases pulmonares bilaterais em criança com tumor de Wilms.

Diagnóstico Diferencial

O diagnóstico diferencial mais importante é com o neuroblastoma, neoplasia originária do sistema nervoso simpático e que acomete crianças na mesma faixa etária. A diferença consiste no fato de que o neuroblastoma atravessa a linha média do abdome e tem calcificações aos exames de imagem. A presença de metabólitos de catecolaminas (ácido vanilmandélico, ácido homovanílico e vanilacético) na urina é detectável em mais de 90% dos neuroblastomas[5]. Na tomografia computadorizada, o rim pode estar deslocado inferiormente. Entretanto, em alguns casos, o diagnóstico só é possível com a análise histopatológica. Outros tumores renais menos frequentes são sarcomas, linfomas e tumores renais de células claras.

Tratamento

Duas estratégias de abordagem inicial do tratamento do tumor de Wilms são mundialmente difundidas: o sistema americano, chamado *National Wilms Tumor Study* (NWTS, atualmente denominado *Children's Oncology Group* – COG), e o protocolo europeu, denominado *International Society of Pediatric Oncology* (SIOP) (Figura 24.4). A diferença entre os dois protocolos reside no fato de que a estratégia da SIOP preconiza o uso de quimioterapia pré-operatória, enquanto o NWTS/COG defende, no caso de tumores unilaterais, inicialmente, a abordagem cirúrgica e, a seguir, a quimioterapia. O argumento da SIOP é que a avaliação inicial por meio de imagens permite o diagnóstico e o estadiamento bastante acurados e a quimioterapia pré-operatória facilita a cirurgia e diminui o risco de ruptura tumoral durante o procedimento, além de permitir uma avaliação precoce da resposta do tumor à quimioterapia utilizada. Em contrapartida, o NWTS ressalta que a cirurgia como primeira ação terapêutica permite uma avaliação histológica precisa, sem influência

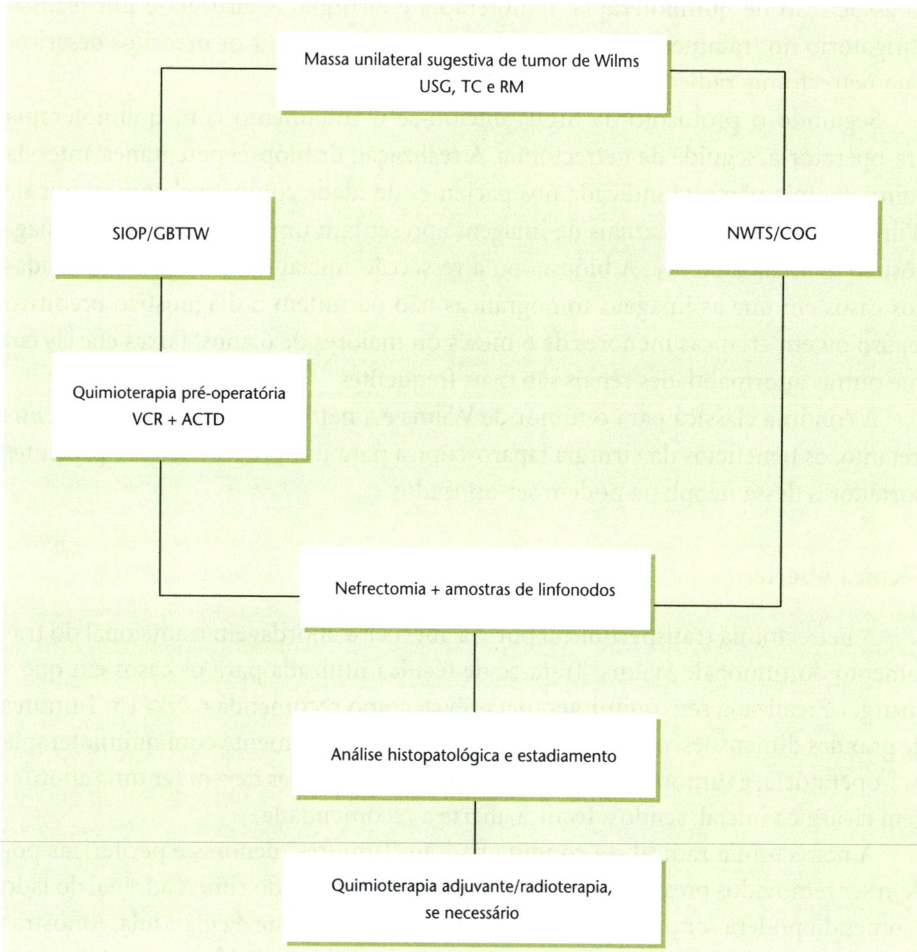

Figura 24.4 Tumor de Wilms: estratégia de tratamento segundo os protocolos *International Society of Pediatric Oncology* (SIOP) e *National Wilms Tumor Study* (NWTS)[5]. USG: ultrassonografia; TC: tomografia computadorizada; RM: ressonância magnética; GBTTW: Grupo Brasileiro para o Tratamento do Tumor de Wilms; COG: *Children's Oncology Group*; VCR: vincristina; ACTD: actinomicina D.

do efeito das drogas antineoplásicas, e um estadiamento detalhado, informações estas que permitem orientar as etapas de tratamento seguintes, além de uma acurada análise citogenética da neoplasia. Entretanto, em longo prazo, não se observam resultados diferentes de sobrevida quando se comparam as duas estratégias[8,9]. No Brasil, o Grupo Brasileiro para o Tratamento do Tumor de Wilms (GBTTW) segue o programa da SIOP, que preconiza o uso de quimioterapia pré-operatória[8,10].

Tratamento Cirúrgico

O tumor de Wilms representa o melhor exemplo de sucesso terapêutico em oncologia pediátrica, com mais de 90% dos pacientes curados atualmente, reflexo da associação de quimioterapia, radioterapia e cirurgia. A cirurgia é um recurso obrigatório no tratamento do tumor de Wilms e deve seguir os preceitos descritos para nefrectomia radical do tumor[11].

Seguindo o protocolo da SIOP, iniciou-se o tratamento com quimioterapia pré-operatória, seguida da nefrectomia. A realização de biópsia percutânea antes da quimioterapia não está indicada nos pacientes de idade compatível com tumor de Wilms, pois os recursos atuais de imagem apresentam uma margem de erro diagnóstico de menos de 5%. A biópsia ou a ressecção inicial da lesão estão indicadas nos casos em que as imagens tomográficas não permitem o diagnóstico preditivo seguro ou em crianças menores de 6 meses ou maiores de 6 anos, faixas etárias em que outras anormalidades renais são mais frequentes.

A conduta clássica para o tumor de Wilms é a nefrectomia por via aberta. Entretanto, os benefícios da cirurgia laparoscópica para um grupo seleto de pacientes portadores dessa neoplasia podem ser utilizados.

Técnica Aberta

A nefrectomia transperitoneal por via aberta é a abordagem tradicional do tratamento do tumor de Wilms. Trata-se de técnica utilizada para os casos em que a cirurgia é realizada sem quimioterapia prévia, como recomenda o NWTS. Tumores de grandes dimensões, os quais não regridem satisfatoriamente com quimioterapia pré-operatória, e tumores em lactentes menores de 6 meses devem ter uma abordagem cirúrgica inicial, sendo a técnica aberta a recomendada.

A nefrectomia radical é a conduta padrão. Tumores menores e periféricos podem ser removidos preservando-se a parte não acometida do rim. A adrenal do lado acometido poderá ser preservada se o tumor estiver distante da glândula. Amostras de linfonodos peri-hilares e interaortocavais devem ser obtidas em todos os casos, pois são imprescindíveis para o estadiamento correto e a orientação da conduta pós-operatória. Não há necessidade de linfadenectomia total[10].

CIRURGIA DO TUMOR DE WILMS EM SITUAÇÕES ESPECIAIS

Tumores Bilaterais

Em 5 a 7% dos casos, o tumor de Wilms se apresenta como doença bilateral (Figura 24.5). Nessa situação, o principal objetivo é a remoção e a cura da neoplasia, com a preservação da maior quantidade de tecido renal sadio possível (*nephron sparing surgery*)[9]. Inicialmente, realiza-se uma biópsia do tumor, mas há controvérsias quanto à necessidade de ser bilateral. Em todos os casos, após o diagnóstico, preconiza-se o uso de quimioterapia pré-operatória de 6 a 8 semanas. Depois disso, o paciente é reavaliado por meio de imagens e planeja-se a cirurgia definitiva, que poderá ser uma nefrectomia total ou parcial ou tumorectomia, sempre com o objetivo de remover a neoplasia e preservar o parênquima renal funcionante o máximo possível, evitando uma evolução para insuficiência renal crônica, diálise e transplante renal (Figura 24.6).

Presença de Trombo na Veia Cava

O tumor de Wilms pode apresentar-se com trombo na veia renal, veia cava ou átrio em 4 a 10% dos casos[8]. Os métodos de imagem atuais são bastante precisos para avaliar a presença desses trombos na fase pré-operatória, destacando-se a ultrassonografia com *doppler* ou, em especial, a tomografia computadorizada ou ressonância magnética. Raramente, a palpação intraoperatória da veia cava revela a presença de trombos não diagnosticados previamente. Quando o trombo é extenso ou atinge o átrio, recomenda-se o uso de quimioterapia pré-operatória na expectativa de uma eventual redução de tamanho e melhora das condições cirúrgicas. Caso persistam, os trombos de tumor de Wilms devem ser removidos cirurgicamente. Durante o ato cirúrgico, realizam-se a abertura dos vasos abaixo do diafragma e a remoção do trombo. Nos trombos acima do diafragma, há necessidade de uso de circulação extracorpórea, eventualmente com toracotomia e cardiotomia[11].

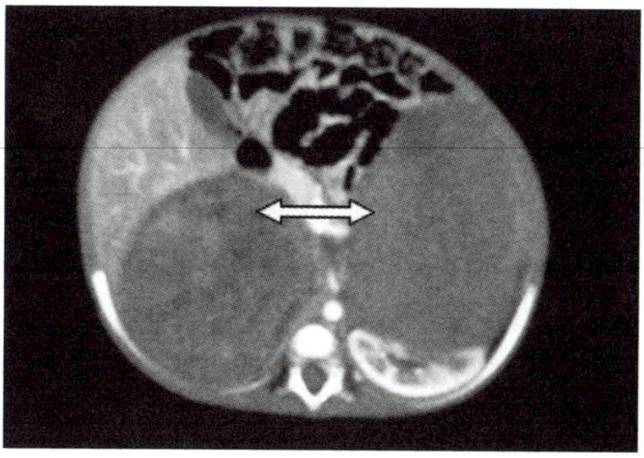

Figura 24.5 Tomografia computadorizada de abdome demonstrando tumor de Wilms bilateral.

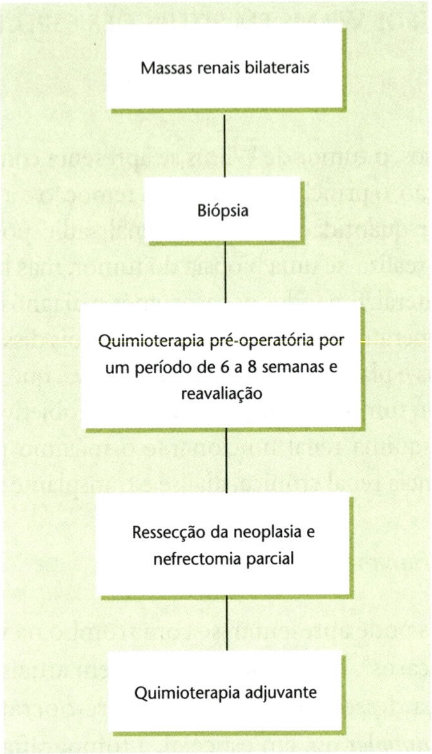

Figura 24.6 Tumor de Wilms bilateral: a estratégia de tratamento tem como principal objetivo a preservação de tecido renal funcionante[8].

Nefrectomia Radical Laparoscópica

Duarte et al.[12] conduziram um estudo pioneiro com a aplicação de nefrectomia radical laparoscópica nos pacientes com tumor de Wilms, que apresentam uma redução significativa do tumor após a quimioterapia pré-operatória com vincristina e actinomicina D por 4 semanas, e os resultados são animadores[12,13]. Os benefícios dessa técnica são redução do tempo de internação, diminuição de analgésicos, menor tempo de recuperação pós-operatória e melhores resultados estéticos.

Tratamento e Seguimento Pós-operatório

O tratamento pós-operatório vai depender do estadiamento e da análise histopatológica do espécime e dos linfonodos removidos na cirurgia. A quimioterapia adjuvante está indicada para consolidar o tratamento do tumor de Wilms e deve seguir os protocolos atuais, geralmente baseados no uso de vincristina e actinomicina D nos tumores localizados, acrescentando-se adriamicina, carboplatina e etoposide nos casos mais avançados ou desfavoráveis. A radioterapia está indicada nos casos que apresentam metástases em linfonodos ou peritônio e naqueles em que ocorre rotura do tumor pré ou intraoperatória[8,10].

O seguimento é baseado na avaliação clínica e na ultrassonografia e radiografia de tórax periódicas. O prognóstico é excelente, com mais de 90% dos pacientes curados.

TUMOR RABDOIDE DO RIM

Esse tumor era considerado uma variante desfavorável do tumor de Wilms. Em 1981, foi definido como uma entidade patológica distinta, com células morfologicamente semelhantes a rabdomioblastos[14,15]. Trata-se de um tumor raro, representando 2% das neoplasias renais malignas. Cerca de 80% dos casos ocorrem em crianças menores de 2 anos de idade, com mediana de 11 meses e predominância do sexo masculino de 1,5:1[2,7].

Patologia

Caracteriza-se por ser um tumor renal pouco delimitado, com focos de hemorragia e necrose, caracterizado por células monomórficas com nucléolo proeminente e filamentos intracitoplasmáticos. Lesões cerebrais concomitantes que ocorrem em poucos pacientes, geralmente, assemelham-se a tumores neuroectodérmicos primitivos, os quais possuem a mesma mutação genética HSNF5/INI-1 encontrada no tumor rabdoide renal[14].

Quadro Clínico e Diagnóstico

A hematúria é um sintoma comum que faz pesquisar a origem. Entretanto, frequentemente o diagnóstico se faz à custa dos sinais e sintomas causados pelas metástases, presentes em até 80% das crianças na fase do diagnóstico: pulmão, fígado e cérebro[2,14]. Os métodos de imagens incluem ultrassonografia, inicialmente, e tomografia computadorizada do abdome, para a caracterização do tumor primário. O estadiamento se completa com a tomografia computadorizada do tórax e crânio. A exérese do tumor ou biópsia são necessárias para a definição do diagnóstico anatomopatológico.

Tratamento e Prognóstico

Trata-se de um tumor agressivo com resistência a agentes quimioterápicos. Entre as drogas mais usadas, destacam-se vincristina (VCR), actinomicina D (ACTD), doxorrubicina (DOXO), carboplatina (CBDCA), etoposide (ETO) e radioterapia. A sobrevida em quatro anos varia de 20 a 36%[7,15].

SARCOMA RENAL DE CÉLULAS CLARAS

Esse tumor corresponde a 4% dos tumores renais primários da criança, com pico de incidência entre 1 a 4 anos de idade, sendo predominante em meninos (2:1). Não se conhece associação sindrômica ou familiar. Não há descrição de casos bilaterais[2,14]. Esse tumor costuma ser bem delimitado. A imuno-histoquímica é positiva para vimentina e há expressão gênica para marcadores neurais[7,14].

Quadro Clínico

A presença de massa abdominal palpável é o principal sinal. De 15 a 60% dos casos apresentam metástases ósseas ao diagnóstico e a dor pode ser o sintoma inicial.

Diagnóstico, Exames Complementares e Tratamento

Os métodos de imagem não permitem a diferenciação com tumor de Wilms. O tratamento consiste em nefrectomia radical associada a quimioterapia. O sarcoma renal de células claras é sensível aos agentes quimioterápicos adriamicina, vincristina, ciclofosfamida e etoposide. Os índices de sobrevida atingem até 60% em 5 anos[15].

CARCINOMA RENAL

Na faixa etária pediátrica, o carcinoma renal é responsável por 2 a 5% dos tumores renais e de 0,5 a 2% de todos os carcinomas renais ocorrem em menores de 21 anos. Na infância, a idade média do diagnóstico varia de 9 a 15 anos[2,7,14]. Na criança, pode estar associado à síndrome de von Hippel Lindau, na qual os tumores tendem a ser múltiplos e de manifestação mais precoce[2].

Patologia

Em geral, o carcinoma renal é de tamanho menor que o tumor de Wilms. A incidência dos diferentes tipos histológicos é distinta daquela dos adultos. A forma papilar ocorre em 20 a 50% dos casos de crianças, e o restante é, frequentemente, representado por carcinoma de células claras clássico[7,14]. Translocações cromossômicas são encontradas em 30% dos casos diagnosticados na infância, a maioria envolvendo o cromossomo XP 11.2, resultando em fusões de TFE 3. Morfologicamente, esses carcinomas se parecem com o tumor de células claras convencional, mas possuem também áreas de arquitetura papilar e, atualmente, formam um grupo distinto de carcinoma na mais recente classificação da Organização Mundial de Saúde[2,7].

Quadro Clínico

As manifestações clínicas são similares às dos adultos: hematúria macroscópica indolor, dor no flanco e massa palpável. Metástases para pulmões, fígado ou cérebro estão presentes em 20% dos pacientes ao diagnóstico[2].

Diagnóstico

O diagnóstico é feito, inicialmente, por meio de métodos de imagem como a ultrassonografia e, mais acuradamente, pela tomografia computadorizada, que mostra lesão sólida intrarrenal pouco contrastada, com áreas de hemorragia e necrose, e, às vezes, com calcificações (Figura 24.7) (Quadro 24.2).

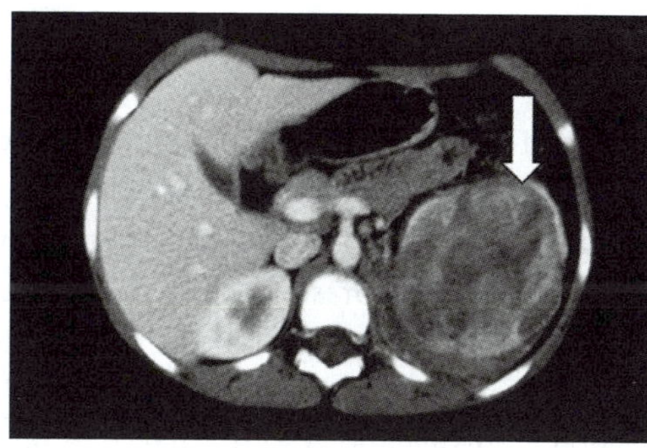

Figura 24.7 Tomografia computadorizada de abdome demonstrando tumor renal em rim esquerdo (seta) – carcinoma de células renais em criança.

Quadro 24.2 – Sistema de estadiamento para carcinoma renal[8]

Estádio	Descrição
I	Tumor limitado ao rim menor do que 2,5 cm
II	Tumor limitado ao rim maior do que 2,5 cm
III	Tumor se estende até a veia renal, a cava inferior, os tecidos perinéfricos e a glândula adrenal, mas não ultrapassa a fáscia de Gerota. Metástases em linfonodos menores do que 2 cm
IV	Tumor ultrapassa a fáscia de Gerota. Metástases em linfonodos maiores do que 2 cm

Tratamento e Prognóstico

O tratamento consiste na remoção cirúrgica completa do tumor. A técnica cirúrgica indicada inclui a retirada do rim (nefrectomia radical) com a gordura perirrenal (Gerota) e adrenalectomia pela via aberta ou laparoscópica. A exérese dos linfonodos está indicada somente para estadiamento. A preservação da adrenal pode ser considerada em casos de tumores de polo inferior. O tumor é resistente à quimioterapia e à radioterapia, sendo o tratamento das metástases um desafio. Nos pacientes com doença avançada, novas drogas inibidoras da angiogênese e terapia imune (vacinas, interferon, interleucina II) são as alternativas, com limitados resultados temporários. Estudos recentes indicam que a sobrevida de crianças com tumores metastáticos em linfonodos é melhor que em adultos (72% *versus* 20%, respectivamente). Tumores metastáticos com a translocação XP 11.2 podem responder ao tratamento com interferon-alfa[7,15].

Recentemente, foi descrita uma variável denominada carcinoma medular renal, que afeta adultos jovens da raça negra portadores de estigma falciforme. Esse tumor é agressivo, com índices de metástase elevados e taxa de mortalidade próxima a 100%. O carcinoma medular renal é raro e o tratamento consiste em nefrectomia radical, sendo pouco responsivo à quimioterapia e à radioterapia[15].

NEFROMA MESOBLÁSTICO

É o tumor sólido mais comum no recém-nascido, também descrito como hamartoma renal ou leiomiomatoso. Geralmente, esse tumor se apresenta nos primeiros três meses de vida, com discreta predominância em meninos. A suspeita diagnóstica é feita pela presença de massa abdominal palpável. Em alguns casos, é identificado na ultrassonografia pré-natal, acompanhado de polidrâmnio, hidropsia e parto prematuro. Os exames de imagem demonstram massa intrarrenal sólida, grande e envolvendo o seio renal, que pode conter áreas císticas, hemorrágicas e necróticas[2]. O tratamento é baseado na nefrectomia com margens amplas, em razão da tendência infiltrativa do tumor. O prognóstico é muito bom, especialmente nos casos operados antes de 6 meses de vida[15].

NEFROBLASTOMATOSE

Consiste na presença de restos nefrogênicos no parênquima renal, de distribuição difusa ou focal. Tais restos são focos de blastema metanéfrico que persistem além da 36ª semana de gestação e têm potencial de malignização para tumor de Wilms. São encontrados ao acaso em 1% dos lactentes e acredita-se que originam de 30 a 40% dos tumores de Wilms. São encontrados em até 99% dos Wilms bilaterais[2,7].

O diagnóstico pode ser feito já nos exames de imagem (ultrassonografia) pré-natais ou por aumento do volume abdominal e palpação de massa no primeiro ano de vida. Na ultrassonografia, caracteriza-se por uma lesão hipoecoica. Na tomografia computadorizada, apresenta-se como nódulos periféricos renais de baixa atenuação e pouca captação de contraste. A ressonância magnética revela nódulos de baixo sinal em T1 e T2. O tratamento é controverso: alguns autores recomendam quimioterapia, enquanto outros preconizam acompanhamento seriado por meio de imagens para detecção precoce de focos de malignização[2].

TUMOR MULTILOCULAR CÍSTICO RENAL

Esse grupo engloba lesões puramente císticas e delimitadas por epitélio e septos fibrosos, com túbulos renais (nefroma cístico) e lesões cujos septos contêm focos de células do blastema (nefroblastoma cístico parcialmente diferenciado). São tumores que se manifestam muito precocemente, de 3 meses a 4 anos de idade, ou na vida adulta. Clinicamente, essas lesões caracterizam-se por massas abdominais assintomáticas. O tratamento é cirúrgico e o prognóstico é excelente quando ocorre a ressecção completa. Casos de recaída local podem ser tratados com quimio e radioterapia[2,14].

LINFOMA RENAL

Em geral, os linfomas renais resultam de infiltração por contiguidade de linfonodos retroperitoneais ou hematogênica. Em crianças, o linfoma de Burkitt representa o tipo histológico mais frequente. O tratamento consiste em biópsia renal e quimioterapia neoadjuvante[2].

ANGIOMIOLIPOMA

Também chamado de hamartoma renal, é um tumor raro e benigno composto de tecido adiposo, músculo liso e vasos sanguíneos. Pode ocorrer em 80% das crianças com esclerose tuberosa. A tomografia computadorizada é o método de imagem de eleição nesses casos, pois permite a diferenciação de tecido gorduroso. O tratamento é cirúrgico nos tumores maiores do que 4 cm, pelo risco elevado de ruptura e hemorragia[2].

TUMOR OSSIFICANTE RENAL

Caracteriza-se por neoplasia benigna e muito rara que acomete crianças de 6 dias a 14 meses de idade. A apresentação típica é uma massa abdominal palpável com hematúria. Histologicamente, a lesão inclui uma matriz osteoide, osteoblatos e células fusiformes. Na tomografia computadorizada, apresenta-se como massa com calcificações e pouca captação de contraste. O tratamento é cirúrgico pela compressão de outros órgãos abdominais[2].

TERATOMA RENAL

Os teratomas renais são muito raros e podem aparecer nos tumores de Wilms com tecido heterotópico ou teratomas retroperitoneais que invadem o rim. O diagnóstico baseia-se na localização intrarrenal do tumor, na ausência de outros focos primários e na demonstração de organogênese heterotópica. O achado tomográfico é de massa renal de baixa atenuação. O tratamento é a exérese cirúrgica do tumor[2].

ADENOMA METANÉFRICO

O adenoma metanéfrico é um tumor benigno raro que ocorre em qualquer faixa etária. O quadro clínico inclui dor, hipertensão, hematoma, massa no flanco, hipercalcemia e policitemia. À ultrassonografia, caracteriza-se por massa bem definida e sólida. O tratamento consiste em remoção cirúrgica do tumor, poupando o parênquima renal[2].

CONCLUSÕES

Os tumores renais da infância são, em sua maioria, representados pelo tumor de Wilms, que tem altos índices de cura. As demais neoplasias renais são muito raras e seu prognóstico depende da variedade histológica e do grau de disseminação (estádio).

REFERÊNCIAS BIBLIOGRÁFICAS

1. Spreafico F, Bellani FF. Wilms' tumor: past, present and (possibly) future. Expert Rev Anticancer Ther. 2006;6(2):249-58.
2. Lowe LH, Isuani BH, Heller RM, Stein SM, Johnson JE, Navarro OM, et al. Pediatric renal masses: Wilms' tumor and beyond. Radiographics. 2000;20(6):1585-603.
3. Breslow NE, Olshan A, Beckwith JB, Green DM. Epidemiology of Wilms tumor. Med Pediatr Oncol. 1993;21(3):172-81.
4. Geller JI. Genetic stratification of Wilms' tumor. Cancer. 2008;113(5):893-6.
5. Castellino SM, Martinez-Borges AR, McLean TW. Pediatric genitourinary tumors. Curr Opin Oncol. 2009;21(3):278-83.
6. Perlman EJ. Pediatric renal tumors: practical updates for the pathologist. Pediatr Dev Pathol. 2005;8(3):320-38.
7. Ross J. Wilms tumor-updated strategies for evaluation and management. Contemporary Urology; 2006. p.18-29.
8. Chintagumpala M, Muscal JA. Treatment and prognosis of Wilms tumor. Available: www.uptodate.com/online/content/topic.do? topicKey=ped_onco/2525. Acesso: 11 jan 2010.
9. Davidoff AM, Giel DW, Jones DP, Jenkins JJ, Krasin MJ, Hoffer FA, et al. The feasibility and outcome of nephron–sparing surgery for children with bilateral Wilms tumor. Cancer. 2008;112(9):2060-70.

10. Ko EY, Ritchey ML. Current management of Wilms tumor in children. J Pediatr Urol. 2009;5(1):56-65.
11. Cristófani LM, Duarte RJ, Almeida MT, Odone Filho V, Maksoud JG, Srougi M. Intracaval and intracardiac extension of Wilms' tumor. The influence of preoperative chemotherapy on surgical morbidity. Int Braz J Urol. 2007;33(5):683-9.
12. Duarte RJ, Dénes FT, Cristófani LM, Giron AM, Odone Filho V, Arap S. Laparoscopic nephrectomy for Wilms tumor after chemotherapy: initial experience. J Urol. 2004;172(4 Pt 1):1438-40.
13. Duarte RJ, Dénes FT, Cristófani LM, Odone Filho V, Srougi M. Further experience with laparoscopic nephrectomy for Wilm's tumour after chemotherapy. Br J Urol. 2006;98(1):155-9.
14. Ahmed HU, Arya M, Levitt G, Duffy PG, Mushtaqi I, Sebire N. Part I: primary malignant non-Wilms' renal tumours in children. Lancet Oncol. 2007;8(9):730-7.
15. Ahmed HU, Arya M, Levitt G, Duffy PG, Sebire N, Mushtaqi I. Part II: treatment of primary malignant non-Wilms' renal tumours in children. Lancet Oncol. 2007;8(9):842-8.

25 Neoplasias testiculares

Miguel Srougi

Após ler este capítulo, você estará apto a:

1. Identificar os casos clínicos.
2. Entender a história natural da doença.
3. Compreender os princípios do tratamento.
4. Saber planejar o seguimento pós-tratamento desses pacientes.

INTRODUÇÃO

Os tumores do testículo representam a sétima neoplasia sólida mais frequente na infância, correspondendo a cerca de 1 a 2% dos tumores pediátricos[1-3]. Por motivos não muito claros, a incidência dessas neoplasias em crianças vem crescendo nos últimos anos. Nesse sentido, levantamento epidemiológico realizado na Grã-Bretanha demonstrou que, entre 1962 e 1990, o número de casos nesse grupo etário aumentou em torno de 1,3% a cada ano[4].

Os tumores de testículo da infância apresentam características biológicas que os diferenciam das neoplasias do adulto e, sob esse aspecto, seis pontos específicos merecem ser enfatizados:

- Enquanto nos adultos os tumores de origem não germinativa são raros, compreendendo entre 5 e 10% do total de neoplasias locais, na infância eles são mais comuns (Figura 25.1), atingindo entre 25 e 40% das crianças portadoras de neoplasia testicular[2,5-7].

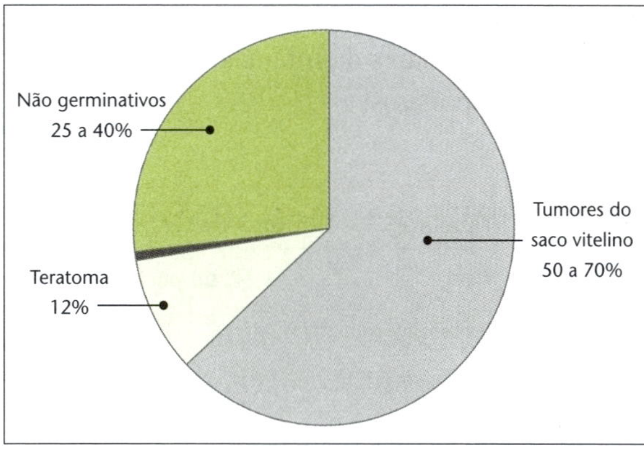

Figura 25.1 Frequência dos diversos tipos de neoplasias testiculares da infância[5].

- Seminomas e coriocarcinomas não ocorrem na infância e, por isso, a frequência relativa dos diversos tipos de tumores germinativos difere da observada nos adultos. Entre 60 e 70% das neoplasias da criança são reapresentadas pelo tumor do saco vitelino, e entre 10 e 14% pelos teratomas (Figura 25.2 e Tabela 25.1).
- O tumor do saco vitelino é, por vezes, confundido com o carcinoma embrionário do adulto, mas tem melhor prognóstico, por se apresentar frequentemente sob forma de doença localizada[8-12].
- Os teratomas da infância constituem neoplasias benignas, tendo sido relatados raríssimos casos que se acompanharam de metástases[2,8].
- Cerca de 10% dos tumores de testículos da infância são identificados no período neonatal e, nesse grupo particular, aproximadamente dois terços dos casos são representados pelos tumores do estroma gonadal[2].
- Ao contrário dos tumores dos adultos, as neoplasias testiculares costumam conter apenas um tipo histológico de lesão[13].

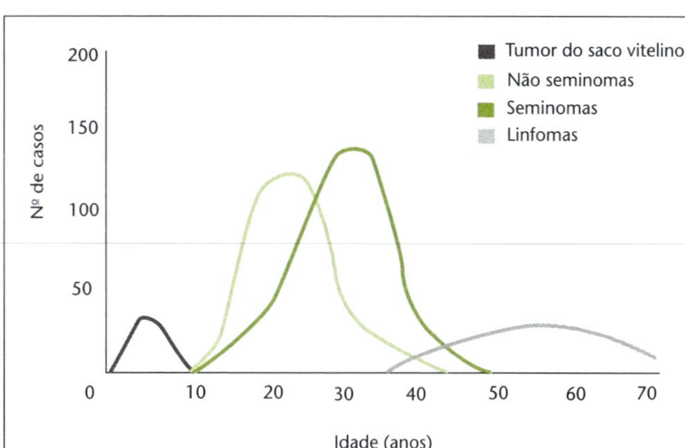

Figura 25.2 Distribuição etária dos tumores testiculares em adultos e crianças[5].

Embora não haja evidências de variações raciais significativas de incidência, as neoplasias testiculares da infância têm sido descritas com frequência mais elevada em crianças japonesas[14].

Tabela 25.1 – Tumores de testículo na fase pré-puberal[3]

Tipo	Nº de pacientes	Mediana de idade (meses)
Tumores germinativos		
■ Saco vitelino	247 (62%)	16
■ Teratoma	92 (23%)	13
■ Cisto epidermoide	13 (3%)	—
Tumores do estroma		
■ Células granulosas	11 (3%)	1
■ Células de Sertoli	10 (3%)	6
■ Células de Leydig	5 (1%)	66
■ Indeterminadas	16 (4%)	4
Gonadoblastoma	4 (1%)	—

TUMOR DO SACO VITELINO

O tumor do saco vitelino, também denominado carcinoma embrionário juvenil, tumor do seio endodérmico, orquioblastoma ou tumor de Teilum, representa aproximadamente 65% do total de casos de tumores gonadais identificados na infância (ver Figura 25.1).

Levantamento realizado por Kaplan et al.[10], abrangendo 176 pacientes com tumor do saco vitelino, demonstrou que a doença atinge crianças entre duas semanas e 8 anos, com média de idade de 17 meses.

Comportamento Biológico

Existe alguma controvérsia quanto à agressividade biológica dos tumores do saco vitelino. Até recentemente, prevaleceu a ideia de que essas neoplasias tinham um comportamento mais benigno e não produziam metástases em crianças com menos de 2 anos de idade[6]. Nesse sentido, Pierce et al.[15] analisaram a evolução de 13 crianças portadoras de tumor do saco vitelino e observaram sobrevida prolongada em 9/9 (100%) dos casos com menos de 2 anos de idade e em 0/4 (0%) dos pacientes com mais de 2 anos. Em outro trabalho, publicado por Green[1], a sobrevida livre de doença foi de 78% em crianças com menos de 1 ano de idade e de 25% naquelas com mais de 2 anos. Esse fenômeno foi confirmado por estudo recente no qual foram avaliadas 207 crianças, constatando-se o aparecimento de metástases em 14 e 25%, respectivamente, dos pacientes com menos de 2 anos e mais de 2 anos de idade[2]. Apesar dessa diferença de comportamento, a sobrevida final dos pacientes de ambos os grupos foi semelhante, em torno de 90%. Portanto, a evolução um pouco mais agressiva dos tumores do saco vitelino em crianças com mais de 2 anos é atenuada pelas medidas terapêuticas atualmente disponíveis, resultando em índices de cura que independem da idade do paciente.

A maioria das crianças com tumor do saco vitelino apresenta-se, inicialmente, com neoplasia localizada. Como mostra a Tabela 25.2, em 175 casos avaliados pelo *Prepubertal Testicular Tumor Registry*, apenas 10% demonstraram metástases retroperitoneais (estágio II) ou pulmonares (estágio III), enquanto 90% evidenciaram lesão restrita ao escroto (estágio I).

Nos pacientes com doença metastática, os sítios preferenciais de depósitos secundários são representados pelo pulmão (50%), retroperitônio (25%) e pulmão mais retroperitônio (25%)[1,2,7,9]. Essa distribuição sugere que a disseminação dos tumores do saco vitelino se faz tanto por via hematogênica como linfática. Esse padrão de disseminação permite definir os seguintes estágios de evolução da doença, sendo a classificação de Boden a mais utilizada na prática (Figura 25.3):

- Estágio I: tumor limitado ao escroto.
- Estágio II_A: envolvimento microscópico dos linfonodos retroperitoneais, descoberto após linfadenectomia.
- Estágio II_B: envolvimento macroscópico dos linfonodos retroperitoneais, demonstrado pelos métodos de imagem.
- Estágio III: metástases viscerais ou torácicas[10].

Tabela 25.2 – Distribuição por estágios e evolução de crianças portadoras de tumor do saco vitelino do testículo[10]

Estágio	Nº de casos	Seguimento por 2 anos	
		Nº	Vivos
I	160	140	125 (89%)
II_A	8	8	7 (88%)
II_B – II_C	3	3	0 (–)
III	4	3	2 (67%)

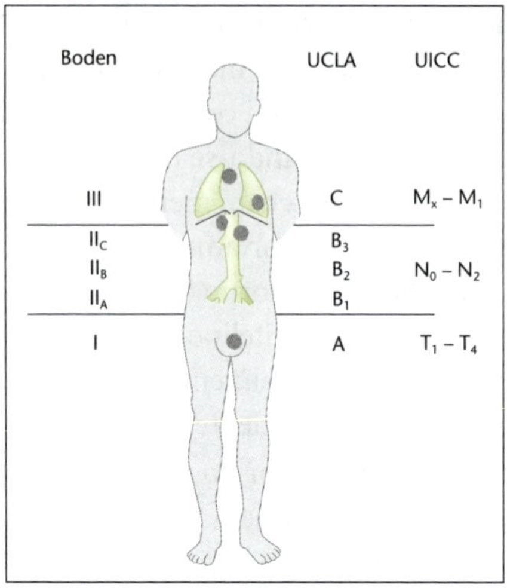

Figura 25.3 Diferentes classificações utilizadas no estadiamento dos tumores malignos do testículo. UCLA: Universidade da Califórnia em Los Angeles; UICC: União Internacional Contra o Câncer.

Ao analisarem um grupo de crianças com tumor do saco vitelino, Baranzelli et al.[16] identificaram alguns fatores de risco implicados com progressão e óbito pela doença. Pacientes com estágio III, tumor primário extragonadal ou alfafetoproteína sérica maior que 10.000 ng/mL evoluíram de forma mais desfavorável, com sobrevida de três anos sem recorrência do tumor de 46% e global de 77%. Por sua vez, os pacientes com estágio I ou II, tumor primário testicular e níveis séricos iniciais de alfafetoproteína inferiores a 10.000 ng/mL evidenciaram sobrevida de três anos sem recorrência do tumor de 100%.

Os índices finais de cura dos tumores do saco vitelino oscilavam, no passado, entre 60 e 80% (Tabela 25.2), mas, atualmente, situam-se em 90%[12]. É importante ressaltar que, no grupo de pacientes estudados por Kaplan et al.[10], metástases surgiram no máximo 14 meses após o diagnóstico inicial, de modo que os pacientes sem recorrência da neoplasia após 2 anos podem ser considerados curados da doença.

Manifestações Clínicas

Quase 90% dos tumores de testículo pediátricos surgem como massas assintomáticas[17] e tendem a se manifestar antes dos 2 anos (Tabela 25.3), com média de idade em torno de 17 meses[2,10].

Tabela 25.3 – Manifestações clínicas nos pacientes com tumor do saco vitelino[2]

Manifestação inicial	Frequência	
	Nº	%
Massa indolor	283/327	87
Trauma	15/327	5
Hidrocele	8/327	2
Outro	6/327	2
Desconhecido	1/327	5

Os tumores do saco vitelino caracterizam-se por crescimento testicular progressivo indolor, sem outras manifestações gerais (Figura 25.4). Como neoplasias testiculares nessa faixa etária são raras, as manifestações escrotais são, em geral, confundidas com hidrocele ou hérnia, o que retarda o diagnóstico nesses casos. Vale lembrar que aproximadamente 75% das massas testiculares relacionam-se com neoplasias malignas locais, o que deve ser levado em consideração quando uma criança apresenta aumento testicular. Embora a história referida pelos pacientes quase sempre inclua manifestações com semanas ou meses de duração, o quadro, algumas vezes, instala-se agudamente, sob forma de massa local e dor intensa, associada à necrose tumoral. Nesses casos, torna-se importante diferenciar lesão neoplásica de torção testicular, o que clinicamente pode ser feito analisando a posição e o eixo testicular. Nos casos de tumor, o testículo fica mais baixo que a gônada contralateral normal e apresenta-se verticalizado. Nos casos de torção, o testículo afetado assume uma posição mais alta que o testículo normal e torna-se horizontalizado. Obviamente, estudos de ultrassonografia do escroto permitem a caracterização precisa da causa do quadro.

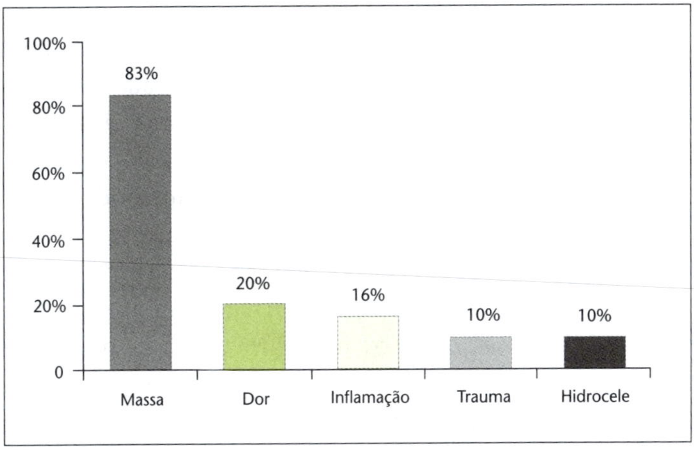

Figura 25.4 Manifestações clínicas nos tumores de saco vitelino[10].

Enquanto nos adultos os riscos de câncer do testículo aumentam até 25 vezes quando existe criptorquidia, em crianças parece não existir relação entre essas duas patologias[11,18]. Até recentemente, somente dois casos haviam sido descritos de tumor do saco vitelino associado à criptorquidia homolateral.

Ao exame físico geral, as crianças atingidas apresentam-se bem-nutridas e, ao contrário dos adultos, raramente são palpadas massas abdominais ou supraclaviculares.

Diagnóstico

A lesão neoplásica primária testicular é identificada por meio de ultrassonografia Doppler, sendo a sensibilidade desse exame próxima a 100%[19].

A dosagem de marcadores séricos tumorais é extremamente relevante em crianças com tumor do saco vitelino, uma vez que os níveis de alfafetoproteína (AFP) encontram-se aumentados em 80% dos pacientes[2,10,12,20]. Elevações desse marcador também ocorrem em casos de hepatomas, tumores gastrintestinais ou hemopatias, de modo que, na ausência dessas afecções, medidas de AFP permitem monitorar com precisão a evolução das crianças com neoplasia testicular. Convém enfatizar que a persistência de níveis elevados de AFP após a orquiectomia não indica, necessariamente, a existência de doença metastática, já que, em algumas crianças normais, esse marcador pode apresentar-se aumentado até os 8 anos de idade[3,20]. Gonadotrofina coriônica-beta (beta-HCG) eleva-se em alguns pacientes adultos com tumores germinativos, mas não é detectada nas crianças com tumores do saco vitelino do testículo. As dosagens de desidrogenase lática (DHL) podem estar aumentadas em crianças com câncer do testículo, fenômeno que não se relaciona com o tipo histológico, mas sim com a massa tumoral. Isso faz com que grandes elevações dos níveis séricos de DHL reflitam maior extensão da neoplasia e maior gravidade da doença. Vale lembrar que cerca de 60% dos teratomas do testículo também secretam AFP[21], de modo que níveis elevados desse marcador em pacientes com neoplasia testicular não indicam, necessariamente, a presença de tumor do saco vitelino.

Dada a distribuição preferencial das metástases em linfonodos retroperitoneais e pulmão, o estagiamento das crianças com tumor do saco vitelino deve ser feito com tomografia computadorizada (TC) do tórax, abdome e pelve. Resultados falso-negativos no estudo tomográfico são raros, ocorrendo em cerca de 2% das crianças[12]. Já resultados falso-positivos ocorrem em 40% dos casos, o que torna necessário o emprego de outros métodos de imagem ou, até mesmo, cirurgia exploradora nos pacientes com adenomegalia retroperitoneal suspeita, mas não inequívoca.

Tratamento

A lesão testicular primária deve ser sempre tratada por meio de abordagem inguinal, da mesma forma que em adultos. Quando existe violação escrotal, alguns autores preconizam a realização de hemiescrotectomia, uma vez que, nesses casos, as chances de recidiva do tumor em região escrotal ou em linfonodos inguinais são elevadas e situam-se em torno de 30%[9,10].

Os pacientes com tumor do saco vitelino em estágio I (doença clinicamente restrita ao escroto) são tratados por meio de orquiectomia radical e, teoricamente, essa intervenção deveria curar todos os casos[6,22]. Contudo, cerca de 13% dos pacientes apresentam metástases retroperitoneais microscópicas inaparentes[9,13] e, por isso, alguns autores preconizam o emprego de medidas adjuvantes após a orquiectomia para melhorar a sobrevida global desses pacientes (Figura 25.5).

Nesse sentido, uma das alternativas propostas é a realização rotineira de linfadenectomia retroperitoneal. Alguns trabalhos a respeito indicaram que a linfadenectomia em casos de estágio I melhorava a sobrevida dos pacientes mesmo quando os linfonodos não estavam envolvidos por tumor[23-25]. Apesar disso, a linfadenectomia constitui intervenção de maior porte, acompanhando-se, portanto, de morbidade pós-operatória que não pode ser desconsiderada. Realmente, em cerca de 20% das crianças submetidas à linfadenectomia retroperitoneal, ocorrem complicações cirúrgicas pós-operatórias e, além disso, essas crianças podem permanecer com sequelas definitivas, como aspermia por lesão simpática[2,12]. Por esses motivos e considerando que, em mais de 85% dos casos, a exploração dos linfonodos revela-se negativa para tumor[11], alguns autores têm questionado a indicação rotineira da linfadenectomia em pacientes com doença em estágio I. Como nas crianças com tumor do saco vitelino recorrências da doença podem ser precocemente detectadas por medidas de AFP, a tendência atual é realizar apenas a orquiectomia e seguir esses casos clinicamente, com dosagens repetidas de AFP. A linfadenectomia retroperitoneal estaria indicada em crianças com TC de retroperitônio duvidosa (gânglios pequenos, de natureza indefinida) e com AFP pós-orquiectomia normal.

Radioterapia retroperitoneal ou quimioterapia sistêmica adjuvante também foram empregadas após a orquiectomia em crianças com tumor do saco vitelino em estágio I. Contudo, como mostra a Tabela 25.4, a utilização dessas medidas adjuvantes não favoreceu a evolução dos pacientes quando os resultados foram comparados aos obtidos com a orquiectomia exclusiva. Como esses métodos também não são isentos de complicações, não se justifica o seu emprego rotineiro em crianças com doença em estágio I[26]. Quimioterapia sistêmica é recomendada quando a AFP mantém-se elevada após a orquiectomia, o que indicaria doença sistêmica inaparente.

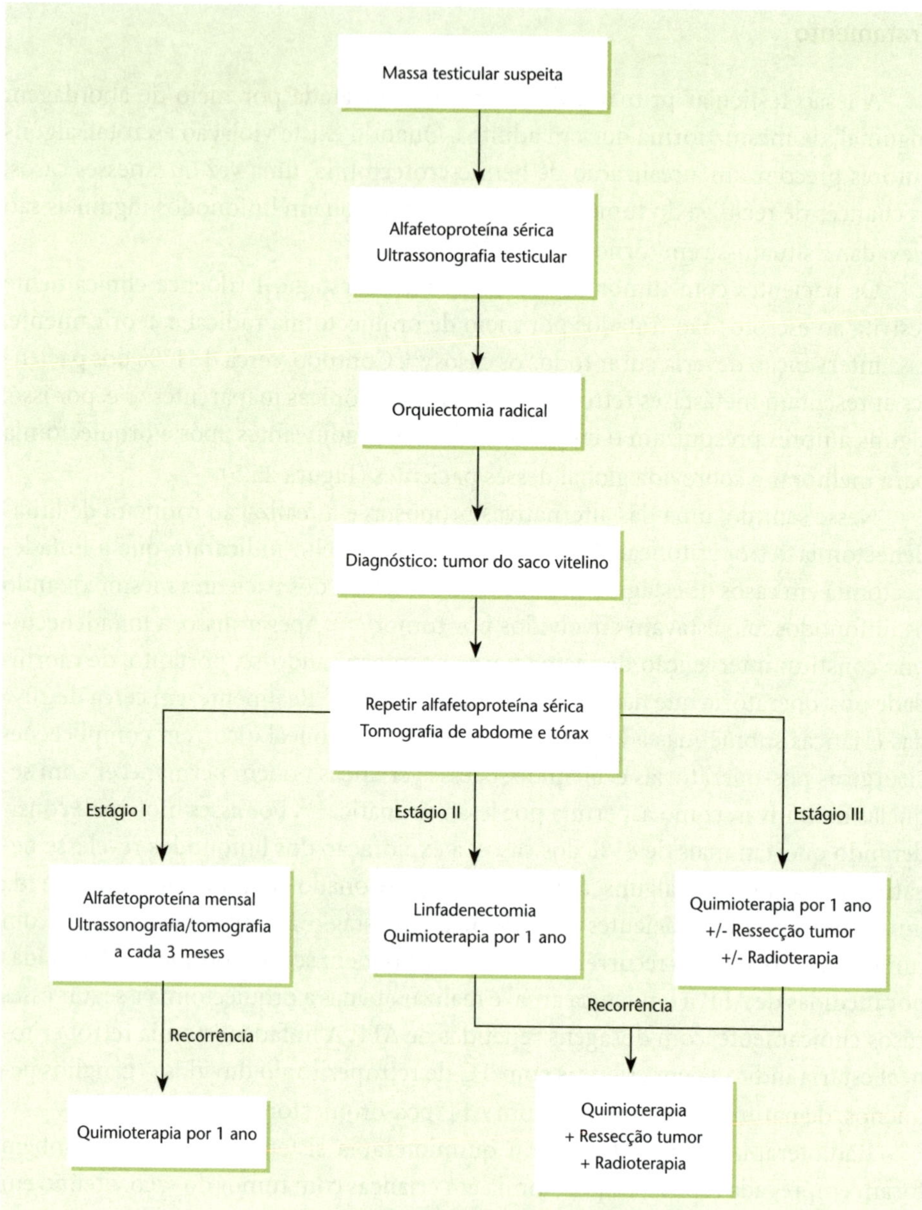

Figura 25.5 Esquema geral de tratamento dos tumores de saco vitelino.

Tabela 25.4 – Evolução dos pacientes com tumor do saco vitelino em estágio I, tratados com diferentes estratégias[10]

Tratamento inicial	Metástases subsequentes		
	Nº	%	
Orquiectomia	9/73	12	p ñ sig
Orquiectomia + quimioterapia	4/26	15	
Orquiectomia + linfadenectomia	1/24	4	
Orquiectomia + linfadenectomia + quimioterapia	3/11	27	
Orquiectomia + radioterapia	2/4	50	

Em pacientes com doença metastática (estágios II e III), o tratamento deve ser feito por meio de orquiectomia, seguida de quimioterapia sistêmica[9,16,22,27]. Com os esquemas quimioterápicos atualmente disponíveis, entre 80 e 100% dos pacientes evidenciam remissão completa da doença e, nesses casos, nenhum tratamento adicional é necessário. Nos pacientes com massas residuais após a quimioterapia, justifica-se a ressecção cirúrgica das lesões, seguida de quimioterapia adicional (Figura 25.6) naqueles em que for comprovada neoplasia residual[10,12]. Radioterapia pode também ser utilizada em pacientes com massas residuais (1.000 rads total, divididos em cinco aplicações), observando-se desaparecimento das lesões em alguns casos[12,28]. O inconveniente de empregar rotineiramente radioterapia como tratamento de salvamento é que, além dos efeitos nefastos da radioterapia em crianças, parte dessas massas residuais não contém neoplasia ativa, mas apenas necrose e fibrose.

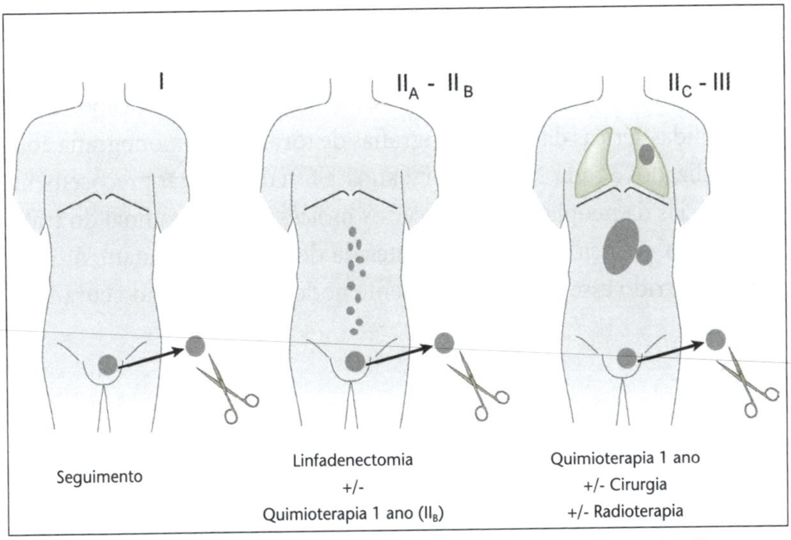

Figura 25.6 Protocolo específico de tratamento dos tumores de saco vitelino[12].

Convém ressaltar que alguns pacientes com suspeita radiológica de doença em estágio clínico II devem ser submetidos à exploração retroperitoneal antes da quimioterapia. Nesta, enquadram-se os casos com AFP normal e que evidenciam, na tomografia, pequenos nódulos retroperitoneais de natureza duvidosa. A possibilidade de ocorrerem resultados falso-positivos em 40% dos casos estudados com tomografia abdominal justifica a exploração cirúrgica, já que, na ausência de neoplasia local, a criança é poupada da quimioterapia e de seus inconvenientes.

Diferentes esquemas de quimioterapia citotóxica são empregados em tumores do saco vitelino. No passado, as crianças com menos de 8 anos de idade recebiam o esquema VAC (vincristina, actinomicina-D e ciclofosfamida)[9,12,23], com resposta completa e persistente em 60% dos casos. Nas crianças com mais de 8 anos, eram empregadas as associações ativas em tumores germinativos do adulto, como o PEB (cisplatina, ectoposide e bleomicina), cis-VAB (cisplatina, vinblastina, adriamicina e bleomicina) e CV-PVB (ciclofosfamida e adriamicina, intercalado com cisplatina, vinblastina e bleomicina)[1,9,16,23,26,29]. Atualmente, existe grande tendência a se utilizar a associação de etoposide, carboplatina e bleomicina em todos os casos de doença metastática, com resposta completa em 80 a 100% dos casos[3].

Prognóstico

O prognóstico das crianças com tumor do saco vitelino costuma ser bastante favorável, com cura da doença em 87 a 100% dos pacientes[7,10,16]. A evolução desses casos se relaciona intimamente com a idade da criança, observando-se índices de recorrência da doença duas vezes maiores em crianças cujo diagnóstico é feito depois dos 2 anos de idade[12].

Como a maioria dos tumores do saco vitelino secreta AFP, os pacientes atingidos por esse tumor podem ser acompanhados de forma segura e prática após o tratamento inicial. Medidas séricas da AFP, radiografias de tórax e ultrassonografia abdominal devem ser realizados a cada 2 meses por 2 anos, a fim de detectar precocemente eventuais recorrências da neoplasia e favorecer os índices de sucesso final do tratamento. A recorrência da doença manifesta-se antes de dois anos do tratamento inicial, de modo que, decorrido esse período, o paciente pode ser considerado curado[12].

TERATOMAS

Comportamento Biológico

Os teratomas constituem o segundo tumor testicular da infância em frequência, envolvendo crianças com idade mediana de 14 meses. Diferentemente dos adultos, os teratomas do testículo da infância são lesões benignas, não tendo sido descritas metástases nesses casos[2,8,21]. Isso faz com que o prognóstico de criança com teratoma, após a orquiectomia, seja excelente[3].

Manifestações Clínicas

As manifestações clínicas dos teratomas do testículo restringem-se à região escrotal e o diagnóstico desses casos é feito após a remoção cirúrgica da gônada. Em cerca de 60% dos pacientes[21], as medidas desse marcador sérico auxiliam no diagnóstico ou no seguimento dos casos de teratoma.

Embora o estudo de ultrassonografia não seja absolutamente preciso para teratomas do testículo, as imagens obtidas com esse exame podem sugerir a presença desse subtipo de tumor. Os teratomas aparecem na ultrassonografia como lesões heterogêneas, com áreas císticas e septos intercalados com áreas sólidas. Ademais, podem ser encontradas calcificações grosseiras esparsas pelo tumor[21].

Tratamento

Os teratomas puros da infância são neoplasias de natureza benigna. Por isso, as crianças devem ser tratadas apenas com orquiectomia radical, sem nenhuma forma de terapêutica adjuvante posterior se os estudos de imagem do tórax e retroperitônio forem normais.

Levando em conta o comportamento benigno dos teratomas do testículo, alguns autores têm preconizado a enucleação da lesão, com preservação do testículo afetado[3,30,31]. Uma série maior de casos foi tratada com enucleação por Rushton e Belman[32]. Cinco crianças portadoras de teratoma testicular foram submetidas a esse tipo de intervenção e, após seguimento médio de 96 meses (de 14 meses a 28 anos), nenhuma delas evidenciou recorrência local da doença. Na evolução, foi evidenciado crescimento normal do testículo envolvido em 4 dos 5 pacientes tratados, confirmando a eficácia do procedimento.

Devem ser considerados dois inconvenientes quando se discute a enucleação de teratomas testiculares. Em primeiro lugar, existe algum risco de erro no diagnóstico, tomando-se por teratoma outra lesão de natureza maligna. Em segundo lugar, pode existir doença multifocal no testículo envolvido, comum em adultos e mais raro na infância. Por esses dois motivos, a enucleação de teratomas só deve ser cogitada na fase pré-puberal e quando o estudo histológico intraoperatório define de maneira inquestionável a natureza benigna do tumor. Sob o ponto de vista clínico, crianças com testículo único atingido pelo tumor ou com testículo contralateral anormal representam as candidatas ideais para realização de enucleação da lesão.

CISTO EPIDERMOIDE

Os cistos epidermoides do testículo constituem lesões benignas, formadas por cavidades intraparenquimatosas nas gônadas, revestidas por epitélio escamoso e contendo debris de queratina no seu interior[33]. Essas lesões diferenciam-se dos teratomas por não conterem glândulas sebáceas, folículos pilosos ou estruturas osseocartilaginosas.

Os cistos epidermoides constituem lesões testiculares raras e representam 1% dos tumores locais na infância. Embora tenham sido descritos casos em crianças pré-púberes, a maioria dos pacientes é acometida entre 10 e 30 anos de idade[2,34].

Manifestações Clínicas e Diagnóstico

Os cistos epidermoides são quase sempre descobertos incidentalmente, já que costumam ser indolores e crescem de forma muito lenta. Ao exame físico, essas lesões têm características semelhantes às dos tumores germinativos, de modo que o diagnóstico preciso muitas vezes só é feito com a exploração cirúrgica[35]. O estudo de ultrassonografia pode demonstrar a presença da lesão cística, mas, algumas vezes, o achado é incaracterístico, pois, em casos de teratoma ou de tumor do saco vitelino com necrose, podem ser encontradas imagens semelhantes[2,32,34]. Em muitos casos de cisto epidermoide do testículo, são encontradas ao ultrassonografia lesões típicas "em casca de cebola", caracterizadas por sucessivos anéis concêntricos de lâminas hipo e hiperecogênicas.

Tratamento

Os cistos epidermoides do testículo são, em geral, tratados com orquiectomia, já que a etiologia exata da lesão dificilmente é feita antes da intervenção[35]. Nos casos de suspeita pré-operatória, pode-se recorrer à enucleação da lesão, quase sempre exequível em razão da característica unifocal desses tumores[32,36]. Como os cistos epidermoides são sempre benignos, o tratamento local cura definitivamente todos os pacientes[3].

TUMOR DE CÉLULAS DE LEYDIG

Os tumores de células de Leydig, ou tumores de células intersticiais, compreendem 1% das neoplasias do testículo da infância. Esses tumores também surgem em adultos, porém com algumas características diferentes: em crianças, os tumores de células de Leydig podem ser primários ou estar associados à síndrome adrenogenital, enquanto, em adultos, sempre representam tumores primários locais; em crianças, invariavelmente surge virilização precoce, enquanto muitos casos em adultos são assintomáticos; e em crianças, essas neoplasias são sempre benignas, enquanto 10% dos adultos atingidos por esses tumores têm comportamento agressivo, com aparecimento de metástases sistêmicas[35].

Os tumores de células de Leydig primários produzem, no início, manifestações sob forma de nódulo isolado unilateral. Nos pacientes com síndrome adrenogenital, os tumores de células de Leydig aparecem sob forma de lesões difusas, bilaterais, decorrentes da proliferação das células intersticiais do testículo ou de restos adrenais intratesticulares, em resposta ao excesso de ACTH[3,37].

Os tumores de células de Leydig costumam atingir crianças com idade entre 5 e 10 anos, ao passo que os casos associados à síndrome adrenogenital são, em geral, diagnosticados aos 2 ou 3 anos[35].

Quadro Clínico

Essas neoplasias manifestam-se sob forma de crescimento testicular unilateral, nos casos de doença primária, ou bilateral, nos casos secundários. O crescimento testicular se faz de forma lenta e isso diferencia os tumores de células de Leydig das neoplasias germinativas malignas, em que a progressão local da lesão é rápida. A produção de hormônios androgênicos pelos tumores de células de Leydig é responsável pelo aparecimento de virilização precoce, caracterizada por pilificação pubiana, aumento do pênis e, menos comumente, engrossamento da voz e acne facial[3].

O diagnóstico diferencial desses casos deve ser feito com neoplasias primárias da adrenal, com puberdade precoce verdadeira de causa hipofisária, com a síndrome de Klinefelter e com quadros de intersexo. Em todas essas situações, obviamente, não existe crescimento testicular concomitante, mas isso pode também não ser notado nos casos iniciais de tumores de células de Leydig, em que a lesão frequentemente não é palpável[35].

Diagnóstico

O diagnóstico clínico da lesão primária é feito usualmente por exame ultrassonográfico do testículo que revela lesão hipoecoica homogênea. A diferenciação com os outros tipos de neoplasias locais, especialmente com os tumores germinativos, é realizada por dosagens de alfafetoproteína ou, às vezes, somente após exploração cirúrgica. Nos casos de virilização de causa adrenal (tanto por neoplasias locais primárias como por síndrome adrenogenital), existe elevação dos andrógenos específicos dessa glândula, como a deidroepiandrosterona e a androstenediona. Já nas crianças com puberdade precoce de causa hipofisária, observa-se elevação das gonadotrofinas séricas (FSH e LH).

Tratamento

Ao contrário dos tumores de células de Leydig do adulto que, em 10% dos casos, são malignos, os tumores primários da infância são sempre benignos, de modo que a orquiectomia cura todos os casos[2,35,37]. Vale ressaltar que as manifestações de virilização não costumam regredir após a remoção do tumor se a doença for de longa duração. Por isso, a persistência dessas alterações não indica necessariamente a existência de metástases. Nos pacientes com tumores diagnosticados precocemente e com virilização menos pronunciada, o quadro clínico tende a se reverter quase completamente após a orquiectomia.

Os tumores de células de Leydig associados à síndrome adrenogenital devem ser tratados farmacologicamente, o que exige a caracterização exata do tipo de lesão testicular existente, isto é, primária ou secundária. Confirmada essa última situação, deve-se instituir tratamento da síndrome adrenogenital, que é feito habitualmente com a administração de glicocorticoides e que quase sempre se acompanha de regressão das lesões testiculares e do quadro de virilização, se este não estiver muito avançado[35].

TUMORES DE CÉLULAS DE SERTOLI

Os tumores de células de Sertoli da criança, também denominados androblastomas ou tumores do estroma gonadal, são quase sempre benignos e, nesse grupo etário, ocorrem no primeiro ano de vida em 60% dos casos[2]. Raros casos de metástases retroperitoneais foram descritos em crianças portadoras dessa neoplasia, todos com evolução desfavorável e óbito mesmo após tratamento combinado radical[2,20,35,37].

Manifestações Clínicas

Os pacientes com tumores de células Sertoli apresentam-se com aumento do volume testicular ou assimetria testicular e com ginecomastia, que surge em 30 a 50% dos casos[35]. Dessa forma, neoplasias dos testículos acompanhados de virilização associam-se a tumores de células de Leydig e, quando acompanhados de ginecomastia, relacionam-se com tumores de células de Sertoli[37].

Tratamento

O tratamento e a evolução desses casos assemelham-se aos procedimentos adotados quando há tumores de células Leydig. A orquiectomia radical cura quase todos os pacientes, não sendo indicado nenhum tratamento adicional[35]. Nos casos de doença maligna, o crescimento lento do tumor justifica a ressecção dos depósitos metastáticos quando eles se apresentem em linfonodos retroperitoneais ou em pulmão, fígado e ossos. O pequeno número de casos com doença metastática não permitiu que fossem definidos claramente esquemas de quimioterapia para esses casos.

CONCLUSÕES

Apesar de infrequentes, as neoplasias testiculares na infância são altamente usáveis, o que justifica a disseminação de conhecimentos sobre elas. Nessa faixa etária, os tumores do saco vitelino (60 a 70%) e os teratomas (12%) representam os subtipos mais comuns e, em ambos os casos, o tratamento cirúrgico isolado ou, às vezes, combinado com quimioterapia sistêmica, controla eficientemente a doença e promove a cura de cerca de 90 a 100% das crianças atingidas. Como em todas as neoplasias, o diagnóstico precoce é fundamental para favorecer a cura das neoplasias testiculares da infância.

REFERÊNCIAS BIBLIOGRÁFICAS

1. Grenn DM. The treatment of advanced or recurrent malignant genitourinary tumors in children. Cancer. 1987;60(3 Suppl):602-11.
2. Kay R. Prepubertal testicular tumor registry. Urol Clin North Am. 1993;20(1):1-5.
3. Agarwal PF, Palmer JS. Testicular and paratesticular neoplasms in pre-pubertal males. J Urol. 2006;176(3):875-81.
4. Silva IS, Swerdlow AJ, Stiller CA, Reid A. Incidence of testicular germ-cell malignancies in England and Wales: trends in children compared to adults. Int J Cancer. 1999;83(5):630-4.
5. Srougi M. Tumores germinativos do testículo na infância. In: Srougi M, Simon SD. Câncer urológico. São Paulo: Platina; 1995. p.439-46.
6. Exelby PR. Testicular cancer in children. Cancer. 1980;45(7 Suppl):1803-9.
7. Manger D. Pathology of tumors of the testis in children. In: Godden JD. Cancer childhood. New York: Plenum Press; 1974. p.75-89.
8. Giebink GS, Ruymann FB. Testicular tumors in childhood. Review and report of three-cases. Am J Dis Child. 1974;127(3):433-8.
9. Homsy Y, Arrojo-Vila F, Khoriaty N, Demers J. Yolk sac tumor of the testicle: is retroperitoneal lymph node dissection necessary. J Urol. 1984;132(3):532-6.
10. Kaplan GW, Cromie WC, Kelalis PP, Silber I, Tank ES Jr. Prepubertal yolk sac testicular tumors. Report of Testicular Tumor Registry. J Urol. 1988;140(5 Pt 2):1109-12.

11. Mostofi FK. Testicular tumors: epidemiologic, etiologic, and pathologic features. Cancer. 1973;32(5):1186-201.
12. Connoly JA, Gearthart JP. Management of yolk sac tumors in children. Urol Clin North Am. 1993;20(1):7-14.
13. Mostofi FK, Price EB. Tumors of male genital system. In: Atlas of tumor pathology. Washington: Armed Forces Institute of Pathology; 1973. p.223-35.
14. Tsuji I, Nakajima F, Nishida T, Naknoya Y, Inoue K. Testicular tumors in children. J Urol. 1973;110(1):127-9.
15. Pierce GB, Bullock WK, Huntington RWJR. Yolk sac tumors of the testis. Cancer. 1970;25(3):644-58.
16. Baranzelli MC, Kramar A, Bouffet E, Quintana E, Rubie H, Edan C, et al. Prognostic factors in children with localized malignant nonseminomatous germ cell tumors. J Clin Oncol. 1999;17(4):1212.
17. Metcalfe PD, Bagli DJ. Pre-pubertal testicular tumors. In: Richie JP, D'Amico A. Urology oncology Philadelphia: Elsevier Saunders; 2005. p.780-6.
18. Wood HM, Elder JS. Cryptorchidism and testicular cancer: separating fact from fiction. J Urol. 2009;181(2):452-61.
19. Benson CB, Doubiliet PM, Richie JP. Sonography of the male genital tract. Am J Roentgenol. 1989;153(4):705-13.
20. Talerman A, Harge WG, Baggerman L. Serum alphafetoprotein (AFP) in patients with germ cell tumors of gonads and extragonadal sites: correlation between endodermal sinus (yolk sac) tumors and raised serum AFP. Cancer. 1980;46(2):380-5.
21. Grady RW, Ross JH, Kay R. Epidemiological features of testicular teratoma in pre-pubertal population. J Urol. 1997;158(3 Pt 2):1191-2.
22. Young PG, Mount BM, Foote FWJR, Whitmore WF Jr. Embryonal adenocarcinoma in the prepubertal testis. A clinicopathologic study of 18 cases. Cancer. 1970;26(5):1065-75.
23. Drago JR, Nelson RP, Plamer JM. Childhood embryonal carcinoma of the testis. Urology. 1978;12(5):499-503.
24. Hopkins TB, Jaffe N, Colodny A, Filler RM. The management of testicular tumors in children. J Urol. 1978;120(1):96-102.
25. Staubitz WJ, Jewett JCJR, Magoss IV. Management of testicular tumors in children. J Urol. 1965;94(6):683-6.
26. Liu HC, Liang DC, Chen SH, Liu FL, Chang PY, Shen JC, et al. The stage I yolk sac tumors of the testis in children younger than 2 years. Chemotherapy or not. Pediatr Hematol Oncol. 1998;15(3):223-8.
27. Thomaz WJ, Kelleher JF, Duval B. Successful treatment of metastatic extragonadal endodermal sinus (yolk sac) tumor in children. Cancer. 1981;48(11):2371-4.
28. Matsumoto K, Nakauchi K, Fujita K. Radiation therapy for the embryonal carcinoma of the testis in childhood. J Urol. 1970;104(5):778-80.
29. Archons E, Cromie W. Yolk sac tumor: chemotherapy. Dial Pediatr Urol. 1982;5(1):4-11.
30. Sugita Y, Clarnette TD, Cooke-Yarborough C, Chow CH, Waters K, Hutson JM. Testicular and paratesticular tumours in children: 30 years' experience. Aust NZ J Surg. 1999;69(7):505-8.
31. Marshal S, Lyon RP, Scott MP. A conservative approach to testicular tumors in children: 12 cases and their management. J Urol. 1983;129(2):350-1.
32. Rushton HG, Belman AB. Testis sparing surgery for benign lesions of prepubertal testis. Urol Clin North Am. 1993;20(1):27-37.
33. Pirce EB, Mostofi FK. Epidermoid cyst of the testis in children: a report of 4 cases. J Pediatr. 1970;77(4):676-9.
34. Neumann DP, Abrams GS, Hihty DW. Testicular epidermoid cysts in pre-pubertal children: case report and review of the word literature. J Pediatr Surg. 1997;32(12):1786-9.

35. Cortez JC, Kaplan GW. Gonadal stromal tumors, gonadoblastomas, epidermoid cysts, and secondary tumors of the testis in children. Urol Clin North Am. 1993;20(1):15-26.
36. Rushton HG, Belman AB, Sesterhenn I, Patterson K. Testicular sparing surgery for pre-pubertal teratoma of the testis: a clinical and pathological study. J Urol. 1990;144(3):726-30.
37. Rutgers J, Young R, Scully R. The testicular tumor of the adrenogenital syndrome. Am J Surg Pathol. 1988;12(7):503-13.

26 Rabdomiossarcomas

Lilian Maria Cristofani
Ricardo Jordão Duarte

Após ler este capítulo, você estará apto a:

1. Reconhecer as características de apresentação dos rabdomiossarcomas do trato geniturinário e considerar essa hipótese diagnóstica em crianças com sintomatologia sugestiva.
2. Solicitar os exames laboratoriais e de imagem para investigação clínica na suspeita de tumores de bexiga, próstata, vagina e paratesticular em crianças.
3. Estabelecer uma estratégia de tratamento dos rabdomiossarcomas do trato geniturinário da infância.
4. Abordar com familiares e especialistas as condutas e as perspectivas do tratamento desses tumores.

INTRODUÇÃO

Os rabdomiossarcomas (RMS) são tumores malignos que se originam da célula mesenquimal embrionária, que dá origem à musculatura estriada. Podem surgir em vários locais do corpo, mesmo naqueles em que o músculo estriado não é usualmente encontrado. No trato geniturinário, os RMS acometem principalmente bexiga, próstata, região paratesticular e vagina[1].

A primeira descrição de RMS foi de Weber em 1854, e as formas mais comuns em crianças foram documentadas por Stobbe e Dargeon em 1950[2].

EPIDEMIOLOGIA

Os RMS representam de 4 a 8% das neoplasias malignas em pacientes com idade inferior a 15 anos, e aproximadamente 21% deles acometem o trato geniturinário. A incidência anual nos Estados Unidos é de 4,5 casos por milhão de crianças abaixo de 15 anos de idade. O pico de incidência é entre 2 e 5 anos de idade, e mais da metade dos casos ocorre na primeira década de vida.

A etiologia é desconhecida, mas alguns fatores ambientais são associados ao aumento do risco de desenvolver RMS, como hábito de fumar paterno, idade materna avançada, exposição intrauterina ao raio X e uso de drogas ilícitas pela mãe. Malformações congênitas são descritas em até 32% das crianças portadoras de RMS, quando comparadas à população geral, cuja frequência é de 3%[3].

GENÉTICA

Além de fatores ambientais, alterações genéticas podem contribuir para o surgimento do RMS. A maioria dos casos é esporádica, mas algumas síndromes genéticas familiares podem predispor a essa neoplasia, como as síndromes de Li-Fraumeni, Beckwith-Wiedemann, Gorlin e neurofibromatose do tipo 1. Também é referida uma maior incidência de câncer nas famílias de crianças com RMS, e há maior risco de os irmãos desenvolverem tumores cerebrais e carcinoma de adrenal[4].

PATOLOGIA E BIOLOGIA MOLECULAR

Trata-se de um grupo heterogêneo de tumores, com duas variantes histológicas principais: embrionária (predominante) e alveolar (Quadro 26.1). Os RMS embrionários podem apresentar histologia fusiforme e botrioide, são comuns em crianças menores de 10 anos e têm prognóstico favorável. A histologia alveolar é mais frequente em adolescentes e confere menor chance de cura[5].

O subtipo alveolar de RMS é associado com duas translocações recíprocas: t(2;13)(q35; q14) em aproximadamente 70% dos casos e t(1;13)(p36;q14) em 10 a 20% dos casos, que geram a fusão dos genes PAX3 ou PAX7 com FOXO1, o que confere um prognóstico desfavorável a essa variedade histológica, principalmente na presença da fusão PAX3/FOXO1[6]. Alguns RMS apresentam *lost of heterozygosity* (LOH) no cromossomo 11p15 e são histologicamente indistinguíveis dos embrionários. Outras alterações genéticas já foram detectadas em RMS alveolares, como aberrações de função ou expressão de telômeros, oncogenes MYCN, p53, Rb, Cdkn2a, p57Kip2, $p16^{INK4a}/p14^{ARF}$ e IGF. A expressão difusa de miogenina no tumor pode ser um fator adverso na sobrevida. A ativação da via AKt-mTOR parece contribuir de modo favorável para a sobrevida, e outras tirosinocinases, como EGFR, PDGFR-alfa/beta, Bcl-2 e Bax, também são expressas nos RMS e podem ser úteis para o futuro emprego de terapias-alvo no tratamento desses tumores[1].

Os RMS de trato geniturinário têm histologia predominantemente embrionária ou botrioide.

QUADRO CLÍNICO

O quadro clínico depende da localização do tumor. Em geral, tumores paratesticulares se apresentam como massa não dolorosa no escroto quando palpada ao acaso. Cerca de 40% dos pacientes com tumores paratesticulares têm envolvimento de linfonodos retroperitoneais[2].

Tumores que surgem na bexiga e na próstata causam sintomas urinários, e o mais frequente refere-se à retenção urinária. Em meninas, pode ocorrer sangramento vaginal ou exteriorização de massa vinhosa pela vulva quando o tumor se origina no colo do útero ou na vagina.

A investigação por meio de imagens tem como método de escolha a tomografia computadorizada ou, preferencialmente, a ressonância magnética da pelve nos casos de bexiga, próstata e vagina. O tórax deve ser avaliado por meio de tomografia computadorizada em todos os casos, na busca por metástases pulmonares. A cintilografia óssea com tecnécio^{99} é útil para pesquisa de metástases no esqueleto. O papel do *positron emission tomographic scan* (PET-CT) ainda está por ser determinado nessa neoplasia. Dados iniciais estimam uma sensibilidade de 77 a 100% para o tumor primário e de 62 a 77% para as metástases regionais ou distantes, com 83 a 95% de especificidade[7].

O diagnóstico se confirma pela biópsia ou exérese da lesão. Nos tumores paratesticulares, o processo começa pela orquiectomia e ressecção da massa e do cordão espermático por via inguinal, sendo obrigatória a coleta de amostras de linfonodos femorais e ilíacos para estadiamento, principalmente nas crianças maiores de 10 anos. Nos casos de lesões vesicais ou prostáticas, o acesso à massa pode ser tentado por meio de cistoscopia; caso não haja permeabilidade, realiza-se acesso por via aberta. Nas lesões de vagina exteriorizadas, realiza-se biópsia do tecido vegetante. O material obtido deve ser em quantidade suficiente e encaminhado para análise histopatológica, imuno-histoquímica, citogenética e molecular.

TRATAMENTO

Os princípios para o tratamento visam à cura do tumor, preservando o máximo possível a estrutura anatômica e a função do órgão acometido, com o propósito de evitar procedimentos mutiladores e de grande morbidade. Após as avaliações por meio de imagem, nos tumores irressecáveis realiza-se biópsia para definição histológica do tumor e delineamento da quimioterapia neoadjuvante. Em um segundo momento, a cirurgia definitiva é programada depois de nova avaliação por meio de imagens. Ou seja, órgãos como a bexiga e sua função devem ser poupados, na medida do possível. O tratamento quimioterápico e radioterápico será definido pelo grau de disseminação da doença.

O *Soft Tissue Sarcoma Committee* (STS) divide os pacientes em categorias de baixo, intermediário e alto risco, que orientam a conduta terapêutica[8]. A categoria de risco se baseia em idade, histologia, estadiamento pré-operatório da Classificação Internacional Tumor/Nódulo/Metástase (TNM) e classificação de grupo pós-operatória, definida pelo grau de ressecção e tumor residual. Considerando o tamanho do tumor, o envolvimento de linfonodos e as metástases a distância (classificação de TMN), os tumores de bexiga e próstata são designados em estádio II ou III, com base em tamanho (≥ ou < 5 cm), invasão do tumor primário ou envolvimento de linfonodos. Na ausência de metástases à distância, os tumores não bexiga e não próstata são designados como estádio I, independentemente do tamanho do tumor ou do envolvimento nodal (Quadros 26.1 e 26.2).

Quadro 26.1 – Estadiamento pré-cirúrgico dos rabdomiossarcomas, segundo o *Soft Tissue Sarcoma Committee*[9]

Estádio	Local	Tumor	Tamanho	Linfonodo	Metástases
I	Órbita, cabeça e pescoço, paratesticular	T1 ou T2	a ou b	N0, N1, Nx	M0
II	Bexiga/próstata, extremidade, parameníngeo e outros	T1 ou T2	a	N0, Nx	M0
III	Bexiga/próstata, extremidade, parameníngeo e outros	T1 ou T2	a b	N1 N0, N1, Nx	M0
IV	Todos	T1 ou T2	a ou b	N0 ou N1	M1

T1: tumor confinado ao local de origem; T2: extensão e/ou aderência ou infiltração local; a: menor ou igual a 5 cm de diâmetro; b: maior do que 5 cm de diâmetro; N0: linfonodos regionais negativos; N1: linfonodos regionais positivos; Nx: linfonodos em situação desconhecida; M0: sem metástases à distância; M1: metástases presentes.

Quadro 26.2 – Classificação pós-cirúrgica de grupo, segundo o *Soft Tissue Sarcoma Committee*[9]

Grupo 1	Doença localizada, completamente removida, sem resíduo microscópico
A	Confinada ao local de origem, completamente removida
B	Infiltração além do local de origem, completamente removida
Grupo 2	Ressecção macroscópica total
A	Ressecção macroscópica com evidência de lesão residual microscópica
B	Doença regional com envolvimento de linfonodos, completamente ressecada, sem resíduos microscópicos
C	Resíduos microscópicos locais e/ou linfonodos residuais
Grupo 3	Ressecção incompleta ou biópsia, com massa residual
Grupo 4	Metástases à distância

Os protocolos atuais incluem quimioterapia adjuvante e neoadjuvante, associada à radioterapia nos casos avançados. O papel da cirurgia é decisivo na evolução dos pacientes porque o controle local da doença tem correlação com o prognóstico. Ou seja, via de regra, além da biópsia diagnóstica, a cirurgia no local primário do tumor com ressecção completa é necessária (Figura 26.1). A avaliação de margens cirúrgicas na sala de operação por meio de exame anatomopatológico é recomendada, embora possa ser imprecisa, além de coleta de linfonodos para estadiamento. Nos tumores de bexiga e próstata, cerca de 70% se originam da bexiga, e é possível salvar a função vesical em cerca de 50 a 60% dos casos. A cistectomia parcial resulta em sobrevida livre de doença e preservação de função miccional na maioria dos casos. Tumores de cúpula vesical são mais facilmente ressecados. Lesões mais distais requerem reimplante de ureteres ou expansão da bexiga. A derivação urinária e a criação de um reservatório continente podem ser necessárias nos casos de tumores irressecáveis ou pouco responsivos à quimioterapia[10].

Os tumores de vagina respondem muito bem à quimioterapia, sendo raramente necessárias ressecções mutiladoras.

O esquema básico para a quimioterapia sistêmica do RMS baseia-se em vincristina, actinomicina D e ciclofosfamida para os pacientes de baixo risco. O grupo de risco intermediário pode receber o mesmo esquema, acrescentado de ifosfamida ou etoposide. Pacientes com doença de alto risco recebem combinação de ifosfamida, etoposide e doxorubicina[11]. A combinação de vincristina/irinotecan pode ser útil em tumores metastáticos. Uma terapia-alvo para receptores de mTOR (rapamicina, temsirolimus e everolimus) e IGF-1R está em investigação.

Crianças com tumores de baixo risco têm sobrevida acima de 90% em 5 anos. Casos de risco intermediário têm sobrevida variável entre 55 e 70%. Os casos de alto risco têm menos de 50% de chance de sobreviver 5 anos (Figura 26.2 e Quadro 26.3)[9].

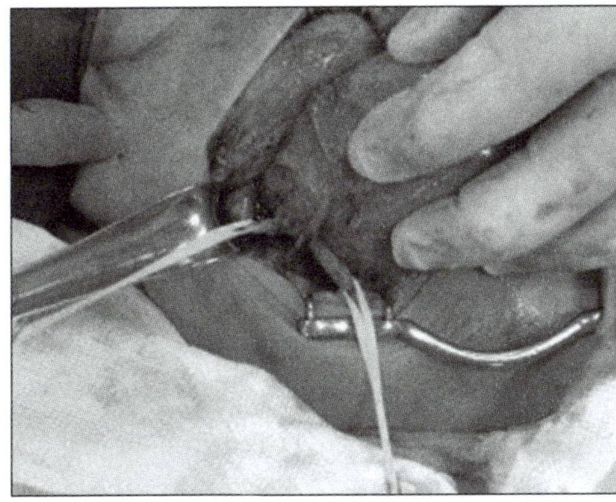

Figura 26.1 Exérese de rabdomiossarcoma paratesticular (imagem cedida pelo Prof. Amilcar Martins Giron). (Veja imagem colorida no encarte.)

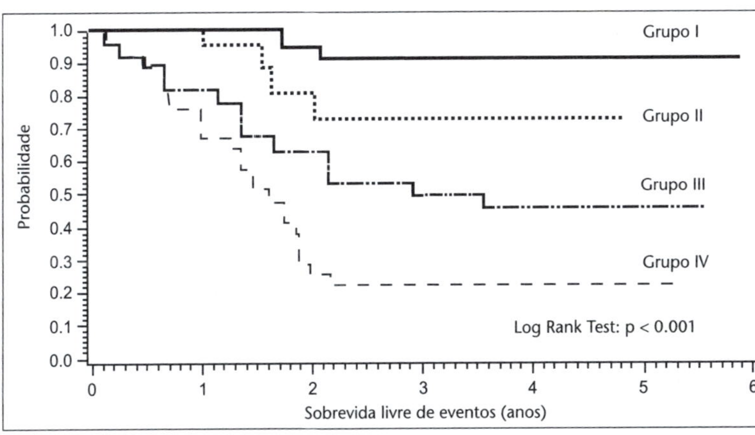

Figura 26.2 Curva de probabilidade de sobrevida livre de eventos de Kaplan-Meier para crianças com rabdomiossarcoma, conforme grupo de risco (estudo IRS-IV)[9].

Quadro 26.3 – Prognóstico dos pacientes de acordo com o subtipo histológico[12]

Prognóstico	Histologia
Superior	– Botrioides – Fusiformes ou leiomiomatosos
Intermediário	– Embrionários
Ruim	– Alveolares – Sarcomas indiferenciados
Incerto	– Rabdoide

CONCLUSÕES

Os rabdomiossarcomas são tumores agressivos, mas que, quando localizados no trato geniturinário e tratados por meio dos protocolos atuais, têm bom prognóstico. O desafio atual reside na preservação da função dos órgãos envolvidos, mantendo-se os índices de cura.

REFERÊNCIAS BIBLIOGRÁFICAS

1. Leaphart C, Rodeberg D. Pediatric surgical oncology:management of rhabdomyosarcoma. Surg Oncol. 2007;16(3):173-85.
2. Maurer HM, Ragab AH. Rhabdomyosarcoma. In: Sutow WW, Fernbach DJ, Vietti TJ (ed.). Clinical pediatric oncology. 3rd. St. Louis; 1984. p.622-51.
3. Ognjanovic S, Linabery AM, Charbonneau B, Ross JA. Trends in childhood rhabdomyosarcoma incidence and survival in the United States, 1975-2005. Cancer. 2009;115(18):4218-26.
4. Cecchetto G, Carretto E, Bisogno G, Dall'Igna P, Ferrari A, Scarzello G, et al. Complete second look operation and radiotherapy in locally advanced non-alveolar rhabdomyosarcoma in children: a report from the AIEOP Soft Tissue Sarcoma Committee. Pediatr Blood Cancer. 2008;51(5):593-7.
5. Loeb DM, Thornton K, Shokek O. Pediatric soft tissue sarcoma. Surg Clin North Am. 2008;88(3):615-27.
6. Naini S, Etheridge KT, Adam SJ, Qualman SJ, Bentley RC, Counter CM, et al. Defining the cooperative genetic changes that temporally drive alveolar rhabdomyosarcoma. Cancer Res. 2008;68(23):9583-8.
7. Völker T, Denecke T, Steffen I, Misch D, Schönberger S, Plotkin M, et al. Positron emission tomography for staging of pediatric sarcoma patients: results of a prospective multicenter trial. J Clin Oncol. 2007;25(34):5435-41.
8. Raney RB, Anderson JR, Barr FG, Donaldson SS, Pappo AS, Qualman SJ, et al. Rhabdomyosarcoma and undifferentiated sarcoma in the first two decades of life: a selective review of intergroup rhabdomyosarcoma study group experience and rationale for Intergroup Rhabdomyosarcoma Study V. J Pediatr Hematol Oncol. 2001;23(4):215-20.
9. Crist WM, Anderson JR, Meza JL, Fryer C, Raney RB, Ruyman FB, et al. Intergroup Rhabdomyosarcoma Study-IV: results for patients with nonmetastatic disease. J Clin Oncol. 2001;19(12):3091-102.
10. Wu HY, Snyder HM, Womer RB. Genitourinary rhabdomyosarcoma: which treatment, how much, and when? J Pediatr Urol. 2009;5(6):501-6.
11. Rodeberg D, Paidas C. Childhood rhabdomyosarcoma. Semin Pediatr Surg. 2006;15(1):57-62.
12. Maluf Jr. PT. Rabdomiossarcomas de trato urinário da infância. Câncer Hoje. 2006;4:6-12.

Seção IX

Outros

Trauma do trato geniturinário 27

Amilcar Martins Giron
Gustavo Beojone Messi

Após ler este capítulo, você estará apto a:

1. Descrever a história e os mecanismos etiológicos do trauma nos diferentes níveis do sistema geniturinário.
2. Fazer o diagnóstico por meio dos principais métodos de imagem (custo/benefício).
3. Conduzir o tratamento inicial na unidade emergencial pediátrica.
4. Discutir com diferentes especialistas envolvidos (muitas vezes, equipe multidisciplinar).

INTRODUÇÃO

O trauma do trato urinário é evento relativamente comum, perdendo em incidência somente para traumatismo do sistema nervoso. A sociedade moderna impõe dependência extrema a uso de máquinas utilitárias, variados produtos automatizados com controles digitalizados, veículos motorizados e brinquedos infantis de lazer com riscos. Dessa forma, a criança fica mais exposta a acidentes e traumas, aumentando a morbi e a mortalidade na infância.

Pelo fato de a criança apresentar esqueleto com calcificação incompleta e, portanto, mais flexível, ocorrem lesões de vísceras intra-abdominais sem lesão óssea concomitante. Além disso, a reserva fisiológica aumentada em pacientes pediátricos faz com que os sinais vitais se mantenham estáveis mesmo em casos de hipovolemia severa.

TRAUMATISMO RENAL

A maioria das lesões traumáticas do sistema geniturinário localiza-se nos rins: traumas fechados ou penetrantes por arma de fogo ou armas brancas. Os traumas fechados são os mais comuns e 80% deles ocorrem por queda ou acidentes automobilísticos. A lesão renal aguda devida à violência externa ou iatrogênica é evento que potencialmente põe em risco a vida e necessita de rápida avaliação clínica e terapêutica. Felizmente, a maioria das lesões renais tende a evoluir bem com tratamento clínico conservador, desde que devidamente avaliada.

Anatomicamente, o rim da criança torna-se mais suscetível ao trauma por causa da diminuição de fatores de proteção renal: costelas torácicas frágeis, musculatura abdominal mais fraca e tecido adiposo perirrenal pouco denso. Além desses fatores, na infância existem patologias urológicas obstrutivas que podem ser consideradas preexistentes (hidronefrose, rim em ferradura), pois atuam como fator predisponente ao trauma.

O Quadro 27.1 apresenta a classificação geral do trauma renal.

Quadro 27.1 – Classificação da lesão renal traumática[2]

Grau	Descrição da lesão
1	Contusão renal ou hematoma subcapsular
2	Hematoma perirrenal, laceração do parênquima < 1 cm, sem extravasamento de urina
3	Hematoma perirrenal estável laceração > 1 cm, sem extravasamento urinário e com fragmentos renais viáveis ou não
4	Laceração renal até sistema coletor com extravasamento de urina; fragmentos viáveis ou não ou lesão vascular contida no pedículo renal
5	Múltiplas lacerações > 1 cm associadas com fragmentos desvitalizados ou lesões vasculares no pedículo renal, com hemorragia incontrolável e avulsão hilar

Etiologia

As lesões renais raramente acontecem de forma isolada e estão associadas a lesões hepáticas, pulmonares, esplênicas e neurológicas (na cabeça e coluna). As causas mais comuns na infância são decorrentes de acidentes automobilísticos, atropelamentos por veículos e quedas. Estas representam cerca de 90% dos casos.

Quadro Clínico

Aparece dolorimento difuso no flanco comprometido, com sinais de contusão, escoriações ou abrasões no tronco, fraturas de costelas ou vértebras e hematúria. Dois terços dos casos de lesão renal têm hematúria macroscópica grosseira, 33% apresentam micro-hematúria e 2% não desenvolvem esse sinal. O grau de hematúria não se correlaciona com a severidade da lesão renal[3].

Na criança, o estado hipovolêmico (hipotensão arterial) não constitui fator preditor importante para lesão renal, pois ela tem habilidade para manter pressão arterial em face de hipovolemia devida à complacência da árvore vascular e aos mecanismos de compensação cardíaca. Os sinais mais sutis de choque hipovolêmico aparecem apenas quando há redução de pelo menos 25% do volume sanguíneo circulante[4].

Acidentes com bicicletas e veículos usados em competições esportivas recreativas realizadas em terrenos acidentados, montanhosos, causam mais traumas renais quando comparados com esportes de contato (futebol, basquete, beisebol e patinação), na proporção de 2,8 *versus* 1,4 ($p = 0,004$). O escore de severidade das lesões foi significativamente maior para todas as lesões dos veículos competitivos – 12,9/18,5 ($p = 0,007$) –, em comparação às lesões provocadas pelos esportes de contato – 5,6 ($p = 0,006$). O aumento de lesões foi decorrente de lacerações esplênicas e hepáticas, contusões e fraturas de extremidades de membros[5].

Diagnóstico

A investigação radiográfica do trato geniturinário da criança corresponde praticamente aos mesmos critérios aplicados aos casos de trauma em adultos, devendo-se observar fatores relacionados à avaliação clínica do paciente e ao mecanismo de trauma. Esse exame adota os seguintes critérios[6]:

- Qualquer trauma penetrante no abdome.
- Trauma fechado: decorrente de acidente automobilístico em alta velocidade com significante desaceleração; atropelamento, queda livre e contusão no abdome em flanco com objetos pesados; trauma com fraturas de costelas, pelve e coluna; hematúria macroscópica; hematúria microscópica > 50 hemácias/campo associada à hipotensão arterial.

Ultrassonografia

Método útil que poder ser confiável na investigação do trauma renal agudo. Pode detectar coleção de urina, hematomas ou líquido na cavidade abdominal, mas é pobre na avaliação do parênquima renal. A acurácia é reconhecida por ser operador e experiência dependente. A sensitividade é de 70 a 85% e a especificidade, de 93 a 100%[7].

Tomografia computadorizada

É o método mais sensível para diagnosticar e classificar o trauma renal. A tomografia computadorizada (TC) determina a perfusão renal e a presença de lesões maiores do parênquima renal, mas não é precisa e/ou confiável na determinação de extravasamento de urina e na definição de lesões ureterais. A TC espiral pode substituir a TC clássica, que usa uma única exposição de raios X, é rápida e termina após 60 segundos da injeção. Pode ser útil em crianças que não cooperam, além de eliminar artefatos, mas não identifica satisfatoriamente lesões do sistema coletor e do pedículo renal (Figuras 27.1 a 27.3).

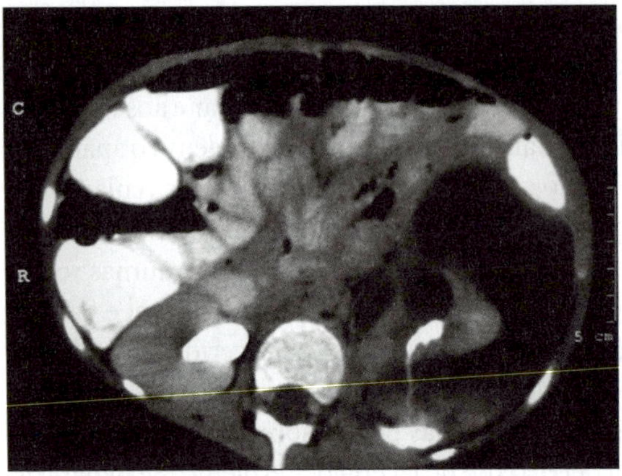

Figura 27.1 Tomografia computadorizada em adolescente demonstrando grande laceração do parênquima renal esquerdo, com extravasamento de contraste e coleção de urina perirrenal após traumatismo fechado em região lombar.

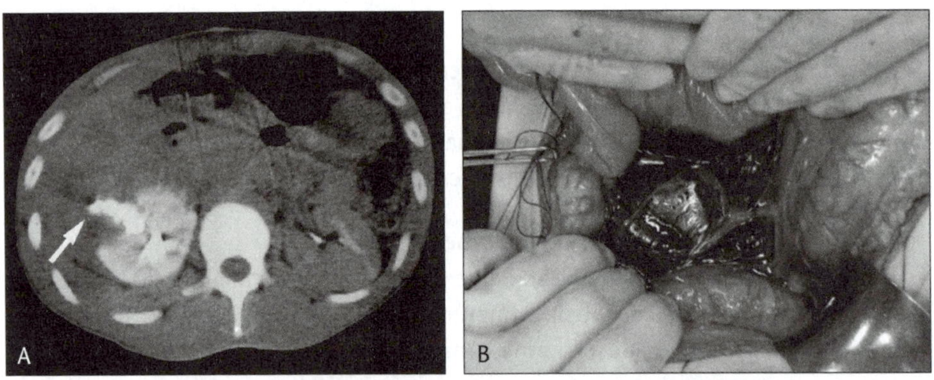

Figura 27.2 A: traumatismo renal fechado de grau 3, com extensa lesão renal, hematoma e urinoma retroperitoneal; B: aspecto intraoperatório visualizando hematoma retroperitoneal.

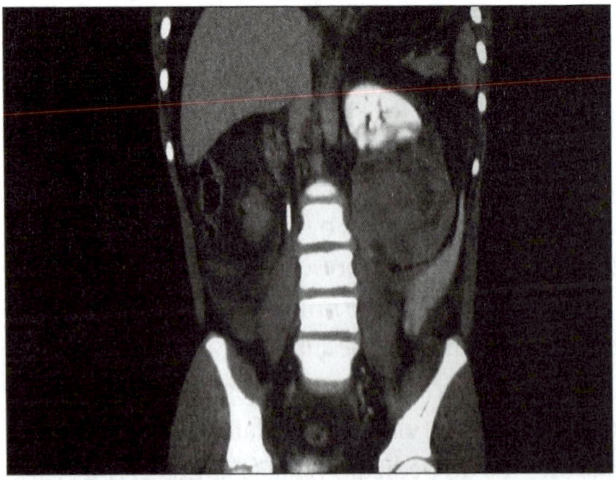

Figura 27.3 Criança de 9 anos, vítima de queda de altura, deu entrada em pronto atendimento com instabilidade hemodinâmica. A avaliação tomográfica demonstrou hematoma volumoso e exclusão do polo inferior do rim esquerdo.

Urografia excretora

Em paciente com trauma renal e hemodinamicamente estável, a injeção endovenosa do meio de contraste, mesmo feita rapidamente, denominada "em bolo", pode ser inconclusiva; por esse motivo, não é muito utilizada.

Pielografia ascendente

Consiste na passagem de cateter ureteral com cistoscopia e injeção de contraste. Pode ser útil na suspeita de ruptura parcial ou total da via excretora ou também na drenagem de coleção urinária por meio de duplo J. É importante lembrar que a maioria dos extravasamentos regride espontaneamente.

Faz-se arteriografia em casos de hematúria tardia persistente e suspeita de fístula arterial (Figura 27.4).

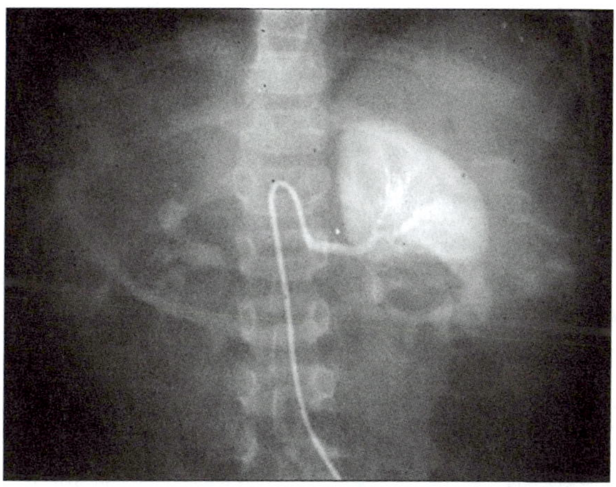

Figura 27.4 Criança com hematúria após envolvimento em acidente automobilístico. Na época, submeteu-se a exploração radiológica com arteriografia seletiva da artéria renal esquerda, demonstrando grande laceração renal (preservaram-se os polos renais).

Tratamento do Trauma Renal

O Quadro 27.2 resume o consenso de recomendações para abordagem do trauma renal.

Assim, a intervenção cirúrgica no trauma renal tem indicações absolutas e relativas. A maioria dos traumas renais fechados e isolados tem condutas quase que unicamente conservadoras. Mesmos nos casos com intenso extravasamento de urina para região do retroperitônio, pode-se lançar mão da sondagem vesical de demora e do cateter de duplo J (Figura 27.5).

Quadro 27.2 – Achados clínicos e/ou graus de lesão renal: recomendações para tratamento[6,7]

Grau 1 ou 2 – independentemente da etiologia	Não cirúrgico
Graus 3, 4 e 5 – hemodinamicamente estável	Não cirúrgico
Hemorragia incontrolável/instabilidade vascular (geralmente lesão de grau 4 ou 5)	Intervenção cirúrgica
Hematoma retroperitoneal e pulsátil na exploração de lesões abdominais	Intervenção cirúrgica renal e verificação do rim contralateral
Trauma penetrante, instabilidade vascular e hemorragia retroperitoneal	Exploração renal e verificação do rim contralateral
Trauma fechado, instabilidade vascular e hemorragia retroperitoneal	Exploração renal e verificação do rim contralateral
Trauma penetrante ou fechado, grau 3 com fragmentos desvitalizados, lesões de graus 4 e 5, outras lesões (duodeno, pâncreas, colo)	Exploração renal com renorrafia e reparos recomendados

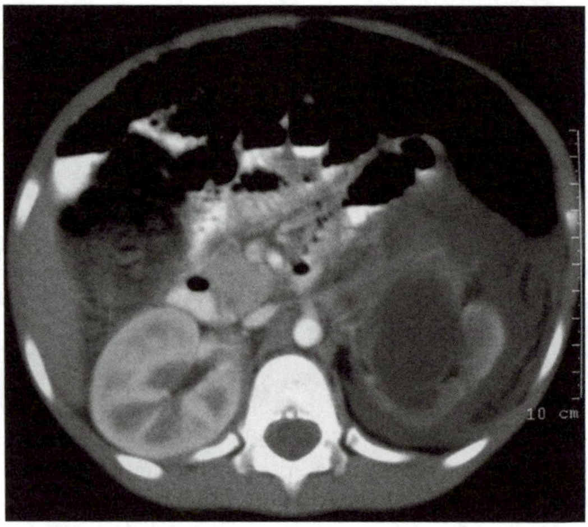

Figura 27.5 Tomografia computadorizada de criança com 7 anos de idade, com diagnóstico prévio de hidronefrose por estenose de junção ureteropiélica. Contusão leve na região lombar esquerda seguida de dor e hematúria macroscópica. A imagem de hidronefrose é muito clara, cortical renal bastante afilada. Foi tratada cirurgicamente com correção da estenose pieloureteral.

Henderson et al.[9] analisaram, retrospectivamente, 126 pacientes com trauma renal no período de 20 anos, atendidos em centro pediátrico de emergência: 60% eram de baixo grau e 40% de alto grau (IV e V) e, de acordo com os critérios anteriormente descritos, 8,7% necessitaram de intervenção cirúrgica conservadora e somente 3,25% foram submetidos à nefrectomia.

TRAUMATISMO URETERAL

Anatomicamente, o ureter é uma estrutura bem protegida, flexível e imóvel e, por isso, os traumatismos nessa região são raros. Podem ocorrer em associação com trauma renal e de bexiga em 10% dos casos ou associados a lesões intraperitoneais em 90% dos pacientes. Essa associação aumenta a morbidade da lesão. A avulsão do ureter no nível da junção pieloureteral é o tipo mais comum de lesão por causa do trauma fechado.

A lesão traumática penetrante do ureter é mais comum. Entre as lesões iatrogênicas (perfuração e avulsão) decorrentes de extensos procedimentos em cirurgias abertas, as laparoscópicas ou as endoscópicas são raras e ocorrem em menos de 2% dos pacientes em idade pré-puberal[11].

Os sinais/sintomas clínicos são vagos e hematúria pode estar ausente em quase 100% dos casos. O diagnóstico nas rupturas de junção pieloureteral (JUP) é tardio em 50% dos casos e os métodos de imagem para diagnóstico não são precisos: urografia excretora e TC. A pielografia ascendente apresenta maior sensibilidade para diagnosticar o extravasamento[12].

São descritos cinco tipos de lesões ureterais: contusão, laceração parcial, laceração completa, esmagamento e avulsão.

O tratamento da lesão ureteral depende, fundamentalmente, do local da lesão, do tempo de diagnóstico, das lesões associadas e das condições clínicas do paciente.

As lesões mais simples e diagnosticadas durante a exploração cirúrgica podem ser abordadas com colocação de cateter (duplo J) ureteral. As lesões mais extensas podem exigir reimplante ureteral, ureteroureterostomia, retalhos de bexiga e sempre com cateter ureteral e drenagem do espaço periureteral. As lesões ureterais, de modo geral, podem ser tratadas por nefrostomia percutânea e/ou colocação de cateter ureteral. Entretanto, esse procedimento pode evoluir com 40% de estenose e fístula ureteral. Em geral, 10% dos casos necessitam de cirurgia aberta[13].

TRAUMATISMO DE BEXIGA

Etiologia

Na criança, a bexiga ainda é um órgão predominantemente intra-abdominal com vulnerabilidade a impacto externo. No adolescente e no adulto, a bexiga se localiza definitivamente no espaço extraperitoneal de Retzius. Lateralmente, é protegida pelos músculos obturadores e pelos ligamentos umbilicais, enquanto a base da bexiga está ligada ao diafragma urogenital e às fáscias de Denonvillier, além de estar protegida em quase toda circunferência pelos ossos da bacia, com exceção da cúpula. Dessa forma, a única parte da bexiga que é móvel, distensível e vulnerável é a cúpula vesical.

As lesões traumáticas vesicais decorrentes desses mecanismos protetores anatômicos estão frequentemente associadas a traumas de múltiplos órgãos, o que eleva a mortalidade a índices que variam de 20 a 40%[14].

O trauma de bexiga é assim classificado: fechado ou cego (contusão, ruptura intraperitoneal e ruptura extraperitoneal) e penetrante.

Quadro Clínico

A criança se queixa de dor ou sensibilidade suprapúbica, dificuldade para urinar e hematúria macroscópica em 95% dos casos, além de micro-hematúria.

As lesões intraperitoneais ocorrem quando a bexiga está cheia e um súbito golpe (soco e chute) ou trauma compressivo causa ruptura intraperitoneal da cúpula vesical, local mais frágil. Em acidentes automobilísticos, poderá ocorrer também efeito de desaceleração se a criança estiver usando cinto de segurança.

Diagnóstico

O diagnóstico de lesão intraperitoneal pura pode ser difícil, pois a criança continua com micções normais e, lentamente, instala-se um quadro de peritonite química por urina, de evolução insidiosa (Figura 27.6).

As lesões extraperitoneais estão quase sempre associadas a fraturas ósseas da pelve e/ou deslocamentos abruptos do anel pélvico da bacia. As paredes laterais da bexiga podem ser laceradas por espículas ósseas.

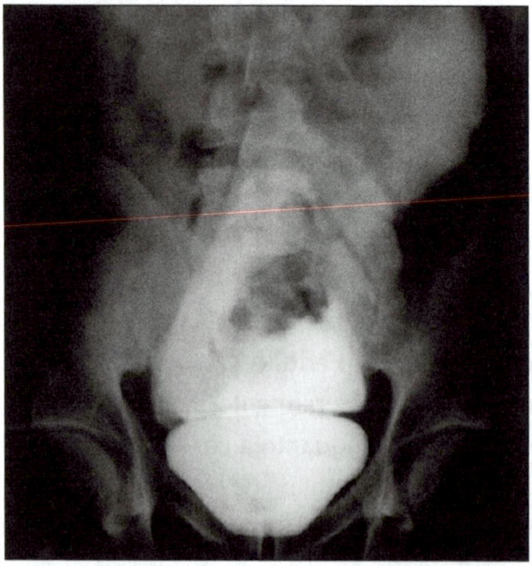

Figura 27.6 Cistografia demonstrando imagem típica de extravasamento de contraste da cúpula vesical para a cavidade peritoneal, após contusão no abdome.

O diagnóstico da lesão vesical é confirmado pela cistografia. A instilação de contraste na bexiga de maneira contínua deve identificar o extravasamento para a cavidade abdominal ou espaço perivesical. Sugere-se também radiografia após esvaziamento da bexiga. A TC de pelve associada à cistografia também é útil quando existe fratura de ossos (Figura 27.7).

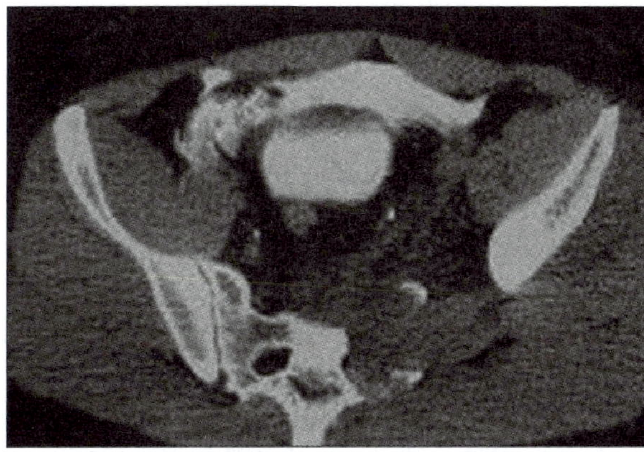

Figura 27.7 Tomografia computadorizada revela fratura de ossos da bacia e extravasamento de contraste de forma irregular no espaço perivesical e extraperitoneal, após acidente automobilístico.

TRATAMENTO

- Contusão vesical sem extravasamento de urina e presença de hematúria: o tratamento consiste em sondagem vesical até que a urina se torne clara.
- Ruptura intraperitoneal: recomendam-se a exploração e o reparo da lesão com cirurgia aberta para reconstruir e/ou investigar o colo vesical. Deve-se drenar externamente o espaço perivesical além de sonda vesical de 7 a 10 dias. Nesse caso, prescrevem-se antibióticos.
- Ruptura extraperitoneal: deve-se considerar cirurgia aberta quando houver lesão/laceração do colo vesical ou espículas ósseas protundindo na bexiga. Além dessa indicação, o tratamento é feito somente com a colocação de cateter vesical e medidas gerais[15].
- Trauma penetrante: pode ser causado por empalamento no períneo, na vagina ou no reto e por perfuração por arma branca, arma de fogo e estilhaços. As lesões penetrantes de bexiga geralmente são tratadas com sutura simples e drenagem vesical.

É importante salientar que lesões associadas estão quase sempre presentes e podem complicar o tratamento. Lesões retais exigem colostomia e a ureteral associada pode requerer reimplante ureteral imediato. Em muitos casos, a fístula vesicovaginal não é diagnosticada.

TRAUMATISMO DE URETRA

Etiologia

A história que precede o trauma do sistema geniturinário é extremamente importante para o conhecimento de possíveis mecanismos de lesões: uso ou não de cinto de segurança, altura da queda e estado de consciência do paciente no momento do socorro, fraturas, hematúria ou presença de sangue no meato uretral.

As lesões traumáticas da uretra ocorrem na sua porção posterior, que compreende três segmentos anatômicos: uretra prostática, membranosa e uretra bulbar. O trauma em cada segmento tem mecanismos etiológicos distintos.

- Uretra membranosa: corresponde ao segmento da uretra que passa através do assoalho pélvico e permanece fixa aos ossos pubianos. Na infância, com a próstata ainda em desenvolvimento, a uretra membranosa fica desprotegida, sendo facilmente lesada quando ocorre fratura de bacia. Portanto, quando isso ocorre, os ossos do anel pélvico se desestabilizam e a uretra membranosa que é fixada ao osso pode ser lacerada ou sofrer secção completa. A lesão uretral está quase sempre associada à fratura do púbis e à diástase da articulação sacroilíaca[16]. A fratura dos ossos da bacia e uretra produz importante sangramento na pelve e no períneo, constituindo um grande hematoma que se associa ainda ao extravasamento de urina. O paciente não consegue urinar e, rapidamente, o uro-hematoma desloca cranialmente a bexiga e a uretra prostática, separando completamente a uretra membranosa (Figura 27.8).

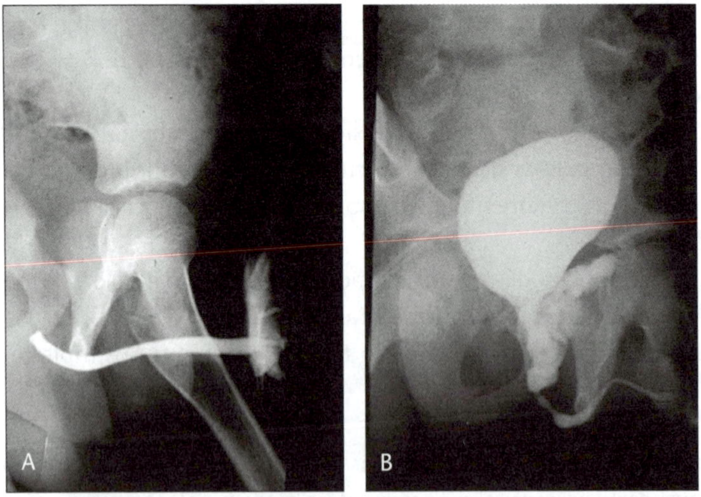

Figura 27.8 Uretrografia retrógrada com evidência de lesão de uretra posterior (membranosa) associada a trauma de ossos da bacia. O contraste chega até a bexiga e se espalha no espaço retropúbico.

- Uretra bulbar: corresponde à porção da uretra que fica abaixo do assoalho pélvico e para fora da pelve. O mecanismo clássico que lesa a uretra bulbar é a queda a cavaleiro, ou seja, a criança cai sobre um objeto fixo com as pernas abertas. As lesões ocorrem em bicicleta, parques ou subidas em cercas. O corpo esponjoso que circunda a uretra bulbar é esmagado contra a sínfise púbica e a lesão uretral pode ser parcial ou total. Ocorre sangramento importante no períneo, mas o sangue não entra na pelve. O sangramento é limitado pela fáscia perineal, produzindo o padrão clássico de "asa de borboleta" no períneo. A retenção urinária ocorre por edema e compressão da uretra pelo hematoma.

Quadro Clínico e Diagnóstico

Geralmente, o trauma de uretra e a fratura de bacia são acompanhados de lesão de múltiplos órgãos, muitas vezes com perda da consciência do paciente e instabilidade hemodinâmica.

Sinais de lesão uretral incluem hematúria, uretrorragia, dor à micção ou retenção urinária e hematoma perineal ou escrotal. O toque retal faz parte do exame físico e é útil para determinar a posição da próstata e avaliar a extensão do trauma. Inicialmente, na sala de admissão, deve-se tentar cuidadosamente cateterismo uretral no paciente que não está urinando; na impossibilidade, pode-se tentar cateter suprapúbico (cistostomia).

A avaliação radiológica por meio de uretrografia retrógrada permite contrastar a uretra e avaliar o nível e a extensão da lesão, a presença de extravasamento do contraste e a contrastação da bexiga em lesões parciais da uretra. A ressonância magnética é útil no período pré-operatório, pois fornece informações preciosas para a abordagem cirúrgica[17].

Tratamento

As lesões parciais de uretra bulbar podem ser tratadas com introdução de cateter uretral (sonda). Deve-se, ainda, realizar observação tardia com o propósito de avaliar possíveis estreitamentos da uretra.

Em lesões mais extensas com hematoma compressivo e retenção urinária, o procedimento é cirúrgico, com abordagem via perineal, abaixo do escroto e sutura terminoterminal dos cotos uretrais sobre cateter uretral.

Nas lesões da uretra membranosa, nas quais, em geral, o trauma está associado a múltiplos órgãos, o tratamento cirúrgico apresenta controvérsias: realinhamento primário dos cotos uretrais sobre cateter uretral (facilitado pela uretroscopia) e cistostomia com drenagem perivesical do hematoma e reconstrução tardia da uretra.

Ambos os procedimentos podem apresentar complicações como: estenose de uretra, incontinência urinária (21%) e disfunção sexual (56%)[18].

Por causa de fatores anatômicos, as lesões da uretra – que tem curta extensão e é protegida e móvel – são raras em meninas e ocorrem por fraturas da bacia e/ou traumas extensos do períneo, com incidência de 6% nas fraturas pélvicas[19,20].

TRAUMATISMO GENITAL

Etiologia

O trauma genital é pouco comum na infância e a etiologia está relacionada a lesão iatrogênica durante a circuncisão, acidentes de tráfego e quedas acidentais. Há ainda o trauma genital causado por abuso sexual, o que ocorre principalmente em grandes centros urbanos. A associação do trauma genital com lesões viscerais, como as anorretais, pode alterar a abordagem cirúrgica. O papel da colostomia como derivação fecal é motivo de controvérsia na atualidade, mas a associação com lesão anorretal continua sendo fator de risco que pode comprometer o resultado final do tratamento, principalmente quando as lesões não são tratadas prontamente. Onem et al.[21], com base na severidade do trauma, estabeleceram graduação e escores, criando uma classificação para lesões genitais na infância (Quadro 27.3).

Quadro 27.3 – Graus de escores de trauma genital correlacionados com severidade das lesões[21]

Escore	Severidade da lesão
I	Laceração genital isolada abaixo do hímen ou limitada ao pênis e/ou à bolsa escrotal
II	Laceração genital isolada incluindo hímen, túnica dartos do escroto e/ou fáscia de Buck do pênis
III	Laceração isolada genital incluindo vagina ou testículo e/ou corpo cavernoso ou uretra distal
IV	Escore II ou lesão III associados à lesão anorretal parcial
V	Lesão de grau III associada à lesão anorretal completa

Diagnóstico

O diagnóstico depende essencialmente da história clínica, isto é, dos fatores responsáveis pelo desenvolvimento do trauma, e do exame físico, que pode determinar a extensão do traumatismo.

Métodos de imagem como uretroscopia, colposcopia e anorretoscopia são importantes mesmo havendo necessidade de anestesia geral.

Traumas Genitais Mais Comuns

- Circuncisão de recém-nascido: pode ocorrer amputação parcial de glande na circuncisão, comprometendo ou não a uretra. Nessa situação, sempre que possível, devem-se tentar a identificação microcirúrgica dos vasos e nervos e o realinhamento primário. Bons resultados funcionais e cosméticos ocorrem em até 74% dos casos[22].
- Desenluvamento da pele peniana: provocado por quedas/trauma genital sobre cercas, brinquedos de lazer ou mesmo ferimentos perfurantes. Geralmente, essas lesões são contaminadas e exigem debridamentos extensos para manter suturas com tecidos bem irrigados (Figuras 27.9 e 27.10).

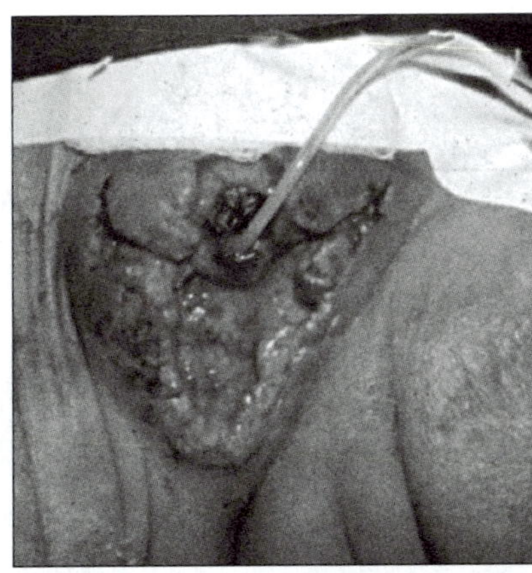

Figura 27.9 Avulsão traumática do pênis e da bolsa escrotal. O aspecto mostra o resultado após debridamento cirúrgico. O pênis foi totalmente arrancado, permanecendo parte da uretra proximal com sonda vesical. (Veja imagem colorida no encarte.)

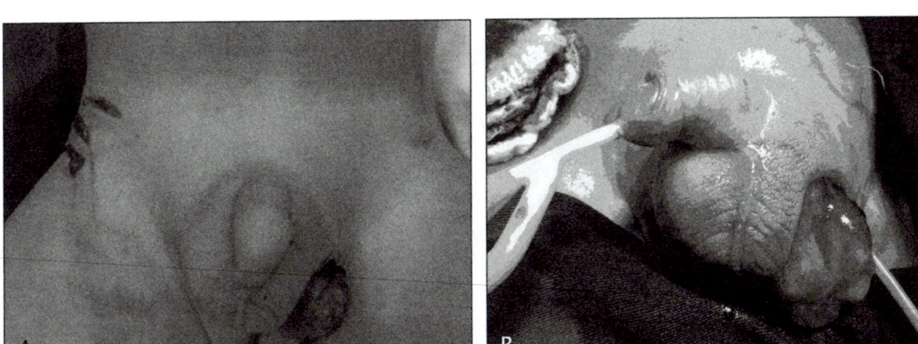

Figura 27.10 A: menino com 6 anos de idade que sofreu queda acidental sobre vaso sanitário. Houve quebra da louça do vaso e lesões cortantes no nível da espinha ilíaca direita e da bolsa escrotal. B: a lesão no escroto foi profunda, seccionando totalmente a uretra bulbar e os corpos cavernosos. A sonda uretral introduzida pelo meato uretral está exteriorizada na uretra seccionada. (Veja imagem colorida no encarte.)

- Priapismo e trauma peniano fechado: o quadro clínico é caracterizado por uma ereção prolongada e dolorosa que é denominada priapismo de alto fluxo, a qual resulta de lesão traumática de artérias cavernosas, aumentando o fluxo arterial no tecido erétil, na presença de retorno venoso normal. O diagnóstico é feito pela história (trauma) e por exame físico (priapismo) e laboratorial (a gasometria de sangue dos corpos cavernosos é igual à do sangue arterial: $pO_2 > 90$ mmHg, $PCO_2 < 40$mmHg e pH +/- 7,40)[23] (Figura 27.11).
- Lesões específicas que praticamente só acontecem com crianças: estrangulamento do pênis de recém-nascidos por fios de cabelo deixados inadvertidamente no interior das fraldas, trauma no assento do vaso sanitário e lesão da pele peniana aprisionada pelo zíper da calça quando os meninos fecham apressadamente a calça depois da micção[24].

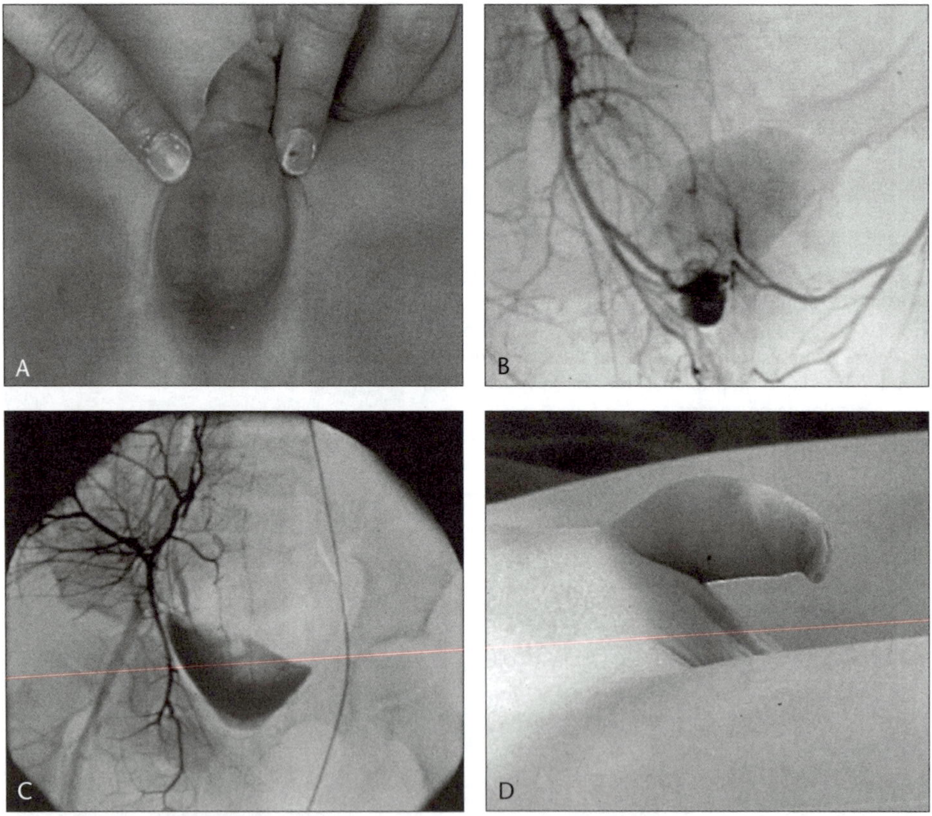

Figura 27.11 A: trauma perineal em parque de diversão. Três dias após o acidente, os pais notaram ereção prolongada e persistente, diagnosticada na emergência hospitalar como priapismo de alto fluxo; B: como método diagnóstico, foi realizada arteriografia no nível de artérias pudendas. Constataram-se aneurisma arterial e extravasamento no nível das artérias cavernosas; C: tratamento da fístula por meio de embolização, observando-se o desaparecimento do aneurisma; D: com embolização e obstrução do alto fluxo arterial, o pênis permanece flácido. (Veja imagem colorida no encarte.)

- Lesões por mordidas de animais: constituem desafio importante, pois implicam risco elevado de infecção e apresentam piores resultados estéticos e funcionais mesmo com uso de antibioticoterapia de amplo espectro e microcirurgia.

CONCLUSÕES

O trauma renal é mais comum na infância, principalmente quando relacionado com acidentes automobilísticos e brinquedos automatizados de lazer. O trauma ureteral quase sempre é de causa iatrogênica, decorrente de instrumentação ureteral.

As lesões de uretra, tanto no sexo masculino como no feminino, estão associadas a trauma de bacia, com ou sem fraturas, e lesões de múltiplos órgãos. As causas mais comuns são acidentes automobilísticos e quedas. A uretra membranosa exige atenção maior, geralmente com comprometimento da estabilidade hemodinâmica do paciente. A uretra bulbar (queda a cavaleiro) geralmente é um trauma único e apresenta menor gravidade. O diagnóstico é feito por meio de imagem (uretrografia retrógrada e ressonância magnética). O tratamento é quase sempre cirúrgico, podendo ocorrer sequelas tardias: estenose de uretra, incontinência urinária e impotência sexual.

Na genitália externa, o trauma também é pouco comum. As principais causas são a lesão iatrogênica durante a circuncisão e os acidentes domésticos. Em ambiente urbano, o abuso sexual deve ser aventado.

REFERÊNCIAS BIBLIOGRÁFICAS

1. Moore EE, Shackford SR, Pachter HL, McAninch JW, Browner BD, Champion HR, et al. Organ injury caling: spleen, liver, and kidney. J Trauma. 1989;29(12):1664-6.
2. Mee SL, McAninch JW, Robinson AL, Auerbach PS, Carroll PR. Radiographic assessment of renal trauma: a 10-year prospective study of patient selection. J Urol. 1989;141(5):1095-8.
3. Morey AF, Bruce JE, McAninch JW. Efficacy of radiographic imaging in pediatric blunt renal trauma. J Urol. 1996;156(6):2014-8.
4. Casale AJ. Urinary tract trauma. In: Gearhart JP, Rink RC, Mouriquand PDE, editors. Pediatric urology. Philadelphia: W. B. Saunders; 2001. p.923-94.
5. Wu HY, Gaines BA. Dirt bikes and all terrain vehicles: the real threat to pediatric kidneys. J Urol. 2007;178(4 Pt 2):1672-4.
6. Santucci RA, Wessells H, Bartsch G, Descotes J, Heyns CF, McAninch JW, et al. Evaluation and management of renal injuries: consensus statement of the renal trauma subcommittee. BJU Int. 2004;93(7):937-54.
7. Buckley JC, McAninch JW. The diagnosis, management, and outcomes of pediatric renal injuries. Urol Clin North Am. 2006;33(1):33-40.
8. Nural MS, Yardan T, Güven H, Baydin A, Bayrak IK, Kati C. Diagnostic value of ultrasonography in the evaluation of blunt abdominal trauma. Diagn Interv Radiol. 2005;11(1):41-4.
9. Henderson CG, Sedberry-Ross S, Pickard R, Bulas DI, Duffy BJ, Tsung D, et al. Management of high grade renal trauma: 20-year experience at a pediatric level I trauma center. J Urol. 2007;178(1):246-50.

10. Nance ML, Lutz N, Carr MC, Canning DA, Stafford PW. Blunt renal injuries in children can be managed nonoperatively: outcome in a consecutive series of patients. J Trauma. 2004;57(3):474-8.
11. Minevich E, Defoor W, Reddy P, Nishinaka K, Wacksman J, Sheldon C, et al. Ureteroscopy is safe and effective in prepubertal children. J Urol. 2005;174(1):276-9.
12. Ghali AM, El Malik EM, Ibrahim AI, Ismail G, Rashid M. Ureteric injuries: diagnosis, management, and outcome. J Trauma. 1999;46(1):150-8.
13. Selzman AA, Spirnak JP. Iatrogenic ureteral injuries: a 20-year experience in treating 165 injuries. J Urol. 1996;155(3):878-81.
14. Carroll PR, McAninch JW. Mechanisms of injury and a unified method of diagnosis and repair. J Urol. 1984;132(2):234-6.
15. Dodat H, Takvorian P, Fendler JP. Injuries of the bladder and urethra in children. Commentary a propos of a multicenter study of 187 cases. Chir Pediatr. 1988;29(2-3):101-13.
16. Cass AS, Godec CJ. Urethral injury due to external trauma. Urology. 1978;11(6):607-11.
17. Koraitim MM, Reda IS. Role of magnetic ressonance imaging in assessment of posterior urethral distraction defects. Urology. 2007;70(3):403-6.
18. Koraitim MM. Failed posterior urethroplasty: lessons learned. Urology. 2003;62(4):719-22.
19. Mayher BE, Guyton JL, Gingrich JR. Impact of urethral injury management on the treatment and outcome of concurrent pelvic fractures. Urology. 2001;57(3):439-42.
20. Dorairajan LN, Gupta H, Kumar S. Pelvic fracture-associated urethral injuries in girls: experience with primary repair BJU Int. 2004;94(1):134-6.
21. Onem A, Ozturk H, Yayla M, Basuguy E, Gedik S. Genital trauma in children: classification and management. Urology. 2005;65(5):986-90.
22. Sherman J, Borer JG, Horowitz M, Glassberg KI. Circumcision: successful glanular reconstruction and survival following traumatic amputation. J Urol. 1997;158(2):550.
23. Marotte JB, Brooks JD, Sze D, Kennedy WA. Juvenile posttraumatic high-flow priapism: current management dilemmas. J Pediatr Surg. 2005;40(4):E25-8.
24. Cain MP. Genital trauma. In: Gearhart JP, Rink RC, Mouriquand PDE, editors. Pediatric urology. Philadelphia: W. B. Saunders; 2001. p.919-22.

Trombose de artérias e veias renais 28

Ioannis Michel Antonopoulos

Após ler este capítulo, você estará apto a:

1. Compreender os mecanismos fisiopatológicos que levam às tromboses arteriais e venosas.
2. Entender os principais aspectos clínicos apresentados pelo paciente.
3. Compreender os métodos de diagnóstico.
4. Entender os meios de tratamento e as controvérsias existentes.

INTRODUÇÃO

As anomalias da artéria e da veia renais podem cursar com diversos sinais e sintomas. Trata-se de doenças graves que, inicialmente, podem não apresentar nenhuma característica clínica patognomônica. Felizmente, ambas as condições são incomuns.

TROMBOSE DA ARTÉRIA RENAL

A trombose da artéria renal é rara e pode estar associada a diversas doenças, como displasia fibromuscular, vasculites, policitemia vera, tumores, trauma, cateterismo da artéria umbilical e estados hipercoaguláveis, como a síndrome do anticorpo antifosfolípide[1]. A síndrome do anticorpo antifosfolípide é caracterizada por anticorpos com especificidade dirigida a fosfolípides, proteínas plasmáticas ligadas a fosfolípides de cargas negativas ou proteínas plasmáticas isoladas[2]. O quadro clínico varia de manifestações leves até graves, como tromboses generalizadas. Em crianças, ocorre raramente, associada ao lúpus eritematoso sistêmico e se manifesta com dor abdominal, hipertensão e trombose da artéria renal, que pode cursar com insuficiência renal, caso a trombose seja bilateral[3]. A trombose desenvolve-se em qualquer localização dentro dos vasos renais: tronco ou ramos da artéria renal, arteríolas e artérias intrarrenais, capilares glomerulares e veia renal. As manifestações clínicas do comprometimento renal consistem em graus variáveis de proteinúria, hematúria, hipertensão sistêmica (variando de leve a maligna), necrose cortical, microangiopatia trombótica associada ou não à gestação e falência renal de lenta a rapidamente progressiva[4-6]. O diagnóstico da trombose arterial propriamente dita pode ser feito com cintilografia renal, arteriografia e Doppler[7]. Infartos renais têm sido descritos na chamada síndrome catastrófica do anticorpo antifosfolípide, caracterizada por múltiplas oclusões vasculares e com consequente insuficiência renal e mortalidade de 60%. Quanto ao tratamento, imunossupressores, antiagregantes plaquetários e anticoagulantes podem ser úteis.

O trauma abdominal fechado resultante de acidentes automobilísticos é muito comum no Brasil e parece estar crescendo em incidência. O paciente apresenta-se em estado muito grave quando do atendimento inicial ou com ferimentos superficiais leves. A trombose de artéria renal unilateral ou mesmo bilateral pode estar presente nesses casos de trauma. Na literatura médica, existem relatos de trombose de artéria renal secundários a fatores etiológicos, como trombose espontânea, lesão por eletricidade de alta voltagem e complicações vasculares do transplante renal. Outra causa possível é a trombocitose essencial, caracterizada por episódios tromboembólicos e hemorragias recorrentes – associadas a importante aumento da contagem de plaquetas –, esplenomegalia, trombose dos vasos esplênicos, hepatomegalia e insuficiência renal secundária à trombose bilateral de veias e artérias renais. Naturalmente, essas etiologias são raras e a causa mais comum ainda é o trauma abdominal fechado. Muitos pacientes não apresentam sinais externos de trauma ao receberem atendimento inicial. A tomografia axial computadorizada deve ser feita imediatamente, a fim de diagnosticar com precisão a extensão da lesão.

O tratamento, via de regra, é cirúrgico e podem-se fazer trombectomia e correção das lesões associadas.

TROMBOSE DA VEIA RENAL

A trombose da veia renal é rara em adultos, mas é a condição vascular mais frequente no rim do recém-nascido[8,9]. No período neonatal, a incidência de fenômenos tromboembólicos é de 5 a cada 100 mil nascimentos e mais de 40% deles são tromboses sintomáticas da veia renal. A incidência é predominante no período neonatal e cai significativamente após o primeiro ano de vida[10]. Aproximadamente 57% dos casos ocorrem nos primeiros cinco dias de vida e 87% no primeiro mês. A persistência da disfunção renal e a necessidade de diálise ou transplante renal são complicações sérias e frequentes dessa condição. Tipicamente, essas crianças apresentam alguma doença anterior que leva ao comprometimento circulatório e à hemoconcentração. A incidência é duas vezes maior em neonatos do sexo masculino, mas termina por igualar-se após o primeiro mês de vida.

ETIOLOGIA E FISIOPATOGENIA

A circulação pós-glomerular é particularmente propensa à trombose como consequência do fluxo sanguíneo diminuído. Em casos de desidratação do neonato ou choque, ocorre constrição arterial intrarrenal com consequente diminuição do fluxo sanguíneo venoso. Novamente, as vênulas pós-glomerulares são particularmente vulneráveis à trombose.

A trombose venosa inicial começa distalmente nas veias menores (exceto quando provocada pela presença de cateteres na veia umbilical) e progride ao longo das veias intralobares até o hilo e a veia renal principal[10,11]. Dentre os fatores predisponentes, podem-se citar: prematuridade (54%); idade materna avançada e diabete materno (18%); policitemia, desidratação, infecção e asfixia do parto (6%); acidose, sepse e cateteres venosos centrais (17%); anemia falciforme, coagulação intravascular disseminada, vômitos, diarreia, doença obstrutiva intestinal, insuficiência cardíaca, infecções bacterianas ou virais, trauma vascular, cirurgia, macrossomia, tumores sólidos (promovendo compressão extrínseca), doenças autoimunes, doenças renais, distúrbios metabólicos, malformações cardíacas, uso de esteroides, simpatomiméticos, concentrados de fatores de coagulação e trauma no parto[12,13]. Aparentemente, fatores genéticos podem estar implicados no aumento de risco para esse problema, pois 6% dos pais dos pacientes apresentam antecedentes de tromboses venosas sintomáticas e 67% dos pacientes são portadores de, pelo menos, um fator pró-trombótico[14]. A lesão renal está provavelmente relacionada aos eventos isquêmicos que iniciam a trombose venosa renal e à diminuição do fluxo arterial intrarrenal que se segue à trombose.

Quadro Clínico

A trombose de veia renal está associada com achados clínicos, como massa palpável no flanco (de 15 a 41% dos casos), hematúria (50%), proteinúria e trombocitopenia (de 29 a 50%), hipertensão (de 18 a 22%) e anúria por envolvimento bilateral (27%). É importante ressaltar que a trombose da veia renal pode ocorrer sem causa aparente em 46% dos casos[15]. Os referidos sinais clínicos, no entanto, estão frequentemente mascarados em um neonato gravemente doente, o que pode retardar a investigação, fazendo com que a trombose já esteja instalada e avançada quando do diagnóstico. As manifestações clínicas e a evolução da trombose da veia renal dependem da velocidade de instalação da doença e os neonatos tendem a apresentar sintomas graves.

Diagnóstico

Para demonstrar a presença de um trombo na veia renal, adotam-se, direta ou indiretamente, recursos diagnósticos como urografia excretora, venografia de veia cava inferior, tomografia computadorizada e ressonância nuclear magnética, mas o exame mais comumente utilizado é a ultrassonografia[16-18].

Vários tipos de exames já foram usados para a avaliação diagnóstica de pacientes com suspeita de trombose da veia renal, mas o mais comumente utilizado é a ultrassonografia. Nela, o aspecto visto depende do estágio em que o problema é avaliado e da extensão do trombo. Inicialmente, os trombos lobares e interlobulares aparecem como linhas hiperecogênicas. É importante reconhecê-las porque representam a fase inicial da trombose da veia renal e persistem apenas por alguns dias. Tais linhas começam a aparecer em segmentos focais e periféricos do rim envolvido e persistem por pouco tempo[19]. Na primeira semana, o rim acometido edemacia e começa a apresentar um aspecto ecogênico difuso, com as pirâmides ficando hipoecogênicas. Após a primeira semana, o edema se acentua e ocorre perda da diferenciação corticomedular. Nessa fase, as referidas linhas ecogênicas não são mais visíveis. A ultrassonografia, via de regra, consegue demonstrar o trombo dentro da veia renal e da veia cava inferior (a extensão do trombo da veia renal para a veia cava inferior ocorre em cerca de metade dos casos). Apesar da presença de trombos na veia cava inferior em muitos casos, o tromboembolismo pulmonar é extremamente raro. A hemorragia adrenal ocorre em, aproximadamente, 8,5% dos casos e também pode ser identificada com a ultrassonografia[20]. Essa complicação adicional é mais frequente do lado esquerdo, provavelmente porque o trombo da veia renal propaga-se diretamente para a veia adrenal, que desemboca na veia renal (do lado direito, a drenagem venosa adrenal dá-se diretamente na veia cava inferior). Apesar disso, pode ocorrer hemorragia adrenal contralateral ao rim afetado. Tanto o trombo da veia renal como sua extensão para a veia cava inferior podem retrair-se na fase final e calcificar, o que pode ser visto em radiografias simples de abdome[21,22]. Esses achados são, eventualmente, encontrados logo depois do parto, sugerindo trombose de veia renal intrauterina. De fato, achados imagenológicos em ultrassonografias obstétricas confirmaram essa hipótese. Dos casos de trombose de veia renal intrauterina, 60% são bilaterais.

Nas fases iniciais da trombose de veia renal, o Doppler colorido pode acrescentar informação adicional. Por fim, o rim pode recuperar-se, evoluir com fibrose focal ou tornar-se atrófico. A excreção diminuída de contraste ou mesmo a exclusão renal em uma urografia excretora associada ao aumento do volume renal levam à suspeita de trombose da veia renal. A ultrassonografia revela um rim aumentado de tamanho (pelo menos um centímetro no diâmetro anteroposterior) com perda da delimitação corticomedular e da heterogeneidade da arquitetura parenquimatosa. Em muitos casos, é possível ver imagens similares a calcificações intraparenquimatosas lineares ou em pontos. Essas calcificações estão aparentemente associadas à normalização dos índices de resistência intrarrenal, momento a partir do qual passam a ser claramente visíveis (por volta de nove dias após a trombose, nos casos em que ocorre a recuperação). Outras causas de massa palpável no flanco, tais como rins multicístico, hidronefrose e tumor de Wilms, podem ser excluídas com a ultrassonografia. No entanto, é preciso associar o efeito Doppler no exame para obter informações hemodinâmicas[23]. Embora os sinais de trombose venosa ao Doppler em rins transplantados sejam bem conhecidos (ausência de sinais de fluxo na veia renal principal e nas veias intrarrenais, além de resistência arterial muito elevada e fluxo arterial reverso), isso não ocorre nos rins primitivos. Frequentemente, os achados ao Doppler são ausência de fluxo na veia renal principal e nas veias intrarrenais, diminuição do fluxo pulsátil na veia renal principal e aumento da impedância do fluxo arterial para o rim, sinalizando aumento da resistência ao fluxo arterial renal, além da presença de fluxo diastólico reverso[24,25].

Tratamento

As condições de base que levam à trombose da veia renal devem ser identificadas e tratadas. Tanto a desidratação como a diarreia e a sepse respondem ao tratamento clínico. Apesar de o prognóstico imediato da trombose de veia renal ter melhorado ao longo do tempo, a evolução final ainda é imprevisível. O tratamento nos neonatos deve focar a manutenção do equilíbrio hidroeletrolítico e cuidadoso manuseio clínico. A trombectomia nos neonatos deve ser evitada em razão da patogênese do trombo nos pequenos vasos. Anticoagulantes devem ser utilizados na fase inicial e mantidos, pelo menos, até a resolução das causas que levaram à trombose venosa. Os pacientes prematuros apresentam maior risco de desenvolver hemorragia intraventricular, o que significa que, nesses casos, os anticoagulantes são contraindicados. Na literatura médica, há experiência com o uso de trombolíticos que, aparentemente, têm a propriedade de recuperar a função renal dos pacientes com trombose bilateral, desde que usados nas primeiras 24 horas do diagnóstico. A terapia fibrinolítica, no entanto, está associada a risco de sangramento, especialmente nos casos em que coexiste hemorragia adrenal[26,27].

CONCLUSÕES

Nas últimas décadas, a sobrevida dos pacientes com trombose de veia renal melhorou consideravelmente, a partir do reconhecimento de que a nefrectomia e a trombectomia deveriam ser substituídas pelo tratamento clínico com anticoagulantes, trombolíticos e medidas de suporte. Mesmo assim, a trombose de veia renal bilateral nas crianças continua sendo uma condição grave com alta taxa de mortalidade (7%). Massas bilaterais nos flancos, uremia, trombocitopenia, aumento do tamanho dos rins à ultrassonografia e oligúria devem, certamente, levantar a hipótese de oclusão venosa renal bilateral. Finalmente, ao longo de muitos anos de seguimento, até 4,3% dos pacientes apresentarão novos episódios de tromboembolismo, o que não justifica o uso profilático de anticoagulantes.

REFERÊNCIAS BIBLIOGRÁFICAS

1. Macedo CS, Martinez RS, Riyuzo MC, Bastos HD. Trombose da artéria renal e síndrome do anticorpo antifosfolípide: relato de caso. J Pediatr. 2001;77(6):517-21.
2. Piette Cacoub P, Wechsler B. Renal manifestations of the antiphospholipid syndrome. Semin Arthritis Rheum. 1994;23(6):357-66.
3. Hughes GRV. Thrombosis, abortion, cerebral disease and lupus anticoagulant. BMJ. 1983;287(6399):1088-91.
4. Asherson RA, Piette JC. The catastrophic antiphospholipid syndrome 1996: acute multi-organ failure associated with antiphospholipid antibodies: a review of 31 patients. Lupus. 1996;5(5):414-7.
5. Lockshin MD. Answers to the antiphospholipid syndrome? N Engl J Med. 1995;332(15):1025-7.
6. Novick AC. Renal vascular hypertension in children. In: Kelalis PP, King LR, Belman AB, editors. Clinical pediatric urology. 2nd ed. Philadelphia: WB Saunders; 1985. p.1046-72.
7. Urol Clin North Am. 1984;11(3):537-42.
8. Arneil GC. Renal venous thrombosis. Contrib Nephrol. 1979;15(21):21-9.
9. Demarquez JL, Tavernier J, Babin JP, Cacqueray C de, Auzerie J, Allain D, et al. Renal vein thrombosis in the newborn infant. Arch Fr Pediatr. 1975;32(4):381-92.
10. Metreweli C, Pearson R. Echographic diagnosis of neonatal renal venous thrombosis. Pediatr Radiol. 1984;14(2):105-8.
11. Sanders LD, Jequier S. Ultrasound demonstration of prenatal renal vein thrombosis. Pediatr Radiol. 1989;19(2):133-5.
12. Zigman A, Yazbeck S, Emil S, Nguyen L. Renal vein thrombosis: a 10-year review. J Pediatr Surg. 2000;35(11):1540-2.
13. Heller C, Heinecke A, Junker R, Knöfler R, Kosch A, Kurnik K, et al. Cerebral venous thrombosis in children. Circulation. 2003;108(11):1362-7.

14. Kosch A, Kuwertz-Bröking E, Heller C, Kurnik K, Schobess R, Nowak-Göttl U. Renal venous thrombosis in neonates: prothrombotic risk factors and long-term follow-up. Blood. 2004;104(5):1356-60.
15. Schmidt B, Andrew M. Neonatal thrombosis: report of a prospective Canadian and international registry. Pediatrics. 1995;96(5 Pt 1):939-43.
16. Kuhle S, Massicotte P, Chan A, Mitchell L. A case series of 72 neonates with renal vein thrombosis. Thromb Haemost. 2004;92(4):729-33.
17. Bökenkamp A, Kries R von, Nowak-Göttl U, Göbel U, Hoyer PF. Neonatal renal venous thrombosis in Germany between 1992 and 1994: epidemiology, treatment and outcome. Eur J Pediatr. 2000;159(1-2):44-8.
18. Nowak-Göttl U, Kries R von, Göbel U. Neonatal symptomatic thromboembolism in Germany: two year survey. Arch Dis Child. 1997;76(3):F163-7.
19. Hibbert J, Howlett DC, Greenwood KL, MacDonald LM, Saunders AJS. The ultrasound appearances of neonatal renal vein thrombosis. Br J Radiol. 1997;70(839):1191-4.
20. Orazi C, Fariello G, Madalena S, Schingo P, Ferro F, Bagolan P. Renal vein thrombosis and adrenal haemorrage in the newborn: ultrasound evaluation of 4 cases. J Clin Ultrasound. 1993;21(3):163-9.
21. Brill PW, Mitty HA, Strauss L. Renal vein thrombosis: a cause of intrarenal calcification in the newborn. Pediatr Radiol. 1977;6(3):172-5.
22. Patel RB, Connors JJ. In utero sonographic findings in fetal renal vein thrombosis with calcifications. J Ultrasound Med. 1988;7(6):349-52.
23. Laplante S, Patriquin HB, Robitaille P, Filiatrault D, Grignon A, Décarie JC. Renal vein thrombosis in children: evidence of early flow recovery with Doppler US. Radiology. 1993;189(1):37-42.
24. Kaveggia LP, Perrella RR, Grant EG, Tessler FN, Rosenthal JT, Wilkinson A, et al. Duplex Doppler sonography in renal allografts: the significance of reversed flow in diastole. AJR. 1990;155(2):295-8.
25. Reuther GD, Bauer H. Acute renal vein thrombosis in renal vein thrombosis in renal allografts: detection with duplex Doppler US. Radiology. 1989;170(2):557-8.
26. Jobin J, O'Regan SO, Morgeau JG, Robitaille P. Neonatal renal vein thrombosis – long-term follow-up after conservative management. Clin Nephrol. 1982;17(1):36-40.
27. Messinger Y, Sheaffer JW, Mrozek J, Smith CM, Sinaiko AR. Renal outcome of neonatal renal venous thrombosis: review of 28 patients and effectiveness of fibrinolytics and heparin in 10 patients. Pediatrics. 2006;118(5):1478-84.

29 Transplante renal

Renato Falci Júnior
William Carlos Nahas

Após ler este capítulo, você estará apto a:

1. Descrever os aspectos históricos do transplante renal.
2. Compreender a epidemiologia da insuficiência renal crônica.
3. Utilizar os critérios para indicar o transplante renal, preparar o receptor e escolher o doador.
4. Descrever os principais aspectos cirúrgicos.
5. Reconhecer as principais complicações cirúrgicas do transplante renal.

INTRODUÇÃO

O pediatra, independentemente de trabalhar no atendimento primário da saúde ou de atuar na especialidade, é o médico que faz o diagnóstico de insuficiência renal nas crianças. Muitas dessas crianças não apresentam recuperação da função renal, configurando a insuficiência renal crônica, doença que, particularmente nessa faixa etária, é acompanhada de alta morbidade, mesmo quando tratada de forma adequada.

O transplante renal, portanto, constitui a melhor alternativa terapêutica nesses casos, e sua indicação no momento adequado é um pré-requisito para seu sucesso. Por esse motivo, todo pediatra deve ser capaz de identificar os candidatos a esse tratamento e referi-los no momento oportuno, dando uma nova chance a essas crianças.

ASPECTOS HISTÓRICOS

O conceito do transplante deriva de uma ideia simples de substituir um órgão danificado por um em melhores condições. O francês Alexis Carrel foi o primeiro a vislumbrar a viabilidade do transplante renal, estabelecendo as bases e os conceitos da técnica da anastomose vascular, seguidos até hoje. Esses estudos, realizados e publicados em 1902 e em 1908, valeram-lhe o Prêmio Nobel de Medicina e Fisiologia de 1912[1].

O primeiro transplante renal em seres humanos foi feito em 1933 por Voronoy. Fracassou, tendo o doente morrido em 42 horas[2]. Em 1954, Murray fez com êxito o primeiro transplante renal entre gêmeos idênticos, confirmando ser possível sua realização, desde que transposta a barreira imunológica[3].

Foi somente no início da década de 1960, após a publicação dos trabalhos de Hitchings e Elion que propuseram uma nova droga, a azatioprina, que o transplante renal começou a ser feito em vários centros como forma de tratamento da insuficiência renal crônica[4-6].

No Brasil, o primeiro transplante renal com doador vivo, bem-sucedido, foi realizado, em 1965, pela equipe chefiada pelo professor Jeronimo G. de Campos Freire, no HC-FMUSP[7], e o primeiro com doador falecido, isto é, com morte encefálica, foi feito no HC da Faculdade de Medicina de Ribeirão Preto da USP pela equipe do professor Aureo José Ciconelli[8].

Na década de 1980, o aparecimento da ciclosporina, em pouco tempo eleita um dos medicamentos mais atuantes no esquema de imunossupressão, sobretudo para os receptores de doador falecido, permitiu um aumento relevante na sobrevida dos enxertos, aproximando-a daquela obtida para os receptores de doador vivo relacionado[9-11].

Nos últimos 15 anos, novas drogas foram incorporadas ao tratamento dos pacientes submetidos a transplante renal, como o tacrolimo, o micofenolato mofetil, a globulina antilinfocitária e os anticorpos monoclonais, o que tem aumentado a sobrevida do enxerto renal, tanto de doador falecido como de doador vivo[12].

EPIDEMIOLOGIA DA INSUFICIÊNCIA RENAL

O conhecimento da epidemiologia da insuficiência renal crônica é fundamental para definir a estratégia da sua abordagem. Mesmo que o transplante renal seja uma excelente opção terapêutica, todas as medidas que possam evitar ou postergar o aparecimento da insuficiência renal dialítica devem ser tomadas.

O número estimado de pacientes que desenvolvem insuficiência renal crônica (IRC) nos Estados Unidos é de 300/1 milhão de habitantes, sendo a idade média dos pacientes com IRC de 65 anos e o diabete melito a causa mais frequente da doença, seguido de nefropatia hipertensiva e glomerulonefrites[13]. No entanto, a etiologia e a incidência na criança diferem daquelas do adulto. As pielonefrites representam a segunda causa mais frequente, aparecendo após as glomerulonefrites, com incidência referida entre 19 e 23%. Em revisão de 211 crianças submetidas a transplante renal no HC-FMUSP, a causa urológica foi responsável por 35% dos casos. O refluxo vesicoureteral (RVU) primário é causa mais comum de pielonefrite crônica na infância, seguido da válvula de uretra posterior (VUP). Portanto, anomalias congênitas do trato urinário representam causa importante de insuficiência renal em crianças[14].

O conhecimento perfeito da etiologia da IRC é de extrema importância, uma vez que a mesma doença que gerou a perda de função renal pode atuar também no rim transplantado, danificando-o. Isso explica o fato de, no passado, os pacientes com VUP e uropatias obstrutivas apresentarem os piores resultados quanto à sobrevida do enxerto. Nos últimos anos, uma terapêutica individualizada com adequação do trato urinário inferior antes de receber o enxerto tem permitido uma sobrevida semelhante entre os receptores cuja causa da IRC foi um problema urológico ou nefrológico, mesmo no grupo de pacientes com disfunção grave do trato urinário inferior[15,16].

PREPARO DO RECEPTOR

O tratamento da insuficiência renal crônica, seja pela diálise, seja pelo transplante renal, envolve importantes aspectos psicológicos e sociais da criança e da família. Portanto, os receptores e seus familiares devem ser avaliados no período que antecede o transplante por assistentes sociais e psicólogos. A compreensão dos familiares e sua participação ativa são importantes para o sucesso do transplante. A necessidade da rígida administração diária dos imunossupressores exige um bom relacionamento familiar. A não aderência à terapêutica imunossupressora é frequente, sobretudo na adolescência, e é responsável por boa parte das perdas de enxerto decorrentes da nefropatia crônica do transplante[17,18].

Como a prevalência de malformações do trato urinário é alta em criança com insuficiência renal crônica, sendo geralmente a causa desta, todo candidato a transplante renal deve se submeter à exploração do trato urinário. A ultrassonografia é o exame inicial usado para triagem e permite avaliar a presença de uretero-hidronefrose, a espessura da parede vesical e a existência de resíduo pós-miccional. Já a uretrocistografia miccional e a urodinâmica são reservadas para os pacientes com antecedente de doença urológica ou que apresentem alterações detectadas ao estudo ultrassonográfico. Malformações complexas exigem estudos mais invasivos, geralmente realizados sob anestesia, como pielografia ascendente ou descente e cistoscopia. A anomalia urinária que levou à destruição dos rins deve ser esclarecida e, sempre que possível, tratada antes do transplante.

A indicação de nefrectomia prévia ao transplante fica restrita às hidronefroses por obstrução da drenagem urinária com infecção, nos portadores de calculose múltipla, em razão do risco de contaminação em doente imunossuprimido. Também é indicada quando se constata hipertensão arterial grave e nos casos de proteinúria intensa espoliativa. Nas crianças, a nefroureterectomia ipsilateral pode ser realizada com segurança no ato do transplante, evitando-se o manuseio prévio do retroperitônio. Com relação aos portadores de RVU de grau intermediário, com dilatação moderada do ureter, realiza-se plástica antirrefluxo no momento do transplante pela técnica de Gregoir, preservando-se assim o trato urinário, que pode ser útil no tratamento futuro de possíveis complicações urológicas. O refluxo para porção distal do ureter ou para rins contraídos sem dilatação ureteral pode ser simplesmente acompanhado, com grande chance de desaparecimento espontâneo após refuncionalização da bexiga[19,20]. Antes da remoção do rim e ureter, deve certificar-se da ausência de disfunção do trato urinário inferior. O ureter, quando dilatado, pode constituir excelente material biológico para ampliação da bexiga[21].

Os indivíduos com insuficiência renal crônica de causa nefrológica e bexiga com capacidade reduzida decorrente de oligoanúria prolongada recuperam rapidamente a sua capacidade normal após o transplante renal. Por sua vez, a bexiga contraída, com má complacência, resultante de doença urológica ou neurológica, transforma-se em um reservatório inadequado e precisa ser tratada antes da realização do transplante[16,22].

Para que haja uma drenagem adequada do trato urinário superior, a pressão no interior da bexiga durante o enchimento vesical (complacência vesical) não deve ser superior a 40 cmH_2O.[22] Os indivíduos com bexiga neurogênica, causada frequentemente por mielomeningoceles, e as crianças com VUP (Figura 29.1) representam grupo de risco, em razão da dissinergia vesicoesfincteriana e má complacência vesical. Os doentes com má complacência vesical, que perderam a função renal por esse motivo, precisam ter suas condições vesicais melhoradas, a fim de que o enxerto também não seja destruído[16,22]. Nesses pacientes, pode-se realizar a ampliação vesical com o próprio trato urinário, caso este seja dilatado[19], ou com segmento intestinal destubularizado[21,23,24]. Nos pacientes com bexiga neurogênica e com dificuldade de drenagem vesical, o uso de cateterismo intermitente é eficiente com baixa morbidade mesmo em crianças transplantadas[24].

Caso o trato urinário inferior não possa ser tratado, o transplante renal em derivação urinária externa, de preferência continente, é a única solução e também tem se mostrado uma forma segura de tratamento[21,25,26].

Em uma revisão recente de 211 pacientes pediátricos submetidos a transplante renal, a causa urológica foi responsável pelo desenvolvimento da IRC em 75

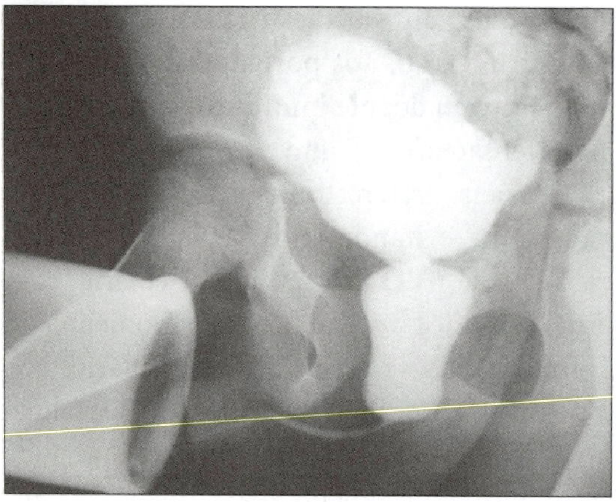

Figura 29.1 Cistografia na fase miccional em uma criança com válvula de uretra posterior com hipertrofia do colo vesical e dilatação da uretra posterior.

casos, dos quais 21 apresentavam disfunção grave do trato urinário inferior e precisaram ser submetidos à sua adequação. Eram crianças com complacência vesical inadequada, bexiga de pequena capacidade ou que não eram drenadas de forma adequada[14].

A ampliação vesical tem por objetivo a criação de um reservatório que possibilite o armazenamento de volume de urina satisfatório em baixa pressão, a fim de permitir micções ou sondagens vesicais a intervalos socialmente compatíveis e de evitar a transmissão de pressão ao trato urinário superior. Quando o trato urinário superior é dilatado, o ureter se constitui em tecido ideal a ser incorporado à bexiga (Figura 29.2). É revestido por epitélio de células transicionais, portanto não leva à reabsorção de produtos eliminados na urina, nem se associa a risco aumentado de transformação maligna (Figura 29.3). Quando o ureter não é dilatado, a solução é a incorporação de segmento intestinal ao trato urinário (Figura 29.4). Um segmento de cerca de 20 a 30 cm de intestino permite a confecção de um reservatório adequado, minimizando os riscos de diarreia e de diminuição da absorção de vitaminas e sais biliares, a qual é mais frequente quando grandes extensões de intestino são empregadas[27-30] (Figura 29.5).

Entre 1989 e 2005, foram realizados 15 transplantes renais em crianças submetidas à ampliação de bexiga no HC-FMUSP. Em 6 delas, a cistoplastia foi realizada com o ureter (em três houve necessidade de nova ampliação com íleo), e em 9, com segmento intestinal. Houve também quatro casos adicionais em que a bexiga não pôde ser reconstituída, e o transplante foi realizado em derivação urinária externa continente[14]. A média de idade foi de 13 anos, e o segmento intestinal utilizado foi íleo em 6 casos, sigmoide em 2 e segmento ileocecal em 2.

Nesse estudo, após seguimento médio de 72 meses, os pacientes que tiveram o trato urinário inferior adequado por meio de ampliação vesical, independentemente

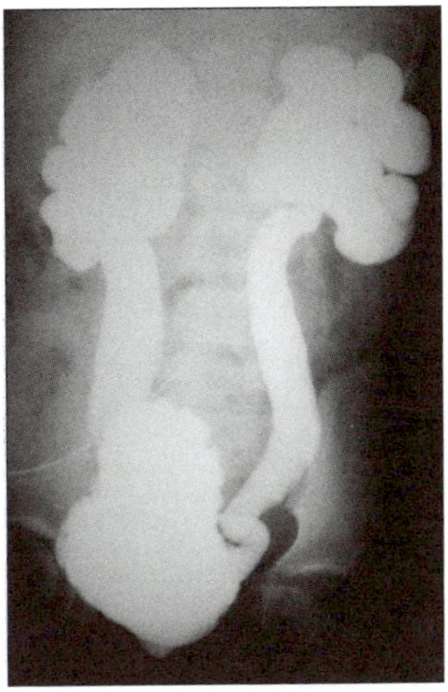

Figura 29.2 Cistografia demonstrando bexiga de capacidade reduzida e refluxo vesicoureteral bilateral de grau V.

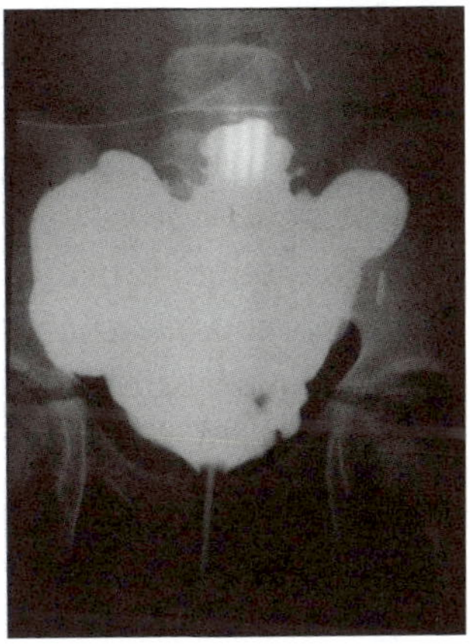

Figura 29.3 Cistografia mostrando aspecto tardio de bexiga ampliada com ureter.

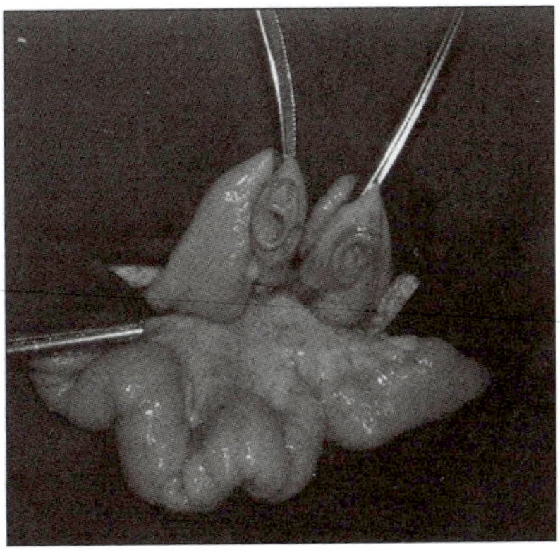

Figura 29.4 Segmento de íleo terminal a ser usado para ampliação vesical. (Veja imagem colorida no encarte.)

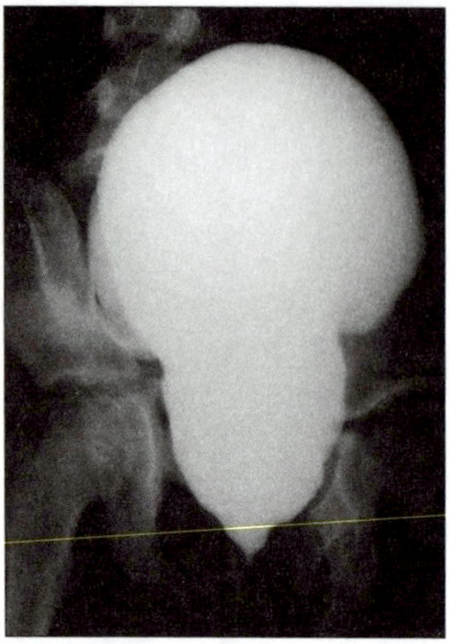

Figura 29.5 Cistografia mostrando aspecto de bexiga ampliada com íleo.

da técnica, obtiveram resultado semelhante aos pacientes nefrológicos quanto à função tardia do enxerto e à sobrevida[14].

Os doentes com disfunção neurogênica passaram a drenar a bexiga através de cateterismo vesical intermitente, os demais, com manobra de Valsalva. No grupo de pacientes que se autocateterizam, a complicação mais frequente são os episódios de infecção do trato urinário, na maioria das vezes restritos à bexiga, os quais não se associam a complicações maiores.

O estudo vascular do receptor fica restrito a casos isolados, quando há suspeita de anomalia arterial ou venosa que possa dificultar as anastomoses vasculares, ou de cirurgias da aorta como correção de aneurismas ou revascularização renal. A investigação também deve ser realizada nos pacientes que, por falta de acesso nos membros superiores, acabam recorrendo ao uso de cateteres nas femorais ou à realização de fístula arteriovenosa em membros inferiores. Nesses casos, é importante investigar a presença de circulação colateral e de trombo no interior ou mesmo de trombose da veia ilíaca.

ESCOLHA DO DOADOR

Segundo os dados da Associação Brasileira de Transplante de Órgãos e Tecidos, no Brasil, o doador vivo é responsável por quase metade dos transplantes renais. Nos países mais desenvolvidos, a maioria dos transplantes é realizada com doador falecido, o que demonstra melhor estruturação do processo de captação de órgãos.

O doador vivo relacionado apresenta várias vantagens em relação ao falecido, por exemplo, semelhança genética, tempo menor em diálise, possibilidade de realizar a cirurgia em momento programado e tempo de isquemia fria reduzido. Dessa forma, a probabilidade de não funcionamento primário do enxerto é mínima, cerca de 5%. No Brasil, o não funcionamento imediato do enxerto é da ordem de 50% dos casos com doador falecido.

Os vários centros que realizam transplante renal na criança preferem a utilização de doador vivo relacionado, em razão dos fatores já citados[31-33]. Na faixa pediátrica, quase na totalidade das vezes, o doador é um dos pais e, portanto, com um haplótipo em comum. A doação entre irmãos é rara e limitada, por pertencerem a uma faixa etária semelhante. A sobrevida das crianças que recebem enxerto de doador falecido era ruim no passado. No entanto, nos últimos anos, a sobrevida do enxerto vem se igualando àquela com os doadores vivos. Vários fatores contribuíram para a melhora: uso de doadores jovens; diminuição do tempo de isquemia fria; melhor seleção do receptor, baseando-se em melhor compatibilidade no sistema de antígenos leucocitários humanos (HLA), expansão volêmica do receptor, colocação extraperitoneal do enxerto e esquemas imunossupressores individualizados[34].

Na clínica urológica do HC-FMUSP, nos adultos, a maioria dos transplantes é realizada com doador cadavérico. Nos últimos 10 anos, foram realizados 1.108 transplantes: 439 (39,6%) com doador vivo e 669 (60,4%) com doador cadavérico. Na população pediátrica, ao contrário, a maioria dos rins é doada pelos pais, como ilustra a experiência da clínica urológica do HC-FMUSP em 226 transplantes pediátricos, em que 180 (80%) dos enxertos foram de doadores vivos.

ASPECTOS CIRÚRGICOS

O transplante renal bem-sucedido começa antes do ato cirúrgico, ocasião em que o paciente recebe antibiótico profilático e a correção de distúrbios eletrolíticos, e inicia-se a imunossupressão. Após a anestesia geral, procede-se à colocação de cateter venoso central para um melhor controle da reposição e da expansão volêmica.

A escolha do lado para a colocação do enxerto leva em conta vários aspectos: a necessidade de realização de nefrectomia ou nefroureterectomia do rim primitivo, o transplante renal prévio, a incisão anterior, a idade e, sobretudo, o peso do receptor.

O transplante renal é realizado por via extraperitoneal, mesmo em crianças com peso inferior a 20 kg[35]. A posição extraperitoneal facilita a realização de biópsias, minimiza o efeito das complicações urológicas e ocasiona menor incidência de íleo paralítico prolongado[35,36]. A aponeurose é aberta em sua posição pararretal externa, e o envelope peritoneal, rebatido medial e cefalicamente, expondo os vasos do retroperitônio. Nos meninos, o cordão espermático é dissecado no nível do anel inguinal interno e deslocado medialmente junto ao peritônio. Na menina, o ligamento redondo é dissecado e ligado. Não se tem por hábito a ligadura dos vasos epigástricos.

Na criança, deve-se realizar obrigatoriamente o transplante com os vasos mais proximais, sobretudo quando da realização do transplante com doador vivo, em que ocorre uma evidente desproporção entre o tamanho do enxerto e da fossa ilíaca. Nas crianças com menos de 20 kg, utilizam-se com frequência a aorta e a veia cava inferior. Por esse motivo, o lado escolhido preferencialmente para receber o enxerto é o direito, onde é possível a dissecção da veia cava inferior e da aorta. De acordo com o tamanho da criança, inicia-se a dissecção pela veia ilíaca comum e se caminha proximalmente até a cava. Quando de sua dissecção, os vasos linfáticos que a envolvem são ligados e seccionados, a fim de minimizar os riscos de ocorrência de linforreia ou de linfocele (Figura 29.6) A reconstrução arterial é feita com a artéria ilíaca comum ou com a aorta, de acordo com o local onde será feita a reconstrução venosa.

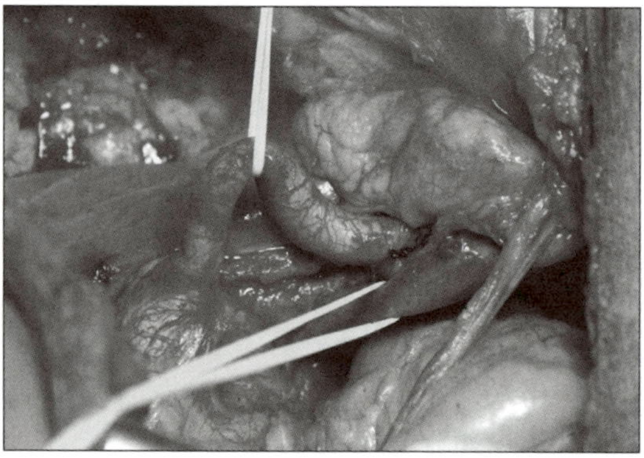

Figura 29.6 Aspecto da fossa ilíaca com os vasos ilíacos, a aorta e a cava dissecados, prontos para receber o enxerto renal. (Veja imagem colorida no encarte.)

Na Tabela 29.1, são referidos os locais da anastomose venosa em 118 transplantes, levando-se em conta o peso das crianças. Em 13 casos, não se dispunha da informação.

Tabela 29.1 – Local da anastomose venosa em receptores pediátricos, de acordo com o peso, casuística da Unidade de Transplante Renal do HC-FMUSP

Local da anastomose venosa	Receptores com peso ≤ 20 kg Nº (%)	Receptores com peso > 20 kg Nº (%)
Veia cava inferior	25 (61%)	23 (36%)
Veia ilíaca comum	6 (15%)	6 (9%)
Veia ilíaca externa	10 (24%)	35 (55%)
Total	41 (100%)	64 (100%)

Nas crianças com peso inferior a 20 kg, a reconstrução arterial é feita, na maioria das vezes, com a aorta ou a ilíaca comum e, nas maiores, com a artéria ilíaca comum, externa ou interna, com técnica semelhante à utilizada para a população adulta (Figura 29.7).

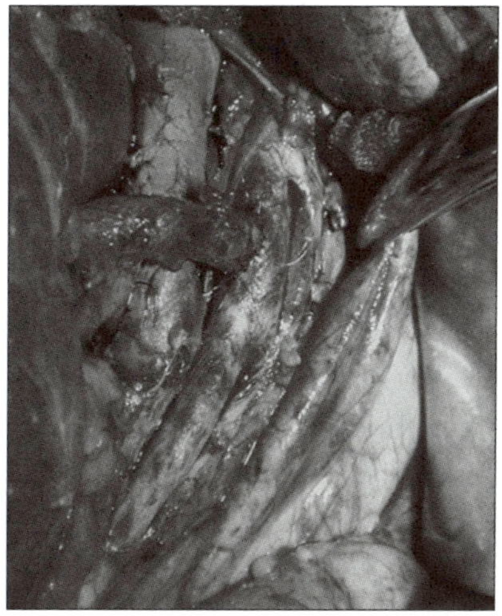

Figura 29.7 Fotografia intraoperatória de transplante renal demonstrando anastomose arterial terminolateral da artéria renal na aorta, realizada com pontos separados de polipropileno 6-0. (Veja imagem colorida no encarte.)

Na Tabela 29.2, está relacionado o local da anastomose arterial nos receptores, levando-se em conta o peso da criança no momento da realização do transplante. Em seis crianças, não se dispunha da informação.

Tabela 29.2 – Local da anastomose arterial, de acordo com o peso da criança, casuística da Unidade de Transplante Renal do HC-FMUSP

Local da anastomose arterial	Receptores com peso ≤ 20 kg Nº (%)	Receptores com peso > 20 kg Nº (%)
Aorta	9 (22%)	6 (8%)
Artéria ilíaca comum	20 (49%)	41 (58%)
Artéria ilíaca externa	9 (22%)	21 (30%)
Artéria ilíaca interna	3 (7%)	3 (4%)
Total	41 (100%)	71 (100%)

Na presença de mais de uma artéria renal, variação anatômica que ocorre em cerca de 20% dos rins, a reconstrução arterial é realizada em banco, sob hipotermia, por anastomose laterolateral ou por teminolateral da artéria polar com a artéria principal (Figura 29.8), sem prejuízo da função do enxerto, com o objetivo de realizar uma única anastomose arterial no momento do implante e minimizar o tempo de isquemia[37]. Havendo duplicidade de veia renal, não há necessidade de reconstrução, e procede-se à ligadura da veia de menor calibre sem prejuízo da drenagem venosa do rim.

No caso de rins oriundos de doador cadáver, deve-se preservar um segmento dos grandes vasos (aorta e veia cava inferior) para que todas as artérias renais possam ser revascularizadas sem necessidade de reconstrução em banco (Figura 29.9).

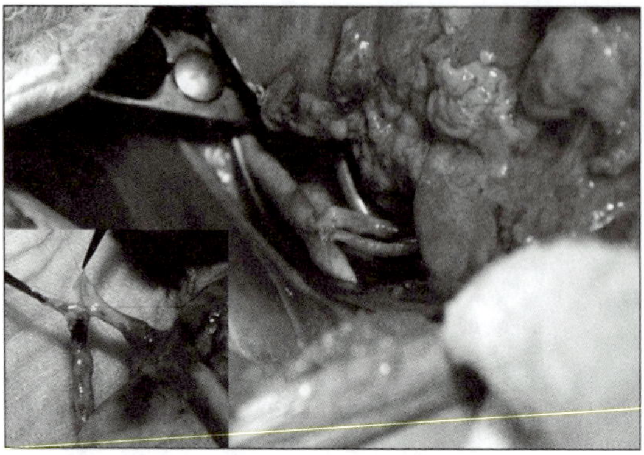

Figura 29.8 Fotografia de anastomose terminolateral da artéria renal na artéria ilíaca externa, onde duas artérias renais foram reconstruídas em banco com anastomose laterolateral. No detalhe, fotografia da reconstrução laterolateral em banco. (Veja imagem colorida no encarte.)

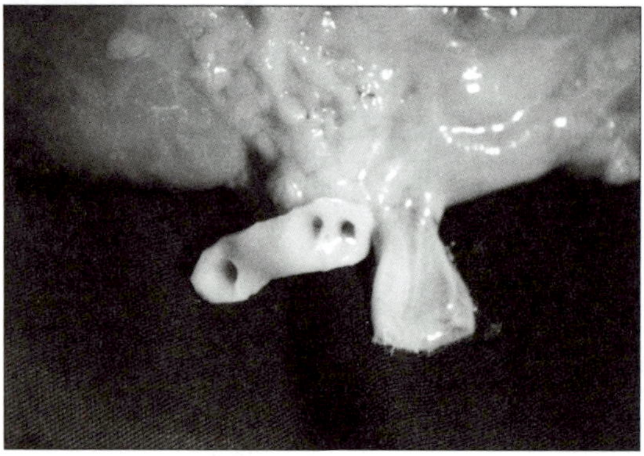

Figura 29.9 Fotografia de rim obtido de doador cadáver, em que a preservação de um segmento de aorta permitiu a revascularização de três artérias renais com uma única anastomose. (Veja imagem colorida no encarte.)

Habitualmente, prepara-se a bexiga antes do implante do enxerto, e a técnica empregada é a extravesical de Gregoir. O peritônio é deslocado cranialmente com exposição da parede anterior da bexiga. Com o auxílio de afastadores, o ureter é implantado em porção mais lateral e posterior da bexiga com técnica antirrefluxo (Figura 29.10).

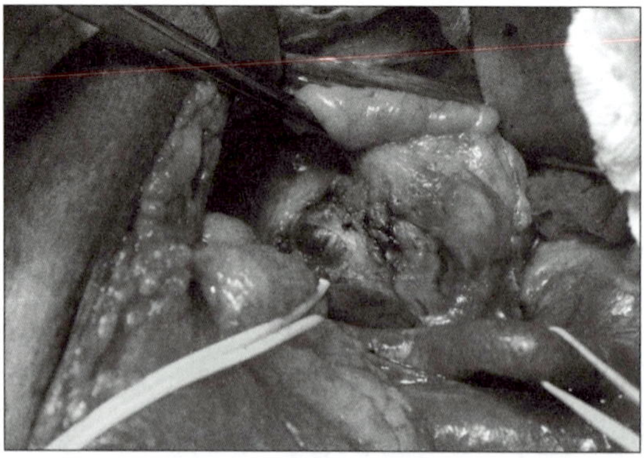

Figura 29.10 Fotografia ilustrando o preparo da bexiga para a anastomose ureterovesical, com mecanismo por técnica extravesical. (Veja imagem colorida no encarte.)

Nos casos de retransplante, utiliza-se sempre a fossa ilíaca não manipulada, independentemente do rim escolhido. Quando se realiza um segundo transplante na mesma fossa ilíaca, a utilização de vasos mais proximais que não tenham sido anteriormente dissecados pode facilitar a realização do transplante.

Nos pacientes submetidos à ampliação vesical, o transplante renal é realizado de forma habitual. A dissecção da bexiga é mais trabalhosa e deve ser iniciada pela região retropúbica, onde pode ser identificada com maior facilidade. O implante é realizado preferencialmente na bexiga com técnica antirrefluxo. Quando não se consegue dissecar a porção vesical da ampliação, o implante é realizado na porção intestinal da ampliação, com mecanismo antirrefluxo ou por meio de anastomose terminolateral com o ureter primitivo, deixando-se, nesse caso, um cateter de duplo J. Muitas das crianças acometidas, sobretudo aquelas com disfunção neurológica da bexiga, irão necessitar de cateterismo vesical intermitente. A criação de mecanismo de antirrefluxo dificulta o retorno de urina ao trato urinário superior, diminuindo a chance de pielonefrite.

A bexiga permanece drenada por sonda de Foley por cerca de cinco dias. Naqueles pacientes submetidos à enterocistoplastia, a sonda é deixada por um período que varia de 7 a 10 dias[38,39].

COMPLICAÇÕES CIRÚRGICAS

Devido a uma série de particularidades, as complicações cirúrgicas têm uma gravidade potencial maior nos doentes transplantados. Essas complicações ocorrem mais frequentemente no pós-operatório precoce do transplante, momento no qual a imunossupressão é máxima. Com frequência, o paciente se encontra anêmico e com albumina baixa, em decorrência da IRC. A todos esses fatores, associa-se ainda a morbidade decorrente das sessões de diálise, frequentemente necessárias no receptor de doador falecido. O diagnóstico e a terapêutica precoce dessas complicações fizeram que houvesse uma redução marcante na morbi e na mortalidade do paciente[32,40-45].

Os cuidados no preparo do receptor e do doador e, sobretudo, na retirada do enxerto são fundamentais para a minimização dessas complicações.

A correção das anomalias urológicas, o controle da acidose, o emprego de eritropoetina, o uso de diálise peritoneal contínua (CAPD) e a realização precoce do transplante renal têm permitido que os pacientes sejam operados em melhores condições.

Os cuidados no que se refere à realização da nefrectomia, já mencionados, são importantes para a redução das complicações. O mínimo manuseio da região hilar, a preservação das artérias polares, sobretudo a inferior, e a retirada do ureter envolto na gordura e no tecido adjacente são importantes cuidados técnicos para a prevenção das complicações[39] (Figura 29.11).

As tromboses vasculares apresentam uma incidência que varia de 1,5 a 7,6%[44,46,47]. As tromboses são uma importante complicação que se acompanha de perda do enxerto na quase totalidade dos casos. Os pacientes com história prévia de trombose de fístulas arteriovenosas, trombose prévia de transplante renal, síndrome nefrótica e aqueles com lúpus eritematoso e anticorpos antifosfolípides são mais propensos a fenômenos de trombose e merecem uma terapêutica individualizada.

Em 226 transplantes pediátricos na clínica urológica do HC-FMUSP, observaram-se 3 casos de trombose venosa, 1 de trombose arterial, 5 de fístula urinária e 3 de estenose ureteral[14], incidência semelhante à encontrada nos adultos.

Discute-se uma maior incidência das tromboses tanto arterial quanto venosa nos receptores de rim de cadáver. Tal fato pode ser decorrente do tempo de armazenamento do órgão, da ocorrência de necrose tubular aguda com edema intersticial e consequente maior resistência vascular, do uso de doador com idade inferior a 5 anos e/ou de instabilidade hemodinâmica do receptor no pós-transplante imediato. A idade do receptor é outro fator agravante; nas crianças com menos de 2 anos, existe um maior número de complicações, sobretudo vasculares[42,43,48].

Apesar do diagnóstico precoce e da exploração cirúrgica imediata, a quase totalidade dos enxertos é perdida. Existem casos isolados descritos na literatura de recuperação dos rins após a embolectomia, a endarterectomia ou a infusão de drogas trombolíticas[49].

A estenose da artéria renal é uma complicação de incidência difícil de ser estabelecida, uma vez que a ocorrência de hipertensão arterial no pós-transplante é frequente e os pacientes controlados com medicação não são submetidos à investigação. Provavelmente, o uso rotineiro do eco-Doppler, exame que avalia a velocidade do fluxo sanguíneo nas zonas de anastomose, permitirá, em um futuro próximo, definir essa incidência.

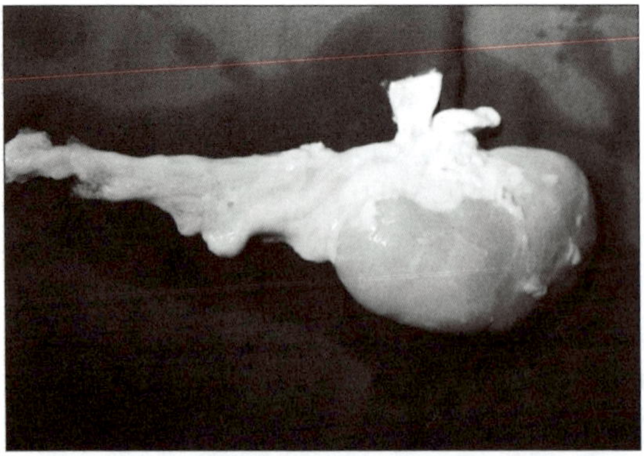

Figura 29.11 Enxerto renal adequadamente preparado, preservando-se a irrigação ureteral e o hilo renal. (Veja imagem colorida no encarte.)

Na população pediátrica estudada, ocorreram 2 casos de estenose na anastomose arterial. Em um deles, foi realizada angioplastia transluminal com boa evolução; a outra criança, com estenose de menos de 50% do óstio, encontra-se controlada com medicação anti-hipertensiva. Já na população adulta, ocorreram 5 casos de estenose da anastomose arterial. Em 2 casos, a correção foi realizada por angioplastia transluminal e, em 3 casos, por meio de correção cirúrgica, sendo 2 com reanastomose na artéria ilíaca comum e 1 com reanastomose na artéria ilíaca interna.

Nos últimos 10 anos, a angioplastia transluminal é adotada como primeira opção terapêutica, com resultados excelentes. Para obtenção desses resultados, é de fundamental importância que o procedimento seja realizado com material adequado e por radiologista experiente[50,51].

As complicações vasculares põem em risco a sobrevida do enxerto[52], enquanto as complicações urinárias põem em risco a vida do paciente. O vazamento de urina e a contaminação da fossa ilíaca colocam em perigo as suturas vasculares, e sua ruptura se constitui em complicação grave, rara nos últimos anos, porém com alta mortalidade[44,46].

As complicações urinárias têm incidência referida entre 1,3% e 10,8%[44,46]. Na clínica urológica do HC-FMUSP, constataram-se 3,5% de complicações urinárias nos transplantes pediátricos[14]. Na quase totalidade dos casos, essas complicações são decorrentes de isquemia do ureter distal e costumam evidenciar-se após a retirada da sonda vesical. Em geral, manifestam-se por disúria, polaciúria, incômodo retropúbico ou coleção em retroperitônio à ultrassonografia. Nesses casos, a punção com análise do líquido aspirado evidencia potássio e creatinina elevados, semelhante aos níveis urinários. Deve-se ter o cuidado de realizar mais de uma dosagem, pois pacientes com fístulas de pequeno débito em rins com necrose tubular aguda podem apresentar dosagens eventuais semelhantes ao plasma, sem que isso possa descartar a presença de fístula urinária.

A cistografia evidencia o vazamento, entretanto, nos casos de vazamento do ureter, somente a urografia excretora confirma o diagnóstico (Figura 29.12). Tem-se utilizado o estudo tomográfico na investigação do vazamento de urina, com o uso de contraste por via endovenosa ou com a injeção direta de contraste na bexiga com avaliação em diferentes cortes e reconstruções.

A ocorrência de drenagem de urina pela incisão é um achado menos frequente, uma vez que raramente o dreno é colocado quando se realiza o transplante. O diagnóstico e o tratamento precoce são de fundamental importância para o sucesso terapêutico.

Quando o vazamento é pequeno e ocorre em nível vesical, a sondagem vesical de demora pode ser uma opção. Quanto à exploração cirúrgica, a definição da for-

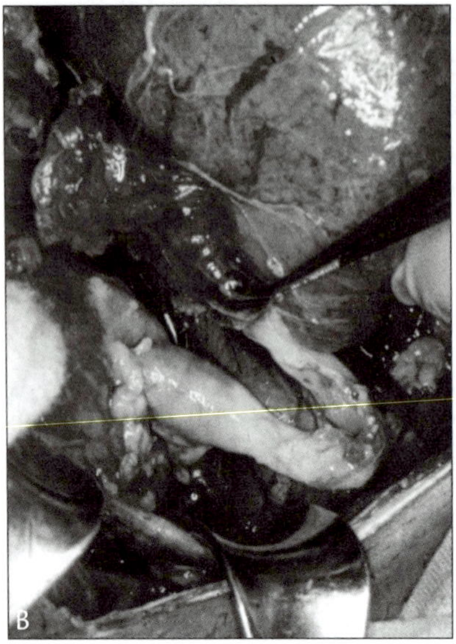

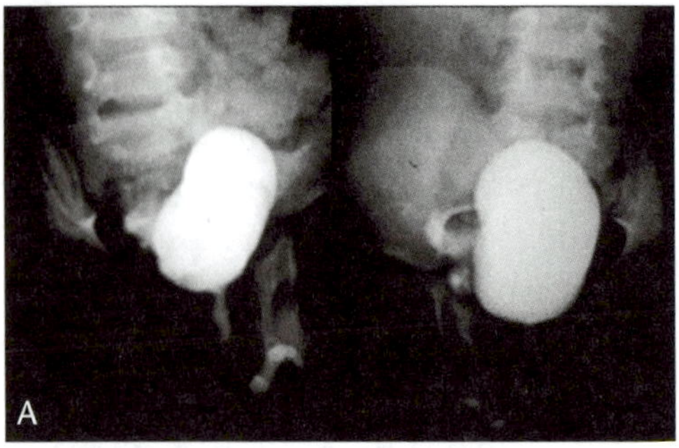

Figura 29.12 Cistografia em duas incidências demonstrando extravasamento de contraste em pós-operatório de transplante renal, configurando fístula urinária (A) e correspondente aspecto intraoperatório, que evidencia o aspecto isquêmico do ureter distal (B). (Veja imagem colorida no encarte.)

ma de tratamento das fístulas urinárias baseia-se nas condições locais. Nos casos em que não há sinal de infecção, a reconstrução primária do trato urinário é a melhor opção. Essa reconstrução pode ser feita por reimplante do ureter na bexiga e reconstrução com o próprio trato urinário do receptor. Pode-se realizar anastomose terminoterminal (Figura 29.13) ou terminolateral (Figura 29.14) com o ureter primitivo e a colocação de cateter de duplo J ou até a reconstrução da pelve do enxerto com ureter primitivo, nos casos de extensa necrose ureteral. Opta-se geralmente pela reconstrução de tipo terminolateral do ureter do enxerto com ureter primitivo, o que preserva mais a vascularização do ureter. Naqueles casos em que há suspeita de infecção em fossa ilíaca ou o paciente apresenta condições sistêmicas inadequadas, realizam-se ligadura do ureter e derivação urinária por meio de nefrostomia.

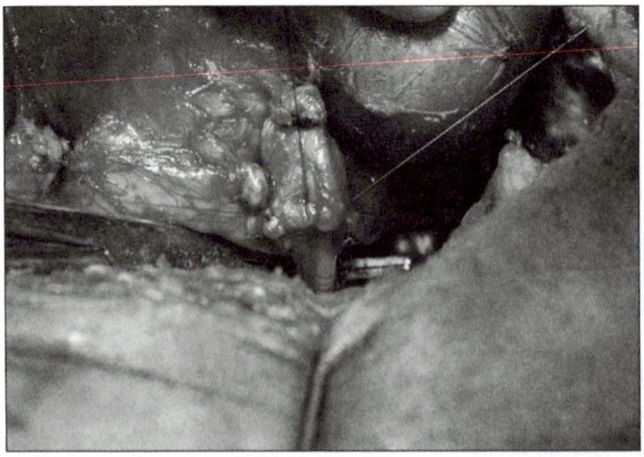

Figura 29.13 Fotografia intraoperatória demonstrando anastomose terminoterminal do ureter do rim transplantado no ureter primitivo para tratamento de fístula urinária decorrente de isquemia ureteral. (Veja imagem colorida no encarte.)

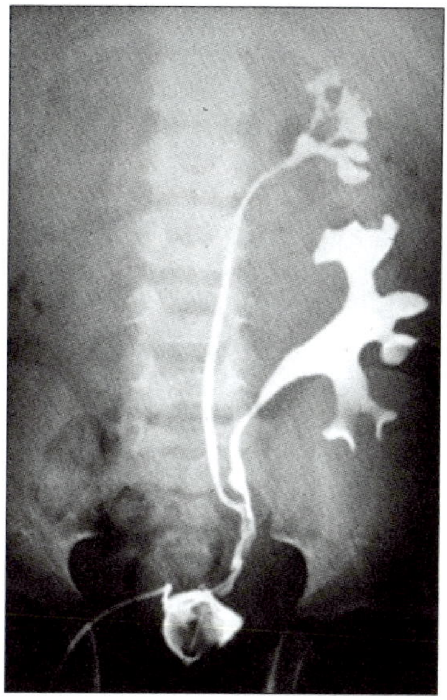

Figura 29.14 Pielografia retrógrada demonstrando anastomose terminolateral do ureter do rim transplantado no ureter do rim primitivo.

Na população pediátrica, foram observados 5 casos de fístula urinária em 226 transplantes realizados (2,2%). Essas ocorrências foram causadas por necrose isquêmica do ureter em 2 casos e em 1 por fístula vesical no nível do reimplante ureteral[14]. Todos os casos foram tratados assim que o diagnóstico foi estabelecido. Em um caso, em que as condições locais eram boas e não havia sinal de infecção, realizou-se a reconstrução primária do trato urinário, por meio de uretero-uretero anastomose com o ureter primitivo do receptor. Em outro, em que as condições não eram ideais, realizaram-se ligadura do ureter e nefrostomia, sendo a reconstrução urinária realizada após 3 meses. A paciente que apresentava vazamento da bexiga foi suturada com boa evolução.

A estenose ureteral (Figura 29.15) é uma complicação urológica de aparecimento mais tardio, mas pode ocorrer no pós-operatório precoce em decorrência de um problema técnico. Em geral, as estenoses são decorrentes de isquemia ureteral ou, para alguns, de problema imunológico[14]. A não drenagem rotineira da fossa ilíaca ao final do transplante, ou quando se faz necessária a utilização de sistema de aspiração fechado, reduz o índice de contaminação da ferida operatória, tão grave nesses doentes, e possibilita a reconstrução primária do trato urinário nos casos de fístula urinária, na maioria dos casos.

As linfoceles se formam por um acúmulo de linfa no retroperitônio, em razão da ligadura inadequada dos vasos linfáticos, quando da dissecção dos vasos no preparo da fossa para o transplante ou mesmo por drenagem linfática pelo próprio enxerto. A maioria não acarreta nenhum problema ao paciente ou ao enxerto.

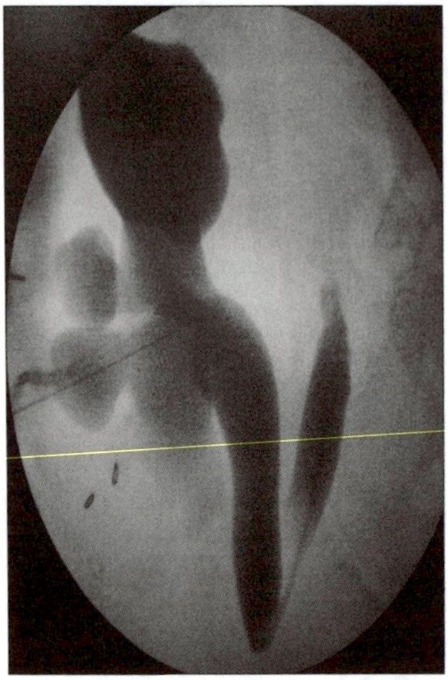

Figura 29.15 Pielografia descendente evidenciando estenose tardia do ureter distal do rim transplantado.

Observou-se um caso na presente série que necessitou de correção cirúrgica. Na maioria das vezes, o diagnóstico é suspeitado pela ultrassonografia. A linfocele pode ocasionar compressão da via excretora, mas raramente promove elevação do nível de creatinina.

Naqueles casos em que há repercussão para a drenagem do trato urinário, o seu tratamento está indicado. A conduta terapêutica definitiva é estabelecida após punção guiada pela ultrassonografia e análises bioquímica e microbiana do líquido coletado. Nos casos em que não há contaminação, a marsupialização da linfocele para o interior da cavidade peritoneal é a terapêutica de escolha. Tem-se empregado com sucesso o acesso laparoscópico. A tentativa de tratamento por punções esvaziadoras guiadas por ultrassonografia apresenta alta taxa de recidiva e risco de contaminação. A drenagem externa está indicada quando há sua contaminação[36,53-56].

A ruptura renal representa uma grave complicação decorrente de intenso edema intersticial, provavelmente causado por rejeição celular aguda (RCA) associada à necrose tubular aguda. O índice de perda do enxerto por incapacidade de coibir o sangramento é elevado, de 50 a 60%. Tem-se notado uma redução significativa em sua incidência nos últimos anos, provavelmente em decorrência do melhor manuseio imunológico e do uso de novas drogas imunossupressoras.

CONCLUSÕES

O transplante renal é o melhor tratamento para a insuficiência renal crônica em crianças. Pelo fato das malformações urológicas representarem um papel importante na etiologia da insuficiência renal nos pacientes pediátricos, o trato urinário deve se cuidadosamente avaliado e, se necessário, reconstruído previamente ao transplante renal. Quando esse procedimento é realizado adequadamente, garante-se sobrevida ao enxerto semelhante a pacientes que apresentam trato urinário normal.

REFERÊNCIAS BIBLIOGRÁFICAS

1. MLA style: The Nobel Prize in Physiology or Medicine 1912. Nobelprize.org. Disponível em: http://nobelprize.org/nobel_prizes/medicine/laureates/1912/1 (acesso 13 jul 2010).
2. Hamilton DN, Reid WA. Voronoy and the first human kidney allograft. Surg Gynecol Obstet. 1984;159(3):289-94.
3. Merrill JP, Murray JE, Harrison JH, Guild WR. Successful homotransplantation of the human kidney between identical twins. J Am Med Assoc. 1956;160(4):277-82.
4. Hamburger J, Crosnier J, Dormont J. Experience with 45 renal homotransplantations in man. Lancet. 1965;17:985.
5. Kuss R, Legrain M, Mathe G, Nedey R, Camey M. Renal hemotransplantation in man without consanguinity. Survival up to the 17th month. Rev Fr Etud Clin Biol. 1962;7:1048-66.
6. Murray JE, Merrill JP, Harrison JH, Wilson RE, Dammen GJ. Prolonged survival of human-kidney homografts by immunosuppressive drug therapy. N Engl J Med. 1963;268:1315-23.
7. Campos Freire JG, Cabral AD, Toledo WP, Arap S, Campos Freire G, Verginelli G, et al. Homotransplante renal. Gaz Sanit. 1971;20:51-7.
8. Ciconelli AJ, Martins ACP, Corrado AP, Vechi FL, Escobar CTM, Galesso APL, et al. Transplante renal com doador cadáver. In: Congresso Brasileiro de Nefrologia, Porto Alegre, 1068. Resumos. Porto Alegre, 1968. p.8.
9. Calne RY, White DJ, Thiru S, Evans DB, McMaster P, Dunn DC, et al. Cyclosporin A in patients receiving renal allografts from cadaver donors. Lancet. 1978;2:1323.
10. Jordan ML, Aprile MA, Cardella CJ. The role of cold ischemia in a provincial organ-sharing program in the cyclosporine era. Transplantation. 1990;49(2):367-73.
11. Starzl TE, Klintmalm GB, Weil R, Porter KA, Iwatsuki S, Schroter GP, et al. Cyclosporin A and steroid therapy in sixty-six cadaver kidney recipients. Surg Gynecol Obstet. 1981;153(4):486-94.
12. Ianhez LE, et al. Transplante renal com doador vivo não relacionado – comparação com doador relacionado e haploidêntico e cadavérico. In: Cruz J, Barros RT, Cruz EMM. Atualidade em nefrologia. 6ª ed. São Paulo: Sarvier; 2000. p.410-5.
13. US Renal Data System: USRDS 2000 Annual Data Report: Atlas of end-stage renal disease in the United States, National Institutes of Health, National Institute of Diabetes and Digestive and Kidney diseases, Bathesda, MD, 2000.
14. Nahas WC, Antonopoulos IM, Piovesan AC, Pereira LM, Kanashiro H, David-Neto E, et al. Comparison of renal transplatation outcomes in children with and without bladder dysfunction. A customized approach equals the difference. J Urol. 2008;179:712.
15. Nahas WC, David-Neto E. Strategies to treat children with end-stage renal dysfunction and severe lower urinary tract anomalies for receiving a kidney transplant. Pediatr Transplant. 2009;13:524.
16. Nahas WC, Mazzucchi E, Antonopoulos I, Dénes FT, David-Neto E, Ianhez LE, et al. End-stage renal disease and bladder dysfunction: algorithm for renal transplantation. Transplant Proc. 2001;33(6):2984-5.
17. Meyers KE, Weiland H, Thomson PD. Paediatric renal transplantation non-compliance. Pediatr Nephrol. 1995;9(2):189-92.

18. Wolff G, Strecker K, Vester U, Latta K, Ehrich JH. Non-compliance following renal transplantation in children and adolescents. Pediatr Nephrol. 1998;12(9):703-8.
19. Arap S, Mazzuchi E, Nahas WC, Tanure LH, Neto ED, Antonopoulos IM, et al. Complicações cirúrgicas de 78 transplantes renais em crianças. J Bras Urol. 1997;23(3):147-8.
20. Mosconi CE, Ianhez LE, Borrelli M, Sabbaga E, Freire JG. Vesicoureteral reflux in patients in end-stage chronic renal failure. Urol Int. 1975;30(5):357-61.
21. Nahas WC, Lucon M, Mazzucchi E, Antonopoulos IM, Piovesan AC, Neto ED, et al. Clinical and urodynamic evaluation after ureterocystoplasty and kidney transplantation. J Urol. 2004;171(4):1428-31.
22. McGuire EJ. Bladder compliance. J Urol. 1994;151(4):965-6.
23. Nahas WC, Mazzucchi E, Antonopoulos I, David-Neto E, Ianhez LE, Sabbaga E, et al. Kidney transplantation in patients with bladder augmentation: surgical outcome and urodynamic follow-up. Transplant Proc. 1997;29(1-2):157-8.
24. Nahas WC, Mazzucchi E, Arap MA, Antonopoulos IM, Neto ED, Ianhez LE, et al. Augmentation cystoplasty in renal transplantation: a good and safe option – experience with 25 cases. Urology. 2002;60(5):770-4.
25. Lucon AM, Sabbaga E, Ianhez LE, Chocair PR, Pestana JO, Arap S, et al. Renal transplantation using external continent urinary diversion. J Urol. 1994;151(2):406-8.
26. Bricker EM. Bladder substitution after pelvic evisceration. Surg Clin North Am. 1950;30(5):1511-21.
27. Campanello A, Herlitz H, Lindstedt G, Mellström D, Wilske J, Akerland S, et al. Bone mineral and related biochemical variables in patients with Kock ileal reservoir or Bricker conduit for urinary diversion. J Urol. 1996;155(4):1209-13.
28. Pannek J, Haupt G, Schulze H, Senge T. Influence of continent ileal urinary diversion on vitamin B12 absorption. J Urol. 1996;155(4):1206-8.
29. Studer UE, Turner WH. The ileal orthotopic bladder. Urology. 1995;45:185.
30. Wagstaff KE, Woodhouse CR, Rose GA, Duffy PG, Ransley PG. Blood and urine analysis in patients with intestinal bladders. Br J Urol. 1991;68(3):311-6.
31. Tejani AH, Sullivan EK, Alexander SR, Fine RN, Harmon WE, Kohaut EC. Predictive factors for delayed graft function (DGF) and its impact on renal graft survival in children: a report of the North American Pediatric Renal Transplant Cooperative Study (NAPRTCS). Pediatr Transplant. 1999;3(4):293-300.
32. Feld LG, Stablein D, Fivush B, Harmon W, Tejani A. Renal transplantation in children from 1987-1996: the 1996 Annual Report of the North American Pediatric Renal Transplant Cooperative Study. Pediatr Transplant. 1997;1(2):146-62.
33. Tejani AH, Stablein DM, Sullivan EK, Alexander SR, Fine RN, Harmon WE, et al. The impact of donor source, recipient age, pre-operative immunotherapy and induction therapy on early and late acute rejections in children: a report of the North American Pediatric Renal Transplant Cooperative Study (NAPRTCS). Pediatr Transplant. 1998;2(4):318-24.
34. Tejani A, Stablein DM, Donaldson L, Harmon WE, Alexander SR, Kohaut E, et al. Steady improvement in short-term graft survival of pediatric renal transplants: the NAPRTCS experience. Clin Transpl; 1999. p.95-100.
35. Nahas WC, Mazzucchi E, Scafuri AG, Antonopoulos I, Neto ED, Ianhez LE, et al. Extraperitoneal access for kidney transplantation in children weighing 20 kg or less. J Urol. 2000;164(2):475-8.
36. Furness PD, Houston JB, Grampsas SA, Karrer FM, Firlit CF, Koyle MA. Extraperitoneal placement of renal allografts in children weighing less than 15 kg. J Urol. 2001;166(3):1042-5.
37. Mazzuchi E, Souza AA, Nahas WC, Antonopoulos IM, Piovesan AC, Arap S. Surgical complications after renal transplantation in grafts with multiples arteries. Int Braz J Urol. 2005;31(2):125-30.
38. Mason HS, Resnick D, Benedetti E. Laparoscopic drainage of giant lymphocele after renal transplantation. J Laparoendosc Adv Surg Tech A. 1999;9(2):165-9.

39. Pompeo AC, Campos-Freire G, Campagnari JC, Borrelli M, Arap S. Ureterovesical implantation with invagination in the repair of the urinary tract in homologous renal transplants. Experience with 250 cases. Rev Hosp Clin Fac Med Sao Paulo. 1986;41(1):20-3.
40. Al Uzri A, Sullivan EK, Fine RN, Harmon WE. Living-unrelated renal transplantation in children: a report of the North American Pediatric Renal Transplant Cooperative Study (NAPRTCS). Pediatr Transplant. 1998;2(2):139-44.
41. Benfield MR, McDonald R, Sullivan EK, Stablein DM, Tejani A. The 1997 Annual Renal Transplantation in Children Report of the North American Pediatric Renal Transplant Cooperative Study (NAPRTCS). Pediatr Transplant. 1999;3(2):152-67.
42. Ettenger RB, Rosenthal JT, Marik J, Salusky IB, Kamil E, Malekzadeh MH, et al. Successful cadaveric renal transplantation in infants and young children. Transplant Proc. 1989;21(1 Pt 2):1707-8.
43. Ishitani M, Isaacs R, Norwood V, Nock S, Lobo P. Predictors of graft survival in pediatric living-related kidney transplant recipients. Transplantation. 2000;70(2):288-92.
44. Kalicinski P, Kaminski A, Prokurat A, Grenda R, Smirska E, Chrupek M, et al. Surgical complications after kidney transplantation in children. Transplant Proc. 1994;26(1):42-3.
45. Meier-Kriesche HU, Kaplan B, Brannan P, Kahan BD, Portman RJ. A limited sampling strategy for the estimation of eight-hour neoral areas under the curve in renal transplantation. Ther Drug Monit. 1998;20(4):401-7.
46. Sheldon CA, Churchill BM, Khoury AE, McLorie GA. Complications of surgical significance in pediatric renal transplantation. J Pediatr Surg. 1992;27(4):485-90.
47. Sheldon CA, Churchill BM, McLorie GA, Arbus GS. Evaluation of factors contributing to mortality in pediatric renal transplant recipients. J Pediatr Surg. 1992;27(5):629-33.
48. Najarian JS, Frey DJ, Matas AJ, Gillingham KJ, So SS, Cook M, et al. Renal transplantation in infants. Ann Surg. 1990;212(3):353-65.
49. Fares JA, Nahas WC, Campagnari JC, Ianhez LE, Sabbaga E, Arap S. Use of streptokinase for lysing blood clots in the pelvis of a renal allograft. Transplantation. 1989;48(5):879-80.
50. Fontaine E, Beurton D, Barthelemy Y, Quentel P, Cukier J, Broyer M. Renal artery stenosis following pediatric renal transplantation. Transplant Proc. 1994;26(1):293-4.
51. Thomas CP, Riad H, Johnson BF, Cumberland DC. Percutaneous transluminal angioplasty in transplant renal arterial stenoses: a long-term follow-up. Transpl Int. 1992;5(3):129-32.
52. Samhan M, Sinan T, Al Mousawi M. Vascular complications in renal recipients. Transplant Proc. 1999;31(8):3227-8.
53. Bry J, Hull D, Bartus SA, Schweizer RT. Treatment of recurrent lymphoceles following renal transplantation. Remarsupialization with omentorplasty. Transplantation. 1990;49(2):477-80.
54. Kuzuhara K, Inoue S, Dobashi Y, Fujita K, Otsubo O, Inou T, et al. Ethanol ablation of lymphocele after renal transplantation: a minimally invasive approach. Transplant Proc. 1997;29(1-2):147-50.
55. Ostrowski M, Lubikowski J, Kowalczyk M, Power J. Laparoscopic lymphocele drainage after renal transplantation. Ann Transplant. 2000;5(1):25-7.
56. Sansalone CV, Aseni P, Minetti E, Di Benedetto F, Rossetti O, Manoochehri F, et al. Is lymphocele in renal transplantation an avoidable complication? Am J Surg. 2000;179(3):182-5.

Índice Remissivo

Encarte – imagens coloridas

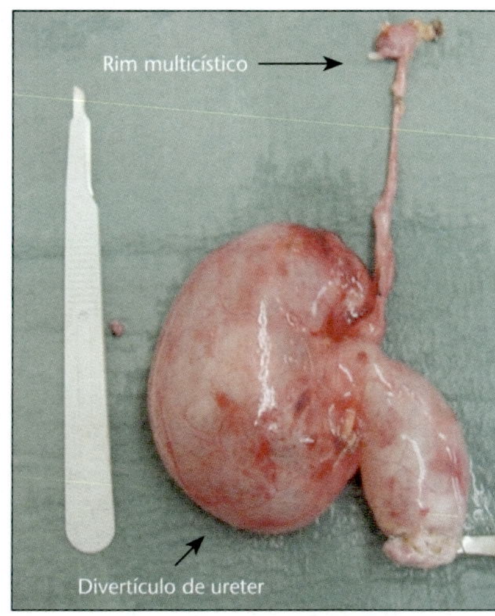

Figura 5.7 Peça cirúrgica (nefroureterectomia) mostrando rim multicístico displásico associado a gigante divertículo de ureter (setas).

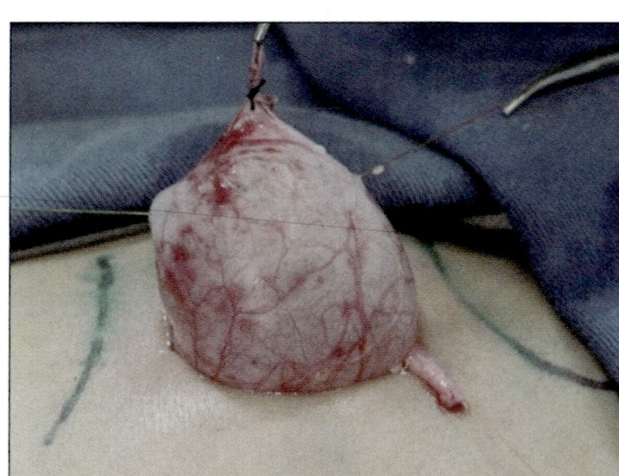

Figura 7.2 Estenose da junção ureteropiélica sendo corrigida por pieloplastia desmembrada, em que se utilizou o método Anderson-Hynes, por meio de um acesso posterior, muito utilizado em crianças menores de 1 ano.

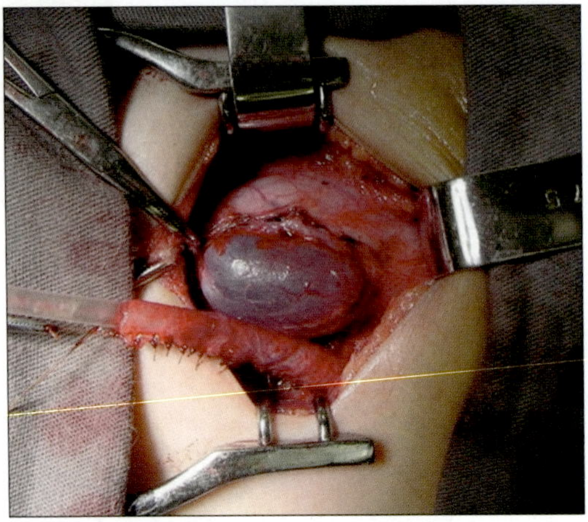

Figura 7.3 Correção cirúrgica do megaureter por meio da secção completa do ureter da bexiga e de sua remodelagem para posterior reimplante submucoso. Nesse procedimento, realizou-se o mecanismo antirrefluxo de Cohen. A mucosa vesical já se encontra dissecada e preparada para o reimplante ureteral.

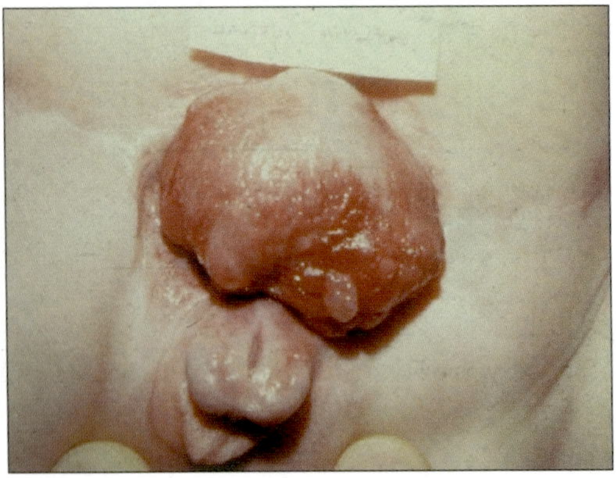

Figura 9.1 Extrofia vesical no sexo masculino, bexiga exposta com mucosa regular, lisa, paredes finas; placa vesical de 3 x 3 cm, depressível com manobras digitais. Pênis epispádico com base ampla e encurtamento da haste decorrente de diástase pubiana.

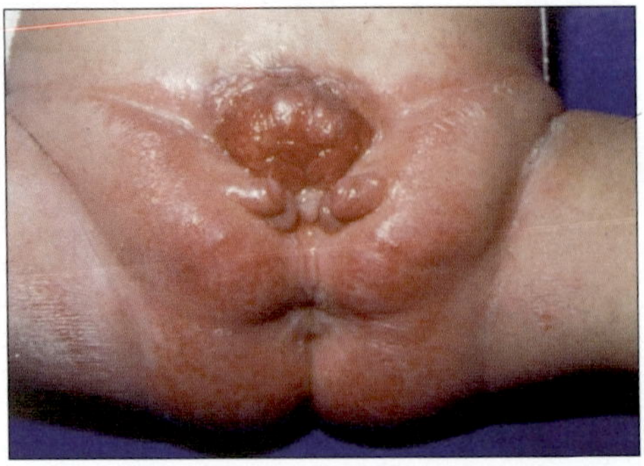

Figura 9.2 Extrofia vesical no sexo feminino. Clitóris fendido ou duplicado, uretra ampla e aberta. Intensa dermatite amoniacal, ânus anteriorizado.

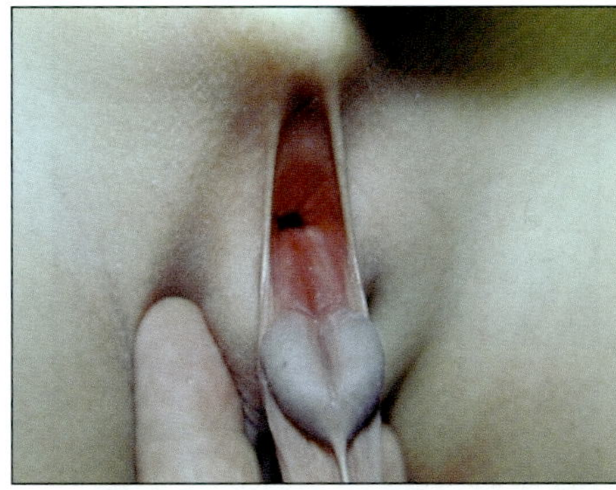

Figura 9.3 Epispádia no sexo masculino. É possível visualizar o colo vesical quando o prepúcio é tracionado durante o exame físico.

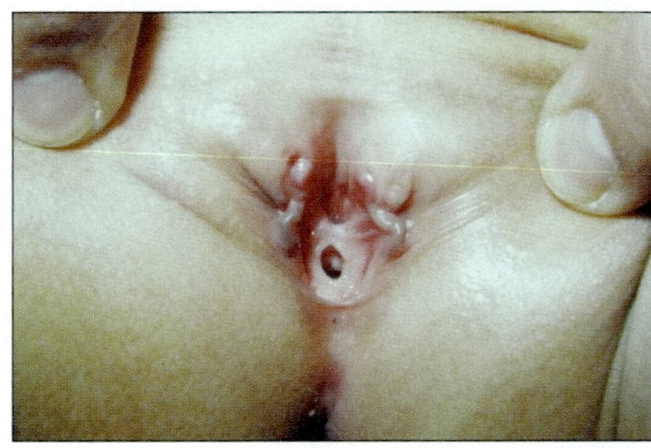

Figura 9.4 Epispádia no sexo feminino. Clitóris fendido, uretra ampla e aberta. Inferiormente, observa-se a membrana himenal íntegra.

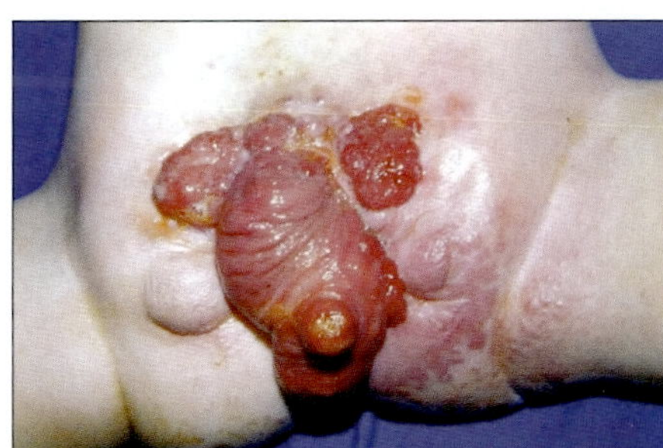

Figura 9.5 Extrofia de cloaca clássica: lateralmente duas hemibexigas separadas por mucosa intestinal. Inferiormente, observa-se orifício (íleo terminal) por onde se eliminam as fezes. Ânus imperfurado e bolsa escrotal bífida.

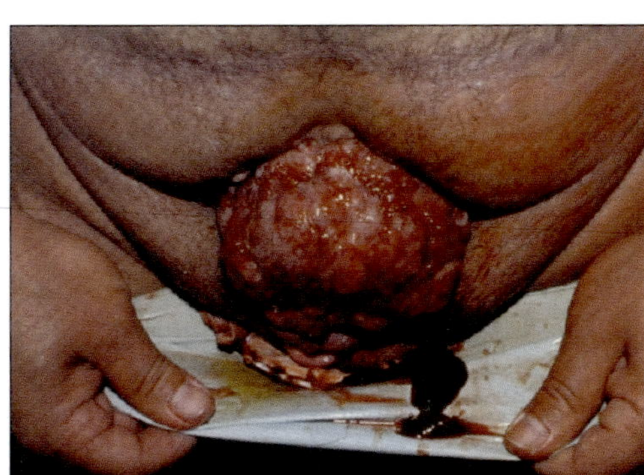

Figura 9.6 Paciente com extrofia vesical virgem de tratamento. Diagnosticou-se adenocarcinoma de bexiga. O paciente submeteu-se à cistectomia e à derivação urinária. Houve recidiva local, metástases e óbito.

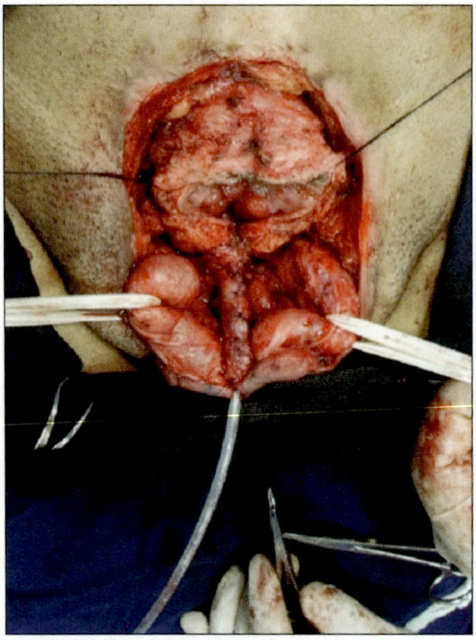

Figura 9.7 Dissecção circunferencial da bexiga e marcação das incisões na placa uretral. Dissecção dos corpos cavernosos, separando-os da placa uretral e mantendo fixa a placa na extremidade da glande. Neouretroplastia.

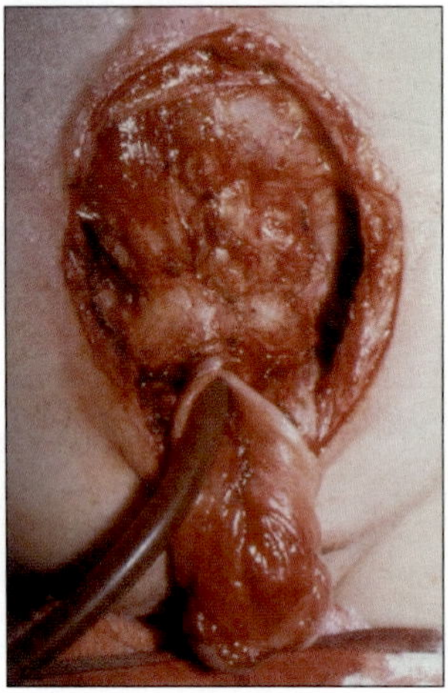

Figura 9.9 Cistorrafia e alongamento peniano, transformando a extrofia em epispádia incontinente. Observar a falha na parede abdominal.

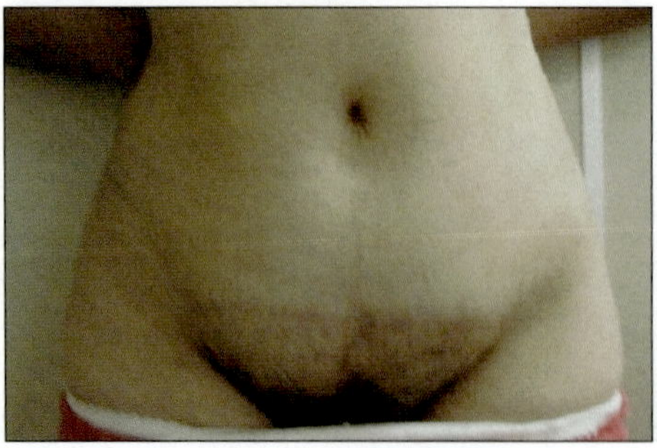

Figura 9.13 Na adolescência, os pacientes são submetidos a cirurgias plásticas na parede abdominal, com exérese de cicatrizes e onfaloplastia.

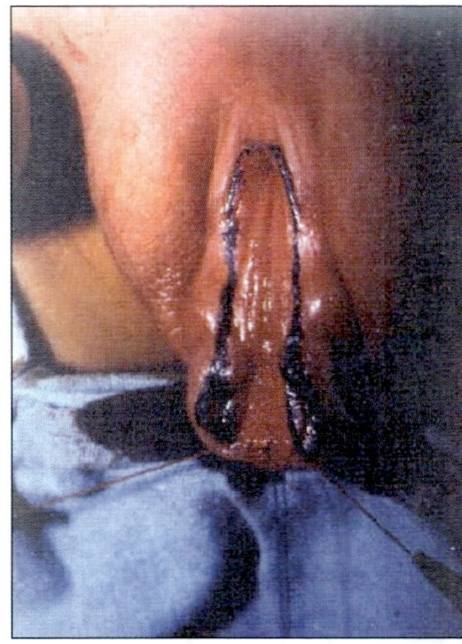

Figura 9.14 Demarcação da placa uretral, circundando o meato uretral do pênis para delimitar a neouretra.

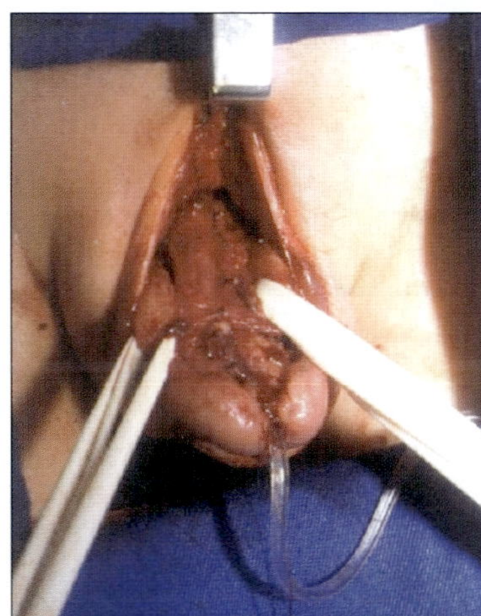

Figura 9.15 Os corpos cavernosos são totalmente liberados da placa uretral, a qual é tubulizada ao redor de sonda uretral nº 6 ou 8. Os corpos cavernosos permanecem sobre a neouretra, após caverno-cavernostomia, corrigindo assim a dorsoflexão do pênis (cirurgia de Cantwell-Ransley)[28].

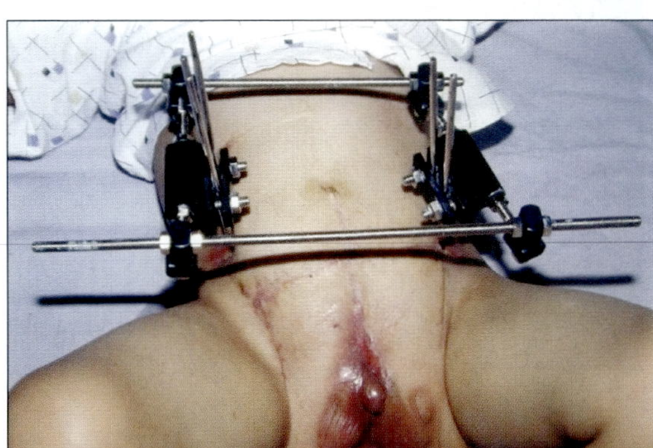

Figura 9.16 Abdominoplastia na extrofia de cloaca: após osteotomia ilíaca posterior, o fixador externo aproxima parcialmente os ossos pubianos, tirando a tensão das linhas de sutura dos retalhos hipogástricos.

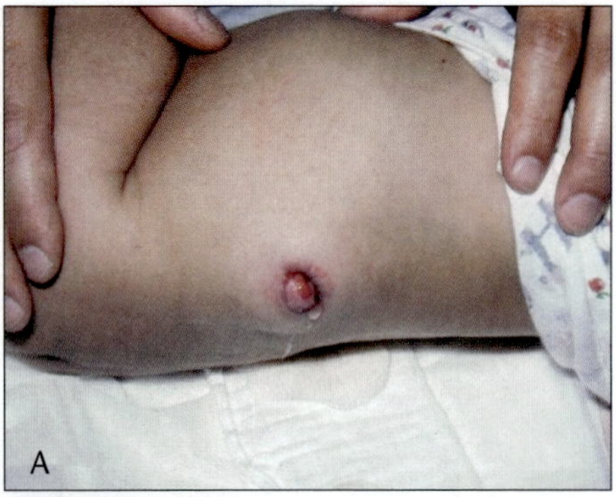

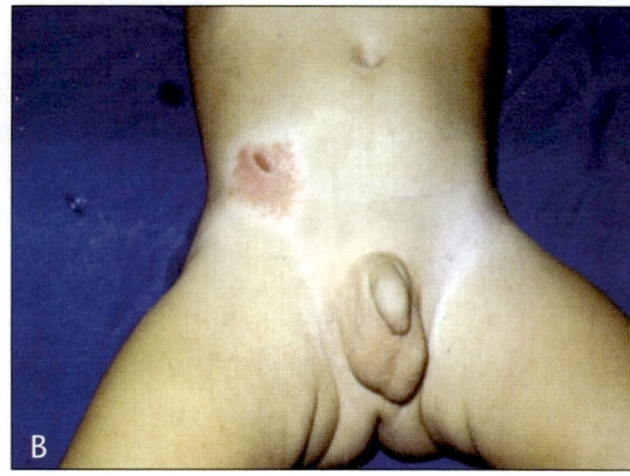

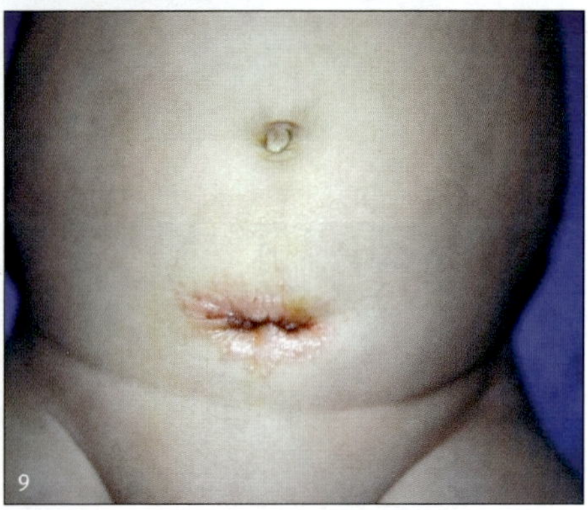

Figura 10.5 Derivações urinárias cutâneas do trato urinário. A: pielostomia; B: ureterostomia; C: vesicostomia.

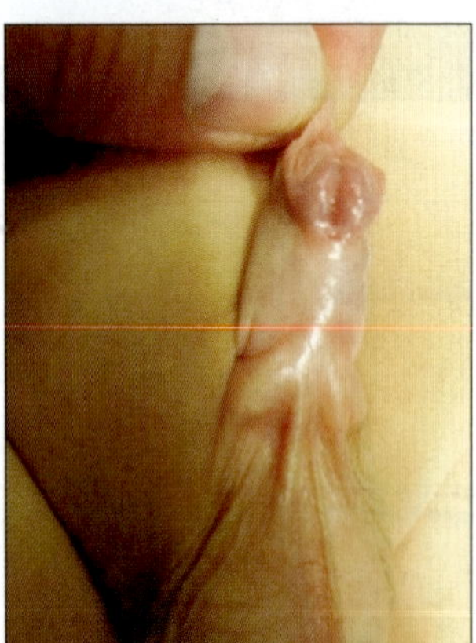

Figura 11.1 Hipospadia distal e meato uretral localizado no sulco coronal. Observar a glande aberta e a presença de prepúcio (ou capucho) dorsal.

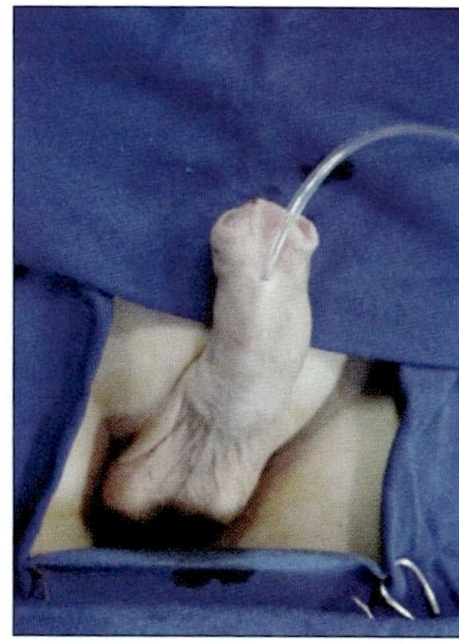

Figura 11.2 Meato uretral ventral com ectopia peniana distal. Geralmente, esse tipo de hipospadia não apresenta curvatura peniana.

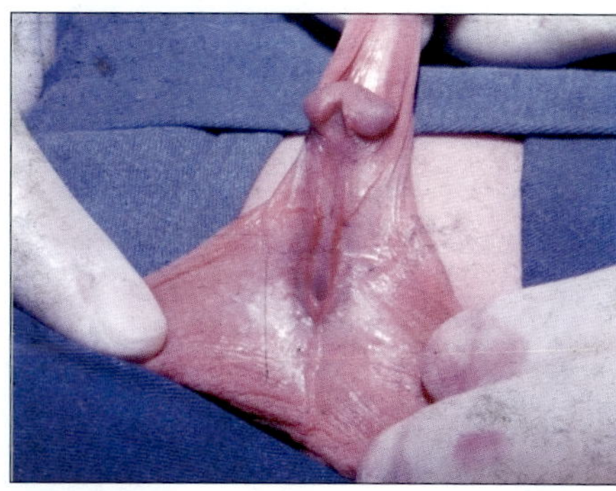

Figura 11.3 Hipospadia proximal (meato escrotal) e presença de curvatura ventral peniana acentuada e bifidez da bolsa escrotal.

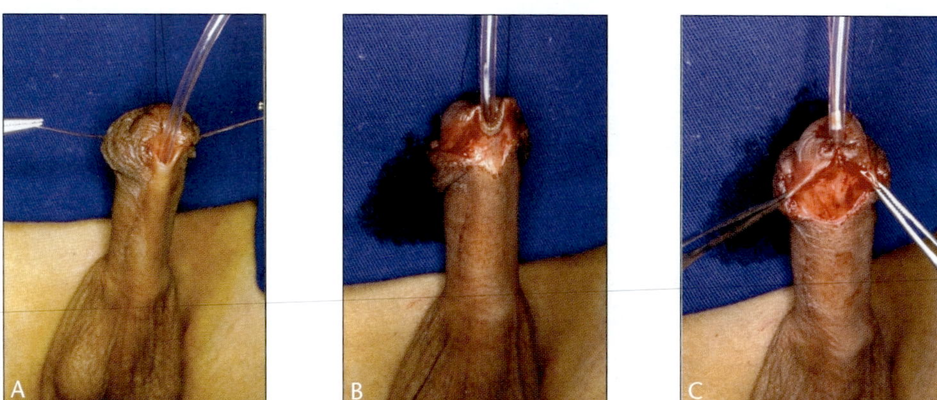

Figura 11.4 A: técnica de Magpi, hipospadia distal sem curvatura; B: após avanço do meato uretral e circuncisão preservando 1 cm de mucosa prepucial, a glande é dissecada lateralmente; C: aspecto final após glandoplastia.

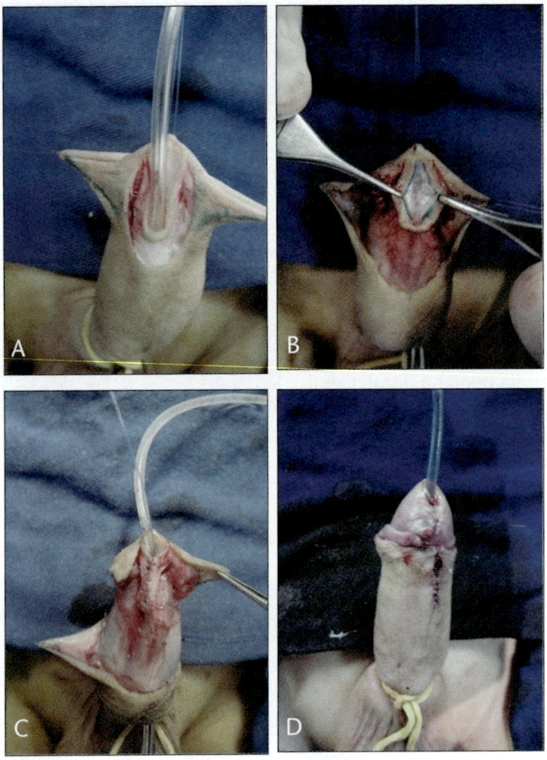

Figura 11.5 A: preparando a placa uretral; as asas glandares foram liberadas dos corpos cavernosos; B: incisão longitudinal da placa uretral com o objetivo de aumentar o diâmetro da uretra; C: uretroplastia sobre cateter uretral; D: glandoplastia e distribuição do prepúcio configurando aspecto plástico satisfatório.

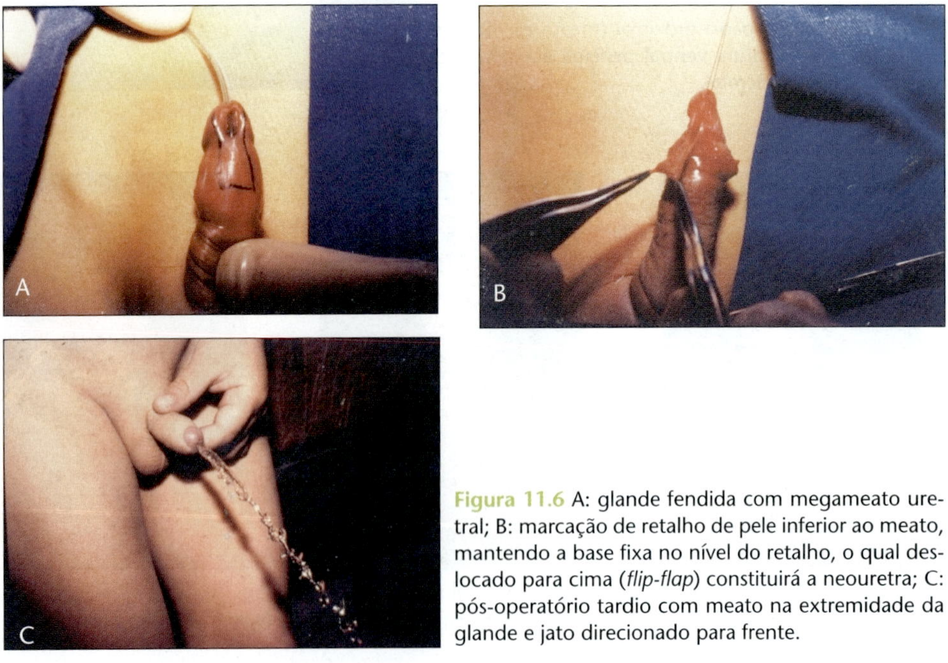

Figura 11.6 A: glande fendida com megameato uretral; B: marcação de retalho de pele inferior ao meato, mantendo a base fixa no nível do retalho, o qual deslocado para cima (*flip-flap*) constituirá a neouretra; C: pós-operatório tardio com meato na extremidade da glande e jato direcionado para frente.

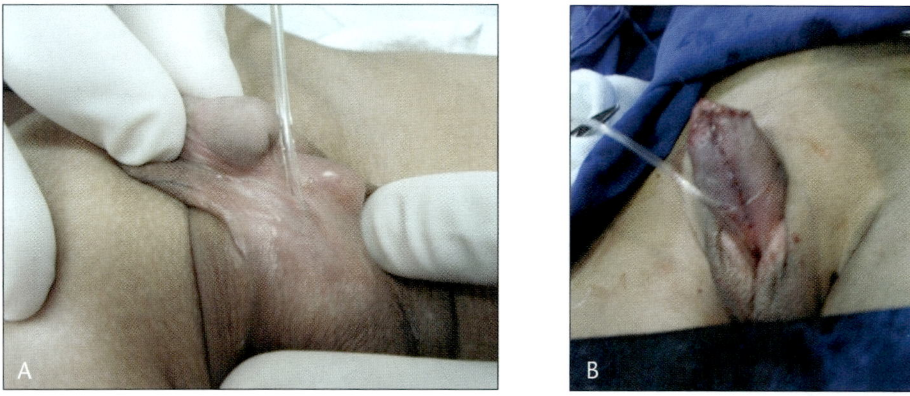

Figura 11.7 A: hipospadia penoescrotal com acentuada curvatura peniana ventral e prepúcio pouco desenvolvido. Correção cirúrgica proposta em duas etapas cirúrgicas; B: ortofaloplastia com ressecção da corda peniana ventral e distribuição de prepúcio dorsal cobrindo a face ventral e preparando para a futura neouretra.

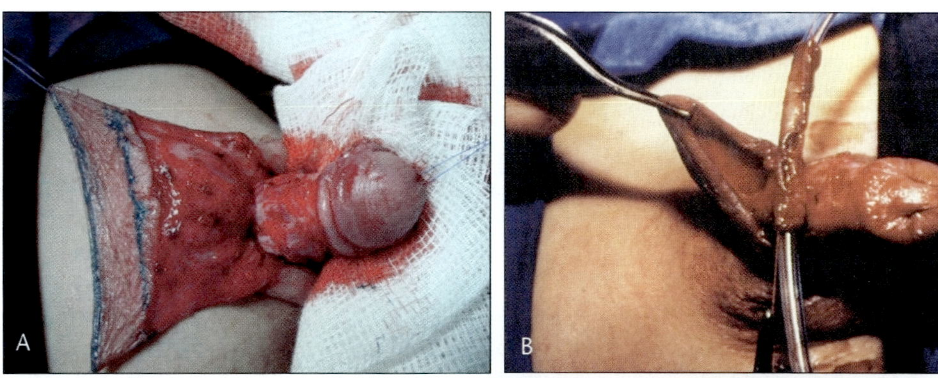

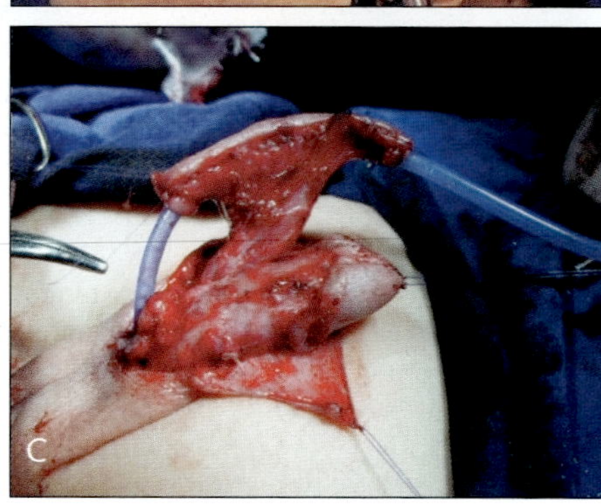

Figura 11.8 A: após dissecção do prepúcio, demarca-se um retângulo na face ventral; B: o retângulo é tubulizado sobre cateter uretral, mantendo o pedículo vascularizado; C: rotação do tubo prepucial para a face ventral, constituindo a neouretra.

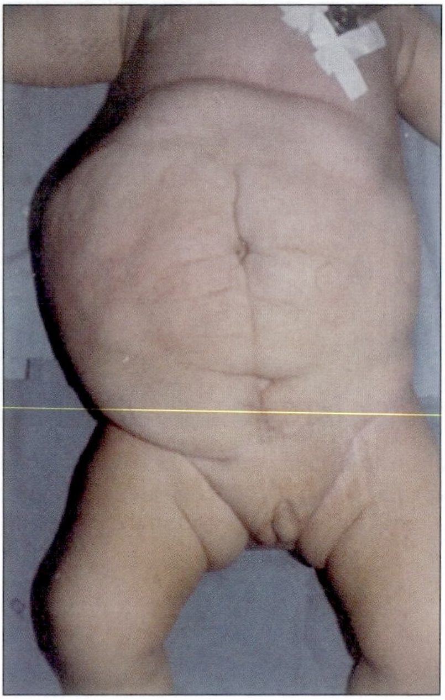

Figura 12.1 Paciente com síndrome de *prune belly*, em que se nota o aspecto flácido, saliente e enrugado do abdome, bem como escroto vazio.

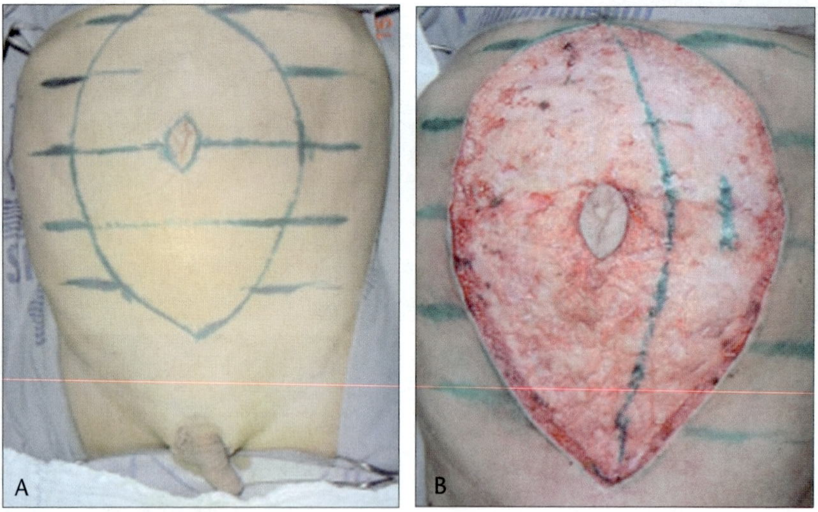

Figura 12.3 A: demarcação de tecidos cutâneo e subcutâneo a serem ressecados, preservando-se a cicatriz umbilical; B: exposição da camada musculoaponeurótica, com a linha traçada que representa o local da incisão que, ao término da cirurgia, será fechada com a técnica de jaquetão.

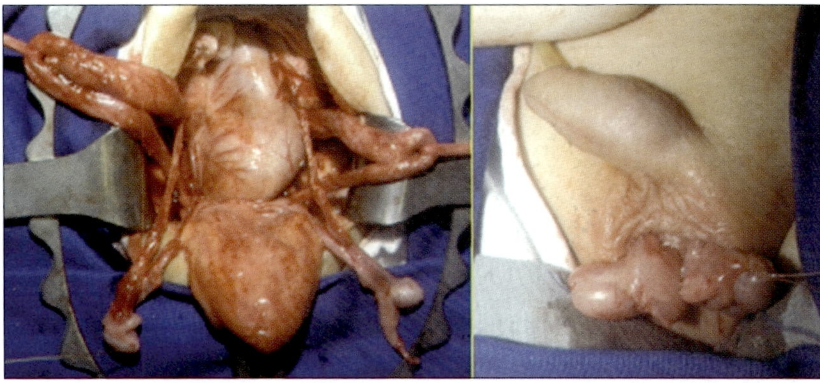

Figura 12.7 Dissecção dos ureteres e dos testículos, preservando o pedículo vascular e deferencial (à direita). Testículos levados ao escroto, antes de sua fixação definitiva (à esquerda).

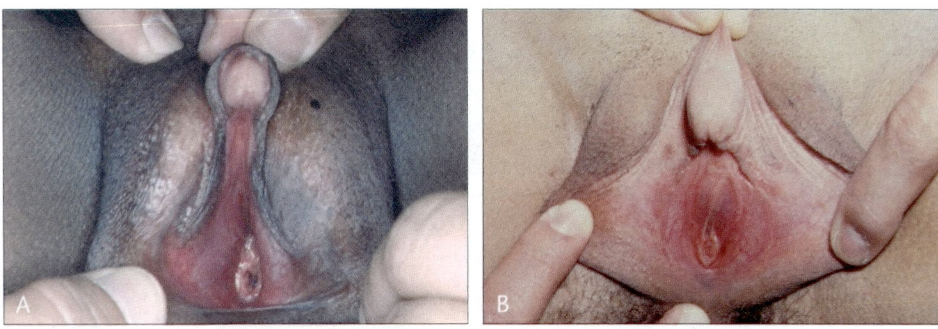

Figura 13.2 Dois exemplos de genitália ambígua por DDS 46,XY, com grau discreto de masculinização e persistência de orifício perineal com aspecto ginecoide (o da direita com sexo social masculino; o da esquerda, feminino).

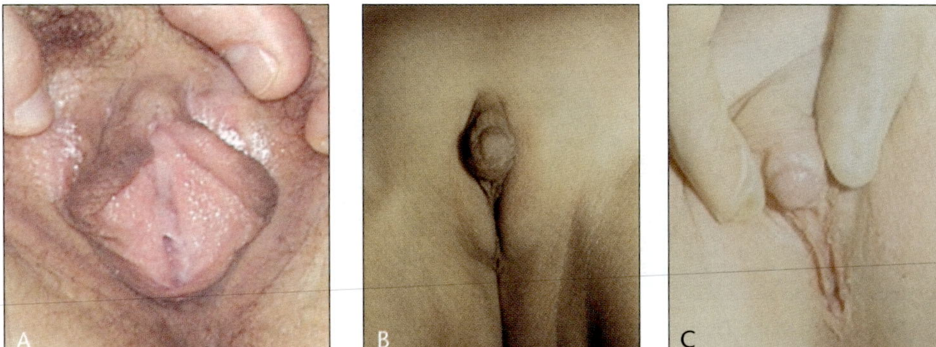

Figura 13.3 DDS 46,XY por insensibilidade androgênica. A: forma completa (*complete androgen insensitivity syndrome* – CAIS) com genitália feminina adulta normal. B,C: formas parciais (*partial androgen insensitivity syndrome* – PAIS) com genitália ambígua com graus diferentes de virilização e pelos pubianos rarefeitos.

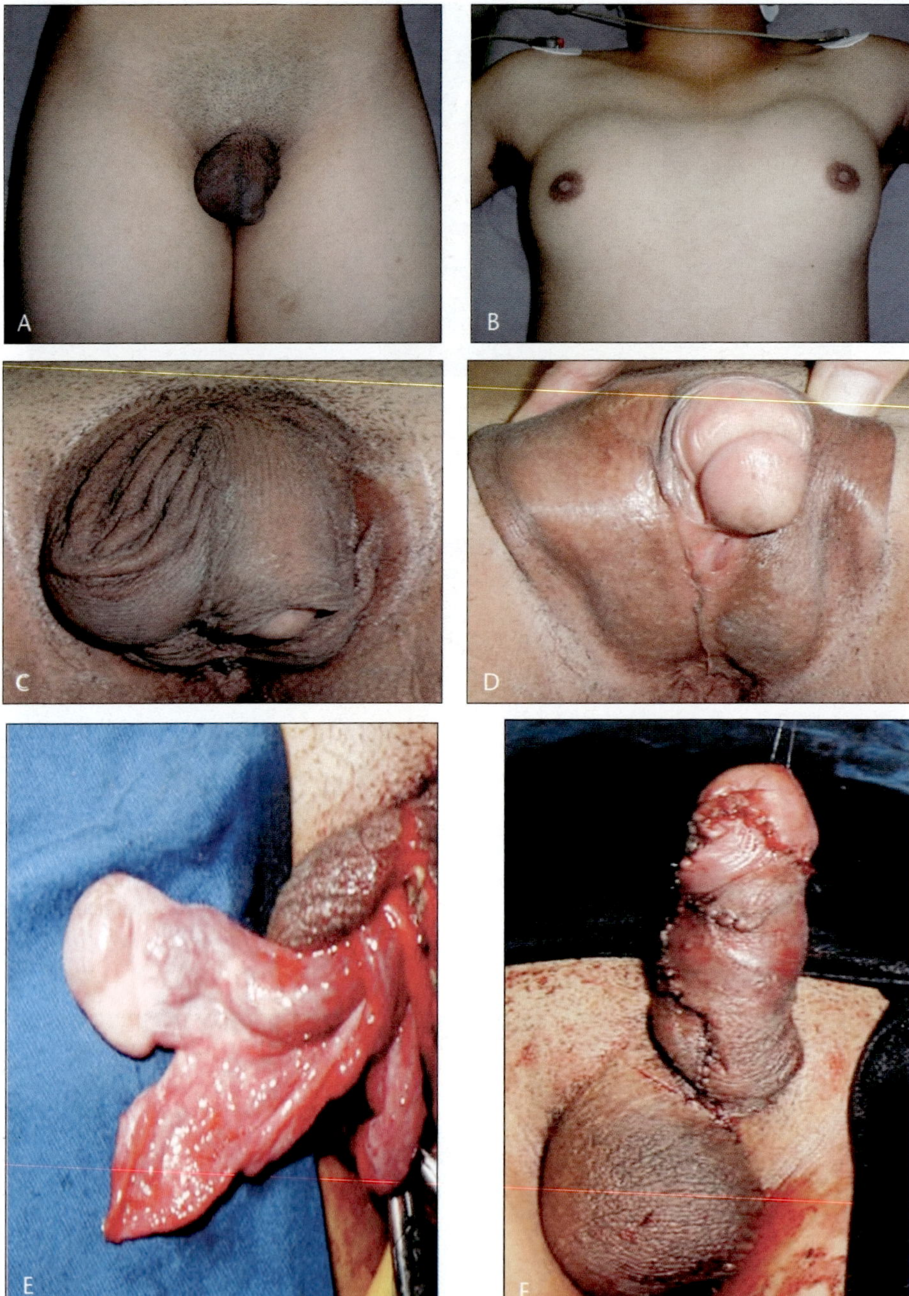

Figura 13.4 A,B,C,D: paciente com distúrbios do desenvolvimento sexual ovariotesticular e sexo social masculino, genitais externos com masculinização incompleta, com aspecto de hipospadia perineal e gônada esquerda na região inguinal, que desenvolveu ginecomastia na puberdade; E: na exploração gonadal direita, identificação de tecido ovariano e testicular; F: aspecto genital após ortofaloplastia, ressecção do tecido ovariano e orquipexia direita.

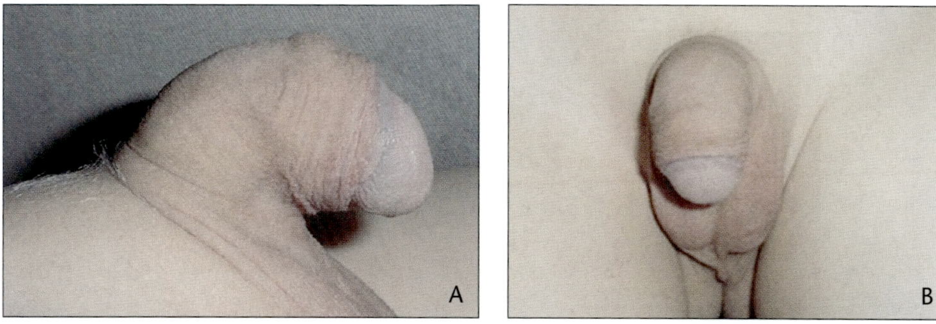

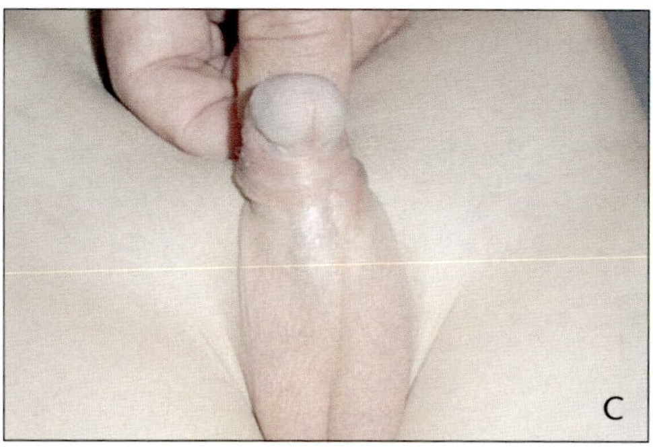

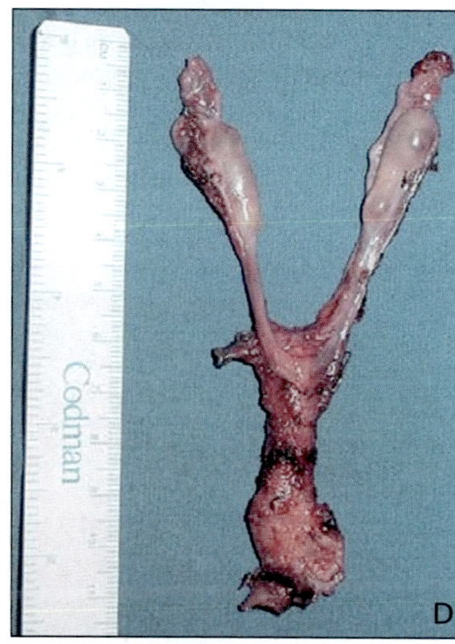

Figura 13.5 A,B,C: paciente com cariótipo XX, com hiperplasia adrenal congênita e masculinização acentuada da genitália externa (pênis e escroto bem formados, gônadas impalpáveis). Sexo social masculino. D: produto de gonadectomia bilateral e histerectomia laparoscópica, submetido posteriormente à ortofaloplastia e à inserção de prótese testicular.

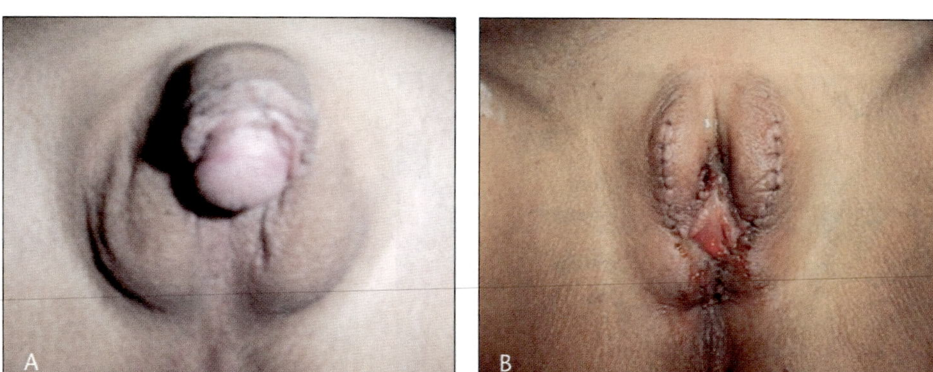

Figura 13.6 A: paciente com DDS 46,XY, com sexo social masculino e genitália masculinizada. B: aspecto após feminização dos genitais (clitoroplastia e ampliação do seio urogenital).

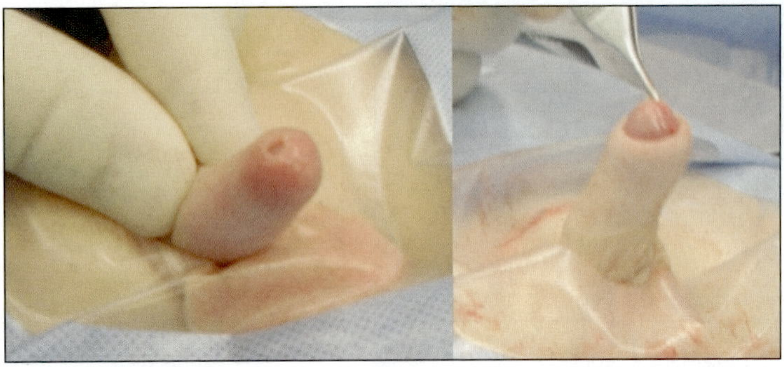

Figura 14.1 Pênis de uma criança apresentando fimose, antes e após o término da correção cirúrgica.

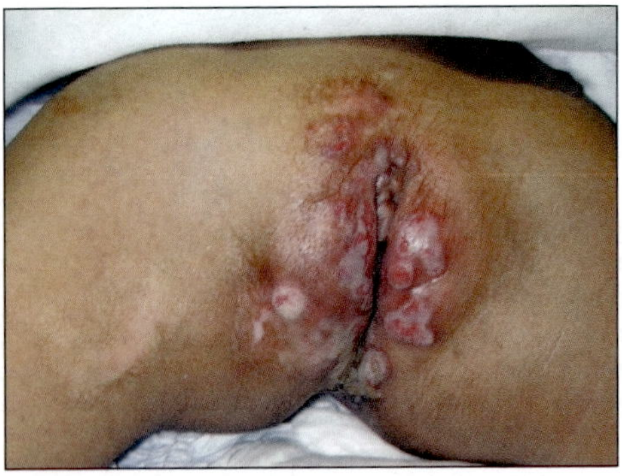

Figura 19.1 Exame físico genital em menina com malformação sacral, incontinência urinária e infecções urinárias de repetição demonstra intensa dermatite com áreas de ulceração.

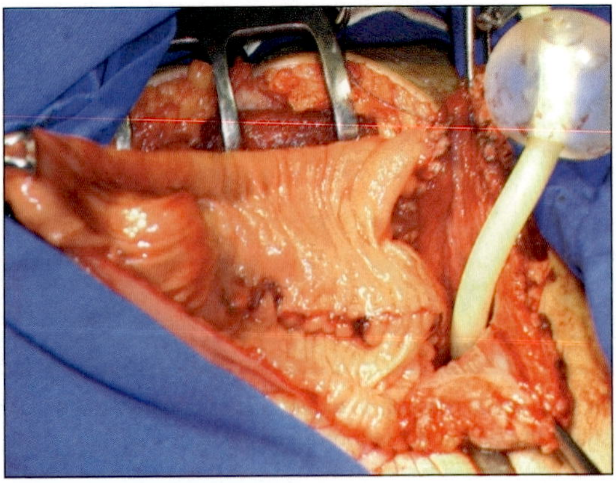

Figura 19.6 Ampliação vesical com segmento ileal detubulizado e reconfigurado.

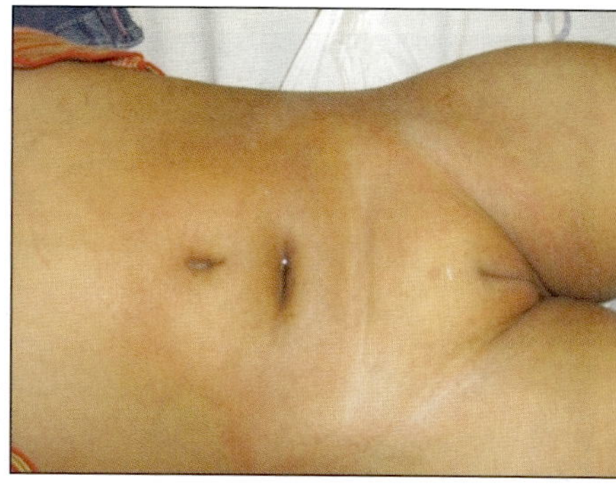

Figura 19.8 Menina com bexiga neurogênica submetida a vesicostomia após apresentar vários episódios de infecções urinárias febris e sequelas de pielonefrites.

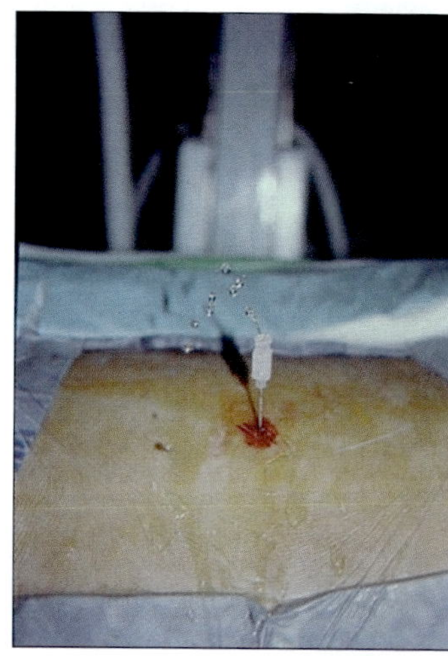

Figura 23.10 Agulha ao atingir a via excretora.

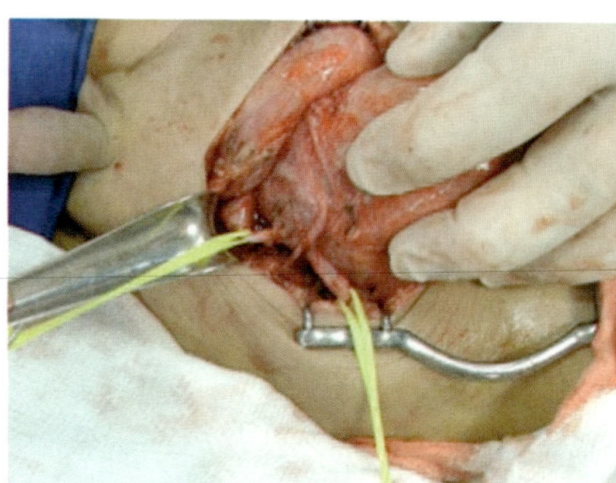

Figura 26.1 Exérese de rabdomiossarcoma paratesticular. (Imagem gentilmente cedida pelo Prof. Amilcar Martins Giron.)

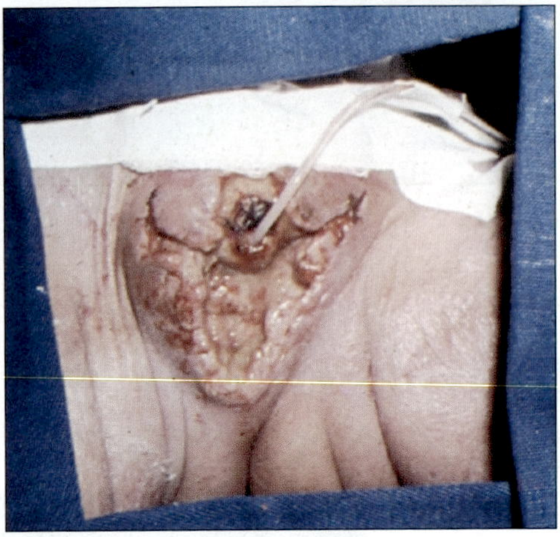

Figura 27.9 Avulsão traumática do pênis e da bolsa escrotal. O aspecto mostra o resultado após debridamento cirúrgico. O pênis foi totalmente arrancado, permanecendo parte da uretra proximal com sonda vesical.

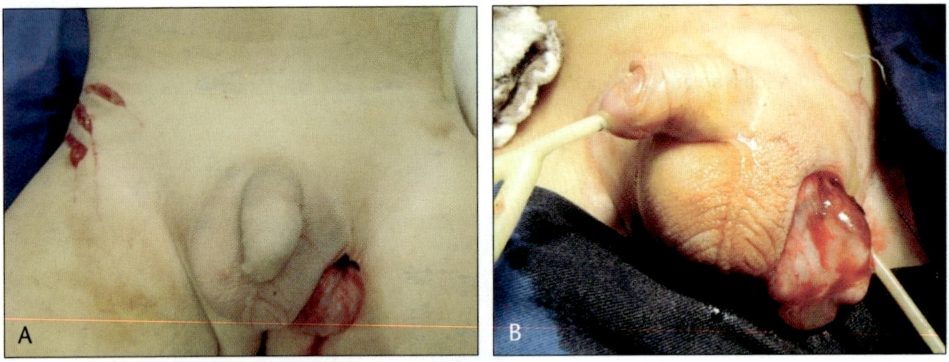

Figura 27.10 A: menino com 6 anos de idade que sofreu queda acidental sobre vaso sanitário. Houve quebra da louça do vaso e lesões cortantes no nível da espinha ilíaca direita e da bolsa escrotal; B: a lesão no escroto foi profunda, seccionando totalmente a uretra bulbar e os corpos cavernosos. A sonda uretral introduzida pelo meato uretral está exteriorizada na uretra seccionada.

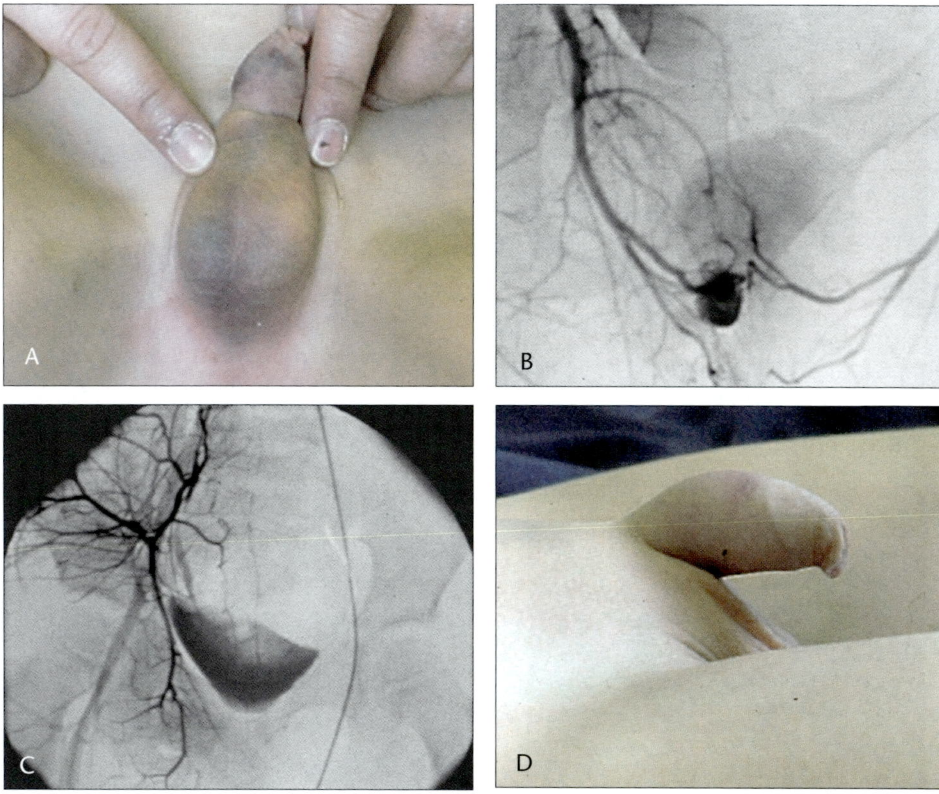

Figura 27.11 A: trauma perineal em parque de diversão. Três dias após o acidente, os pais notaram ereção prolongada e persistente, diagnosticada na emergência hospitalar como priapismo de alto fluxo; B: como método diagnóstico, foi realizada arteriografia no nível de artérias pudendas. Constataram-se aneurisma arterial e extravasamento no nível das artérias cavernosas; C: tratamento da fístula por meio de embolização, observando-se o desaparecimento do aneurisma; D: com embolização e obstrução do alto fluxo arterial, o pênis permanece flácido.

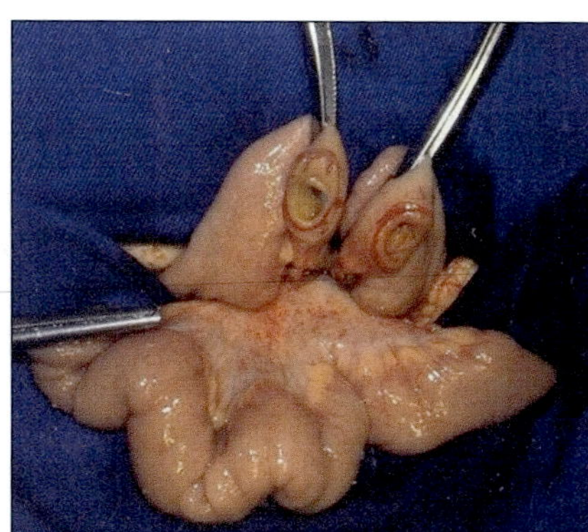

Figura 29.4 Segmento de íleo terminal a ser usado para ampliação vesical.

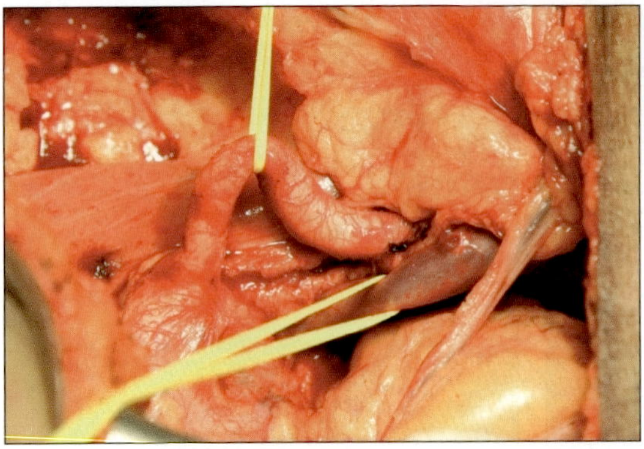

Figura 29.6 Aspecto da fossa ilíaca com os vasos ilíacos, a aorta e a cava dissecados, prontos para receber o enxerto renal.

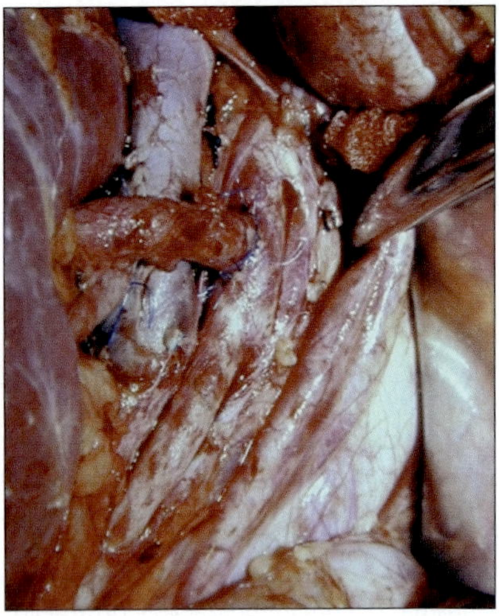

Figura 29.7 Fotografia intraoperatória de transplante renal demonstrando anastomose arterial terminolateral da artéria renal na aorta, realizada com pontos separados de polipropileno 6-0.

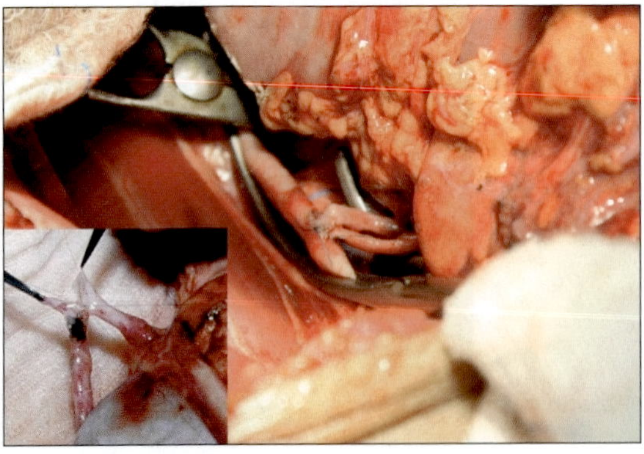

Figura 29.8 Fotografia de anastomose terminolateral da artéria renal na artéria ilíaca externa, onde duas artérias renais foram reconstruídas em banco com anastomose laterolateral. No detalhe, fotografia da reconstrução laterolateral em banco.

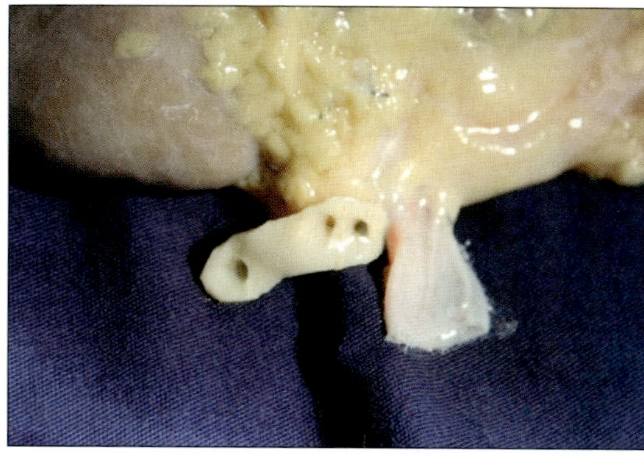

Figura 29.9 Fotografia de rim obtido de doador cadáver, em que a preservação de um segmento de aorta permitiu a revascularização de três artérias renais com uma única anastomose.

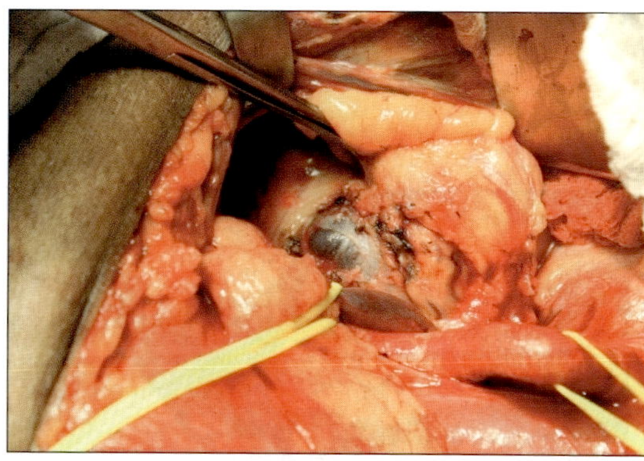

Figura 29.10 Fotografia ilustrando o preparo da bexiga para a anastomose ureterovesical, com mecanismo por técnica extravesical.

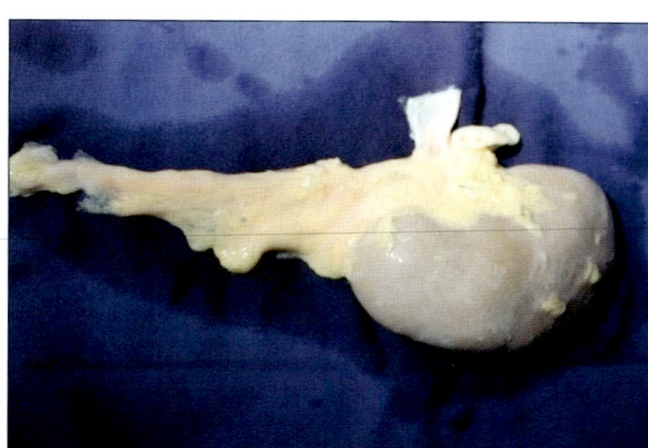

Figura 29.11 Enxerto renal adequadamente preparado, preservando-se a irrigação ureteral e o hilo renal.

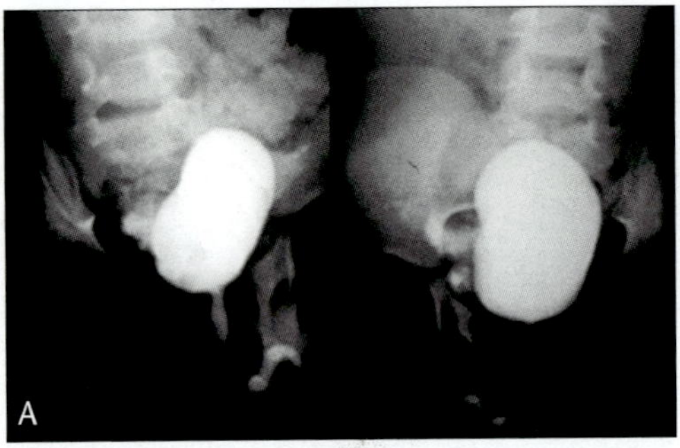

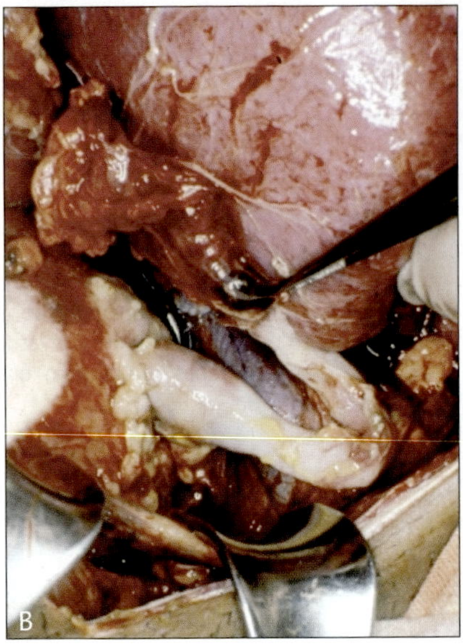

Figura 29.12 Cistografia em duas incidências demonstrando extravasamento de contraste em pós-operatório de transplante renal, configurando fístula urinária (A) e correspondente aspecto intraoperatório, que evidencia o aspecto isquêmico do ureter distal (B).

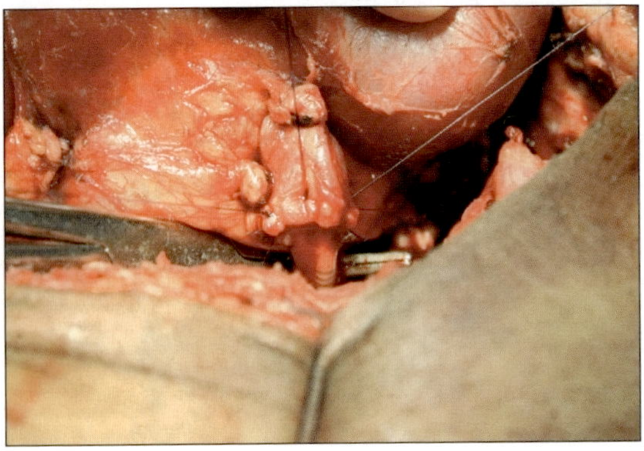

Figura 29.13 Fotografia intraoperatória demonstrando anastomose terminoterminal do ureter do rim transplantado no ureter primitivo para tratamento de fístula urinária decorrente de isquemia ureteral.